国家卫生和计划生育委员会"十三五"规划教材

全国高等中医药院校研究生教材

供中医学、中药学、针灸推拿学、中西医临床医学、药学等专业用

中药学专论

U0208104

主　审　高学敏

主　编　钟赣生（北京中医药大学）　　杨柏灿（上海中医药大学）

副主编（按姓氏笔画排序）

刘树民（黑龙江中医药大学）　　唐德才（南京中医药大学）

宋捷民（浙江中医药大学）　　崔　瑛（河南中医药大学）

周祯祥（湖北中医药大学）

编　委（按姓氏笔画排序）

卫培峰（陕西中医药大学）	张少华（山东中医药大学）
王茂生（山西中医药大学）	陈　芳（贵阳中医学院）
王海颖（上海中医药大学）	陈绍红（北京中医药大学）
王德友（长春中医药大学）	金　华（天津中医药大学）
毛晓健（云南中医学院）	周祯祥（湖北中医药大学）
任艳玲（辽宁中医药大学）	胡　浩（新疆医科大学）
刘树民（黑龙江中医药大学）	钟赣生（北京中医药大学）
许利平（首都医科大学）	秦华珍（广西中医药大学）
杨　敏（成都中医药大学）	聂　晶（江西中医药大学）
杨柏灿（上海中医药大学）	高慧琴（甘肃中医药大学）
吴庆光（广州中医药大学）	郭建生（湖南中医药大学）
邱颂平（福建中医药大学）	唐德才（南京中医药大学）
宋捷民（浙江中医药大学）	崔　瑛（河南中医药大学）
张一昕（河北中医学院）	韩　彬（广东药科大学）

人民卫生出版社

图书在版编目（CIP）数据

中药学专论 / 钟赣生，杨柏灿主编. —北京：人民卫生
出版社，2017

ISBN 978-7-117-24721-4

Ⅰ. ①中… Ⅱ. ①钟… ②杨… Ⅲ. ①中药学 - 研究
生 - 教材 Ⅳ. ①R28

中国版本图书馆 CIP 数据核字（2017）第 149742 号

人卫智网	**www.ipmph.com**	医学教育、学术、考试、健康，
		购书智慧智能综合服务平台
人卫官网	**www.pmph.com**	人卫官方资讯发布平台

中药学专论

主　　编：钟赣生　杨柏灿
出版发行：人民卫生出版社（中继线 010-59780011）
地　　址：北京市朝阳区潘家园南里 19 号
邮　　编：100021
E - mail：pmph @ pmph.com
购书热线：010-59787592　010-59787584　010-65264830
印　　刷：中国农业出版社印刷厂
经　　销：新华书店
开　　本：787×1092　1/16　印张：23
字　　数：560 千字
版　　次：2017 年 7 月第 1 版　2017 年 7 月第 1 版第 1 次印刷
标准书号：ISBN 978-7-117-24721-4/R · 24722
定　　价：59.00 元

打击盗版举报电话：010-59787491　E-mail：WQ @ pmph.com
（凡属印装质量问题请与本社市场营销中心联系退换）

出版说明

为了更好地贯彻落实《国家中长期教育改革和发展规划纲要（2010—2020年）》和《医药卫生中长期人才发展规划（2011—2020年）》，进一步适应新时期中医药研究生教育和教学的需要，推动中医药研究生教育事业的发展，经人民卫生出版社研究决定，在总结汲取首版教材成功经验的基础上，开展全国高等中医药院校研究生教材（第二轮）的编写工作。

全套教材围绕教育部的培养目标，国家卫生和计划生育委员会、国家中医药管理局的行业要求与用人需求，整体设计，科学规划，合理优化构建教材编写体系，加快教材内容改革，注重各学科之间的衔接，形成科学的教材课程体系。本套教材将以加强中医药类研究生临床能力（临床思维、临床技能）和科研能力（科研思维、科研方法）的培养、突出传承，坚持创新，着眼学生进一步获取知识、挖掘知识、提出问题、分析问题、解决问题能力的培养，正确引导研究生形成严谨的科研思维方式和严肃认真的求学态度为宗旨，同时强调实用性（临床实践、临床科研中用得上）和思想性（启发学生批判性思维、创新性思维），从内容、结构、形式等各个环节精益求精，力求使整套教材成为中医药研究生教育的精品教材。

本轮教材共规划、确定了基础、经典、临床、中药学、中西医结合5大系列55种。教材主编、副主编和编委的遴选按照公开、公平、公正的原则，在全国40余所高等院校1200余位专家和学者申报的基础上，1000余位申报者经全国高等中医药院校研究生教育国家卫生和计划生育委员会"十三五"规划教材建设指导委员会批准，聘任为主编、主审、副主编和编委。

本套教材主要特色是：

1. 坚持创新，彰显特色　教材编写思路、框架设计、内容取舍等与本科教材有明显区别，具有前瞻性、启发性。强调知识的交叉性与综合性，教材框架设计注意引进创新的理念和教改成果，彰显特色，提高研究生学习的主动性。

2. 重难热疑，四点突出　教材编写紧跟时代发展，反映最新学术、临床进展，围绕本学科的重点、难点、热点、疑点，构建教材核心内容，引导研究生深入开展关于"四点"的理论探讨和实践研究。

3. 培养能力，授人以渔　研究生的培养要体现思维方式的训练，教材编写力求有利于培养研究生获取新知识的能力、分析问题和解决问题的能力，更注重培养研究生的思维方法。注重理论联系实际，加强案例分析、现代研究进展，使研究生学以致用。

4. 注重传承，不离根本　本套研究生教材是培养中医药类研究生的重要工具，使浸含在中医中的传统文化得到大力弘扬，在讲述现代医学知识的同时，中医的辨证论治特色也在教材中得以充分反映。学生通过本套教材的学习，将进一步坚定信念，成为我国伟大的中医药事业的接班人。

5. 认真规划，详略得当　编写团队在开展工作之前，进行了认真的顶层设计，确定教材编写内容，严格界定本科与研究生的知识差异，教材编写既不沿袭本科教材的框架，也不是本科教材内容的扩充。编写团队认真总结、详细讨论了现阶段研究生必备的学科知识，并使其在教材中得以凸显。

6. 纸质数字，相得益彰　本轮教材的编写同时鼓励各学科配备相应的数字教材，此为中医出版界引领风气之先的重要举措，图文并茂、人机互动，提高研究生学以致用的效率和学习的积极性。利用网络等开放课程及时补充或更新知识，保持研究生教材内容的先进性、弥补教材易滞后的局限性。

7. 面向实际，拓宽效用　本套教材在编写过程中应充分考虑硕士层次知识结构及实际需要，并适当兼顾初级博士层次研究生教学需要，在学术过渡、引导等方面予以考量。本套教材还与住院医师规范化培训要求相对接，在规培教学方面起到实际的引领作用。同时，本套教材亦可作为专科医生、在职医疗人员重要的参考用书，促进其学术精进。

本轮教材的修订编写，教育部、国家卫生和计划生育委员会、国家中医药管理局有关领导和相关专家给予了大力支持和指导，得到了全国40余所院校和医院、科研机构领导、专家和教师的积极支持和参与，在此，对有关单位和个人致以衷心的感谢！希望各院校在教学使用中以及在探索课程体系、课程标准和教材建设与改革的进程中，及时提出宝贵意见或建议，以便不断修订和完善，为下一轮教材修订工作奠定坚实的基础。

人民卫生出版社有限公司

2016 年 6 月

全国高等中医药院校研究生教育
国家卫生和计划生育委员会
"十三五"规划教材建设指导委员会名单

24 中医优势治疗技术学 主编 张俊龙
25 中医脑病学临床研究 主编 高　颖
26 中医风湿病学临床研究 主编 刘　维
27 中医肺病学临床研究 主编 吕晓东
28 中医急诊学临床研究（第2版） 主编 刘清泉
29 针灸学临床研究（第2版） 主编 梁繁荣 许能贵
30 推拿学临床研究 主编 王之虹
31 针灸医学导论 主编 徐　斌 王富春
32 经络诊断理论与实践 主编 余曙光 陈跃来
33 针灸医案学 主编 李　瑞
34 中国推拿流派概论 主编 房　敏
35 针灸流派概论（第2版） 主编 高希言
36 中医养生保健研究（第2版） 主编 蒋力生 马烈光

四、中药学系列

37 中药化学专论（第2版） 主编 匡海学
38 中药药理学专论（第2版） 主编 孙建宁 彭　成
39 中药鉴定学专论（第2版） 主编 康廷国 王峥涛
40 中药药剂学专论（第2版） 主编 杨　明 傅超美
41 中药炮制学专论（第2版） 主编 蔡宝昌 龚千锋
42 中药分析学专论 主编 乔延江 张　彤
43 中药药房管理与药学服务 主编 杜守颖 谢　明
44 制药工程学专论 主编 王　沛
45 分子生药学专论 主编 贾景明 刘春生

五、中西医结合系列

46 中西医结合内科学临床研究 主编 杨关林 冼绍祥
47 中西医结合外科学临床研究 主编 何清湖 刘　胜
48 中西医结合妇产科学临床研究 主编 连　方 谈　勇
49 中西医结合儿科学临床研究 主编 虞坚尔 常　克
50 中西医结合急救医学临床研究 主编 方邦江 张晓云
51 中西医结合临床研究方法学 主编 刘　萍 谢雁鸣
52 中西医结合神经病学临床研究 主编 杨文明
53 中西医结合骨伤科学临床研究 主编 徐　林 刘献祥
54 中西医结合肿瘤临床研究 主编 许　玲 徐　巍
55 中西医结合重症医学临床研究 主编 张敏州

前　言

《中药学专论》课程为全国高等中医药院校及综合性大学中医学专业和中药学专业研究生的学位课程之一，它主要介绍临床中药学(中医临床药学)学科的相关知识。临床中药学(中医临床药学)既是衔接中医学基础学科与临床学科的桥梁和纽带，也是联系中医学科与中药学科的桥梁和纽带，使中医学的理、法、方、药得以成为一个有机整体。本课程所涉及的主要对象——中药，是在中医基本理论指导下认识和使用的，使之有别于天然药而保持中医特色。

本教材是在结合当前研究生教育现状和国家有关政策精神，适应新时期中医药研究生教育和教学需要，由全国高等医药教材建设研究会、人民卫生出版社联合组织开展编写的第二轮全国高等中医药院校研究生规划教材。

本教材包括九章内容。第一章为绪论，对有关中药方面的基本概念进行解析；第二章为本草篇，论述历代本草学术的发展特点及所取得的成就；第三章为药材篇，从历史沿革、研究现状及思考与建议三方面，论述中药的品种、产地、采集、炮制、贮藏、化学成分与疗效的关系；第四章为药性篇，论述药性理论的历史沿革、研究现状及思考与建议；第五章为中药配伍篇，论述中药配伍的历史沿革、研究现状及思考与建议；第六章为用药禁忌篇，论述中药的配伍禁忌、妊娠用药禁忌、服药时饮食禁忌的历史沿革、研究现状及思考与建议；第七章为用量用法篇，论述中药用量用法的历史沿革、研究现状及思考与建议；第八章为功用篇，论述中药的药性功用发微与病证用药；第九章为中成药篇，论述中成药的发展历程与合理使用。

本教材注重强调以研究生成长为中心，以提升职业能力为导向，以提高创新能力为目标，具有以下特点：①保持特色，坚持创新：保持临床中药学(中医临床药学)学科的自身特点，培养学生中医思维方式，强调病证用药特色；引进创新的理念，反映本学科理论、临床与科研的进展前沿。②内容精炼，"四点"突出：围绕中药的基本理论与临床应用的重点、难点、热点、疑点，构建教材核心内容，力求内容精炼，引导研究生深入开展关于"四点"的理论探讨和实践研究，提高研究生学习的主动性。③注重能力，学以致用：注重理论联系实际，加强启发性，培养研究生的知识获取能力、学术鉴别能力、独立研究能力和分析解决实际问题能力，使研究生学以致用，并进一步提升职业竞争力。④认真规划，详略得当：教材编写严格界定本科生与研究生的知识差异，在编写思路、框架设计、内容取舍等方面与本科统编《中药学》教材有明显区别，具有前瞻性和启发性。⑤面向实际，拓宽效用：教材主要使用对象为研究生(包括硕士研究生与博士研究生)，同时，亦可作为中医药工作者重要的参考书，促进其学术精进。

通过本课程的教学，使中医药专业研究生能够进一步加深对有关中药方面基本概念的理解；熟悉历代本草学术的发展特点及所取得的成就；掌握中药基本理论的历史沿革、现代研究思路、研究方法和研究成果，了解研究中存在的问题及进一步开展研究的思路；了解常用中药的新功用；掌握常见病证用药的规律；熟悉中成药的合理使用，从而使研究生在本科阶段所学《中药学》课程知识的基础上，达到扩展知识、深化认识、启迪思维的目的，全面提高研究生的中药学理论水平、临床辨证用药水平和科研创新能力。

本教材由26所高等中医药院校的28名中药学专家组成编委会，共同承担编写工作，代表了当今研究生层次中药学教材编写的水平。北京中医药大学著名资深教授高学敏先生担任本教材主审，在教材的编写过程中，自始至终给予了极大关注与鼎力支持，并提出许多宝贵意见。本教材在编写过程中，参考借鉴了与2010年版《中华人民共和国药典》相配套的2010年版《中华人民共和国药典临床用药须知·中药饮片卷》和2010年版《中华人民共和国药典临床用药须知·中成药卷》，以及《中药药性论》与《中华临床中药学》（第2版）的相关内容，在此一并表示衷心的感谢！

本教材主要供全国高等中医药院校及综合性大学中医学专业和中药学专业研究生使用，对其他从事中医药教学、科研、医疗、生产、经营及管理工作者亦有参考价值。欢迎大家对不足之处多提宝贵意见，以使新编教材不断完善，有所前进。

《中药学专论》编委会

2017年3月

目　　录

第一章 绪论 有关中药方面的基本概念

概念是反映事物本质属性的思维形式,它是人类在认识过程中,从感性认识上升到理性认识,把所感知的事物的共同本质特点抽象出来,加以概括,是本我认知意识的一种表达,形成概念式思维惯性。概念是在人类所认知的思维体系中最基本的构筑单位,名词术语则是科学概念的语言符号。因此,深入开展中药学专题的学习与研究,规范和明确中药名词术语及其基本概念必须先行。

一、"中药"名称考析

"中药"一词始载于《神农本草经》。该书将365种药物分为上、中、下三类。其中,"中药一百二十种为臣,主养性以应人,无毒、有毒,斟酌其宜。欲遏病补虚羸者,本中经。"《神农本草经》所谓"中药",系专指无毒或有毒,既能补虚又能祛邪的中品药物,实际上是一种中药功效分类术语,与现代所谓中药的内涵则相去甚远。

作为中医治病物质的中药,在古代典籍中常以"药""毒"或"毒药"称谓。"药"字是繁体字"藥"的简化。目前所知最早的"药"字,盖出自数千年前的铭文(即金文)[1]。《说文解字》释为"治病之草,从艸,乐声。"在先秦的非医学典籍中,"药"字多有记载。如《尚书·说命》云:"若药弗瞑眩,厥疾弗瘳。"《周礼·天官》云:"医师掌医之政令,聚毒药以共(供)医事。"《周易》无妄卦象曰:"无妄之疾,勿药有喜。""无妄之药,不可试也。"《礼记》云:"医不三世,不服其药。"在这些典籍中,不仅出现了药和毒药,而且记载了我国早期与药有关的医疗活动,还提出了谨慎用药的理念。

春秋战国时期,我国现存医书中最早的典籍之一《黄帝内经》问世。该书分为《素问》和《灵枢》两部分流传至今。书中多次提出了"毒药"的概念。如《素问·汤液醪醴论》云:"当今之世,必齐毒药攻其中,镵石针艾治其外也。"《素问·异法方宜论》云:"其病生于内,其治宜毒药。"《素问·藏气法时论》云:"毒药攻邪,五谷为养,五果为助,五畜为益,五菜为充,气味合而服之,以补精益气。"这里的"毒药"是指用来"攻邪"或"治病"的物质。

东汉末年(约公元2世纪),我国现存最早的本草学专著《神农本草经》问世。书中不仅明确记载了"药有酸、咸、甘、苦、辛五味,又有寒、热、温、凉四气,及有毒、无毒,药有阴阳配合"等药性的内涵,并提出了"疗寒以热药,疗热以寒药"的基本用药原则。初步构建了传统药物理论体系,为中药学的发展奠定了坚实基础。

宋·太医院编《圣济总录》云:"若药无毒,则疾不瘳。"金·张从正《儒门事亲》云:"凡药有毒也。非止大毒、小毒谓之毒,虽甘草、人参,不可不谓之毒,久服必有偏胜。"明·张介

1

宾《类经》云:"毒药者,总括药饵而言,凡能除病者,皆可称为毒药。""凡可辟邪安正者,均可称为毒药。"《本草正》云:"本草所云某有毒,某无毒,余则甚不然之,而不知无毒无毒也。"汪机《医学原理》云:"药谓草、木、虫、鱼、禽、兽之类,以能治病,皆谓之毒。"陈嘉谟《本草蒙筌》云:"治病在药,用药由人。""药必求真,服才获效。"清·景东旸《嵩崖尊生全书》云:"药者,毒之谓。"徐大椿《医学源流论》云:"药之设也以攻疾。"日本·丹波元坚《药治通义》云:"毒药二字,古多连称。见《素问》及《周官》,即总括药饵之词。"近代谢观《中国医学大辞典》云:"凡药可以治病者,皆谓之药。古以草、木、虫、石、谷为五药。"以上诸家所论,说明凡药皆毒,无药无毒。药、毒和毒药都是用来治病的物质,其义相通,只是称谓不同而已。

现代"中药"名称的启用,与外来药物(尤其是西方药学)的输入直接相关。外来药物传入我国的历史久远。早期传入的外来药物对我国传统药学的影响并不大,而且很快被收入历代本草之中,并赋予了中医药理论体系的特有内涵,丰富和发展了我国传统药学。如:

《新修本草》是唐代的官修本草,是我国现存最早的类药典性著作,颁行于唐显庆四年(公元659年)。该书是在《本草经集注》的基础上增补、编校而成。内容从原来的7卷增加到54卷,药物数由原来的730种增加到844种。在新增的114种药物中至少有27种不是中国出产的,外来药物超过20%[2]。

《海药本草》是我国第一部记载外来药物的专著,系唐五代时波斯裔四川人李珣所著。该书荟萃了五代以前外来药物之精华,是中外医药文化交流的产物。从收录药物所注的产地看,大都是外国地名。在131种药品中注明外国产地药名有96种,占73%[3]。

《本草纲目拾遗》是清代最有代表性的本草著作。该书首次引用了西方药学文献——《本草补》。《本草补》为墨西哥传教士石铎琭据"见闻所及"撰写而成。医史学家范行准先生认为:"自邓玉函、罗雅谷诸人所译《说概》《图说》为西洋初次传入之两部解剖生理学书,而《本草补》则为西洋传入药物学之嚆矢,与邓、罗之书可称鼎足而三。"[4]《本草纲目拾遗》收载的日精油、吸毒石、辟惊石、奇功石、保心石、香草、臭草、锻树皮、蒌油、吕宋果等都是西洋传入药物,来自于《本草补》。赵氏在书中不仅注明出处,还详细介绍其功效、主治及用法等内容,使之有机地融入到传统药物体系之中。如在"日精油"项下明确记载:"泰西所制,《本草补》云:其药料多非中土所有,旅人九万里携至中邦,决非寻常浅效,勿轻视焉可也。治一切刀枪木石及马踢犬咬等伤,止痛敛口,大有奇效。用法:先视伤口大小若何,其长阔而皮绽,先以酒洗拭净,随用线缝,大约一寸三,缝合不可太密。"尤其值得一提的是,康熙三十二年(公元1693年)间,康熙皇帝患了疟疾,服用各种药物均无效,病情日益严重,此时法人洪若翰等向康熙帝进献了金鸡纳(即金鸡纳霜)药,很快被治愈[5]。金鸡纳霜是用金鸡纳树的树皮研磨而成的。直到18世纪中叶以后,金鸡纳霜在我国广泛应用。药学家赵学敏将其收入《本草纲目拾遗》。该书卷六载:"西洋有一种树皮,名金鸡勒(即金鸡纳),以治疟,一服即愈。"并分析其药性为:"味微辛,云能走达营卫,大约性热,专捷行气血也。"

西方医学较系统地传入中国,应自合信氏的中文译著出现开始[6]。合信(1816—1873年),英国人,医学硕士,皇家外科学会会员,毕业于伦敦大学医学院。1839年受伦敦教会派遣来中国,一直以医疗为职业。1848年,合信在广州设立医院,并先后译著了《西医略论》(1857年)等书,其影响较大,流传较广。随着西学东渐的速度加快,西方医药输入日益增多,并逐步在我国形成独立体系。由于中西药之间有明显的差异,人们不得不逐渐把中国传统药物称为"中药"[1]。据考证[6],清代末期(1909年)在上海举行的"南洋大臣特考"试卷中就出现了"中药"的名称。如:"问,中药辨气味,西药辨质,质与气味分别何如?"近代名医张锡纯(1860—1933年)"年过三旬始见西人医书。"并在医疗实践中深深感悟到"西医新异之理,原多在中医包括之中",从此开创了"衷中参西"的光辉历程,写下了不朽著作《医学衷中参西录》。书中明确提出了"中药"与"西药"的概念及其二者的差异,"盖西医用药在局部,是重在病之标也;中医用药求原因,是重在病之本也。究之标本原宜兼顾,若遇难治之证,以西药治其标,以中药治其本,则奏效必捷,而临证亦确有把握矣。"可见,在20世纪初,"中药"一词已正式成为我国传统药物的代名词。

然而,"中药"一词流行较晚,直到20世纪中叶以后才被广泛使用,并逐步形成了一门相对独立的学科知识体系,直接冠名于全国高等中医药院校的中药学教材。如1957年成都中医学院编写的《中药学讲义》,1958年长春中医学院编写的《中药学讲义》,南京中医学院编写的《中药学概论》等。1960年,由成都中医学院编写,北京、南京、上海、广州、成都五所中医学院审定的《中药学讲义》由人民卫生出版社出版发行,并作为全国中医院校和西医学习中医班的试用教材(即全国高等中医药院校第一版《中药学》教材)。1977年,《中药学讲义》正式更名为《中药学》(即第3版),一直沿用至今。自此,"中药"作为中医理论体系的一个固有名词被确定下来,得到了社会和学术界的普遍认同。

二、中药及其相关概念

(一)中药

中药是指在中医药理论指导下,用以预防、诊断和治疗疾病及康复保健的部分天然物及其加工品。

正确理解中药的概念,应该准确把握以下基本要素:

1. 理论基础　中药是在中医药理指导下认识和使用的药物,具有独特的理论体系、表达方式和运用形式。因此,中药必须赋有四气、五味、归经、升降浮沉、毒性、功效等中医药理论体系的特有内涵。这是古人在长期的生活医疗实践总结和概括出来的,并用以阐述药物对机体影响及其应用规律,也是中医认识和使用中药的重要依据,有别于西药及其他药学的显著标志。

2. 临床应用　中药源于古代劳动人民长期生活、生产及医疗实践的积淀,并在实践中不断得到发展和升华。中药具有广泛的医疗作用,既可用于疾病的预防、诊断和治疗,也可用于亚健康人群的康复和保健。如贯众在"疫发之时,以此药置水中,令人饮此水则不传染"(《本草经疏》);"毒未至可以预防,已至可以善解,毒已成可以速祛"(《本草新编》)。何首乌能"益血气,黑髭鬓,悦颜色。久服长筋骨,益精髓,延年不老"(《开宝本草》)等。中药的临床应用必须定格在中医药理论框架内。

3. 涵盖范围　中药来源于自然界的植物、动物和矿物等天然产物及其加工品。如紫苏叶为植物紫苏的叶,全蝎为动物东亚钳蝎的全体,石膏为矿物硬石膏族石膏,冰片为植物龙脑香树脂加工品。但天然产物并不一定都是中药。自然界的天然产物千差万别,无以计数,而目前所知的中药资源仅12807种,只是天然产物中很少的一部分。大量的天然产物尚待挖掘、整理和提高,使之逐步充实到中药中来,不断丰富中药资源宝库。

长期以来,对中药存在着一些模糊的认识,有待进一步澄清。

1. 中药就是中国产的药物　中药的"中"并不是一个"地域"概念,不能以国界或地域来划分是否为中药。我国是世界上药用资源最丰富的国家之一。中药主产于中国,因此,中药又有"国药"[7]之称。须知,中药并非中国所独有,国外也同样生产。如乳香、没药、西洋参等,最初就是外国生产的,也是常用的中药。即便是中国产的药物,若不赋予药性理论的内涵,不在中医药理论指导下使用,也不能称为中药。因此,药物是没有国界或地域之分的。中药是世界人民的共同财富,无论是过去、现在和将来都必将造福于人类。

2. 中药就是中医使用的药物 中药的"中"不是一个"使用者"概念,不能简单以使用者的身份来判断其使用的药物是中药或是西药。尤其是在当代,由于中医和西医所掌握的医药知识结构发生了很大变化,中医使用西药或西医使用中药的现象极为普遍。中药的使用者是姓"中"或是姓"西"并不重要,关键在于使用者是否按中医药理论来指导用药。

3. 中药就是天然药物 天然药物是指动物、植物和矿物等自然界中存在的有药理活性的天然产物。中药主要源于天然产物,但天然产物并不一定都是中药。中药具有"天然药物"的自然属性,更具有特定的内涵、独特的理论体系和应用方法。中药必须在中医药理论指导下使用,否则就不是中药。中药与天然药物有着本质的区别,不能将二者混为一谈。

(二)中药材

中药材是指在中医药理论指导下,所采集的植物、动物、矿物经产地加工后形成的原料药材,可供制成中药饮片、提取物及中成药。

(三)中药饮片

"饮片"一词始见于宋代,南宋周密《武林旧事》有"熟药圆散,生药饮片"的记载。2010年版《中华人民共和国药典》一部凡例中首次明确指出:中药饮片系指药材经过炮制后可直接用于中医临床或制剂生产使用的处方药品。2015年《国家基本药物目录管理办法》首次明确将中药饮片纳入国家基本药物目录中。

附:

1. 小包装中药饮片 是指按照临床常用剂量或医院需求的各种规格(如2g、5g等),使用全透明聚乙烯塑料或无纺布等包装材料进行封装,可以直接进行调配,不需要称量的小规格包装的中药饮片。小包装中药饮片不仅保持了中药饮片的原有性状,不改变以饮片入药、临用煎汤、诸药共煎的特色,且调剂时配方简便快速,剂量准确,可保证中药饮片调剂的质量。

2. 中药超微饮片 采用超微粉体技术将中药饮片粉碎成1~75μm超微粉,再用现代制粒技术制成的颗粒型饮片。中药超微饮片既保持了传统饮片能适应辨证论治、随证加减的特色,又克服了其煎煮麻烦、服用不便的弊端。具有质量可控、安全有效、服用方便、节省药材的优势。

3. 中药配方颗粒 是以单味中药饮片为原料,经过提取、分离、浓缩、干燥、制粒、封装而成的一种具有统一规格、统一剂量、统一质量标准的可用于直接配方的颗粒性中药。中药配方颗粒保留了原中药饮片的全部特征,具有不需要煎煮、直接冲服、服用量少、作用迅速、成分完全、疗效确切、安全卫生、携带保存方便、易于调剂和适合工业化生产等优势与特色。国家药品监督管理局《中药配方颗粒管理暂行规定》明确指出:中药配方颗粒将从2001年12月1日起纳入中药饮片管理范畴,实行批准文号管理。

(四)中成药

中成药是指在中医药理论指导下,以中药饮片为原料,经过药学、药效、毒理与临床研究,获得国家药品主管部门的批准,按规定的处方、生产工艺和质量标准,加工制成一定的剂型,标明其成分、性状、功能主治、规格、用法用量、注意事项、不良反应、贮藏等内容,符合国家药品管理法规定的中药成方制剂或单味制剂。中成药的出现较早,如《本经》指出:"药有宜丸者,宜散者",可谓是最早总结的中成药的制剂理论。中成药是我国历代医药学家经过千百年医疗实践创造、总结的成方制剂的精华,是中药单方或复方使用的现成药剂,是中药的重要组成部分。随着社会的发展,制药工业的进步,以及中成药使用方便、安全、有效等特点,中成药必将成为中药走向世界的先导。

(五)草药

"草药"之名使用较早,见于梁代(约公元500年)陶弘景《本草经集注》。云:"若筛散草药,用轻疏绢,于酒服则不泥。"对于草药的认识,主要有两种观点:①指植物药。不仅限于草本,而且也包括了木本、藤本、菌类、藻类等可供入药的品种在内[8]。诚如清·吴敏树《杂说》所云:"有号草药者,俗相传取诸草,名不在《本草经》者,以治疾,尤有奇效。"②指中药材。泛指主流本草尚未记载,流传于民间,在正规中医机构和人员中应用不普遍,多为民间医生所习用,且加工炮制尚欠规范的部分药物。无论植物药或中药材都是中药的重要组成部分。

(六)中草药

对"中草药"的认识,目前主要有两种观点:①中草药是中药和草药的混称或合称[9]。②中草药指中药材和中药饮片。在历版《中国药典》中,"中草药"之名始见于1977年版。该版将所收载的药品统称为"中草药"。在其后的历版《中国药典》中,"中草药"之名逐渐被淡化和边缘化,常以"中药材"和"中药饮片"取而代之。如1985~2000年版《中国药典》称"药材"或"中药材",2005年版、2010年版和2015版《中国药典》将其统一规范为"药材和饮片"。

为了避免混淆,产生歧义,现多将草药、中草药统一归属于中药范畴内。中药包括中药材、中药饮片和中成药。其中,中药材是中药的原料药,中药饮片是可供直接使用的中药,中成药是现成制剂的中药。

(七)本草

"本草"一词出现于西汉晚期,首载于《汉书》。关于本草的认识,目前主要有三种观点:

(1)中药学的古代称谓:据《汉书·平帝纪》记载,早在汉朝时期,本草已经形成了一门与天文、历算、方术等相对独立的知识体系(即药学),拥有一批从事本草研究的专业人员,并有负责处理有关本草事宜的"本草待诏"。本草作为我国传统药学已初具规模,作为一门学科,已经独立存在,并达到了一定的水平。因此,有学者认为,本草和中药学可以通用互换[10]。

(2)本草著作的称谓:如《本草汇言》说:"神农尝本草而定药,故其书曰本草。"自古以来,"本草"二字被大量冠名中药书籍,如《神农本草经》《本草纲目》《中华本草》等。

(3)中药的古代称谓:中药主要来源于天然的植物、动物、矿物及其加工品。由于中药以植物药居多,故有"诸药以草为本"的说法。如五代韩保昇曰:"药有玉石草木虫兽,而直云本草者,为诸药中草类最众也"(《证类本草》)。因此,有学者认为[9-12],"本草"是药物的最初名称,中药与本草没有本质的区别,只是古今称谓不同而已。

(八)中药学

中药学是研究中药的基本理论和中药来源、产地、采集、炮制、性能、功效及临床应用等一切与中药有关知识的一门学科。2011年3月,国务院学位委员会、教育部公布了新的《学位授予和人才培养学科目录(2011年)》。将中药学(代码为1008)归属于"医学(代码为10)"学科门类,与中医学(代码为1005)并列为"一级学科"。

随着科学技术日益进步,相关学科渗透融合,促进了中药学科不断分化和发展。《国家中医药管理局中医药重点学科建设点专家委员会中医药学科建设规划指导目录》(2012)明确中药学一级学科涵盖中药资源学(药用植物学、药用动物学、药用矿物学)、中药鉴定学、中药炮制学、中药药剂学、中药化学、中药分析学、中药药理学、临床中药学8个二级学科和3个三级学科。

(九)临床中药学(中医临床药学)

临床中药学是在中医药理论指导下,以临床用药为核心,研究中药的基本理论与临床应用等知识的一门学科。《国家中医药管理局中医药重点学科建设点专家委员会中医药学科建设规划指导目录》(2012)明确将其划归为中药学一级学科下属的二级学科。事实上,临床中药学是中医学与中药学联系的纽带,是中医基础与临床贯通的桥梁,是中医理、法、方、药有机整体的重要组成部分。因此,临床中药学不仅是一级学科中药学下属的二级学科,也是一级学科中医学下属的二级学科,目前我国已有高等中医院校经备案后在一级学科中医学下自主设置了二级学科中医临床药学。

三、药品及其相关概念

(一)药品

《中华人民共和国药品管理法》(2015年)指出:药品是指用于预防、治疗、诊断人的疾病,有目的地调节人的生理机能并规定有适应证或者功能主治、用法和用量的物质,包括中药材、中药饮片、中成药、化学原料药及其制剂、抗生素、生化药品、放射性药品、血清、疫苗、血液制品和诊断药品等。

(二)处方药

《中华人民共和国药品管理法实施条例》(2002年)指出:处方药是指凭执业医师和执业助理医师处方方可购买、调配和使用的药品。

(三)非处方药

《中华人民共和国药品管理法实施条例》(2002年)指出:非处方药是指由国务院药品监督管理部门公布的,不需要凭执业医师和执业助理医师处方,消费者可以自行判断、购买和使用的药品。

非处方药(OTC)具有应用安全、疗效确切、质量稳定、使用方便的特点。根据国家药品监督管理局《处方药与非处方药分类管理办法(试行)》(1996年)的规定,非处方药分为甲、乙两类,包装必须印有国家指定的非处方药专有标识(OTC)。其中,甲类非处方药标识为红色,乙类非处方药标识为绿色。

处方药和非处方药不是药品本质的属性,而是管理上的界定。无论是处方药,还是非处方药都是经过国家药品监督管理部门批准的,其安全性和有效性是有保障的。

(四)国家基本医疗保险药品(中药饮片部分)

国家基本医疗保险药品是指保证职工临床治疗必需的,纳入基本医疗保险给付范围内的药品。2009年12月,人力资源和社会保障部发布了《国家基本医疗保险、工伤保险和生育保险药品目录》,包括西药、中成药和中药饮片三个部分。其中,中药饮片部分所列中药饮片为基本医疗保险、工伤保险和生育保险基金不予支付费用的中药饮片,包括中药饮片127种及1个类别。其中,单方不予支付的有99种,单、复方均不予支付的有28种和1个类别。

在2009年版《国家基本医疗保险、工伤保险和生育保险药品目录》顺利执行8年后,人力资源社会保障部组织专家进行药品评审,制定了2017年版《国家基本医疗保险、工伤保险和生育保险药品目录》,其中中药饮片部分未作调整,仍沿用2009年版药品目录的规定。

1. 单味或复方均不支付费用的中药饮片及药材　白糖参、朝鲜红参、玳瑁、冬虫夏草、蜂蜜、蛤蚧、狗宝、海龙、海马、红参、猴枣、琥珀、灵芝、羚羊角尖粉、鹿茸、马宝、玛瑙、牛黄、珊瑚、麝香、西红花、西洋参、血竭、燕窝、野山参、移山参、珍珠(粉)、紫河车,各种动物脏器(鸡内金除外)和胎、鞭、尾、筋、骨。

2. 单味使用不予支付费用的中药饮片及药材　阿胶、阿胶珠、八角茴香、白果、白芷、百合、鳖甲、鳖甲胶、薄荷、莱菔子、陈皮、赤小豆、川贝母、代代花、淡豆豉、淡竹叶、当归、党参、刀豆、丁香、榧子、佛手、茯苓、蝮蛇、甘草、高良姜、葛根、枸杞子、龟甲、龟甲胶、广藿香、何首乌、荷叶、黑芝麻、红花、胡椒、花椒、黄芥子、黄芪、火麻仁、核桃仁、胡桃仁、姜(生姜、干姜)、金钱白花蛇、金银花、橘红、菊花、菊苣、决明子、昆布、莲子、灵芝、芦荟、鹿角胶、绿豆、罗汉果、龙眼肉、马齿苋、麦芽、牡蛎、南瓜子、胖大海、蒲公英、蕲蛇、芡实、青果、全蝎、肉苁蓉、肉豆蔻、肉桂、山楂、桑椹、桑叶、沙棘、砂仁、山药、生晒参、石斛、酸枣仁、天麻、甜杏仁、乌梅、乌梢蛇、鲜白茅根、鲜芦根、香薷、香橼、小茴香、薤白、饴糖、益智、薏苡仁、罂粟壳、余甘子、鱼腥草、玉竹、郁李仁、枣(大枣、酸枣、黑枣)、栀子、紫苏。

(五)保健食品

2005年4月国家食品药品监督管理局公布了《保健食品注册管理办法(试行)》,指出"保健食品,是指声称具有特定保健功能或者以补充维生素、矿物质为目的的食品。即适宜于特定人群食用,具有调节机体功能,不以治疗疾病为目的,并且对人体不产生任何急性、亚急性或者慢性危害的食品"。

2002年2月,《卫生部关于进一步规范保健食品原料管理的通知》明确规定了"既是食品又是药品的物品""可用于保健食品的物品"和"保健食品禁用物品"的名单如下:

1. 既是食品又是药品的物品　丁香、八角茴香、刀豆、小茴香、小蓟、山药、山楂、马齿苋、乌梢蛇、乌梅、木瓜、火麻仁、代代花、玉竹、甘草、白芷、白果、白扁豆、白扁豆花、龙眼肉(桂圆)、决明子、百合、肉豆蔻、肉桂、余甘子、佛手、杏仁(甜、苦)、沙棘、牡蛎、芡实、花椒、赤小豆、阿胶、鸡内金、麦芽、昆布、枣(大枣、酸枣、黑枣)、罗汉果、郁李仁、金银花、青果、鱼腥草、姜(生姜、干姜)、枳椇子、枸杞子、栀子、砂仁、胖大海、茯苓、香橼、香薷、桃仁、桑叶、桑椹、橘红、桔梗、益智仁、荷叶、莱菔子、莲子、高良姜、淡竹叶、淡豆豉、菊花、菊苣、黄芥子、黄精、紫苏、紫苏子、葛根、黑芝麻、黑胡椒、槐米、槐花、蒲公英、蜂蜜、榧子、酸枣仁、鲜白茅根、鲜芦根、蝮蛇、橘皮、薄荷、薏苡仁、薤白、覆盆子、藿香。

2. 可用于保健食品的物品　人参、人参叶、人参果、三七、土茯苓、大蓟、女贞子、山茱萸、川牛膝、川贝母、川芎、马鹿胎、马鹿茸、马鹿骨、丹参、五加皮、五味子、升麻、天门冬、天麻、太子参、巴戟天、木香、木贼、牛蒡子、牛蒡根、车前子、车前草、北沙参、平贝母、玄参、生地黄、生何首乌、白及、白术、白芍、白豆蔻、石决明、石斛(需提供可使用证明)、地骨皮、当归、竹茹、红花、红景天、西洋参、吴茱萸、怀牛膝、杜仲、杜仲叶、沙苑子、牡丹皮、芦荟、苍术、补骨脂、诃子、赤芍、远志、麦门冬、龟甲、佩兰、侧柏叶、制大黄、制何首乌、刺五加、刺玫果、泽兰、泽泻、玫瑰花、玫瑰茄、知母、罗布麻、苦丁茶、金荞麦、金樱子、青皮、厚朴、厚朴花、姜黄、枳壳、枳实、柏子仁、珍珠、绞股蓝、胡芦巴、茜草、荜茇、韭菜子、首乌藤、香附、骨碎补、党参、桑白皮、桑枝、浙贝母、益母草、积雪草、淫羊藿、菟丝子、野菊花、银杏叶、黄芪、湖北贝母、番泻叶、蛤蚧、越橘、槐实、蒲黄、蒺藜、蜂胶、酸角、墨旱莲、熟大黄、熟地黄、鳖甲。

3. 保健食品禁用物品　八角莲、八里麻、千金子、土青木香、山莨菪、川乌、广防己、马桑叶、马钱子、六角莲、天仙子、巴豆、水银、长春花、甘遂、生天南星、生半夏、生白附子、生狼毒、白降丹、石蒜、关木通、农吉利、夹竹桃、朱砂、米壳（罂粟壳）、红升丹、红豆杉、红茴香、红粉、羊角拗、羊踯躅、丽江山慈菇、京大戟、昆明山海棠、河豚、闹羊花、青娘虫、鱼藤、洋地黄、洋金花、牵牛子、砒石（白砒、红砒、砒霜）、草乌、香加皮（杠柳皮）、骆驼蓬、鬼臼、莽草、铁棒槌、铃兰、雪上一枝蒿、黄花夹竹桃、斑蝥、硫黄、雄黄、雷公藤、颠茄、藜芦、蟾酥。

（六）毒性中药品种

1988年11月国务院发布了《医疗用毒性药品管理办法》，明确指出：毒性药品系指毒性剧烈，治疗剂量与中毒剂量相近，使用不当会致人中毒或死亡的药品。结合1990年5月，卫生部药政局关于《医疗用毒性药品管理办法》的补充规定。毒性中药品种有：砒石（红砒、白砒）、砒霜、水银、生马钱子、生川乌、生草乌、生白附子、生附子、生半夏、生南星、生巴豆、斑蝥、青娘虫、红娘虫、生甘遂、生狼毒、生藤黄、生千金子、生天仙子、闹羊花、雪上一枝蒿、白降丹、蟾酥、洋金花、红粉、轻粉、雄黄。

（七）麻醉药品

2007年卫生部关于印发《麻醉药品临床应用指导原则》的通知指出：麻醉药品是指连续使用后容易产生身体依赖性，能成瘾癖的药品。2005年，国务院重新修订并颁布了《麻醉药品和精神药品管理条例》。明确指出：国家对麻醉药品药用原植物以及麻醉药品和精神药品实行管制。麻醉药品目录中的罂粟壳只能用于中药饮片和中成药的生产以及医疗配方使用。

（八）新药

2002年8月国务院颁布了《中华人民共和国药品管理法实施条例》，指出：新药是指未曾在中国境内上市销售的药品。2007年7月国家食品药品监督管理局发布了《药品注册管理办法》。根据中药、天然药物注册分类的要求，中药、天然药物新药可分为以下9类。

1. 未在国内上市销售的从植物、动物、矿物等物质中提取的有效成分及其制剂　是指国家药品标准中未收载的从植物、动物、矿物等物质中提取得到的天然的单一成分及其制剂，其单一成分的含量应当占总提取物的90%以上。

2. 新发现的药材及其制剂　是指未被国家药品标准或省、自治区、直辖市地方药材规范（统称"法定标准"）收载的药材及其制剂。

3. 新的中药材代用品　是指替代国家药品标准中药成方制剂处方中的毒性药材或处于濒危状态药材的未被法定标准收载的药用物质。

4. 药材新的药用部位及其制剂　是指具有法定标准药材的原动、植物新的药用部位及其制剂。

5. 未在国内上市销售的从植物、动物、矿物等物质中提取的有效部位及其制剂　是指国家药品标准中未收载的从单一植物、动物、矿物等物质中提取的一类或数类成分组成的有效部位及其制剂，其有效部位含量应占提取物的50%以上。

6. 未在国内上市销售的中药、天然药物复方制剂　包括中药复方制剂、天然药物复方制剂、中药、天然药物和化学药品组成的复方制剂。

7. 改变国内已上市销售中药、天然药物给药途径的制剂　是指不同给药途径或吸收部位之间相互改变的制剂。

8．改变国内已上市销售中药、天然药物剂型的制剂　是指在给药途径不变的情况下改变剂型的制剂。

9．仿制药　是指注册申请我国已批准上市销售的中药或天然药物。

注册分类1~6的品种为新药，注册分类7、8按新药申请程序申报。

（九）国家重点保护野生药材

1987年10月国务院发布了《野生药材资源保护管理条例》，明确国家重点保护野生药材物种名录，共收录野生药材物种76种，中药材42种，分为三级保护管理：

一级（濒临灭绝状态的稀有珍贵野生药材物种）：虎骨、豹骨、羚羊角、鹿茸（梅花鹿）。

二级（分布区域缩小、资源处于衰竭状态的重要野生药材物种）：鹿茸（马鹿）、麝香、熊胆、穿山甲、蟾酥、哈蟆油、金钱白花蛇、乌梢蛇、蕲蛇、蛤蚧、甘草、黄连、人参、杜仲、厚朴、黄柏、血竭。

三级（资源严重减少的主要常用野生药材物种）：川贝母、伊贝母、刺五加、黄芩、天冬、猪苓、龙胆、防风、远志、胡黄连、肉苁蓉、秦艽、细辛、紫草、五味子、蔓荆子、诃子、山茱萸、石斛、阿魏、连翘、羌活。

【备注】1993年5月《国务院关于禁止犀牛角和虎骨贸易的通知》指出：犀牛和虎是国际上重点保护的濒危野生动物，被列为我国已签署了的《濒危野生动植物种国际贸易公约》附录一物种。重申禁止犀牛角和虎骨的一切贸易活动。从1993年起，严禁进出口犀牛角和虎骨，禁止出售、收购、运输、携带、邮寄犀牛角和虎骨，取消犀牛角和虎骨药用标准，今后不得再用犀牛角和虎骨制药。

参 考 文 献

[1] 国家中医药管理局《中华本草》编委会. 中华本草（第一册）[M]. 上海：上海科学技术出版社，1999：6，5.

[2] 高晓山. 本草文献学纲要[M]. 北京：人民军医出版社，2009：99.

[3] 李珣. 海药本草（辑校本）[M]. 尚志钧，辑校. 北京：人民卫生出版社，1997：3.

[4] 范行准. 明季西洋传入之医学[M]. 上海：上海人民出版社，2012：122.

[5] 张碧君. 康熙与"金鸡纳霜"[J]. 北京档案，1999，（3）：40.

[6] 赵洪钧. 近代中西医论争史[M]. 北京：学苑出版社，2012：55，83.

[7] 周祯祥. 临床中药研究心得[M]. 北京：中国医药科技出版社，2005：5.

[8] 刘友梁. 草药、中药、天然药物辨[J]. 现代中医药，1988，（2）：42.

[9] 高学敏. 中医药高级丛书·中药学（上册）[M]. 北京：人民卫生出版社，2001：3.

[10] 张廷模. 张廷模临床中药学讲稿[M]. 北京：人民卫生出版社，2010：6.

[11] 甘师俊，李振吉，邹健强. 中药现代化发展战略[M]. 北京：科学技术文献出版社，1998：44.

[12] 俞慎初. 中国药学史纲[M]. 昆明：云南科技出版社，1987：41.

第二章 本草篇 历代本草学术的发展特点及成就

一、先秦时期

中药的起源：原始时代，先民们为了生存而采食植物和狩猎，辨识食物和同疾病作斗争，经过无数次有意识地试验、观察，逐步形成了药物知识。随着文字的使用，药物知识也由口耳相传发展为文字记载。

各类药物发现的历史背景：最早的人类多以植物充饥，因此首先发现植物药。人类较多地接触动物后，才逐渐了解动物药。原始社会后期，因采矿和冶炼兴起，又相继发现了矿物药。

"神农尝百草"的传说，生动而形象地概括了药物知识萌芽的实践过程。即药物知识产生于古人的生活和生产实践中，并与原始时代由采集、渔猎，到进行农业生产的神农时期有关。

酒的酿造及医疗作用的发现，是先秦药史中的一件大事。因其具有温通血脉、行药势和作为溶媒等多方面作用，故古人称之为"百药之长"。

西周时期，在现存的先秦文献中，药物品种已颇为可观。《诗经》涉及植物和动物330余种，有的还简要记述了产地和采收知识，后世作为药物的植物就有50多种。专门介绍山川及物产的《山海经》，记载药物120多种，除记载具体产地外，还涉及了各药的医疗用途。20世纪70年代初，长沙出土的帛书《五十二病方》中，包含中医处方300首，涉及药物240余种。此外，对药物的炮制、配伍、制剂、服法（或外用方法）、禁忌等均有记载。其复方的广泛应用，标志着药学的一大进步。《周礼》称"医师掌医之政令，聚毒药以供医事"，则反映了专门的司药机构已经出现。又谓"以五味、五谷、五药养其病"，无疑是日后药物分类和五味理论的先声。所有这些药学知识的积累，为本草专著的产生打下了坚实的基础。

夏商周时期促进本草学发展的文化科学技术有三：一是文字的出现，使医药知识的传播由识识相因（即师学指承，口耳相传）改为以文字传播，这样可广泛而长期地保存医药文献资料。如《周礼》《黄帝内经》《山海经》等都有大量关于本草学方面的资料。二是酒的出现，使人们可以用酒或药酒治病。如甲骨文里有"鬯其酒"的记载。《内经》里也有专门论述酒的篇章。三是汤剂的使用，汤剂的出现使人们逐渐认识到中药汤剂有疗效明显、服用方便，并能降低毒副作用等优点。促进了本草学的发展，直至今天汤剂仍为中医所常用。

二、秦汉时期

1. 本草成就

（1）秦汉时期，我国的本草学已经初具规模。这一时期的本草书目有30余种，主要记载药物的应用、采收和食禁等内容。

（2）在《黄帝内经》《伤寒杂病论》等医籍中，对药物的阴阳寒热、四气五味、虚实补泻和五脏苦欲补泻、有毒无毒、配伍、炮制、制剂、用法等，也有不少宝贵的内容。

（3）炼丹术的兴起，开始了化学药物的制作和应用。东汉初年，魏伯阳总结了这一时期的炼丹术，写成了世界上最早的一部化学著作——《周易参同契》，促进了我国化学药品的合成与应用。

（4）通过国内外的交流，西域的红花、大蒜、胡麻，越南的薏苡仁等相继传入中国，边远地区的麝香、羚羊角、琥珀、龙眼等源源进入内地，都在不同程度上促进了本草学的发展。

（5）《神农本草经》的问世，标志着中药学发展已趋向成熟的新阶段。

（6）"本草"一词出现于西汉晚期，如《汉书·郊祀志》称建初二年（公元前31年）记有"本草待诏"。

2. 主要本草著作　《神农本草经》（简称《本经》）是秦汉时期最有代表性的本草著作。该书并非出于一人一时之手，但成书时间不会晚于公元2世纪（东汉末年）。《本经》分序例（即总论）和各论两部分。前者总结了四气、五味、有毒无毒等性能理论（尚未讨论升降浮沉和归经）及配伍法度（药物的七情）、服药方法（毒药服法和食前食后各有所宜等）、剂型选择（主要是药物对剂型的选择）等基本原则。这些言简意赅的内容，初步奠定了中药学理论的基础。各论收药365种（包括红花、薏苡仁等外来药和一些边远地区的药物），按有无毒性和养身延年、祛邪治病两大标准，分为上、中、下三品（即三品分类法）。各药项下，有正名、性味、主治等主要内容。所载药物大多朴实有验，历用不衰。

《本经》系统地总结了东汉以前的药学知识，是研究当时医药情况的重要文献。该书对后世药学的发展有重要的影响。中药学的基本理论和编写体例都是在此基础上发展起来的。其中多数药物疗效确切，至今常用，又颇具实用价值。

《本经》是现存最早的药学专著，在此之前已有《药论》等药学专著，只是未能存世。所谓现存，也不是原书保存至今。原书大约亡佚于宋代，目前所见者均系明清以来学者辑复而成。

三、魏晋南北朝时期

1. 本草成就

（1）由于战乱，后人对这一时期本草学的了解还很不全面，但是，此间留下的本草书目仍有近百种之多。其中有综合类的，也有专科类的，种植药物和采收药物类的，配伍宜忌类的，炮制类的，食物类的，以及单味药物专论、药图、药律和药名注音等。

（2）此间各类本草，多以"附经为说"的方式，从不同角度对《本经》进行了注释和增补，大大发展了初期的综合本草。在药性药效的论定、药物基原、药材鉴别、药用植物种植、药名训释等方面，具有不可磨灭的贡献。

（3）300余年间增收了《神农本草经》1倍以上的药物品种，其增药比例之大，居历代本草之冠。所补充的药物,有的为《神农本草经》所遗,有的为民间新出,有的则由域外传入,如昆布、藿香、沉香、龙脑、诃子、苏合香等。

(4)对药物的生长、形态、鉴别、产地、采收时节、别名等生药知识更加关注,填补了《神农本草经》之不备,保证了本草学的完整性。

(5)在药性理论方面,对《神农本草经》药物的性味进行了必要的补充和订正。对药物毒性的记载,更为准确和清晰。部分药物首次提出了归经内容的论述。对若干习惯用药的功用,去伪存真,使之更为翔实可信。

2. 主要本草著作

《吴普本草》:作者为三国时名医华佗的弟子吴普。该书约成于公元3世纪初。其中部分内容经陶弘景"合而录之",已杂于《本草经集注》之中,另一部分则散见于后世类书和医药书籍之中,如《齐民要术》《太平御览》及唐宋主要本草。从广泛引用的资料中,可了解到汉魏之际本草学蓬勃发展的局面。该书在《本经》的基础上,使药学有进一步发展,对后来综合本草的确立起到了继往开来的作用。由于该书有特殊的学术与文献价值,颇受后人的重视。该书由今人尚志钧重辑,共得药231种,分为玉石、草木、虫兽、果、菜、米食6类。

《名医别录》:简称《别录》。《隋书·经籍志》首次著录时题曰"陶氏撰",主要收载汉魏两晋诸名医的药学资料。收载药物据今人尚志钧整理辑校为745种。《别录》对药物的记述基本上同于《本经》,但新增了大量药物,充实和发展了《本经》已有药物的效用,所载药物功效、主治更切实用。此外,还补充了药物所产郡县、采集时期及加工方式等。《别录》以其丰富的内容在本草史上有着重要的地位。

《本草经集注》:作者为南北朝时期的陶弘景。约成书于公元500年左右。该书主要由《本经》《别录》的内容加上作者的注释发挥而成。序例部分对《本经》条文进行了注释和补充,并增加了采收、鉴别、炮制、制剂、合药取量的理论和原则及"诸病通用药"等大量内容,大大丰富了药学总论部分。各论收药730种,较《本经》增加一倍,并首先采用按植物、动物、矿物等药物的自然属性分类法,分列为玉石、草木、虫兽、果、菜、米食及有名未用七类。各类中又结合三品分类排列药物。为了保存文献资料原貌,陶氏采用朱写《本经》文,墨写《别录》文,小字作注的方式,使本草源流清晰,成为本草学的一大优良传统。《本草经集注》反映了南北朝时期的主要药学成就,并初步确立了古代综合性本草的模式。

《雷公炮炙论》:作者为南朝雷敩,其主要内容是收录了300种药物的炮制经验,提出了伏、飞、煨等多种炮制技术,该书所记的一些炮制方法,可以提高药效,减轻毒烈之性。更重要的是我国第一部炮制专著的问世,标志着本草新分支学科的产生。

这一时期本草著作较重要者还有《李当之药录》《徐之才药对》等。

四、隋唐五代时期

1. 本草成就

(1)唐代政权统一,经济、文化发展,医药水平提高,外来药物增加,原有本草已不适应医药的需要。因此,唐王朝组织力量对本草学进行了一次大规模整理,在此基础上编纂并颁行的《新修本草》,是我国历史上第一部官修本草,也是我国及世界历史上第一部药典。

(2)隋唐的宫廷医药教育发展显著,医药开始分门设教,其药学部分,既有行政管理人员,又有主药、药童、药师、药园生等专业人员。京都还辟有"药园",由通晓药物知识的药园师(生)负责种莳和采收。唐代的药材交易十分活跃,带动了种药、采药、辨药和制药知识的进步。

(3)隋唐之际,十分重视特效药物的应用,常山、蜀漆治疟,昆布、海藻治瘿非常普遍,还先后发现和推广了羊靥、鹿靥治瘿(《千金方》),粳米治脚气(《千金·食治》),动物肝脏治雀目(《新修本草》),人胞补虚弱(《本草拾遗》),神曲助消化(《千金方》《药性论》)等。又由于炼丹术的进一步发展,唐代开始应用砒石和砒霜,并将砷剂用于齿病,而且还掌握了硇砂、轻粉等化学药物的炼制和功用。这些成就在世界医药史上亦占有重要的地位。

2. 主要本草著作

《新修本草》(又称《唐本草》):由李勣领衔,苏敬等23位医药家和儒臣,在政府"普颁天下,营求药物"的基础上,利用全国13个道、133个州的药物调查资料,历时2年而共同完成,于显庆四年(公元659年)颁行。本书的完成依靠了国家的行政力量和充分的人力物力,是我国历史上第一部官修药典性本草,并被今人誉为世界上第一部药典,比公元1546年问世的欧洲纽伦堡药典《科德药方书》早887年。全书由本草(正经)、药图、图经三部分组成,共54卷,其中目录2卷,正文20卷,药图25卷,图经7卷。其正文收录药物844种(经目前统计为851种)。分为玉石、草、木、禽兽、虫鱼、果、菜、米、有名未用9类,基本保持《集注》的内容和体例。所增苏木、郁金、胡椒等药,至今仍为常用。所续注文,对《本草经集注》进行了重要的订正和补充。《药图》为彩色图谱,卷帙浩繁,绘制考究。《图经》为药图的文字说明,着重"释其异同",即以辨别药物基原为主,与药图相辅而行。这种图文对照的方法,开创了药学编纂的新特色,也是古代本草中独一无二的。该书以其崭新的形式和内容,很快流传海内外,成为当时我国和日本等国医生的必修课本。其原帙未能存世,仅部分残卷得以保存至今。其完整的辑本有二:一为日本冈西为人的《重辑新修本草》,二为尚志钧的《唐·新修本草》。

《药性本草》:又名《药性论》,是唐朝初年甄权所著,专门论述药物的性味、有毒无毒、功效、主治、配伍等药性理论的著作。李时珍在《本草纲目》序例中说:"其书论主治亦详",可见内容也较广。原书已亡佚,内容散见于后世本草书籍中。

《备急千金要方·食治》《食疗本草》:作者唐代孙思邈(公元581—682年),孙氏悉心钻研医药以济世活人,著有《备急千金要方》和《千金翼方》,尤其在药学方面做出了巨大贡献,所以后人尊之为"药王"。他在《备急千金要方》中列《食治篇》,分果实、蔬菜、谷米、鸟兽(附虫鱼)四门来叙述。共收集了162种食物,是现存最早有关饮食疗法的专篇,为我国饮食疗法的发展奠定了基础。特别应提出的是他在《备急千金要方》中还记载了用动物脏器鹿靥、羊靥治疗甲状腺肿大;用兔肝、鸡肝、羊肝、猪肝治夜盲症;用谷皮煎汤煮粥防治脚气病等。这些重大发明,在世界药学史上都是遥遥领先的。此后孙思邈的学生孟诜在唐代饮食疗法的基础上,又收集了许多资料,编成了《补养方》,孟诜的学生张鼎又将《补养方》增订,增加81条,共计227条,取名为《食疗本草》。《食疗本草》应是我国第一部食疗专著,它的成书将我国饮食疗法又推进了一步。原书已佚,内容散见于《证类本草》《本草纲目》等后世综合性本草中。

《本草拾遗》:作者为陈藏器。成书于唐开元二十九年(公元741年),作者搜罗了《新修本草》漏载的药品,以及当时新发现的药品,著作10卷。本书首次记载了人胞有"治气血羸瘦,妇人劳损"等作用。又如"白米久食令人身软,缓人筋也。"说明当时已知久食白米会得脚气病。书中根据药物的功效,提出宣、通、补、泄、轻、重、滑、涩、燥、湿"十剂"分类方法,这种分类方法,对后世方药分类有很大的影响。原著已佚,内容散见于后世本草中,《本草纲目》引用诸家本草的药物,也以引用本书所载的药物为多,有368种。

《海药本草》:作者为五代李珣。该书共收载外来药物124种,其中香药多达50多种。不仅补遗了以前本草未收载的新药,而且补充和纠正了以前本草记述的不足和错误。原书已亡失,内容散见于《证类本草》及《本草纲目》中。

《蜀本草》(公元935—960年,五代后蜀明德二年至广政二十三年间):作者为韩保昇。本书是五代后主孟昶命翰林学士韩保昇等,将《新修本草》增补注释,尤其是对药物图形的解说更详于以前的本草,计有20卷。本书基本内容是在《新修本草》的基础上重新增补扩大而成,而《新修本草》是唐朝英国贞武公李勣负责修订的,故本书原名《重广英公本草》。原书虽已经散佚,但其内容还可从《证类本草》《本草纲目》中见到。

五、宋代

1. 本草成就

(1)宋代由于经济、文化、科技的进步,尤其是雕版印刷用于本草刊印,为宋代大型本草的发展提供了有利条件,所以宋代出现的大型本草较多。刻印的书籍远较手抄本易于传播,使得当时一些本草得以流传至今。

(2)宋初朝廷较为重视医药书籍的校订和刊行,先后组织编纂国家规模的《开宝本草》《嘉祐本草》和《本草图经》。《嘉祐本草》书著其说,《本草图经》图见其形,两书相辅而行。后者所附900多幅药图是我国现存最早的版刻本草图谱(因《证类本草》转载而存世)。

(3)国家药局(和剂局和惠民局)的设立,是北宋朝廷的一大创举,也是我国乃至世界药学史上的重大事件。这一举措,促进了药材检验、成药生产、药物炮制,以及制剂的发展和提高。

(4)《苏沈良方》所述从人尿中制备"秋石",采用了以皂苷沉淀甾体的先进技术,提取性激素制剂,堪称世界制药化学的非凡创举。《宝庆本草折衷》还有"猪胆合为牛黄"的记载,此外,升华法制取龙脑、樟脑,发酵生产红曲等,均反映出当时的制药成就。这时由酿制酒发展为蒸馏法制酒,对炮制和制剂产生了重大影响。

2. 主要本草著作

《开宝本草》(公元973—974年,宋开宝六至七年):作者为刘翰、马志等。宋开宝六年诏刘翰、马志等九人取《新修本草》《蜀本草》加以详校,参以《本草拾遗》,计20卷,名曰《开宝新详定本草》。翌年又进行重修增加品种,订正分类。收载新旧药物983种,共21卷,名曰《开宝重定本草》。本书早已散佚,但其内容还可从《证类本草》《本草纲目》中见到。

《嘉祐补注本草》(公元1057—1060年,宋嘉祐二至五年):简称《嘉祐本草》。掌禹锡、林亿、苏颂等编著。本书是掌禹锡、林亿、苏颂等奉命以《开宝重定本草》为蓝本,参以诸家本草及经史百家所载的药学知识,并搜罗当时医家所常用而未载于本草的药物,以补充其内容并作注解,共载新旧药品1082种,比《开宝本草》增加99种。共分21卷。

《日华子诸家本草》:简称《日华子本草》或《日华本草》。著作年代不详,据宋代的掌禹锡说本书是"国初开宝中四明人撰,不着姓氏,但云日华子大明序集诸家本草近世所用药,各以寒、温、性、味、华、实、虫、兽为类,其言功用甚悉,凡廿卷。"明代李时珍认为《千家姓》有大姓,"日华子盖姓大名明也",故本书又称为《大明本草》。

《本草图经》（公元1058—1061年，宋嘉祐三至六年）：作者为苏颂。本书的编著是鉴于唐代《新修本草》中的"图经"和"药图"已经散佚，加之新药品种日益增多，真伪难辨。因此，当时的政府下令各地将该地所产药物，一律绘图，并注明开花、结实、收采季节以及功用。如系进口者，询问关税机关和客商，辨清来源，取一二枚或一二两做样品，派人送京，供绘图之用。所有资料，由苏颂加以编辑，共21卷，名曰《本草图经》，亦称《图经本草》。本书考证详明是其所长，但亦有所短。正如李时珍对其评价说："考证详明，颇有发挥，但图与说异，两不相应，或有图无说，或有物失图，或说是图非。"原书早已散佚，但主要内容还可从《证类本草》《本草纲目》中见到。

《经史证类备急本草》（公元1082年，宋元丰五年）：简称《证类本草》，作者唐慎微。唐氏以《嘉祐本草》和《图经本草》为基础，广泛收集民间验方，各家医药名著，如《新修本草》《本草拾遗》《食疗本草》《雷公炮炙论》等所遗漏或说之有未尽者，以及经史传说，佛、道、藏各书中有关本草学知识，加以整理编写成《经史证类备急本草》（简称《证类本草》），编为30卷，载药1558种，每药均有药图，并附方8000余首。这种图文并重，方药兼收的编写体例，较前代本草又进一步。本书不仅切合实用，而且为后世保存了古代方药的文献资料，许多已经失传或散佚的古书，可从其引文中略窥梗概。因此，本书可称是宋以前本草学之大成。在明代《本草纲目》问世之前500多年时间，一直是研究本草学的重要文献，不仅具有很高学术价值和实用价值，而且还具有很大的文献价值。

《本草衍义》（公元1116年，宋政和六年）：作者寇宗奭。寇氏认为《嘉祐本草》《图经本草》尚有差失，因此考究诸家之说，参以目验，拾遗纠谬，遂成此书。共计20卷，载药472种。本书把本草所载药物的功用、效验做了补充，品种做了鉴别。他还强调了要按年龄老少、体质强弱、疾病新久等决定药量，这在临床上很有意义。本书在药性理论方面尤多发挥，对本草学的发展有较大影响。公元1280年金元四大家之一朱丹溪所著《本草衍义拾遗》一书，就是在《本草衍义》的基础上发挥、补充而成的。

六、金元时期

1. 本草成就

（1）由于北宋朝廷基本完成了本草文献的校刊汇纂和药物品种考订，当时更需要发展宋代出现的临床节要性本草和药性理论研究。因此，金元时期的本草多出自医家之手，内容简要，实用性强，具有明显的临床药学特征，而无大型综合性本草问世。

（2）在理论研究方面有两大特点：一是发展了升降浮沉、归经理论及脏腑苦欲补泻等药物性能的理论，并使之系统化；二是大兴探讨药物奏效原理之风，以药物形、色、气、味为主，利用气化、运气和阴阳五行学说，建立了一套法象药理模式。这一结果，虽然丰富和发展了药学内容，但其简单、机械的推理方式，又给本草学造成了消极影响。

（3）中外医药交往更加广泛，在药物相互贸易中，政府还派人出国采购，阿拉伯人、法国人开始来华行医，回回药物院的建立，促进了中国医药和阿拉伯医药的交流。《饮膳正要》为忽思慧所著，主要记录了回族、蒙古族的食疗方法及元蒙宫廷的膳食烹饪法象药理。法象，一是指自然界的一切现象；二是效法、模仿的意思。法象药理则认为药物的功用是由其形、色、气、味、体、质、所生之地、所成之时等自然特征所决定的。因此，以之为主干，利用气化、运气和阴阳五行学说，以阐释药物奏效之理。该理论初步形成于宋代（《圣济经》之"药理篇"

可为代表),兴盛于金、元,明、清亦广为运用。

2. 主要本草著作

《珍珠囊》(公元1186年,宋淳熙十三年,金大定二十六年):作者张元素。本书1卷,载药100味。对药物的气味、升降浮沉、归经、补泻均有所述。李时珍称之为"深阐轩歧秘奥,参悟天人幽微,言古方新病不相能,自成家法,辨药性之气味、阴阳、厚薄、升降、浮沉、补泻、六气、十二经及随证用药之法,立为主治秘诀心法要旨,谓之《珍珠囊》,大扬医理,《灵》《素》之下,一人而已。"本书原著,久已散佚,但其内容尚可见于《本草纲目》《济生拔萃》等书中。张氏弟子李杲(东垣)所著之《用药法象》,再传弟子王好古所著之《汤液本草》都是在该书的基础上补充发展而成的,使药性理论的内容更加充实,为后世药性理论的进一步发展提供了条件。

《饮膳正要》(公元1330年):作者忽思慧。他从所见的御膳中,结合诸家本草和医方书中的有关资料,进行挑选,编成本书。全书分三卷,附图168幅。书中详细记载了各种食疗食物的烹调和制作方法及所用230种药、食物的功效主治等,并有养生避忌、妊娠食忌、乳母食忌等章节。本书还记载了用蒸馏法制酒的工艺,为提高药酒的质量创造了条件。本书是当时饮食疗法的经验总结,丰富了本草学的内容。

七、明代

1. 本草成就

(1)以李时珍《本草纲目》为代表的一批优秀本草著作,将本草学推到了一个新的高峰,为我国药学谱写了光辉的一页。

(2)明代本草,从民间吸收了三七、紫花地丁、炉甘石、淡竹叶等200余种重要品种,又相继从海外引进番木鳖、孩儿茶、苦瓜、丝瓜、烟草等外来品种10种。《药露说》《本草补》等西方药学书籍开始在华翻译,也在一定程度上丰富了明清本草的内容。这一时期人工栽培的药物已达200余种,如川芎茎节的无性繁殖,牡丹、芍药的分根繁衍,人参、牡丹的采收后即播种等,均反映了当时种植技术也有很高的水平。

(3)药物剂型更加多样,仅《本草纲目》一书中记载剂型,就达40余种,其制药工艺也颇精湛。《本草蒙筌》所载五倍子制百药煎(没食子酸),早于欧洲200余年。《白猿经》所记的乌头提取"结冰"状的"射罔",实为乌头碱结晶,早于西方号称世界上的第一个生物碱(吗啡)100多年。

(4)明代中期,梅毒经荷兰人由广东传入之后,不但很快发现了轻粉、土茯苓等植物药对其治疗有效,而且还广泛使用了砷和汞的化合物,也早出德国人发现砷剂治疗该病二三百年。

2. 主要本草著作

《本草纲目》:是伟大医药学家李时珍的杰作,成书于16世纪。该书序例部分对本草史和中药基本理论进行了全面、系统的总结和发挥。各论收药1892种,按自然属性分为16部,60类;各药之下分正名、释名、集解、正误、修治、气味、主治、发明、附方诸项介绍。全书附方11000多首,并有附图1100多幅。该巨著集我国16世纪以前药学成就之大成,在训诂、历史、地理、植物、动物、矿物、冶金等方面也有突出成就,对世界自然科学具有举世公认的贡献。

《本草品汇精要》:由明朝廷组织刘文泰等人编成,是我国封建社会最后一部大型官修本草。全书共42卷,分为玉石、草、木、人、兽、禽、虫鱼、果、米谷、菜十部,每部又分上、中、下三品,共收载药物1815种,附1300多幅药图。书成后未能刊行,故没有产生其应有的影响。

《本草蒙筌》(公元1565年,明嘉靖四十四年):作者为陈嘉谟。以王伦所著的《本草集要》为基础,吸取诸家之长,结合自己的体会加以修订而成。全书共12卷,载药742种,内容记载药物的产地、采集时间、品种鉴别、炮制方法、四气五味、有毒无毒、归经、七情配伍、七方十剂、服法、贮藏等,论述比较全面,并编成对语,以利初学者记诵。李时珍对本书的评价是:"颇有发明,便于初学,名曰蒙筌。诚称其实。"

《本草汇言》(公元1624年,明天启四年):作者为倪朱谟。倪氏取材于《本草纲目》以前历代本草书籍共40余种。经"甄罗补订,删繁去冗"而成。共计20卷,载药581种,每卷前附图,大都是生药图,书中所收方剂"必见诸古本有据,时贤有验者,方敢信从"。对方士的一切荒诞之谈能误人性命者,概弃之不录。所以本书很有实用价值。

《神农本草经疏》(公元1625年,明天启五年):简称《本草经疏》,作者缪希雍(仲淳)。他从《证类本草》中,录出490余味为之疏注。共30卷,其中序例2卷,著论30首,以论述药性理论。药物分为玉石、草、木、人、兽、禽、虫、鱼、果、米谷、菜等部。每药再分"原文",即摘录原条文;"疏",即根据原文阐述其作用的原理。"主治参互",即论述配伍应用;"简误",即列述用药禁忌。本书开创了以注解《本经》原文的编写体例,到清代始受学者重视。

此外,朱橚的《救荒本草》主要记载可供灾荒时食用之物,颇有特色。兰茂的《滇南本草》是我国现存内容最丰富的古代地方本草。李中立的《本草原始》偏重于生药学研究。缪希雍的《炮炙大法》为当代最有影响的炮制专著。卢复的《神农本草经》为该书现存最早的辑复本。

八、清代

1. 本草成就　清代政府在经济上实行闭关自守,在政治上采用高压政策,大多数知识分子不得不从事古典著作的考据和医、药方面的研究。所以清代的本草主要呈现以下特点:

一是随着医药学的发展,对《纲目》进行补充和修订,如赵学敏的《本草纲目拾遗》,本书为《本草纲目》以后最杰出的药学著作,代表了清代本草学的最高成就。

二是为了临床实用的需要,撷取《纲目》精粹,编撰节要性本草,如汪昂的《本草备要》,吴仪洛的《本草从新》。

三是受考据之风影响,出现了孙星衍等人的多种《本经》辑复本,以及张璐《本经逢原》、邹澍《本经疏证》等一批《本经》的注释性本草。

四是清代专题类本草门类齐全,不乏佳作;还有一批草药专著,为本草学提供了新内容。

2. 主要本草著作

《本草备要》(公元1694年,清康熙三十三年):作者汪昂。汪氏从诸家本草中取适用者470余味,对每味药说明其性味、归经、功用、主治。"而以土产、修治、畏恶附于后,以十剂宣、通、补、泻冠于前。既着其功,亦明其过。使人开卷了然。"并附有药图400余幅,编为4卷。本书既备有常用之药,又突出这些药的使用要点,故订名为《本草备要》。问世之后,颇受初学者欢迎。

《本草从新》(公元1757年,清乾隆二十二年):作者吴仪洛。吴氏认为《本草备要》问世后颇受初学者欢迎,但该书作者汪氏"本非岐黄家,不临证而专信前人,杂采诸说,无所折衷,未免有承误之失"。因此,将《本草备要》加以重订,补充一些新的内容,故订名曰《本草从新》,共6卷,载药720种。此书问世后,颇受医家称许,认为切合实用,直到今天还有一定的参考价值。

《本经逢原》(公元1695年,清康熙三十四年):作者为张璐。张氏鉴于《本经》中载药不多,而且有些药物已很少使用,或已失传,另一方面是有些常用之药其中缺如。因此,张氏将《本经》做了适当的删节与补充,并据经义加以引申发明。凡性味、效用、诸家治法以及药物真伪优劣的鉴别,都扼要地做了叙述,其目的是使学者易于领会《本经》的要点。全书4卷,载药700余味。本书在当时来说,不仅是阐发《本经》,而且是指导初学者临床用药的一部药物学著作。

《本草纲目拾遗》(公元1765年,清乾隆三十年):作者为赵学敏。本书是在《本草纲目》刊行100余年之后编著的。其目的是拾《本草纲目》之遗。全书共10卷,载药921种,其中《本草纲目》未收载的有716种,且绝大部分是民间药,如冬虫夏草、鸦胆子,还有一些外来药品,如金鸡纳(奎宁)、日精油、香草、臭草等。本书除拾《本草纲目》之遗以外,对《纲目》所载药物备而不详的,加以补充,错误处给予订正。本书体例与《纲目》相似,除未列人部外,另加藤、花两类,并把"金石"部分为两部。本书是继李时珍《本草纲目》后对药学的再一次总结。

《本草求真》(公元1769年,清乾隆三十四年):作者为黄宫绣。黄氏认为诸家本草对药物的形质气味,证治功能,虽然备载,但还存在着"理道不明,意义不疏,意难即悟"等问题。因此,他将"往昔诸书,细加考订",阐明意义,删除牵强附会之说,而成此书。分上、下两编,上编7卷,载药520种,按品性分为补、涩、散、泻、血、杂、食物7类,每类又各分若干子目。对每种药物,分述其气味、功能、禁忌、配伍和制法等;下编3卷,就药物与脏腑病证之关系,六淫偏胜之所宜,做了扼要介绍。本书特点,正如作者在本书凡例中说:"余尚论药性,每从实处追求,既不泥古以薄今,复不厚今以废古,惟求理与病符,药与病对",这种求实精神,是非常可贵的。

九、民国时期

1. 本草成就　这一时期本草学的现代研究开始起步,一是在确定中药品种及资源调查方面做了大量工作;二是进行了一些单味药的化学成分和药理研究。

2. 主要本草著作

《中国药学大辞典》(1935年):主编陈存仁。全书收药4300余条,它的出版是民国时期本草学中的一件大事,是我国中药发展史上第一部大型药学辞书(辞典类工具书)。

十、当代

从1954年起,我国先后影印、重刊或校点评注了《神农本草经》《新修本草》《证类本草》《本草纲目》等数十部重要的古代本草专著。

最能反映当代本草成就的中药学代表著作有:《中华人民共和国药典》《中药志》《全国中草药汇编》《中药大辞典》《中华本草》等。

《中华本草》是由国家中医药管理局主持,南京中医药大学总编审,全国60多个单位,500余名专家历时10年共同编纂的划时代本草巨著。全书共34卷。前30卷为中药,已于1999年9月出版;后4卷为民族药专卷,分为藏药、蒙药、维药、傣药各1卷,也已先后单独出版。中药部分包括总论1卷,药物26卷,附编1卷,索引2卷,共收载药物8980味,插图8534幅,引用古今文献约1万余种,计约2808.7万字。该书总结了中华民族2000余年来传统药学成就,集中反映了20世纪中药学科发展水平,不仅对中医药教学、科研、临床治疗、资源开发、新药研制具有一定的指导作用和实用价值,而且对中药走向世界具有十分重要的历史意义。

新中国成立以来,政府先后3次组织各方面人员,对全国中药资源进行了大规模普查(调查)。通过普查,基本上摸清了天然药物的种类、产区分布、生态环境、野生资源、蕴藏量、收购量和社会需要量等。在资源调查的基础上,编著出版了全国性的中药志及一大批药用植物志、药用动物志及地区性的中药志,蒙、藏、维、傣、苗、彝等少数民族药也得到科学整理。20世纪80年代开展的第3次全国中药资源普查,使目前的中药材总数达到12807种。从2009年9月至2012年初,国家中医药管理局通过组织开展地方调研、部门调研和专题研讨,编制了全国中药资源实施方案和全国中药资源普查技术方案,成立了全国中药资源普查机构,2012年全国中药资源普查试点工作在全国10个省的205个县全面展开,从而为第4次全国中药资源普查的全面实施奠定基础。

自1956年起,在北京、上海、广州、成都和南京等地成立了中医学院。1959年又开始在成都中医学院等增办了中药系,使中医药教育纳入了现代高等教育。1978年以来又相继招收了中药学硕士和博士研究生,形成了不同层次的药学教育的完整体系。

附录:

1.《神农本草经》的辑复版本情况 《本经》原本早已散佚。现所见者,大多是以《证类本草》《本草纲目》等书所引用的《本经》内容而辑成的。由于重辑者的着眼点和取材不同,因而各种辑本的形式和某些内容有一定的差异。常见的辑本有:

(1)卢复辑《神农本草经》三卷(公元1602—1618年,明万历三十至四十四年)。是从《证类本草》和《本草纲目》中摘出所引《本经》原文编辑而成。

(2)孙星衍、孙冯翼同辑《神农本草经》三卷(公元1799年,清嘉庆四年)。是从《证类本草》上的白字辑出,并在每条正文之后,引用了《吴普本草》《名医别录》《淮南子》《抱朴子》《太平御览》《尔雅》《说文》等古书,详加考证,引证详实,资料丰富,是较好的一种辑本。

(3)顾观光辑《神农本草经》四卷(公元1844年,清道光二十四年)。此书分序录、上品、中品、下品四部分。药品次序是依照《本草纲目》卷二所载《神农本草经》目录排列的。经文均依《证类本草》。唐、宋类书所引有出于《证类本草》之外的,也一并辑入。

(4)森立之(日本人)辑《神农本草经》四卷(公元1854年,日本嘉永七年,清咸丰四年)。依据《千金方》《医心方》《唐本草》《证类本草》《本草和名》等重辑而成。别作"考异",附之于后。

(5)王闿运辑《神农本草经》三卷(公元1885年,清光绪十一年)。是从《证类本草》辑出。王氏对医学和考据学都不是内行,所以此书内定是比较草率的。

(6)姜国伊辑《神农本草经》一册,未分卷(公元1892年,清光绪十八年)。是根据《本草纲目》等辑成。

上述六种辑本,以孙、顾的辑本流行较广。这些辑本经重辑者的研究考证,基本上已接近其原有面目。

2.反映南北朝时期本草学发展的本草著作 南北朝时期保存下来的重要本草学著作虽然不多,但也反映了汉以来本草学若干重大的发展,其中最能说明问题的有两部:一部是南朝宋代雷敩著的《雷公炮炙论》,记述了各种药物通过适宜的炮炙,可以提高疗效,减轻毒性或烈性,从而发展了药物加工技术,对后世中药炮制学影响很大。另一部是南朝梁代陶弘景编著的《本草经集注》，全书共分七卷，载药730种，按药物的自然属性分7类，对魏晋以来300余年间药物学的发展做了总结。这两部著作问世，基本上概括和总结了南北朝时期本草学的发展。

3.《证类本草》修订情况　本书在宋代曾几次修订，在大观二年（公元1108年）经医官艾晟等重修之后，被作为官定本而刊行，遂改名为《经史证类大观本草》。至政和六年（公元1116年），又经医官曹孝忠重加校订，再次改名为《政和新修证类备用本草》。绍兴二十九年（公元1159年）又做校定，名为《绍兴校定经史证类备急本草》。后于淳祐九年（公元1249年），由平阳张存惠将寇宗奭的《本草衍义》随文散入书中，作为增订，因又改名为《重修政和经史证类备用本草》。

4.《本草纲目》的学术特色

（1）总结了16世纪以前中国人民用药的经验和知识。首先是整理了历代诸家本草所载的药物，每药"发明"一项，其内容就是集前人和李时珍对药性的论述及用药的经验。每味药后"附方"，其目的是指明各种药的用法并证实其效用。这些附方的来源，不单是从医方中得来，有许多是民间验方。李时珍整理了旧有药物，更增加了许多新药，如三七、山柰、半边莲、淡竹叶、紫花地丁、曼陀罗花等。此外，还将药物的炮制、鉴别、培植等知识充实到本书之中。内容非常丰富，故王世贞在本书的序言中称之"博而不繁，详而有要"，在医药学史上有承先启后的作用。

（2）以实事求是的科学态度，批判地继承前人对药物功用的论述。例如李时珍说："水银乃至阴之精，禀沉著之性……入骨钻筋，绝阳蚀脑，阴毒之物，无似之者。而大明言其无毒，《本经》言其'久服神仙'，甄权言其还丹元母，《抱朴子》以为长生之药。六朝以下贪生者服食，致成废笃，而丧厥躯，不知若干人矣。方士固不足道，本草其可妄言哉。水银但不可食尔，而其治病之功不可掩也。"这说明李时珍对药物作用的认识，比前人是进步的、科学的。这对迷信于方士的炼丹术而求长生不死的人，是"当头棒喝"。

（3）本书的分类，是一大进步。例如：本书有"草"这一大类，分为十小类，其中芳草、毒草、蔓草、苔草等，是以性能、形态来区别。山草、隰草、水草、石草等，是以植物生长环境来区别。这一分类法是比较科学的。李氏还采取了"析族区类"的方法，如大戟、甘遂、泽漆、草商茹、续随子的茎中都有白汁的（植物分类都属大戟科）排列在一起，这与现代植物学是符合的。本书比西方植物分类学的创始人林奈（1707—1778年，瑞典博物学家）在1735年出版的、仅有12页的《自然系统》，要早出半个世纪，内容也丰富得多。李时珍在18世纪就能按科学原则，把各种植物加以比较系统、明晰地分类，可以说是一项了不起的成就。其他如动物药、矿物药的分类，也都有一定的科学性。李时珍对过去本草分类有错误的，通过实物对证，予以纠正，消除了许多药物互混的现象。

（4）李时珍鉴于过去有些医药书籍的作者是辗转传抄，纸上猜度而成，难免有谬误之处，因而他旅行于湘、鄂、赣、苏、皖等省，向群众学习，向内行学习，再经自己的实践，从药物采、种、收、用等方面积累了许多第一手的资料，充实到本书之中。

5.《本草纲目》版本情况　《本草纲目》版本通过近年许多学者研究认为可分"一祖三系"，祖本（初刻）即金陵本，下分江西本、钱（蔚起）本、张（绍棠）本，最大的差异是图版。《本草纲目》一书的附图存在着三个系统：

（1）1596年金陵胡成龙（或胡承龙）本，据药图题名可知其药图是李时珍的儿子李建中辑，李建元、李建术绘。但1603年江西夏良心第2版除去了关于绘图者的题款，而使附图的原作者隐晦不明。

（2）明末（1640年）杭州钱蔚起所刊，对金陵本的附图进行了第一次全面的修改，并增加了"藤黄"一图，由于钱本图版外表较美观，且金陵本很少，因此钱本流传达200多年，以后许多版本均根据此版。

（3）1885年，清·张绍棠又进行了大量的改图（味古斋本），他用清·吴其浚《植物名实图考》中之图将原图取代,使《本草纲目》大大失真。但由于其图绘制精美,流传较广。

从版本角度看,金陵本最接近原貌,然我国数量极少,故江西版较为实用。人民卫生出版社1977—1981年分册印行的校点本(刘衡如校点),前三册以江西本为底本,第四册参校了金陵本,是目前质量最高版本。

6. "酒为百药之长"　酒在医疗上的应用是古代人类的一项重大发明。酒是常用的溶剂,且能"通血脉","行药势",因而后世用酒加工炮制药物也是常有的事。尤其是在古代医学脱离巫术的过程中,饮酒治病较为普遍,其对外感风寒、劳伤筋骨等病的治疗作用是显而易见的。后来人们又从单纯用酒治病发展到制造药酒,甲骨文有"鬯其酒"的记载(即芳香的药酒),《内经》也提及古人曾作"汤液醪醴",并把它的治疗作用归结为"邪气时至,服之万全"。另从汉字构造来看,"醫"字从"酉",生动地体现了酒在当时医疗中的突出作用和在医药发展史上的重要地位。因此,《汉书·食货志》称酒为"百药之长"就不无道理。

7. 本草中药物品种记载数量变化　在不断的医疗实践中,新的药品又相继发现;加之秦汉以来,交通日趋发达,促进了与少数民族的医药知识交流和外来药品的输入,因而药物品种数字也不断递增。就几部具有代表性的本草而言,《本经》载药365种,《本草经集注》730种,《新修本草》844种,《证类本草》1558种,《本草纲目》1892种。现代所编的《中药大辞典》收载药品5767味,《中华本草》收载药物8980种。

8. 历代本草中药物分类沿革　药物品种日益增多,有必要加以分类,可执简驭繁,以便学者掌握,这也是药学史上的进步。分类方法主要有两种。一为按药物功效分类,如《本经》分上、中、下三品;《本草拾遗》概括为十类,即宣、通、补、泄、轻、重、滑、涩、燥、湿;《本草集要》分气、寒、血、热、痰、湿、风、燥、疮、毒、妇科、小儿十二门;《药品化义》分气、血、肝、心、脾、肺、肾、痰、火、燥、风、湿、寒十三类;《本草求真》有补、涩、散、泻、血、杂、食、物七类等。一为按药物的自然属性分类。如《本草经集注》分玉石、草、木、虫兽、果菜、米食、有名未用七类;此后,如《新修本草》《证类本草》《汤液本草》《本草纲目》《本草备要》《本草从新》《本草纲目拾遗》等本草名著,皆是按药物自然属性分类,而且较《本草经集注》更细。其中值得提出的是,《本草纲目》的分类,是当时最先进的分类方法。如草部这一类,又按药物的性能、形态、生长环境等分为十小类。每类药物的排列,已有植物分类学之意。如大戟、甘遂、泽漆、续随子等大戟科植物,皆依次无间排列在一起,符合现代的植物分类学。这比西方植物分类学创始人林奈(C·V·Linne,公元1707—1778年,瑞典博物学家)在1735年出版的仅有12页的《自然系统》要早半个世纪。

9. 食物本草的历史沿革　从"医食同源"的观点来看,食品与药品有着密切关系。故诸家本草所载的许多药物,不仅是药物,也是食物。临床上许多疾病,固需要药治,更宜用食治。因此,从本草中又分化出专载食物药品的本草。最早的,要算唐·孟诜的《食疗本草》。此后,此类本草不断问世。如唐·昝殷的《食医心镜》,陈士良的《食性本草》;元·忽思慧的《饮膳正要》,吴瑞的《日用本草》;明·卢和的《食物本草》,宁原的《食鉴本草》;清·王士雄的《随息居饮食谱》,费伯雄的《食鉴本草》等。这些著作,对养生保健颇有贡献。

10. 历史上的化学制药　我国从植物、动物、矿物中寻找药物资源,历史最早。先秦方士们为迎合统治者"长生不死"的欲望,吸取冶金之术,炼制长生的"仙丹灵药",从此出现了炼丹术,且有专著问世,其最早者,是东汉初魏伯阳的《周易参同契》。书中所载炼丹方法很多,如水银和铅的炼制方法以及"胡粉投炭中,色坏还为铅"(这是氧化铅被碳还原成金属铅的化学反应)的记载。故世界上公认炼丹术起源于中国,是近代化学的前驱。晋代著名炼丹家葛洪,著有《抱朴子》一书,其中就载有许多制药化学的资料。如《抱朴子·金丹第四》说:"丹砂洗之成水银,积变又还成丹砂。"此即硫化汞受热分解出水银,水银和硫黄不断加热又变成硫化汞的现象。葛洪炼丹的目的,虽是炼制长生之药,但客观上成了制药化学的开端,促进了制药化学的发展。现在外科常用的轻粉、降丹、升丹等药,皆是在炼丹术的基础上研制而成的。另一值得提及的是《苏沈良方》和《证类本草》二书都记载有"秋石"(尿甾体性激素)的制备法,分阴炼、阳炼两种。其中阳炼法成功地应用了皂苷沉淀甾体这一特异反应,从而在1000多年前"就已勾画出20世纪优秀甾体化学家在20~30年代所取得的成就"(《生理学年鉴》),成为世界制药化学史上的光辉业绩。

11. 历代炮制类本草一览　药物使用于临床,最早皆用生药。为了降低或消除某些药物的毒性,改变药物的性能,提高疗效,在长期用药实践中,积累了丰富的炮制经验。炮制方法颇多,不仅散见于诸家本草及方书之中,并有专著问世。如南北朝刘宋时雷敩所著的《雷公炮炙论》,是最早的一部炮制学专著。它系统地论述了炮制前后真伪优劣药材的选择、修治和切制,文武火候的掌握,醋醴辅料的取舍,操作工艺的流程,中药饮片的贮存以及炮制作用,注意事项等。书中一些炮制方法,至今仍在沿用。此后,明·缪希雍的《炮制大法》,清·张睿的《修事指南》(本书于1928年以后曾改名为《制药指南》《国药制药学》,但内容未变),皆渊源于此书。

12. 综合性本草的含义　所谓综合性本草,是指本草书籍应能较全面地反映一定时期的药学成就,其研究范围应涉及药学的各个方面:一是对药材本身的研究,如品种基原、产地、采收、鉴别、炮制、制剂等;二是药物的应用,如性能、功效主治、配伍、用法等;三是药性理论研究。此外,还应涉及本草沿革、文献资料来源等。我国第一部综合性本草当属南北朝时期陶弘景所著的《本草经集注》。

第三章 药材篇 中药的品种、产地、采集、炮制、贮藏、化学成分与疗效的关系

中药的疗效是中医药学发展的重要基础,是中医防治疾病的主要工具。由于涉及中药的环节很多,导致影响中药疗效的因素有很多方面,如品种、产地、采收、炮制、贮藏等。若能充分了解和掌握影响中药疗效的因素,对指导中医临床合理用药,提高中药疗效,推动中医药学术的进步与事业的发展具有重要意义[1]。

第一节 中药的品种与疗效的关系

我国地域广阔,中药资源丰富,据第3次全国药源普查统计,我国的中药资源种类已达12807种[2]。但这个数字是动态的,随着全国第4次中药资源普查工作的开展,中药品种数目肯定会有所增加[3]。由于中药品种繁多,历史上本草文献记载不一、地方用药习惯不同、现代医药学分科过细、药不精药和医不通药等原因,中药同名异物、异物同名现象普遍存在;商品中又有正品、代用品、伪制品等差别,以及存在的乱采滥伐,以假乱真等问题,致使中药品种混乱,名实不符,真假难辨,严重影响了中药疗效和信誉[4]。如临床上用水半夏代替正品半夏入药使用,造成临床疗效不确切;用大叶柴胡当作柴胡入药使用,引起中毒事件发生;正品中药沙苑子为豆科植物扁茎黄芪的干燥成熟种子,有些地方以豆科野百合属的崖州野百合、凹叶野百合或猪屎豆的干燥成熟种子代用,因代用品含野百合碱,对肝脏有损害,服用后病人普遍出现头晕、头痛、恶心、呕吐,严重的出现腹水和肝昏迷而死亡等[5]。因此,中药品种的稳定与可靠,是中医临床用药安全、有效的基本前提。如果中药品种不统一,质量不稳定,即便医师处方合理,也很难保证处方疗效,所以中药的品种问题是影响中药疗效的瓶颈之一,应予重视。历代本草学家为澄清中药的混乱品种,开展了大量工作,尽可能地保证中药基原的种属专一性,以避免品种混乱可能造成的用药差异。

那什么是中药品种?所谓中药品种,有两层含义,一是指中药的个药,二是指个药所来源的生物物种或矿物化合物。在《中华本草》中药品种专论中,有如下释义:"所谓中药品种,一般是指中药药味种类或物种而言,如《神农本草经》(以下简称《本经》)收载中药365种,实际是365味。药味的基原有单一的,也有多原(元)的。单一的品种,则常常就是指单一的物种而言,有时也可能指种以下的某一单位,如亚种、变种或变型等。多原性品种,往往是复

杂品种,如乌头类中药,则是包括乌头属多种药材,贯众的品种则是指蕨类多个不同科属的物种等。所以中药品种不同于生物学中品种的含义,两者不可混淆。"可见,中药品种是一个含义较广且独具特色的概念,它既包括自然环境下野生的药用植物物种和药用动物物种,也包括人工栽培的药用植物品种和驯化家养的药用动物品种,还包括中药的个药即药味的称谓和计量。

一、中药品种的历史沿革

自《本经》起,就十分强调使用正品药,并对中药的产地、采集、加工、真伪鉴别等方面做了简要介绍,为中药学的全面发展奠定了理论基础。

梁代陶弘景亦非常重视中药的品种,指出"众医睹(都)不识药,惟听市人,市人又不辨究,皆委采送之家,传习治拙(作),真伪好恶莫测……以蛇床当蘼芜,以荠苨乱人参……以此疗病,固难奏效。"可见品种错误,治病罔效,古人就很重视。其撰写的《本草经集注》对药物的形态、性味、产地、采制、剂量、真伪辨别等均做了较为详细的论述。如对《神农本草经》中"术"的鉴别,认为术有两种,"白术叶大有毛而作桠,根甜而少膏……赤术叶细而无桠,根小,苦而多膏。"

唐代《新修本草》被认为是我国第一部官修本草,在编写过程中唐政府通令全国各地选送当地道地药材,作为实物标本进行描绘,从而增加了药物图谱,并附以文字说明。该书有较多的基原考证,出现了图文对照的辨别方法,为后世撰写图文兼备的本草奠定了基础。后蜀韩保昇的《蜀本草》是以新修本草为基础而编撰的,对药物的性味、形态、产地等增补了许多新的内容,以四川的植物居多,所绘图形比较精细,后世的本草经常提及。

在唐代本草的基础上宋代本草著作有了进一步的发展,其中唐慎微整理了经史百家247种典籍中有关药学的资料,在《嘉祐本草》《本草图经》的基础上撰成《经史证类备急本草》,其方药兼收,图文并茂的编写体例,较前代本草著作又有所进步,且为后世保存了大量宋以前本草和方书的宝贵文献。

明代的本草著作甚多,其中对药物贡献最大的当首推李时珍的《本草纲目》,该书为李时珍参阅经史百家著作和历代本草800余种编写而成的巨著。书中对药物形态辨别方法的记载也是较为完善的,如描述丹参谓:"处处山中有之,一枝五叶,叶如野苏而尖,青色皱毛。小花成穗如蛾形,中有细子。其根皮丹而肉紫。"另外,李时珍在"集解"项中,引录了许多现已失传的古代本草对药物辨别的记载,为后世留下了宝贵的史料。书中更有"一物有谬,便性命及之"的断言。提示倘若使用药材的品种有误,不但达不到相应的治疗效果,反而会影响疗效或引起不良反应,甚至危及性命。明代早期(公元15世纪初叶)尚有《救荒本草》,该书是一部植物图谱,主要描述植物形态,且图例精准度较高,多数植物能够定科属,部分原植物结合古今使用情况甚至可以推定到种,它是我国历史上最早的一部以救荒为宗旨的农学、植物学专著。书中对植物资源的利用、加工炮制等方面也做了全面的总结,对我国植物学、农学、医药学等的发展都有一定影响。

清代吴其浚编著的《植物名实图考》和《植物名实图考长编》是植物学方面科学价值较高的名著,也是考证药用植物的重要典籍。其中,《植物名实图考》对每种植物的形态、产地、性味、用途详细叙述,并附有比较精确的插图,其中很多植物为著者亲自采集、观察记录。《植物名实图考长编》摘录了大量的古代文献资料,为近代药物植物的考证研究提供了宝贵的史料资源[6]。

此外，第三次全国中药资源普查结束后，编撰出版的《中国中药资源丛书》，其中记载了大量的中药植物种类、数量、分布、生境、功效等内容，以及举世瞩目的现代本草巨著——《中华本草》均为日后厘清中药基原，鉴定中药品种提供了宝贵的资料，也为中药品种理论的形成和发展奠定了坚实的基础[7]。

基于中药品种的现状，为了澄清混乱品种、发展中药生产、提高中药质量、保证临床用药安全的需要，使中药品种保质寻新，掘井及泉，谢宗万研究员在总结中药复杂品种研究的基础上，先后创立了中药品种理论31条，形成了一个比较完整的品种理论体系，即中药品种延续论、药材品种变异论、药材新兴品种优选论、中药品种传统经验鉴别"辨状论质"论、药材基原（品种）的单一性与有限性多原论、中药材"地区习惯用药"渐趋分化论、中药混乱品种与伪品隐现有时论、解决中药品种异物同名问题的关键在于统一药名论、中药"异物同名"依本性于用论、野生药材品种资源开发与护育并举论、优良品种遗传基因是形成道地药材的内在因素论、解决伪劣混乱品种问题的根本措施在于发展道地药材论、品种相近性效相似论、毒药近缘品种其毒性药理作用近似论、品种虽同但在一定条件下性效可变论、用药新陈品种疗效攸关论、中药老品种新药大源泉论、从补益中药品种中探求开发调节免疫功能和抗衰老的新药大有可为论、增强品种质量意识，确保中药固有效能论、中药正品认识论、中药代用品认识论、研究中药品种，立足本国，放眼世界论等。该理论体系是根据中医药特点，结合我国人民长期用药经验、古今时代变迁，运用现代科学知识，在探讨和总结中药品种发生、延续与演变、发展的规律基础之上高度概括而形成的，为启发人们扩大中药理论研究领域，发扬祖国药学遗产、丰富与发展中药理论做出了新的贡献[8]。

二、中药品种的古今变迁

历代本草随着时代的变迁，兼受种种因素的影响，其所载药物品种不断地发生变化。就药物种数而言，绝大多数药物被沿袭应用，一部分品种由于疗效不佳，或受其他因素影响，导致逐步被淘汰；某些早期本草所收载的药物，后世本草虽然亦载有同样的药名，但其实际品种却发生了各色各样的变化。有时种类未变，但药名变更，而作为另一种药物处理，其所载功效主治也相应发生了变化。还有同品种不同药用部分的扩大应用以及同属近缘生物新资源的开发等，有相当数量的新品种增补进来，如此，则均称之为中药品种的变迁[9]。通常有如下数种情况：

（一）增加品种，细化疗效

1. 原多基原药物，经临床运用验证功效各有差异或强弱，其中一种或几种分离出来，独立为一个新品种。如南沙参与北沙参，《神农本草经》记载："沙参味苦微寒。主血积惊气，除寒热，补中益肺气。"可见古代文献中沙参无南北之分，通称沙参；因书中仅记载其性味和功效，未具体描述沙参的植物形态，很难推断出属于南沙参或北沙参。后随着图文对照本草的出现，结合植物形态的描绘，发现古之沙参，实为两种植物。如《本草纲目》记载了桔梗科南沙参和伞形科北沙参二类沙参的植物形态；《本草纲目拾遗》中谓"沙参有两种，北者质坚性寒，南者体虚力微。"[10]2015版《中华人民共和国药典》（以下简称《中国药典》）和全国统编《中药学》教材中已将北沙参和南沙参分开收载，明确北沙参为伞形科植物珊瑚菜的干燥根，性微寒，味甘微苦，具有养阴润肺、养胃生津之功效；南沙参为桔梗科植物轮叶沙参或沙参的干燥根,性微寒,味甘,具有养阴润肺、清胃生津、化痰、益气之功效。因此,目前已明确南、北沙参品种不同、化学成分不同、功效有别,辨证用药应加以鉴别区分。如独活与羌活,《神农本草经》误将独活与羌活混为一谈,谓独活又名羌活。陶弘景从药材形态上将二者加以区别,唐《新修本草》从疗效上对其加以区别,《证类本草》则有文州独活与文州羌活、宁化军羌活等药图,图形各异。李时珍则认为独活、羌活乃一类二种,清《本草备要》则将独活、羌活明确分为两条。

2. 从正品的附药中独立成为新的品种。如石竹科的银柴胡,在古本草中原附于柴胡条下,后发现功效迥然不同,《本草纲目拾遗》始单独立为新的品种,银柴胡则从附药发展为新药材品种。现代《中国药典》及《中药学》统编教材中二者分列于两个章节,其中银柴胡为清虚热药,性甘而微寒,归肝、胃经,具有清虚热,除疳热的作用,可用于治疗阴虚发热、骨蒸潮热以及疳积发热;柴胡为疏散风热药,性辛、苦而微寒,归肝、胆经,具有疏散退热、疏肝解郁、升举阳气的作用,可用于治疗表证发热、少阳证寒热往来、肝郁气滞证、中气下陷之脏器下垂等病证。

3. 从亲缘相近的药物分列或寻找新的品种。如白术、苍术,二者均为菊科植物,其形态及功效极为相似。在《神农本草经》中"术"被列为上品,未分白术、苍术;梁代陶弘景《本草经集注》中记载:"术有两种:白术叶大有毛而作桠,根甜而少膏,可作丸散用;赤术叶细无桠,根小苦而多膏,可作煎用。"从植物形态上指出术有两种,但并未详细描述性味及功用,至宋代寇宗奭《本草衍义》载"苍术其长如大拇指,肥实,皮色褐,气味辛烈,须米泔浸洗,再换泔浸二日,去上粗皮,粗促色微褐,气味亦微辛苦而不烈。古方及《本经》只言术,未见分其苍、白二种也,只缘陶隐居言术有两种,自此人多贵白者,今人但贵其难得,惟用白者,往往将苍术置而不用,如古方平胃散之类,苍术为最要药,功尤速。殊不详本草无白术之名,近世多用,亦宜两审。"这是首次详尽记载了苍术、白术的性味、功效、临床应用等方面的区别。至此之后的历代本草,均在此基础上结合当时的医疗实践,分别论述了白术、苍术的功效差异及临床应用情况。现代白术和苍术分别为补气药和化湿药,白术功能补气健脾、燥湿利水、止汗、安胎;苍术功能燥湿健脾、祛风湿、发汗、明目。

另有白芍和赤芍均为毛茛科植物,有共同的植物基原芍药,其中赤芍还有川赤芍的植物基原。芍药作为药用,首见于湖南长沙马王堆汉墓出土的《五十二病方》,用于治疗"疽"病。发展到东汉末年,张仲景的《伤寒杂病论》中,已将芍药的使用范围扩展到了阴阳、表里、寒热、虚实多证。但此间并没有将芍药划分为赤芍和白芍。自梁代开始芍药就有了赤、白之别。到宋代,医家对芍药的认识更加深入,《开宝本草》中明确写了"芍药有赤白两种,其花亦有赤白二色,赤者利小便、下气,白者止痛、散血。"王怀隐在《太平圣惠方》诸方中已大量使用"赤芍药""白芍药"两种药名加以区别。直至金元时期开始,医家对赤芍、白芍的功效差异才逐渐趋于共识,并且明确提出了赤芍和白芍的划分依据。成无己在《注解伤寒论》中首次提出"芍药,白补而赤泻,白收而赤散也。"此后的大量专著均以此相类。现代赤芍属于清热凉血药,具有清热凉血,散瘀止痛的功效,主要用于治疗热入营血,温毒发斑,吐血衄血,目赤肿痛,肝郁胁痛,经闭痛经,癥瘕腹痛,跌扑损伤,痈肿疮疡。白芍为补血药,具有养血调经,敛阴止汗,柔肝止痛,平抑肝阳的功效,主要用于治疗血虚萎黄,月经不调,自汗,盗汗,胁痛,腹痛,四肢挛痛,头痛、眩晕。

根据传统中药的亲缘关系,20世纪70年代,发现杜鹃花科的满山红,具有较好的祛痰止咳作用,继而从其近缘照山白、烈香杜鹃、黄花杜鹃、紫花杜鹃等植物中,发现功效更为显著的新的祛痰止咳药物。由此可知,种属相近的植物功效相似,为开发新药提供了一个直接有效的途径。

4.有些药物首先只用一个部位,后来增加了其他入药部位,形成了新的品种。如瓜蒌在《神农本草经》中,只用其根天花粉,到了《名医别录》又增加了瓜蒌实,后世进一步又根据功效的区别,而将其分为全瓜蒌、瓜蒌子、瓜蒌皮等多个品种。又如"莲",《神农本草经》中只载莲实(莲子),《名医别录》增加了藕节,后世药材得到进一步分化,至《中华本草》扩大到莲须、莲子心、莲衣、荷叶、荷梗、荷蒂等,共衍变成12个药材品种。

5.一些同科多种来源的药物,因产地、生长环境、属种特点不同,功效差异也越来越受到重视,故《中国药典》分列收载。如黄柏主要品种为芸香科落叶乔木植物黄柏(关黄柏)和同科属而不同种的植物黄皮树(川黄柏),所含有效成分均为小檗碱。经研究检测,川黄柏含小檗碱为4%~8%,关黄柏含小檗碱为0.6%~2.5%,相差3倍以上,故《中国药典》现分收2条[11]。还有桑寄生与槲寄生,大青叶与蓼大青叶,金银花与山银花之类的药材,也因植物来源、性状、化学成分等的不同,故《中国药典》将其分别收载,确定药用标准。

此外,科学工作者还通过现代研究手段增加新品种,如从含有相同有效成分的植物中寻找新的药物,这是现代天然药物研究的方法。应用这种方法来寻找和发现新的中药品种,近年也取得了可喜的成果,如矮地茶的有效成分为矮地茶素,该成分在矮地茶中含量较低,而虎耳草科的落新妇、岩白菜中含量更高,从而为化痰止咳药物增添了新的品种[12-13]。

(二)厘清基原,保证疗效

中药材一药多品种、一地一品种情况甚多,其中不乏常用中药,如石斛、大黄、威灵仙、麻黄、黄芪、甘草等。研究表明,同一品种不同产地其成分含量有差异,同一产地不同品种其成分含量亦不同。因此,认真研究不同品种之间的药性差别,做到中药材的品种专一性和产地特属性,分别管理,分别使用,对于稳定中药饮片质量大有裨益,是保证中医用药有效的重要前提,更是中医标准化建设的一个重要课题。

1.规范多基原药物　药物的多源性情况复杂,一味中药基原诸多,除同科同属亲缘关系相近,形色气味类似,具相似的临床疗效外,更有不同科属来源作为同一种药物共用,据统计基原有150种之多。但逐渐发现,不同科属来源的药材大都存在明显的功效、毒性差异,因而正处在不断纯化过程中。如石斛一药,始载于《神农本草经》,自第一部《中国药典》颁布实施之日起就列入其中,但由于石斛属植物生物学特性以及物种在我国地理分布不同等原因,石斛药材种类基原不尽相同而且至今发生了很大的变化。如1963年版《中国药典》写了"石斛属若干",除主要为石斛属外,还涉及金石斛属、石豆兰属、石仙桃属、毛兰属、笋兰属、耳唇兰属、蜂腰兰属等60~70个种属。1977—2000年版《中国药典》均记载了石斛属植物5种,即环草石斛、黄草石斛、马鞭石斛、金钗石斛以及铁皮石斛;2005年版《中国药典》收载3种,即金钗石斛、铁皮石斛或马鞭石斛及其近似种,虽然仅规定了3种,看似明确了种属,但"近似种"的规定实则又将范围扩大。由此可见,长期以来,在石斛品种、质量评价、功效等方面的认识均存在较多的问题,这就间接导致了市场的混乱,以及用药准确性的偏差。尤其是以铁皮石斛为主研发的保健品铁皮枫斗问世之后,由于铁皮石斛为石斛上品,资源紧缺,价格昂贵,随着其销量的增加,一些用其他石斛冒充铁皮石斛,以次充好、鱼目混珠的现象屡屡出现。那么其他品种的石斛和铁皮石斛疗效是否等同,是否可以相互替代,则成为亟待解决的问题。经过多年的研究发现,铁皮石斛和其他石斛品种在生物碱类成分的数量和含量上有很大差别,其中黄酮苷类化学成分具有一定专属性,铁皮石斛多糖水解后甘露糖与葡萄糖峰面积比及水解后单糖含量有其特征性,不同于其他石斛;且就所含的相同化学成分而言,铁皮石斛的含量也高于其他石斛[14]。因此,2015版《中国药典》明确石斛基原,即金钗石斛、鼓槌石斛、流苏石斛,而将药源稀少、疗效较好的铁皮石斛列为单独品种收载。

又如大黄始载于《神农本草经》,在我国有45个品种和2个变种,《中国药典》规定蓼科大黄属植物掌叶大黄、唐古特大黄或药用大黄的干燥根及根茎,作为正品大黄使用,主要分布于甘肃、青海、四川等地。其他河北、山西、内蒙古、新疆等地所产的同属多种植物,如河套大黄、华北大黄、天山大黄等,作为地区习用药材。但此类药材有效成分比正品低,因而作用较差,有的还有副作用,临床不宜与正品大黄混用。如有结果显示,正品大黄提取物能明显促进小鼠排便,但是对小肠推进无明显作用,且大剂量给药能缩短凝血时间;而口服等量华北大黄提取物则对排便及凝血时间无明显作用,但是能促进小肠的推进,且细胞毒性作用大于正品大黄[15]。还有少数地区以蓼科酸模属多种植物,如羊蹄、巴天酸模、皱叶酸模、钝叶酸模等的根加工后混作大黄,酸模属植物多具有止血的作用,泻下作用较弱,功效与大黄不同,应注意鉴别。另有研究发现,即使同是正品药材,不同产地的各品种之间成分及功效也是有差别的,其中四川药用大黄蒽醌含量为最高,甘肃礼县掌叶大黄次之,再次为青海和四川若尔盖唐古特大黄,甘肃渭源和陇西掌叶大黄为差[16]。也有研究表明,唐古特大黄的总蒽醌含量最高,依次为四川掌叶大黄、药用大黄、甘肃掌叶大黄,药理实验用小鼠泻下效价强度比表示不同品种间的泻下作用,结果显示唐古特大黄、药用大黄及甘肃掌叶大黄的效价强度比为4.94∶1.85∶1,说明唐古特大黄的泻下作用强度更好,与该实验化学研究吻合[17]。由上可知,虽然同是正品药材,产地和品种的差异也会影响大黄的成分和泻下作用;同时大黄的作用又是多方面的,还具有清热泻火、凉血解毒、止血、活血化瘀等功效,结合现代研究手段确定不同品种的作用优势,对于指导临床有效使用大黄具有重要意义。

此外,大青叶、板蓝根来源曾包括爵床科马蓝、蓼科蓼蓝、马鞭草科路边青,但临床表明十字花科菘蓝具有良好的清热解毒、利咽作用,故《中国药典》2005年版起将其他品种从这2种药物的正品来源中分离。金钱草原包括报春花科、豆科、唇形科、伞形科、旋花科5科植物,但《中国药典》现规定只以报春花科过路黄为金钱草正品。紫花地丁来源于豆科、罂粟科、龙胆科、堇菜科等4科8种,目前《中国药典》只以堇菜科紫花地丁为正品。

2. 规范古今混用品种　由于古代本草文献描述不详,有些中药在延续过程中误传误用,加之古今用药发展演变等因素,导致中药品种古今混用现象的出现。如功劳叶,清以后出现冬青科及小檗科植物混用的情况,经本草考证,唐《本草拾遗》、明《本草纲目》中均以冬青科枸骨叶入药。至清代始混入十大功劳之名,为枸骨叶作功劳叶查找了古代本草依据[18]。又如常用中药材木通,在长期的用药过程中,存在着名称更替、同名异物、基原变异等复杂情况。木通最早见于《本经》,其名通草,又有唐代陈藏器称通脱木"近俗亦名通草",与《本经》通草名称相混。宋代《本草图经》收通脱木于通草条并附通脱木植物图,通脱木与通草(木通)混注。明代《本草纲目》将通草释名木通,并指出是宋代本草将通脱木混入通草(木通)中,于是将通脱木另列一条。至张志聪《本草崇原》更明确指出:"木通之名通行于世,而通脱木则称之为通草。"经过历时演变,木通品种愈趋复杂,地方习用品不断出现,更加混乱。清代以后,东北习用品种关木通在一段时间内广泛应用,并和川木通、木通一并被《中国药典》

收为正品。后因世界范围认识到关木通所含马兜铃酸的肾脏毒性，国家食品药品监督管理局遂于2004年专门下文禁用。在2005年版《中国药典》又重新恢复了木通的传统品种，为木通科木通、白木通、三叶木通。同时，对含有马兜铃酸的广防己、关木通、青木香，《中国药典》不再予以收载，以确保临床用药的安全。

（三）替代品种，安全有效

由于古今疾病谱的变化，加之现代对药物认识的深化，中医药工作者经过临床实践，同时结合现代科学研究成果，摒弃了许多之前常用、后来证实疗效不确切、毒副作用大的药物，以及本身品种变异、药源枯竭的药物，如茵芋、营实、杜若、云实、飞廉、石龙芮、马先蒿、积雪草、女菀、爵床、乌韭、荩草、鹿藿、陆英等。也有一些之前未被广泛使用，后因疗效好、质量可靠的民间草药，逐渐变为常用中药品种，如雷公藤、银杏叶、垂盆草、田基黄、白毛夏枯草、徐长卿、一见喜、肿节风等，被收入现行本草著作中，广泛应用于临床。

也有一些中药古今名称虽然相同，但实际植物种属发生变异的药物。如药材基原有多种，但古本草记载的品种因疗效欠佳而被取代，如白附子古代主要用毛茛科黄花乌头的根，称关白附，后因其毒性大，无化痰功效，现正品已被天南星科独角莲代替，药名也已换成白附子（禹白附）。另有描述不详的药物被新兴品种取代，如荜澄茄原为胡椒科荜澄茄，现为樟科山鸡椒；胡黄连原为印度产胡黄连，现主要为西藏产胡黄连。还有由于采伐过度，被同属近缘种取代，如黄连，唐朝为短萼黄连，后为川黄连取代；延胡索原为东北产的齿瓣延胡索，后被浙江、江苏的延胡索所取代。此外，药用部位也有发生变迁的，如白头翁、败酱草、柴胡、威灵仙、紫草等[19]。

综上所述，中药材品种发展总是与临床疗效及资源状况紧密相关。在现代科学工作者的不断努力下，中药品种基原愈加清晰，古今品种差异逐步明了，药材质量标准进一步客观化，品种数目总体趋势是越来越多，其途径主要在于多源性药物的细化、再分，以提高用药的精度；民间药物的进一步挖掘整理；少数民族乃至国外所用的天然药物也被吸纳为中药，从而大幅度增加中药品种。与之相对照的是，由于资源利用的无序和过度逐利行为，我国野生植物资源已面临非常危险的境地，随着时间的推移，已有若干临床主要中药品种来源逐渐萎缩，以至湮灭，而临床需求仍存，只能用低成本、优势、富量的中药品种作为替代品[20-21]。

三、中药品种与疗效的研究现状

我国劳动人民数千年来在与疾病作斗争中不断积累和丰富起来的药物知识，汇集成众多本草著作，它总结了每种药物在不同历史阶段的品种、栽培、采收、加工、鉴别、炮制、贮藏和应用等多方面的经验，是今天中药科学继承和发展的基础。对这些宝贵的遗产和财富，应运用现代科学知识与技术加以考证和整理出有用的药学史料和品种，以丰富和促进现代中药科学的发展。

（一）古方品种变迁影响临床疗效

中医学的"理、法、方、药"是一个不可分割的有机整体，理与法是临床实践总结出来的理论，方与药是理论指导下的具体实践。但由于多种因素的影响和人们对中药认识的深化，使传统中药品种的数量、质量以及药性处于动态的发展变异中，从而使方与药之间发生了不同程度的"错位"，影响了组方与药物之间的一致性，也影响了临床疗效。就《伤寒论》而言，载方117个，用药85味，有学者曾对所用的品种根据有关资料进行了初步分析，如贝母现分为川、浙二贝，白头翁多用委陵菜、翻白菜，以及细辛、甘草、柴胡、黄芩、葶苈子、枳实、泽兰等多数中药不是仲景时代的中药品种，这势必影响对仲景经典方的临床应用及研究工作。就"白头翁汤"而言，组方药物因品种变异而影响了本方的临床疗效，如白头翁为方中主药，而全国入药的白头翁就有不同科属植物近20多个品种，许多地区多用委陵菜代白头翁入药；黄柏有川黄柏和关黄柏之分，前者小檗碱高于后者4~8倍，黄连和秦皮也有不少品种变异问题。又如细辛在《伤寒论》《金匮要略》中组方17个，其古本草正名为《名医别录》的华细辛和《本草经集注》的辽细辛，由于正品细辛产量较少，供不应求，早已为同属多种植物所替代。曾有人对川产商品细辛11个品种26个样品的质量进行对比研究，结果表明不同品种和同一品种不同产地的细辛所含挥发油含量差异明显。所以现代中药品种与传统方药品种之间发生了一定程度的变异，影响了古代经典方药的继承和发展[22]。

（二）中药品种品质影响临床疗效

每一种中药材都有其特定的品种、品质和特有的药效作用。中药品质是中药药效作用的物质基础，中药药效是中药内在品质作用机体后的外在表现形式，而中药品种是影响中药品质和中药药效最基本最重要的因素。因此，中药品种、中药品质和中药药效是中药的基本属性，它们相互影响、相互作用，共同构建了现代中药学的核心[23]。一般认为，不同的药材，品种和品质不同，药效作用也不同。但同一药材，基原不同，品种不同，内在品质和药效亦有所差异。

根据中医辨证论治的理论，麻黄在不同的方剂中其使用目的和所发挥的作用有很大的区别。从麻黄的药理研究来看，在发汗解表、宣肺平喘为主要功效的麻黄汤、麻杏石甘汤中应以含麻黄碱较高的木贼麻黄为主；在疏散水湿、解表化饮为主要功效的越婢汤、小青龙汤中以含伪麻黄碱较高的中麻黄为佳；在抗变态反应和治疗哮喘及皮肤疾患为主要功效的麻黄蝉衣汤、阳和汤中则以含甲基麻黄碱较高的西藏中麻黄和东北产的草麻黄为优[24]。郁金的品种基原也较多，有温郁金、桂郁金、黄丝郁金、绿丝郁金。有研究表明，郁金中含有挥发油和姜黄素类成分，而四种郁金中所含姜黄素含量差异较大，其中黄丝郁金的姜黄素含量最大。同时通过降脂、活血实验药效强度的排序提示，四个品种在降脂、活血、凝血时间三个方面的药效强度不尽相同，效应总和分别为黄丝郁金＞绿丝郁金＞温郁金＞桂郁金，说明四个品种在降脂活血方面桂郁金活性最弱，其他三个品种相差不大，临床可区别使用[25]。此外，还有中药品种相同，商品规格不同也会造成药材品质上的差异，使药效作用显示出差异，如有研究探讨不同规格的人参对大鼠全血黏度和降黏活性指数的影响，结果移山参降低全血表观黏度和增加降黏活性指数的药效作用明显优于生晒参[26]。

（三）代用品与习用品影响临床疗效

有一些地区习惯用药，往往与《中国药典》规定的正品名称相同，但来源不同。有的品种在一部分地区已形成正品中药材的代用品，这种现象给中药调剂带来了许多混乱，严重影响调剂质量和中医药疗效。如北京地区处方名写血见愁，调剂付给茜草；宋代用苜蓿充当黄芪，到现代有些地区仍习惯以"土黄芪"使用，甚或直接冒充正品黄芪使用。不少地区以土砂仁代砂仁药用，二者系同科不同属植物，成分及含量有较大差异。其中挥发油砂仁含量为2.5%以上，土砂仁为1.0%以下；乙酸龙胆脂砂仁为14%~53%，土砂仁为0.55%，另外土砂仁不含樟脑、芳樟脑等成分。还有用水半夏代替半夏使用，经研究发现水半夏不含有止呕成分，若用其代半夏降逆止呕则功效难求。又如麦冬与地方习用品山麦冬两者临床应用不分，但其品种不同,所含有效组分的含量有差异,免疫促进作用有区别[27]。因此,要想使中药提高质量和疗效,应以《中国药典》为标准,博采全国各地的药剂工作经验,统一中药品种,对于不能统一的品种,另编一项以拉丁学名为标准的地区用药规范,尽可能地使全国中药调剂用药相对准确,保证用药安全有效。

综上所述,中药在长时期、广范围的历史应用中,同名异物、同物异名以及品种基原紊乱不一的情况明显,这为临床安全、有效用药带来了障碍。近几十年来,通过本草考证、动植物分类学研究、粉末药材显微鉴定、透射和扫描电镜的应用、化学成分的各种色谱分析以及染色体遗传特征研究,基本上弄清了800余种常用中药的动植物基原,澄清了200余个混乱品种,积累了500多种药材的组织结构特征、30余种中药的层析图谱、50余种药材的核型分析,初步做到了正本清源,保证临床用药的准确性[2]。中药品种的发展变异是自然及社会发展的必然,医者必须对变异发展品种的药性有全面的认识才能有效地临证处方,故探讨古今中药品种与中医方药的关系有着重要的理论和现实意义,将有助于人们对传统中医药理论的再认识和对中药疗效的再评价。

四、思考与建议

中药品种混乱现象自古有之,甚至到现代都在不断演变。因此,探求中药品种混乱的原因,并找出解决措施,进而形成规律性的理论体系,对于澄清混乱,保证品种治疗,提高临床疗效具有重要意义。

(一)中药品种混乱的原因

造成中药品种混乱的主要原因有:①原有的正品药材,生产不足,供不应求,客观上需要寻找新的资源,因而混淆品乘虚而入。如厚朴、天麻等。②药材外形彼此相似,错认错采,误种误收。如新疆以小檗科阿尔泰牡丹草的块茎充罂粟科的延胡索;以西北地区河套大黄充大黄等。③本草著作对药材形性记述简单,往往从文字上难以确认,加之个人领会不同,容易导致误解。如地丁,历史上常以开紫花而根直如钉的多种草本植物混称为紫花地丁。④我国幅员辽阔,物种繁多,古代交通不便,或因战争影响而南北阻隔,在正品药材难得时,往往以当地的类似品混充,久而久之,成为习惯。如山慈菇、山豆根等。⑤医药脱节,药不对证。

(二)确保中药品种质量的措施

鉴于中药市场现实的弊端,中医药工作者应正本清源,坚持使用正品(国家药品标准所收载的中药品种),慎用中药代用品,杜绝使用伪品和劣药[28]。这就要求在生产、科研和临床应用中药的全过程中,对其中任何一个环节,包括引种栽培、采集、收购、经营、临床、科研等从业人员,都要时刻牢牢掌握住中药品种质量这条主线,以确保临床用药安全有效[29]。

1. 引种栽培人员需重视品种质量　一般引种栽培的中药品种,多数是野生药材,资源短缺,或者是有重要经济价值的药材,因此需要栽培人员熟知药材生长习性和种质特点,同时具有高尚的情操,以防有些栽培者根本不懂医药知识,购买假药,或只是为了种药赚钱,认为有利可图就盲目栽培。如有些药农曾经误将马齿苋科的土人参当五加科人参大量栽培,把豆科的野豇豆种子和紫茉莉科紫茉莉的种子错当高丽参进行栽培,也有人将迷果芹的种子当做南沙参进行栽培,结果种出来的全是假药,不但不能赚取利益,反而要追究其违法行为。

中药讲究道地药材,那么在引种道地药材时更要挑选农家优良品种,如引种怀山药,要选取"铁棍山药";引种地黄要选"金状元"等。这些优良品种具有产量高、质量好、有效成分含量高,对病虫害、旱灾、水涝等自然灾害的抵抗能力强等优点,因此在引种栽培药材时一定要强化种质概念。

2. 采集、收购、经营人员要注重品种质量 由于绝大多数中药材都是通过药农采集、基层药材收购部门收进来的。因此基层收购这一关非常重要,要求采购中药从业人员必须由专业人士来担任,杜绝非专业人员收购和委托收购。在具体措施上,一定要备有一套药材收购品种的标准样品和规格说明书,必要时由专业人员带着相关资料到基层进行宣传展览,提高基层收购人员的知识水平。同时,各药材公司还要专门配备人员对从基层收购来的药材加以鉴别检查,发现错收的,要及时处理,以防造成更大的损失。

3. 临床医生和药剂师应注重品种质量 由于临床用药直接作用于人体,这是最为关键的一个环节。因此,医生处方与药师配药不得不对所用药物的品种质量谨慎从事和严格把关。药材之中若有品种问题者,医生处方用名必须书写清楚,如商品贝母类药材有很多种,有百合科川贝母、浙贝母、平贝母、伊贝母、湖北贝母等,另有药名常与其混淆的葫芦科土贝母等,若不直接写清楚全名,只写"贝母"二字的话,药师调剂时则无所适从。鉴于中药一物多名、一名多物的现象,医师处方时一定要按照标准写规范的药名,尽量不用别名和习名,以防发生品种混淆,造成不良事件的发生。药剂师也应该注重自身素质的提高,熟悉饮片鉴别,防止由于客观原因(如药斗上的药名与所装药物不一致等)出现发错药的情况,或者医师处方中含有配伍禁忌的内容,无法辨识等情况,导致不良事件的发生。

4. 科研工作者要加强品种质量意识 进行科学研究少不了查阅文献,因此,首先要对所收集文献资料的真实性、可靠性认真分析,去伪存真,去粗取精。尤其是考证中药品种时,更要广泛阅读,深入比较,一定要把所研究的品种搞清楚,否则将一些错误的、不确切的资料,不加分析地进行综合,后续工作就不能顺利开展。如凡是植物亲缘关系相近的品种,其化学成分与药理作用多有相似之处,若能在查阅文献阶段较好地掌握相关资料,则对实验工作的进行起到事半功倍的作用。若在研究前未确定品种,或不注重品种考证,研究结果张冠李戴,就会出现很多问题。如有些研究防己、贝母的学者发表科学论文,不注明具体品种,则研究结果后人无法重复,这些本具有研究价值的资料则成为一堆无用的废纸。因此,非品种鉴定专业人员在进行研究时,一定要增强品种质量意识,首先从思想上予以重视,搞不清品种的,不要急于进行化学、药理实验,一定要请从事品种专业人员给以科学鉴定,而且每次实验药物都要保持品种、产地、采集、贮藏条件等的一致性,同时要注意留样,以便查看验证。

5. 中医专业人员应具备品种质量意识 古代交通运输业欠发达,药物的流通性相对较小,同一品种在相对较小的地区内使用,所以古人应用的中药品种比较稳定。而今社会发展快速,物流、运输业的现代化,在某一个地区可以有全国各地的药品集散、流通,使得品种容易混乱。因此,中医专业人员也要加强中药种属知识的学习。如有些中医专业人员使用刘寄奴,处方只写刘寄奴,其所用的是南刘寄奴还是北刘寄奴,医师并不明确。需知两种刘寄奴虽然都有活血通经作用,但南刘寄奴是菊科植物奇蒿的干燥全草,性温,兼有消食之功,北刘寄奴是玄参科植物阴行草的带果全草,性凉,兼有清热利湿退黄作用。两种刘寄奴一寒凉一温热,药性差别大。因此,中医院校应加强对中医专业学生的药学教育,使其真正熟悉临证所用的治病工具——中药,这是提高中药疗效的重要策略。

6.医药管理部门应狠抓品种质量 各级中医药管理部门要从思想上提高认识,从政治上、业务上关心中药药剂技术人员。按照药品管理法配备专业技术人员,非药剂人员不能从事专业技术工作。加强中药饮片炮制工作的管理,严格执行操作规程和检测验收制度。加强药剂人员职业道德教育和责任感及法制观念,以保证投药准确,质量合格。

(三)中药材品种考证的思路与方法

正确的思维是科学的前提,而实现思维则借助于方法学。运用本草考证方法来研究中药材复杂品种,是以历代本草为依据,探讨药物的历史渊源,从而正本清源,明确中药正品、地区习用品、其他异物同名品及伪品的性质和界限,以达到维护临床用药安全有效的目的。谢宗万研究员首次提出了"四个步骤、二十四个环节"的考证方法。简言之,从实地调查入手,摸清原植物、动物形态、采收加工、药材特征、产地分布、生态习性、药名由来、用药历史及实际疗效。然后系统钻研本草,重视原文,搜集旁证,探讨时代背景,药物分类位置,重视历代本草不同版本药图的分析。对特产药材,查考方志,文字训诂,剖析深透;对产地方言,也需弄清。最后是普遍联系,全面分析,重点突破,说理充分。既尊重历史,又重视中药品种在不同历史发展阶段中的变迁,提倡师古不泥,古为今用,以疗效为核心,形态为基础,择优选正,去伪存真。再结合现代研究,用理化方法和药理手段,对中药复杂品种从药材质量上进行检验评价,并通过药理研究确定不同品种的临床功效异同点。以此方法进行中药材品种的本草考证,有事半功倍之效。

总之,品种是保证中药质量和疗效的前提,品种错位,全盘皆否。中药品种繁多,对历史遗留的误用品种、同名异物、同物异名和目前存在的乱采滥伐,掺伪使假,以假乱真等问题,必须从中药正品上提高认识,倡导正品和药材道地,方能提高临床疗效。规范种源是中药现代化的必要途径,也是保证和提高中医用药疗效的关键之一。澄清中药品种混乱问题是一项长期复杂的任务,首先要从技术层面制定标准,然后从法规、行政方面制订管理措施,而后强制性实施。

参 考 文 献

[1] 郑虎占.影响中药疗效的因素探讨[J].中医杂志,2008,49(10):934-936,941.

[2] 赵荣莱.临床中药学研究进展[M].北京:北京出版社,2000:45.

[3] 唐德才.中药材品种古今变衍特点探析[J].中国中药杂志,2011,36(13):1835-1838.

[4] 刘秋艳.侯士良教授对中药的认识[J].中医研究,2012,25(2):29-30.

[5] 熊丽娟,符燕玲.中药品种的混淆与临床不良反应[J].云南中医学院学报,2000,23(4):38-39.

[6] 康廷国.中药鉴定学(全国中医药行业高等教育"十二五"规划教材第九版)[M].北京:中国中医药出版社,2012.

[7] 谈献和,王德群.药用植物学(全国中医药行业高等教育"十二五"规划教材第九版)[M].北京:中国中医药出版社,2013.

[8] 谢宗万,梁爱华.中药品种理论系统研究纲要[J].中国药学杂志,1997,32(6):371-373.

[9] 谢宗万.论中药品种在历代本草中的变迁与发展[J].中医杂志,1985,(6):72-75.

[10] 陆维承.南、北沙参出典考证[J].海峡药学,2007,19(5):55-56.

[11] 李斌,吕文军.TLC法和HPLC法分析关黄柏与川黄柏区别[J].黑龙江医药,2009,22(1):31.

[12] 陈文斗,聂明华.落新妇和岩菖蒲中岩白菜素的高效液相色谱测定法[J].药学学报,1988,23(80):606.

[13] 张文珠,师彦平,刘霞,等. 中药岩白菜素的反相高效液相色谱分析[J]. 分析科学学报,2003,9(6):525.

[14] 林燕飞. 铁皮石斛药材的质量标准及最佳采收期的研究[D]. 浙江:浙江大学,2009.

[15] 冯天师,王玉刚,柴玉爽,等. 正品及伪品大黄药效与毒性的比较研究[J]. 世界科学技术——中医药现代化,2012,14(4):1863-1870.

[16] 李芸,苗小楼,吴平安,等. 大黄不同品种不同产地加工品的蒽醌含量比较[J]. 药物分析杂志,2012,32(12):2257-2261,2269.

[17] 王家葵,李傲,王慧,等. 正品大黄不同品种间泻下效价强度比较研究[J]. 中国中药杂志,2006,31(23):1987-1990.

[18] 陆维承. 枸骨叶和十大功劳叶考辨[J]. 中华中医药学刊,2007,25(1):168.

[19] 操复川. 中药品种发展变异与中医临床方药的关系[J]. 中国药业,2000,9(8):22.

[20] 刘燕玲. 正在流失的中药资源[J]. 中国现代中药,2009,11(1):8.

[21] 李庆生. 中药研究及其资源开发应注意医药结合疗效优先[J]. 云南中医学院学报,2009,32(1):1.

[22] 黄华,侯玲. 试论中药品种的发展与临床用药的关系[J]. 中国药业,2002,11(5):67-68.

[23] 万德光. 中药品种品质与疗效[M]. 上海:上海科学技术出版社,2007:104.

[24] 王建,张冰. 临床中药学[M]. 北京:人民卫生出版社,2012:24.

[25] 付田. 6种郁金降血脂和活血效应强度比较研究[D]. 成都:成都中医药大学,2005.

[26] 李薇,吴依娜,蔡绍哲,等. 不同商品规格的当归、人参降黏活性的比较[J]. 中药材,2001,24(8):581.

[27] 余伯阳,殷霞,徐国钧,等. 湖北麦冬与浙麦冬质量的研究——免疫活性比较[J]. 中国中药杂志,1991,16(10):584-585+638.

[28] 杨国营. 侯士良关于中药品种与疗效的认识和经验[J]. 中医药管理杂志,2007,15(7):540-541.

[29] 谢宗万. 增强品种质量意识确保中药固有效能[J]. 中国药学杂志,1994,29(12):753-755.

第二节　中药的产地与疗效的关系

中药产地,是指某种中药的主要生产地。中药材的生产大多具有地域性,中医在长期的临床实践中体会到,同一种中药由于产地不同,其质量存在着显著差异。这是由于各产区的水质、土质、气候、光照、雨量、肥料等自然条件不同所致,产地与其产量、质量有密切关系,临床用药必须考虑到产地的因素。尤其是道地药材,在长期特定的气候条件和土壤条件等环境中形成其特殊性,临床上可明显提高治愈率,降低毒副作用。所以,加强对中药产地与疗效的研究,对保障人民群众安全,有效、合理用药有着重要意义。

一、历史沿革

早在秦汉时期,中医学就指出了中药产地与药材质量有着密切的关系,据《黄帝内经》记载:"岁物者,天地之专精也,非司岁物则气散,质同而异等也。"指出在相适应的环境中按自然规律生长的药物,因为能得天地纯净之精气,则气全力厚;不按此生长的药则气散不纯,本质虽同,而等次却不相同。我国现存最早的本草专著《神农本草经》中记载:"阴乾曝乾,采造时月,生熟,土地所出,真伪存新,并各有法。"强调了药材的质量与生长出产之地是有关联的,是有其特有规律的。《神农本草经》中所载的药材中,有不少药物从药名上就可以看出有产地的特色,如巴戟天、阿胶、胡麻、蜀羊泉、吴茱萸、秦皮、秦椒、代赭、戎盐、蜀漆、蜀椒等,涉及巴、东阿、蜀、吴、秦、代州等我国的古国名或古地名。

梁代药学家陶弘景对药物产地非常重视,指出当时因就近取药,使用安徽历阳的当归,浙江钱塘乌头、附子、天雄,质量下降,治病疗效大不如前。如《本草经集注》曰:"自江东以来,小小杂药,多出近道,气势理,不及本邦。假令荆、益不通,则令用历阳当归,钱唐三建,岂得相似。所以治病不及往人者,亦当缘此故也。"

隋唐时期,人们进一步认识到,中药盲目移种可影响治病的疗效。《新修本草》记载:"窃以动植形生,因方外性,春秋节变,感气殊功,离其本土,则质同而效异。"古有"南橘北枳"之论,说明植物移种别地后,变化极大,药物也一样,药物离开了原产地的特定环境,药物的气力性理必然大打折扣。

宋代,中医在长期的临床实践中观察到,优质药材是有特定产地的。寇宗奭《本草衍义》中提出:"凡用药必须择州土所宜者,则药力具,用之有据,如上党人参、川蜀当归、齐州半夏、华州细辛。"

明代,对中药的产地与疗效的关系更加重视。陈嘉谟在其著作《本草蒙筌》中专列"出产择地土"一章,谓:"凡诸草本、昆虫,各有相宜地产。气味功力,自异寻常。谚云:一方风土养万民,是亦一方地土出方药也。摄生之士,宁几求真,多惮远路艰难,惟采近产充代。殊不知一种之药,远者,亦有不可代用者。可代者,以功力缓紧略殊,倘倍加犹足去病。不可代者,因气味纯驳大异,若妄饵反致损人。他如齐州半夏,华阴细辛,银夏柴胡,甘肃枸杞;茅山玄胡索、苍术,怀庆干山药、地黄;歙白术,绵黄耆,上党参,交趾桂。每擅名因地,故以地冠名。地胜药灵,视斯益信。""川归力刚可攻,秦归力柔堪补。"指出中医用药时,在中药名前,冠以优质药材产地名,以指定用药。当时认为即便是同一类药物,也有因产于劣地,质量极差,降低疗效,而不堪入药的。明太医院刘文泰在《本草品汇精要》中曰:"枳壳,近道所出者俗呼臭橘不堪用,京西江湖州郡皆有之,汝州商州者为佳。""郁李仁,近京人家园圃植一种枝茎作长条花极繁密而多叶亦谓之郁李不堪入药。"李时珍的《本草纲目》记有:"食盐……又滨州有土盐,煎炼草土而成,其色最粗黑,不堪入药。""木香,今惟广州舶上来……味苦粘牙者为良。江淮间亦有此种,名土青木香,不堪药用。""枣,密云所出小枣,脆润核细,味亦甘美,皆可充果食,不堪入药。入药须用青州及晋地晒干大枣为良。"

清代,对于品质精良的道地药材十分重视,认为其能发挥起死回生的特效,临床上往往用于重症危症。《本草纲目拾遗》在论述於术和石斛时,充分指出了产地对提高疗效重要性,其谓:"於术,即野术之产於潜者,出县治后鹤山者为第一,今难得。……吾杭西北山近留下小和山一带地方,及南尖峰翁家山等处,皆产野术,气味香甜,生啖一二枚,终日不饥。生津溢齿,解渴醒脾,功力最捷……凡下焦阴气不脱,上焦阳气骤脱者,无力用参,重用野术,大能起死回生。""石斛近时有一种形短只寸许,细如灯心,色青黄,咀之味甘,微有滑涎,系出六安州及州府霍山县,名霍山石斛。最佳。""当以霍斛为真金钗斛。清胃除虚热,生津已劳损,以之代茶,开胃健脾。功同参。"

民国时期,赵燏黄通过对我国华北地区中药主产地的初步考察,撰写了《本草药品实地之观察》,书中指出:"白术,以野生者为贵,栽培品次之,市品有数种。"并将其分为於术、黄山术、仙居术,质优入药。而普通白术的湖广术、狗头术等仅可作薰香之材料,不宜供药用。同时有名医药学家曹炳章著《增订伪药条辨》亦对中药产地与疗效的关系进行了论述:"如半夏用蜀产，而不用浙产，橘红用川产，不用建产，大抵川产颗大，形式雅观，浙产粒小，不知川夏质松，入水即胖，且力薄性劣，较之浙夏质坚味厚，功力皆宏者大不相同，橘红之用川产，也应平薄无瘢痕，建红卷小有瘢痕，而形式虽不雅观，然气味浓厚。"指出中药应该以内在质量论优，不应以外形论药。

新中国成立后，党和政府十分重视中医药事业，先后进行了三次大规模全国范围中药资源普查，查明我国中药资源种类有12807种，共建立自然保护区1200个。目前，国家中医药管理局已组织开展了第4次全国中药资源普查试点工作，以"整体思维、系统运行、三观互动、科学发展"为指导思想，编制了全国中药资源普查技术规范，形成了7项行业标准草案，将普查成果落实在服务中医药事业发展、中药用药安全、药材标准制定、中药新药注册、药用资源开发、药用生物资源保护等方面。

二、道地药材

"道"是古代的一种行政区划，汉代将少数民族聚居地区设置的县称为道，唐代凡州府三百五十八，依叙为十一道，后析增五道。所谓道地药材，又称地道药材，是优质纯真药材的专用名词，它是指历史悠久、产地适宜、品种优良、产量宏丰、炮制考究、疗效突出、带有地域特点的药材。中药专著中，最早应用"道地"一词的是明代《本草品汇精要》，该书载药1815种，明确记载道地药材268种，每种药物均设有产地一项以载出处，不少药物都明确标注有"道地"一条。如该书记载："苍术……【地】出郑山山谷，汉中南郑，今处处有之（道地）茅山、蒋山、嵩山者为胜。""白术……【地】（图经曰）宣州、舒州、及郑山山谷，汉中南郑，今处处有之（道地）杭州於潜佳。"其后的李时珍在《本草纲目》道地药材项下进一步对药材产地进行了论述并分出优次等级，如大黄项下言"出河西山谷，及陇西者为胜。益州北部汶山、西山者次之。"

道地药材是一个地理性概念，指药材生产于某一特定产区，产地具有相对稳定性。纵观中药历史，在不同的历史时期具有不同的产地。最佳产地可有变迁，药材产地的变迁似乎存在着普遍性。如中药泽泻，南北朝时《名医别录》记载泽泻：'生汝南池泽。'《唐本草》注："云夸汝南不复采用，惟泾州（甘肃）、华州（陕西）者为善也"，宋代《本草图经》记载"山东、陕、江、淮亦有之，汉中者为佳"，而现今产自福建的建泽泻则为道地药材。

三、我国主要的药物产地

1. 川药　主要起源于巴、蜀古国，现指产于四川、重庆的道地药材。如：川贝母、川芎、黄连、附子、川乌、麦冬、丹参、干姜、郁金、姜黄、白芷、半夏、天麻、川牛膝、川楝子、川楝皮、花椒、乌梅、黄柏、厚朴、金钱草、青蒿、五倍子、冬虫夏草、银耳、麝香等。

2. 广药　主要指南岭以南，广东、广西和海南所产的道地药材。如：砂仁、广藿香、穿心莲、广金钱草、粉防己、槟榔、益智、肉桂、苏木、巴戟天、高良姜、八角茴香、胡椒、荜茇、胖大海、马钱子、罗汉果、陈皮、青蒿、石斛、钩藤、蛤蚧、金钱白花蛇、穿山甲、海龙、海马、地龙等。

3. 云药　主要指产于云南的道地药材。如：三七、木香、重楼、茯苓、萝芙木、诃子、草果、金鸡纳、儿茶等。

4. 贵药　主要指产于贵州的道地药材。如：天冬、天麻、黄精、白及、杜仲、吴茱萸、五倍子、朱砂等。

5. 怀药　取义源自四大怀药，现引申为河南所产的道地药材。如：怀地黄、怀牛膝、怀山药、怀菊花、天花粉、瓜蒌、白芷、辛夷、红花、金银花、山茱萸、全蝎等。

6. 浙药　取义为"浙八味"等浙江省所产的道地药材，如：浙贝母、白术、延胡索、山茱萸、玄参、杭白芍、杭菊花、麦冬、温郁金、莪术、栀子、乌梅、乌梢蛇、蜈蚣等。

7. 关药　是指山海关以北、东北三省以及内蒙古自治区东北部地区所产的道地药材。如：人参、细辛、防风、五味子、龙胆、平贝母、升麻、桔梗、牛蒡子、灵芝、鹿茸、鹿角、哈蟆油等。

8. 秦药　指古秦国，现陕西及其周围地区所产的道地药材。地理范围为秦岭以北、西安以西至"丝绸之路"中段毗邻地区，以及黄河上游的部分地区。如：大黄、当归、秦艽、羌活、银柴胡、枸杞子、南五味子、党参、槐米、槐角、茵陈、秦皮、猪苓等。

9. 淮药　指淮河流域以及长江中下游地区（鄂、皖、苏三省）所产的道地药材，如：半夏、葛根、苍术、射干、续断、南沙参、太子参、明党参、天南星、牡丹皮、木瓜、银杏、艾叶、薄荷、龟板、鳖甲、蟾酥、斑蝥、蜈蚣、蕲蛇、石膏等。

10. 北药　是指河北、山东、山西以及陕西北部所产的道地药材。如：党参、柴胡、白芷、北沙参、板蓝根、大青叶、青黛、黄芩、香附、知母、山楂、连翘、酸枣仁、桃仁、薏苡仁、小茴香、大枣、香加皮、阿胶、全蝎、土鳖虫、滑石、代赭石等。

11. 南药　指长江以南，南岭以北地区（湘、赣、闽、台的全部或大部分地区）所产的道地药材。如：百部、白前、威灵仙、徐长卿、泽泻、蛇床子、枳实、枳壳、莲子、紫苏、车前、香薷、僵蚕、雄黄等。

四、中药的产地与疗效关系的研究现状

产地本身就是一个多因素的复合体，包括湿度、温度、海拔、土壤、光照、空气以及生物之间的种群竞争等，它对药材质量和临床疗效的影响是多方面的。当前，中药的产地与疗效关系的研究现状主要表现为以下几个方面：

（一）中药材产地适宜性研究

我国幅员辽阔，南北横跨热带、亚热带和温带三大气候带，既有高山高原，又有丘陵、盆地和平原，在全国各地有不同植物药材的分布，且种类各具特色，各省都有各自特产的道地药材品种，我国从20世纪90年代开始的中药材产地适宜性分析方法研究，针对中药材种类多、特性各异、地理分布区域复杂的特点，建立了气候因子数据库、土壤数据库、地理信息数据库、全国中药资源普查数据转化的空间数据库。以4个数据库为后台支撑，采用栅格聚类方法计算产地间的生态相似性；选用地理信息系统（GIS）为开发平台，开发出了能对中药材产地适宜性进行定量、空间化、多生态因子、多统计方法快速分析的系统。将该系统应用于不同分布区人参、甘草、西洋参、黄芪、暗紫贝母、浙贝母、三七、附子、川芎等20余种药材的产地适宜性，得到了能有效指导各药材产地布局的分析结果。该研究实现了全国范围内中药材产地的生态环境适宜性分析，是一项跨学科的重大创新技术方法学的研究。

（二）中药产地加工规范化研究

产地加工是中药材生产的最后一个环节，对中药材质量的影响至关重要，也是直接影响到道地药材体系的形成、保持与产业发展的一个重要因素。我国产地加工方法大多数仍停留在传统经验阶段，加工方法各地不一，对药材质量的影响还缺乏系统的科学研究，在某种意义上说已经成为制约整个产业发展的瓶颈，目前中药产地加工规范化研究主要有：

1. 开展利用现代科技对传统加工方法和经验进行研究。如大黄、何首乌的加工忌铁器，青蒿、薄荷防暴晒，厚朴的"发汗"加工等。对只注重药材和饮片的外观性状等而采用的刮皮染色、石灰脱水、过氧化氢漂白等，已证明会导致有效成分破坏和损失的应予淘汰；而用硫黄熏蒸中药材，具有较好的防腐烂、促干燥、保颜色等优点，但应加强研究，规范工艺，在确保药材内在质量不变、二氧化硫残留限度合格的前提下使用。同时还应积极寻找替代方法。

2. 开展现代加工方法和加工设备的研究。如将远红外、微波、超声波、真空干燥等技术用于中药加工炮制，并研制专用的加工和炮制设备，进一步降低了能耗、提高了中药材质量。

3. 开展中药产地加工与饮片炮制一体化的研究。随着我国GAP和中药饮片生产规范化（GMP）的推行，中药产业化的发展为产地加工和炮制提供了一体化的平台。中药材在产地趁鲜加工成饮片可以避免药材二次加工造成的有效成分损耗和资源浪费，减少了药材储存、运输，降低成本，使饮片可迅速进入中药市场，符合低碳、环保的要求。

4. 开展产地加工过程对外来有害物质含量影响的研究。自1986年起我国对农残、重金属、二氧化硫、工业染料、色素等检测方法进行了研究，并在此基础上逐步建立了限量标准和测定方法。要求采取绿色生产，加强对原产地的保护[1]。

（三）中药产地与疗效的药理学研究

通过对不同产地的药材进行药理学研究，发现道地药材与非道地药材存在着显著性差异。对临床上选用道地药材增效提供了药效学支持。

对安徽铜陵凤凰山的凤丹皮与云南昆明官渡的滇丹皮提取物进行降血脂作用比较研究，结果与模型组比较，道地药材凤丹皮组总胆固醇、低密度脂蛋白胆固醇、全血黏度、血浆黏度、血小板聚集率、纤维蛋白原，明显降低（$P < 0.05$），血清甘油三酯无显著性差异（$P > 0.05$）；滇丹皮组低密度脂蛋白胆固醇、纤维蛋白原，明显降低（$P < 0.05$），其他指标均无显著性差异（$P > 0.05$）。结论：道地药材凤丹皮降血脂作用优于非道地药材滇丹皮[2]。

不同产地北细辛和华细辛镇痛抗炎药效学评价，结果：12个不同产地的北细辛和华细辛样品均有镇痛和抗炎作用，疼痛抑制率7个北细辛样品在（27%~61%），5个华细辛样品在（40%~59%）。6个产地北细辛的炎症抑制率（50%~70%）强于5个产地的华细辛炎症抑制率（34%~48%）。不同产地同一品种的细辛镇痛抗炎作用差异显著。道地性分析表明，北细辛及华细辛道地药材的镇痛作用有强于各自非道地药材的趋势；显示细辛具有一定程度的道地性[3]。

比较道地与非道地黄芩的解热和抗炎作用，研究结果表明：道地黄芩与非道地黄芩均有解热、抗炎作用，3个道地产区黄芩解热、抗炎作用均强于3个非道地产区黄芩，提示道地黄芩的解热、抗炎作用有较强的优势，表明道地药材具有较好的品质。综上所述，道地药材黄芩的解热和抗炎作用在一定程度上强于非道地黄芩，表明黄芩在解热与抗炎方面与道地性密切相关[4]。

通过不同品种、不同产地的川芎对血管平滑肌收缩影响的对比研究，以探讨川芎的药材因品种、产地差异对药效产生的影响。结果显示不同川芎均显著地抑制去甲肾上腺素所致大鼠胸主动脉条收缩，显著地抑制离体兔耳灌流量。道地药材四川灌县产川芎抑制去甲肾上腺素所致大鼠胸主动脉条收缩，抑制离体兔耳灌流量作用明显大于其他地区所产的川芎，其中九江产川芎和市场劣质川芎的作用最差[5]。

五、思考与建议

（一）发展优质药材产地生产

众所周知,每当一种药材紧缺脱销时,特别是稀有贵重药材一旦货源紧缺,则伪劣混乱品种立即应运而生。如正品三七一度货源紧缺时,则商品中藏三七、藤三七、水三七、姜三七以及伪品三七等层出不穷。当后来正品三七发展多了,则次品、混杂品、伪品等也就逐渐销声匿迹了。发展正品道地药材的生产,则伪劣混乱品种就会被淘汰。

"道地药材"的内涵是复杂和多元的,道地药材应具有以下特点:

①优质性。道地药材代表的是品质优良、功效卓著。②稳定的主产性。能够长期供应市场,对整个中医药市场具有较大的影响。如未能长期供应市场需要就说明该药材在产地内不具备主产的条件而不可能被市场接受。③产地相对稳定性。仅生产于某一特定产区,但由于某些社会原因及更优产地的发现,产地也可能会发生改变。④基原的独特性。药材的优质性来源于不同的物种、亚种、变种、品种、生态型或变型等特定的种质。⑤生产的技术性。有些药材具有一整套独具特色的种植、采收、加工技术,从而影响和决定着药材的质量。

道地药材的各个特点均以产量和质量作保证,这也是认定道地药材的重要依据[6]。要保持道地药材的优势而永久不衰,还必须加强对道地药材的科学研究。例如对优良种质高产、抗病害、高含量新品种培育的研究,加强全国道地药材区划的研究,道地药材生态环境与有效成分含量、微量元素种类关系的研究,道地药材与非道地药材品质分析与临床疗效对比的研究,道地药材栽培技术和产地加工的研究等,都是非常必要的[7]。

（二）加强对道地药材分子机制研究

道地药材分子机制的研究,就是要在分子水平揭示道地药材居群水平的遗传变异,明确道地药材基因型特征,以及环境对道地药材基因表达的影响,从而揭示遗传因素对道地药材形成的贡献率。根据研究目的,将相关研究归纳为以下几个方面:

1. 道地药材遗传多样性研究及分子鉴别。
2. 道地药材遗传分化及进化遗传学研究。
3. 道地药材地理变异及环境适应性研究。
4. 道地药材种质资源评价及品种选育。
5. 道地药材功能基因表达及调控研究。
6. 道地药材转基因及生物安全性评价研究。

遗传变异和生态环境的交互作用,大大丰富了中药材原物种种质的多样性和种质资源,为道地药材品质形成提供了生态生物学基础。因此,对遗传与环境的交互作用的研究是揭示道地药材分子机制研究的关键,也必将成为道地药材研究的热点和难点[8]。

（三）加强道地药材产地认证认可和商品规格行业标准的商定

药物产地的关键在于规范化、标准化、法制化。道地药材无论是品种还是产地,都只是源于传统或民间的认识和看法,缺少全国统一的和权威的认证认可,致使道地药材无论是品种确认还是产地界定,其正统性和公认度往往受到质疑。今后应从总体和单品种层面上,梳理道地药材形成的历史渊源、基本模式和主导因素,构筑道地药材形成与发展路线图,厘定道地药材品种、核心产区及其分布式样,建立重要道地优质药材GAP示范基地,开展道地药材地理标记认证,逐步实行饮片批准文号管理。

目前大部分中药材没有明确的商品规格,即使部分品种有商品规格也多以经验感知为依据进行判断,划分标准不规范、欠严密,缺乏系统性整理和现代科技的支持,也未得到普遍认可,制约了商品规格在中药材质量标准评价体系中重要作用的发挥,影响了商品规格传统鉴别经验的继承与传播,阻碍了中药材商品流通和中医药的国际文化交流。因此,中药材商品规格评价的标准有待进一步整理与规范,并努力使之成为中药材行业标准[9]。

参 考 文 献

[1] 饶伟文,周文杰. 中药产地加工规范化研究进展[J]. 中国中医药信息杂志,2012,19(2):106-107.

[2] 巫志峰,李鹏,许舜军,等. 不同产地牡丹皮提取物的降血脂作用研究[J]. 时珍国医国药,2008,19(12):2962-2963.

[3] 许阳光,曹晨,尚明英,等. 不同产地北细辛和华细辛镇痛抗炎药效学评价[J]. 中国中药杂志,2012,37(5):2625-631.

[4] 吴再旺,王吉明,卢月,等. 道地与非道地黄芩的药效比较研究[J]. 中国中药杂志,2012,37(23):3628-3632.

[5] 周大兴,陆红,赵育芳,等. 不同川芎对血管平滑肌收缩影响的对比研究[J]. 浙江中医学院学报,2002,26(2):46-47.

[6] 孟祥才,陈士林,王喜军,等. 论道地药材及栽培产地变迁[J]. 中国中药杂志,2011.36(13):1687-1692.

[7] 谢宗万. 论道地药材[J]. 中医杂志,1990,10(总621):45.

[8] 黄璐琦,郭兰萍,胡娟,等. 道地药材形成的分子机制及其遗传基础[J]. 中国中药杂志,2008,33(20):2303-2308.

[9] 肖小河,陈士林,黄璐琦,等. 中国道地药材研究20年概论[J]. 中国中药杂志,2009,34(5):519-523.

第三节　中药的采集与疗效的关系

中药的采集是中药材生产的重要环节,当药用植物生长发育到一定阶段,入药部位已符合药用要求时,人们采取相应的技术进行采收,这个过程就是采集。中药材所含有效成分是药物具有防病治病作用的物质基础,有效成分的质和量与中药材的采收季节、时间和方法有着十分密切的关系。因此,采收药材必须掌握它们的采收标准、适收标志、采收期、采收年限和采收方法。采收野生药材还必须掌握它们的生态环境和植物的形态特征等。

目前中药在临床使用过程中会出现疗效不稳定或效果不佳的情况,其中一个重要原因就是中药材质量的不稳定或品质不好。中药材采集是中药生产的重要环节,直接影响着药材的质量与产量[1],中药的采集季节、时间、方法与中药材药效有着十分密切的关系[2]。

在数千年的中药发展史中,我们积累了丰富的实践经验,俗语说:"三月茵陈四月蒿,五月六月当柴烧","知母黄芩全年刨,唯独春秋质量高。"孙思邈曾在《千金翼方》中写道:"夫药采集,不知时节,不以阴干暴干,虽有药名,终无药实,故不依时采取,与朽木不殊,虚费人工,卒无裨益。"宋代沈括也曾在《梦溪笔谈》中提到:"古法采草药多用二月、八月,此殊未当……皆不可限以时月。缘土气有早晚,天时有愆伏。如平地三月花者,深山中则四月花。"

说明古人早已认识到季节、时间对于药物采集的重要性。下面我们了解一下中药采集的历史沿革和研究现状。

一、历史沿革

祖国医药学的起源和发展很早，从有文字记载的医学文献算起，到现在已有数千年之久。从"伏羲制九针""神农尝百草"等古代传说来看，我国在原始时代，已有针灸和药物的应用。

夏商时代：夏代尚无药业，商代后期开始使用药物。夏朝十分迷信鬼神，医药仍处在被发现过程的初期，没有发现行医用药的记载。但夏朝发明了用粮食制酒的技术，酒给人带来了醇香甘甜，也带来了先兴奋后麻醉的体验。商朝传31王，历时554年，是中国奴隶社会的盛世之一。商代的医药水平比夏代有了很大的进步，但是水平仍然很低。人们普遍对医药还不了解或缺乏信任，依然处在发现药物的初级阶段。到了商代，人们学会了用草药浸酒治病，是后世制造药酒之滥觞。

周、春秋战国时代：西周的医药知识经过长期的积累，已经产生了很大的飞跃，出现了中国历史上最早的对民间开放的官办王室医疗保健机构。西周的医生已开始分工为食医、疾医、疡医和兽医4种，并逐步形成了集医、药、医政一体的机构。在春秋时期的城市里，有我国早期的药业存在。那时，由于中医学的理论体系尚未形成，加上迷信思想的盛行，药业的形成还处于不断地孕育之中，但已经有采药劳动的记载。如《诗经》中记载有采艾、采英、采荚、采卷耳等药用植物。国家设有专门管理收集药物以供医用的官职。

秦汉时期：医药业迅速发展。秦汉时代共426年，统一后的国民经济有了很大发展，临床医学和药物学体系初步建立。到了汉代，中医学的临床医学体系和药物学体系初步建立，医学、药学有了划时代的进步。东汉著名医学家张仲景撰写的《伤寒杂病论》问世，标志着古代中医临床医学体系的初步建立。这些医药学著作中都记载了一些药物采收、加工的方法。我国现存第一部本草学著作《神农本草经》也在这个时期产生，本书将中药分为三品，记载的药材采收加工、炮制原则对后世中药业的生产起到了重要的指导作用。其中提到"药有酸、咸、甘、苦、辛五味，又有寒、热、温、凉四气及有毒无毒，阴干暴干，采造时月生熟，土地所出，真伪陈新，并各有法"是中医理论指导采药的开端。东汉崔寔的《四民月令》记载了部分药用植物的采收时月"四月……收亭历（葶苈）、冬葵、苕苕子"，"七月收柏实"，"九月采菊花，收枳实"等。20世纪70年代，湖南汉墓马王堆出土的帛书《五十二病方》，载有辛夷、佩兰、桂皮、干姜、酸枣核、高良姜等，这些实物更有力说明汉代已经掌握了不同入药部位的采收和加工方法。

魏晋南北朝时期：这一时期本草学的代表著作《本草经集注》中提到"凡采药时月，皆是建寅岁首，则从汉太初后所记也。其根物多以二月、八月采者，谓春初津润始萌未充，枝叶势力淳浓故也；至秋枝叶干枯，津润归流于下也。大抵春宁宜早，秋宁宜晚。花、实、茎、叶，各随其成熟尔。岁月亦有早晏，不必都依本文也。"说明这个时期已经掌握了按照药用植物生长规律来进行采收的方法。北魏的《齐民要术》也记载了不少药物采收、加工的方法。

隋唐时期：隋唐五代，朝廷对医药十分重视，组织编撰了几部重大的医药专著，推动了医药业的发展。孙思邈在《千金翼方》卷1中已记载到全国有优质药材519种，分产于43道133州。在该书"采药时节"一文中认为"夫药采取不知时节，不以阴干、暴干，虽有药名，终无药实。"

唐代韩鄂撰写的《四时撰要》收录的药物加工法最有代表性，对各种植物淀粉的提制，从谷物扩展到藕、莲、芡、荸荠、薯蓣、葛、百合、茯苓、泽泻、蒺藜等；从果实、球茎、鳞茎、块根、根茎以及菌核，无不利用。医药卫生方面，最突出的是收录了许多种药用植物的栽培技术，成为现存最早记载的农书。

宋代：《本草图经》纠正了前人采集方面的错误，如丹参，《别录》云："五月采根。"《本草图经》云："冬月采者良。"地方官也重视中药材的生产，如四川彰明邑令杨天惠写出《附子记》，记录了附子的采收和加工方法。而沈括在《梦溪笔谈》中提到"古法采草药多用二月、八月，此殊未当……皆不可限以时月。缘土气有早晚，天时有愆伏。如平地三月花者，深山中则四月花"则阐明了药用植物成熟有早晚的科学道理，不能完全固定在一定的月份采收。

元代：这一时期本草有关此方面的研究不多，但农学著作《王祯农书》中可以看到药物采收、加工技术的发展。该书收录的药用植物有姜、莲藕、芡、蒜、兰香、乌梅、枣、荔枝、枸杞等，均有具体的采收季节和加工处理的方法。如乌梅"以梅子核初成时摘取，笼盛于突上，熏之即成矣。

明代：《本草品汇精要》《本草纲目》对采收、加工的记载较详，《本草品汇精要》在每种药物下分别以名、苗、地、时、收、用、质、等项记述，明确记载了采收季节和加工方法。《本草纲目》共收载历代原有诸家《本草》所载药物1518种，新增药物374种，共计1892种。该著作对每种药物，以"释名"确定名称；"集解"叙述产地、形态、栽培及采集方法等；"辨疑""正误"考订药物品种真伪和纠正历史文献记载的错误；"修治"说明炮制法；"气味""主治""发明"分析药物的性味与功用。既有继承，又有批判和发展。对于芎䓖（川芎）则否定了古人的"三、四月采根暴干"和"九、十月采之为佳"的错误，指出"八月根下始结芎䓖，乃可掘取，蒸暴货之。"

清代：《本草纲目拾遗》为此时期具代表性的本草学著作，收录了不少以往本草著作中并无记载的树脂类药物，说明清代时人们已经掌握了提炼树脂、芳香油的加工方法。在"於术"下记载的采收、加工方法，也是以往本草无记载的。此外，在地方志如《四川通志》中收录了冬虫夏草的采集，《荥经县志》记载了采黄连之艰辛，同一卷中药属中反映的"穷民觅利，采挖黄连殆尽，近不能多得"，则是黄连资源濒危的最早记录。

民国时期：该时期采药、加工技术文字记载甚少，完全沿袭前人经验。抗战时期曾在四川南川、重庆北碚、沙坪坝等地开设种植场，对一些药用植物如黄常山、毛地黄、延胡索等的采收加工做了一些研究，这一时期药用植物栽培进入了大学课堂，使采药、加工技术得以传承。

中华人民共和国成立之后：在党和政府政策指导下，传统中药采集、加工技术被加以整理和发展，出版了多种药物著作，详细收录了传统以及现代的药材采集、加工技术，中医药研究也更加深入，推动了药物采集、加工技术向现代化、科学化、机械化方向发展。

二、研究现状

确定药材的采集时期主要依据是药用部位的成熟程度和适收标志，尤其要将有效成分的动态变化与植株生长规律结合来考察，将质量与产量综合考虑，以确定最佳采收期。根据前人长期的实践经验，采集方法通常以入药部位的生长特性为依据分为以下几种情况。

1. 采集时间及方法

（1）根及根茎类药材：根及根茎类药材一般采用挖掘法采集，以土壤含水量适当为宜。多在植物完成年生长发育周期，进入休眠期时进行采收，此时根部饱满，贮藏营养物质最为丰富，含有的有效含量较高。王钰[3]等人定期采集生黄连样品，分析黄连根茎生物量变化，发现黄连根茎生物碱在10月份达到最高。有的根类药材必须在抽薹开花前采收，有研究者[4]采用GC-MS法测定不同生长时期当归根部挥发油中Z-藁本内酯与正丁烯基苯酞的含量，发现这两种成分在当归抽薹开花结籽生长过程中含量急剧下降，表明植物次生代谢产物的积累与生长期密切相关。

（2）叶类药材：叶类药材采集方法分摘取、割取和拾取，宜在花刚开放或开花盛期采收，此时叶片生长茂盛、光合作用旺盛、叶色浓绿、有效成分含量高。丁安伟[5]检测不同生长时期荆芥中总挥发油含量，结果表明：9月中旬盛花期采收的荆芥药材挥发油成分质量稳定性较好，可作为荆芥采收最佳时期，与传统经验的"花开到顶"时采收十分一致。叶类药材的质量不仅与植株生长发育有关，还受到季节、气候、环境和光照的影响，更一日之中的显著变化，如薄荷叶片挥发油含量以连晴一星期露水干后至下午2时采收的含量最高。少数常绿木本以叶入药的，如侧柏叶、枇杷叶等，则一年四季均可以采收，而桑叶应经霜后采收。

（3）花类药材：花类药材无论花朵、花蕾、花粉、花蕊，都应注意花的色泽和发育程度，其决定着药材的质量。花的采收期一般在花蕾期、花初放期及花盛开期。厉姮[6]等人对不同采收期的款冬花进行质量评价，结果显示款冬酮含量在11月份达到峰值，绿原酸、芦丁和异槲皮苷含量在12月份达到峰值，因而确定款冬花11~12月份药材质量较佳，与传统采收期相符。花类药材多使用采摘法，采摘时应注意保护植株，不要损伤未成熟部分，影响继续发育，采集后还须避免挤压，注意遮盖，避免药效流失或药材变质。

（4）果实种子类药材：果实类药材有干果和肉果，其适收标准不同，干果类药材一般宜在果实体积停止增大，果壳变硬，完全褪绿，呈固有色泽时采收，大多数在7~10月采收。肉果类药材应根据药用要求来确定采收期，枸杞子、五味子、山茱萸等以熟果入药的，一般在果实完全成熟，呈红色或橙红色时采收。有研究表明不同采收时间枸杞子中的枸杞多糖与甜菜碱含量差异显著，两者于7月下旬采收的头茬果中含量最高[7]。种子类药材都在种子完全成熟，果皮褪绿时采收，成熟过程中，种子种营养物质含量最为丰富，因而质量较高。此外，种子类药材采收期还与播种期、气候、地势、品种等因素有关。

（5）全草类药材：全草类药材通常使用收割法采集，根据具体情况齐地割下全株，也可只割取部分。通常在植株充分生长、花朵现蕾至花盛期采集，因此时叶片茂盛，颜色青绿，性味足，药力雄厚，最宜采集，花盛期后营养物质损耗，质量下降，此类药材多在夏季或秋季采收。现代研究证明[8]：鹿衔草的茎、叶中，熊果苷和没食子鞣质的含量均以9月、10月、11月为高，而在6月、7月中含量较低，提示鹿衔草应在秋季采收。另有研究[9]应用GC/MS联用技术分析比较了不同采收期对广藿香有效成分含量的影响，结果表明11月份采收的全株含油率较高，与传统采收期相符。

（6）皮类药材：一般采用剥离法，宜在植株生长期采集，因生长期植物体内水分、养分输送旺盛，皮与木质部易分离，又多在夏季，气温高，皮部干燥快，便于剥离，伤口较易愈合，切忌在秋冬植物休眠期剥皮。一般树皮采收期多在5~9月，根皮的采收宜推迟到年生长周期的后期。史俊清[10]等人研究牡丹皮适宜采收期，结果表明，从产量上分析，6月后，牡丹地下部分显著增重,从丹皮酚含量分析,其中以8月份丹皮酚含量最高。

(7)动物类药材:昆虫类药材采集,须掌握其孕育孵化的季节性,以卵鞘入药的虫卵孵化则会降低药效,如桑螵蛸;以成虫入药的应在活动期捕捉,有翅者;晨露未干时最便于捕捉。两栖类动物当于其"冬眠期"时捕捉,如哈士蟆。鹿茸则须在清明后适时采集,过时则角化。

(8)矿物类药物的采收:矿物类药材大多可随时采收。

(9)菌藻孢粉类植物:该类药材各自差异较大,如马勃应在子实体成熟初期采集,过迟孢子飞散失去药用价值;茯苓一般在接种后8~10个月内成熟,成熟的茯苓外皮带黄褐色,长菌核段木疏松呈棕褐色,易碎,应立即采集,不宜拖延。

2. 不同采集因素对中药疗效影响的现代研究

(1)生长年限的不同对有效成分的影响:多数根类药材由于受生长年限的影响,其大小规格会有一定的差距,那么有效成分的含量也会产生差异。如园参多为生长5~6年的栽培人参,而野山参质优效佳的主要原因是由于其生长年限的久远。肖新月[11]等人用反高效液相色谱法比较不同生长年限的人参中主要皂苷类成分差异,发现随生长年限增长,移山参和山参主根中主要皂苷类成分含量变动较为明显。但有人对不同生长期、不同规格的亳白芍中的芍药苷的含量进行测定,得出以2年生者含量最大,且随着生长期的延长,芍药苷的含量呈下降趋势[12]的结论。

(2)采集季节的不同对有效成分的影响:入药部位的差异决定着药材采集时节的不同,根及根茎类药材一般在秋冬季节植物地上部分将枯萎时或春初发芽前或刚露苗时采集。于长秀[13]发现春季、秋季采集的何首乌炮制品中卵磷脂含量有明显差异,秋季采集的何首乌炮制后总卵磷脂含量比春季的采摘的炮制品高出36.9%。汪小根[14]等人采用HPLC法对2年不同采集季节广东引种蛇床子药材中蛇床子素的含量进行测定,结果发现不同采集季节蛇床子药材中的蛇床子素含量差异较大,其中以6月中旬采集者含量较高,认为广东引种蛇床子药材的最佳采集季节应为每年6月中旬。因为此时其中所含的营养物质最为丰富,通常有效成分的含量比较高,如党参、大黄、黄连等也是如此。但天麻宜在冬季,而不宜在春季采集,因为此时地致密坚实,内在物质充足,质量最佳;而对于叶类药材多在植物光合作用旺盛期,开花前或果实未成熟前采集,如艾叶等,但桑叶需在霜降后采集。

(3)采集时段的不同对有效成分的影响:对于花类药材要根据药用的要求确定不同的采集期,有含苞待放时采摘的如金银花、辛夷等,有花初开时采摘的如洋金花等,有花盛开时采摘的如菊花、番红花等,红花则要求花冠由黄变红时采摘。据报道,不同采集期对红花化学成分含量存在显著影响,研究结果表明,红花中黄色素和腺苷含量的最高值均在开花后的第3天,提示在第3天采集时,红花的质量最优[15]。李隆云[16]等人测定了山银花不同发育时期的花蕾外观形态、产量和质量,比较了一日之内不同时段采摘花蕾的质量,研究表明开花型山银花的适宜采集时期为大白期,采摘时段为10:00前和18:00后,花蕾型山银花的适宜采集期为青白期,采摘时间为8:00前和18:00后。另有研究不同采集期大青叶中靛玉红含量差异明显,头刀叶含量远大于二刀叶,因此在采集及临床应用大青叶时应加以注意[17]。对于果实种子类药材多在自然成熟时采集(枳实、青皮等使用未成熟果实或幼果的例外),像五味子在完全成熟时的9月末挥发油、总酸等的含量远大于未完全成熟时的8月份[18]。

(4)采集时加工方法对有效成分的影响 采集时不同的加工方法也会对药材的有效成

分产生影响。有人对不同加工品亳白芍中芍药苷含量进行测定,发现带皮的亳白芍芍药苷的含量最高[19],因此白芍在产地加工时是否去皮值得探讨。另有人研究,不同的加工方法对金银花中绿原酸的含量有较大影响,阴干法样品中绿原酸的含量最低,因此建议应尽量避免用阴干法干燥,对采集后的样品应迅速淋洗后晒干或烘干,以提高其用药的安全性[20]。

三、思考和建议

科学合理的采收期对于保证中药质量,提高产量及增进疗效至关重要。故在确定中药采收期时需把有效成分的积累动态和药材产量同时考虑,尽可能取二者的综合优势,以期获得高产优质的药材。《中国药典》明确地描述中药的采收年限、月份或生长阶段尤其重要。如甘草、龙胆、苍术、桔梗、厚朴等须明确采收具体月份,花类药应指出生长阶段。这样,才能客观地反映出中药采收期的准确性和科学性,以逐步取代传统的"春、夏、秋、冬"等泛指的采收期时间用语。

产地及采收方面的问题:传统中药多采用野生药材,它受自然环境中温度、湿度、光照、土壤性质、降水量等影响较大。随着中医药事业的不断发展,野生药材的产量已无法满足市场需求,目前广泛使用的中药材多为人工种植。药农为追求经济效益而忽视中药材的选种、栽培方法及采收部位、初加工方法等比较常见。许多本应在秋季采集的药材,往往受市场供求关系影响提前至夏季采集,这样既影响中药材自身的药理作用,又影响中药材资源的可持续性。如霜叶不经霜后采收,枇杷叶、银杏叶不是落地收集,杜仲采收了其幼树的皮,甘草采收其幼根入药等,既保证不了充足的有效成分,又破坏了生态平衡。所以,根据各种药用部位个性和生长特点,分别掌握其合理的采收时节是十分必要的。

首先,现阶段世界范围内,新药开发研究难度逐渐加大,使得从药用动植物中发现和寻找新化合物、新结构已成为一种趋势,这在不同程度上加大了中药资源与采集的压力。清代徐大椿《药性变迁论》认为:"当今所采,皆生于山谷之中,充气未泄,故得气独厚,今皆人工种植,即非山谷之真气,又加灌溉之功,由性平淡而薄劣也。"强调野生环境对药材品质疗效的影响。从现代眼光来看,野生药材没有经受工业、农药污染,保持天然状态,品质优异,因而市场需求很高;加之长期以来,由于对中药资源开采的认识不足,一些地区不同程度上对中药资源进行了掠夺式的过度开采。目前,很多中药资源蕴含量下降,甚至耗竭,一些稀有种类濒临灭绝,因此,对野生中药资源的保护迫在眉睫。当前不少野生药材资源种濒危,资源流失,以及相关知识产权遭到日益侵害,原因主要包括:①人口增长过快造成需求过大;②在野生药材资源开发中,没有处理好保护与利用的关系;③自然环境的破坏造成栖息地丧失加剧了野生药材资源濒危的进程;④认识和管理不到位造成野生药材资源及其知识产权保护失控。

针对中药资源存在的问题,提出以下建议:

(1)我们应该认识到由于古代科学技术发展水平以及目前条件的限制,前人记载并不能做到全面客观的评价,部分野生珍稀中药材缺乏必要的研究,因此我们应该通过科学研究来确定值得继续开发的药材,以及找到因悖谬误传而盲目开发的药材,切实遵守"保护为先,利用为后"的原则,为濒危物种替代品种的研究提供依据。

(2)野生药材资源保护的原则:①坚持资源的开发利用与保护并重;②强调栖息地保护;③利用国际公法对野生药材资源进行保护;④加强知识产权保护;⑤支持野生药材资源的

人工栽培及替代品研究；⑥支持野生药材资源保护的基础研究。

其次，次生代谢产物是中药材的主要有效成分，其含量的高低决定中药材质量的优劣。目前有关中药材采集期的研究报道越来越多，研究对象涉及不同的药用部位，在质量评价上，通常选择单一成分或者某类成分作为含量指标进行动态研究。研究发现，中药材中有效成分，无论是皂苷、黄酮、生物碱还是香豆素类，其含量随药用植物的生长发育而发生变化；也有人通过指纹图谱研究发现，人参在不同生长发育阶段中药材中化学成分种类和含量会发生改变[3]。虽然现阶段中药材采集期在化学成分的动态研究方面取得了可喜的成绩，但由于没有与气候、土壤等环境因素相结合，出现了"尺度"选择不当的问题。如目前研究中多以月份或季节作为时间尺度进行考察，忽视不同地域的环境差异或者气候的年际变化对中药材中次生代谢产物形成和积累的影响，故时间尺度以药用植物物候期代替人们经常使用的固定时月则尤为科学。此外，以田间尺度研究得到的中药材采集规律，只能应用于当时当地，无法推广应用到较大的区域尺度。再者，目前中药材资源分布区域较广且分散，以传统的目测法采集中药材需要消耗大量人力和物力，且覆盖面小。

生态环境对中药材体内次生代谢的影响非常复杂，植物物候学是通过对植物的观测探索植物发育活动过程的周期性规律以及对周围环境条件依赖关系的一门科学，中药材采收期蕴含有丰富的植物物候学知识，中药材中次生代谢产物含量的变化及其物候期出现时间的改变均是中药材受多种环境因素综合影响的一种适应机制。可以根据植物物候学理论和方法，将遥感技术（RS）与地理信息系统（GIS）技术与植物物候学方法相结合，加强遥感数据、历史资料与地面数据的融合，为中药材适宜采收期模拟与预测提供可靠信息，利用计算机技术提高数据信息的分析效率。

通过以上分析，我们可以发现目前研究结果证实了古人提出适时采集中药材的科学性，但由于缺乏从生态空间差异的角度去研究探讨不同采集时间中药材品质的变化特性，因而没有找到适于较大区域的中药材采集的共性规律，药学工作者要加大中药的相关研究，不断深入完善采集研究，实现中药材采集规律的推广应用，改善中药材质量，提高疗效。

参 考 文 献

[1] 任德权,周荣汉.中药材生产质量管理规范（GAP）实施指南[M].北京:中国农业出版社,2003.

[2] 黄兆胜.中药学[M].北京:人民卫生出版社,2002:9.

[3] 王钰,瞿显友,钟国跃,等.洪雅黄连生物量动态变化及有效成分积累的研究[J].中国中药杂志,2011,36（16）:2162-2165.

[4] 萨日娜,王丽亚,朱书强,等.不同生长期当归挥发油中Z-藁本内酯和正丁烯基苯酞含量的动态变化研究[J].中药材.2012,35（11）:1738-1742.

[5] 丁安伟,于生,陈艺文,等.不同采收时期荆芥挥发性成分的含量变化研究[C].全国第9届天然药物资源学术研讨会论文集.2010:481-486.

[6] 厉妲,张静,康廷国.不同产地、不同采收期款冬花的质量评价[J].中药材,2015,38（4）:720-722.

[7] 明鹤,杨太新.不同采收时间枸杞子中枸杞多糖和甜菜碱含量的分析[J].时珍国医国药,2014,25（4）:945-946.

[8] 张树尧.浅谈中药的采收与质量[J].实用中医药杂志,2006,22（7）:449.

[9] 罗集鹏,冯毅凡,郭晓玲. 不同采收期对广藿香产量及挥发油成分的影响[J]. 中药材,2001,24(5): 316-317.

[10] 史俊清,张丽萍,薛建,等. 安徽铜陵牡丹皮适宜采收期的研究[J]. 中国现代中药,2010,12(2): 33-37.

[11] 肖新月,尹继飞,张南平,等. 不同生长年限的人参中8种主要皂苷类成分的分析研究[J]. 药物分析杂志. 2004,24(3): 238-244.

[12] 赵亚男,周健. 不同生长期、不同规格、不同加工品的亳白芍质量研究[J]. 中国中药杂志,2001,26(2): 103.

[13] 于长秀. 不同采集季节何首乌炮制品总卵磷脂的含量分析[J]. 实用医技杂志,2007,14(4): 451-452.

[14] 汪小根,蔡岳文,邱蔚芬. 不同采集季节广东引种蛇床子蛇床子素的含量测定[J]. 中国药房,2007,18(15): 1159-1160.

[15] 郭美丽,张芝玉,张汉明,等. 采集期和加工方法对红花质量的影响[J]. 第二军医大学学报,1999,20(8): 535.

[16] 李隆云,张应,马鹏,等. 山银花(灰毡毛忍冬)适宜采集期研究[J]. 中国中药杂志,2014,39(6): 3060-3063.

[17] 孙波,贾晓斌. 不同产地、采集期大青叶中靛玉红的含量测定[J]. 基层中药杂志,2000.14(2): 18.

[18] 安天海,韩振奎,张洪昌. 五味子采集时间对质量影响[J]. 时珍国医国药,1999,10(3): 22.

[19] 赵亚男,周健. 不同生长期、不同规格、不同加工品的亳白芍质量研究[J]. 中国中药杂志,2001,26(2): 103.

[20] 王淑美,崔永霞,吴明侠,等. GAP基地金银花产地加工方法的研究[J]. 时珍国医国药,2007,18(5): 1061.

第四节　中药的炮制与疗效的关系

中药的炮制是指药物在应用或制成各种剂型前,根据医疗、调剂、制剂的需要,所进行的加工处理过程,它是我国的一项传统制药技术[1]。由于中药材大都是生药,必须经过一定的炮制处理,才能符合临床用药的需要,一些有毒之品经过炮制才能确保用药安全。可以说,中医临床离不开中药炮制,炮制是中医临床用药的特色,炮制是否得当对保障药效及用药安全有着重要意义。

一、历史沿革

中药炮制是随药物的发现和应用而产生的,有了中药就有了中药的炮制。最初人们在采集到药物后,只是进行简单的加工处理,如洗净、劈破、锉碎等,这些加工处理过程,实际上就是中药炮制的萌芽。后来,随着火的发现,人类开始用火烧烤食物,并将这种方法逐渐用于加工处理药材,从而形成了中药炮制的雏形。酒的发明,不但丰富了人们的生活,而且被引入炮制方法中,产生了辅料制法,充实了中药炮制的内容。

《五十二病方》是我国现存最早的有炮制记载的医方书,书中收载247种中药,其中已记载了修制、切制、水制、火制、水火共制等炮制方法,并能使用辅料制药,如渍法中有酒渍、药汁渍等;煮法中有酒煮、醋煮等。《黄帝内经》虽然大部分阐述的是医学理论,但也涉及中药的炮制。如《灵枢·邪客》"半夏秫米汤"记载的"治半夏"即炮制过的半夏。生半夏毒性大,用"治"来减低毒性,可见当时已注意到有毒性药物的炮制。

我国第一部药学专著《神农本草经》[2]序录中载有"阴干,曝干,采造时月,生熟,土地所出,真伪存新,并各有法","药有宜丸者,宜散者,宜水煮者,宜酒渍者,宜膏煎者……亦有不可入汤酒者,并随药性,不得违约","若有毒宜制,可用相畏相杀者"等炮制内容。这里"阴干、曝干"指产地加工干燥;"生、熟"指药物经过了炮制;根据药性不同,或水煮,或酒渍;对有毒中药,采用相畏相杀制之,这是当时对有毒药物炮制方法与机制的解释。

东汉末年,名医张仲景在其所著《金匮玉函经》[3]的"证治总论"中提出:各种药物"有须烧炼炮炙,生熟有定……又或须皮去肉,或去皮须肉,或须根去茎,又须花去实,依法拣制治削,极令净洁"的论述;并在"方药炮制"篇中简述某些常用药物的炮制方法,如"麻黄折之,先煮数沸,生则令人烦,汗出不可止","木芍药去皮,大枣擘去核"等。说明炮制具有使药物纯净、去毒、减少不良反应等作用。当然汉代有关药物炮制的内容,更多是散见于处方药物的脚注上,与药物配伍、剂型、煎法、服用方法等相关联,如甘草炙、大黄去皮、厚朴姜炙、枳实水浸去穰炒等。对有毒药物的炮制方法,记载更为具体,如附子有毒性,炮制时要求"炮去皮,破八片"。

南北朝刘宋时代,雷教所著《雷公炮炙论》[4]是我国第一部炮制学专著,记载了300种药物的炮制方法,除一般净制、切制外,主要有蒸、煮、烙、炙、炮、煅、浸、飞等法,并广泛使用辅料炮制中药。其所载炮制法具有较强的科学性和实用性,如巴豆"凡修事巴豆,敲碎,以麻油并酒等煮巴豆了,研膏后用。"巴豆有毒,经上述处理,则部分巴豆油溶于麻油中,以便控制剂量,同时经过加热油煮后,破坏了其毒性蛋白,减轻了巴豆的烈性,降低了毒性,达到了减毒目的。对挥发性药物茵陈,指出"勿令犯火",即防止高温处理。对含鞣质的药物白芍,需用"竹刀刮上粗皮。"对知母、没食子要"勿令犯铁器"等,都具有一定的实用性。

梁代陶弘景编撰的《本草经集注》[5]第一次将零星的炮制技术进行了系统归纳,说明部分炮制作用。如"凡汤酒膏中用诸石,皆细捣之如粟米","凡汤酒丸散膏中用半夏,皆宜完用,热汤洗去上滑,以手挼之,皮释,随剥去,更复洗令滑尽,不尔戟人咽喉","凡丸散中用阿胶,炙至通体沸起"等,内容丰富,方法众多。

唐代科学发达,医药昌盛,中药炮制也有较大的进步,有关中药炮制的记载已由过去的"随方脚注"发展为"专章论述",逐渐形成了自己的学术体系。如孙思邈《备急千金要方》中"合和"篇里记载:"凡用斑蝥等诸虫,皆去足翅,微熬","凡用甘草、厚朴、枳实、石楠、茵芋、藜芦之类,皆炙之"等。这种归类方式为后世炮制方法的总结打下了基础。这一时期,由国家编纂颁布的《新修本草》首次规定米酒、米醋入药,将炮制内容列为法定内容,记有作蘗、作曲、作豉、作大豆黄卷、芒硝提净等法。对矿物药的炮制法也有较为详尽的记载,炮制内容较前一时期更为丰富。

宋代政府十分重视医药,多次修订本草,并开设官药局,实行熟药官卖,推广使用成药,炮制方法也有很大改进。在颁行的《太平惠民和剂局方》[6]中,列有专篇讨论中药炮制,强调"凡有修和,依法炮制",记载了185种药物的炮制加工技术,内容具体而切合实用。例如磁石、禹余粮、代赭石等用火煅、醋淬、捣碎、水飞;巴豆去壳并心膜,捣碎、去油、取霜等。此外,对炮制前后药物作用变化也有记载,如"蒲黄破血消肿即生使,补血止血即炒用","苍术米泔浸……不浸……但稍燥尔"等。书中所载的炮制技术,在当时可以说是带有法定性质的制药"规范"。

金元时期，名医辈出，各有专长，中药归经学说的确立，成为医家阐释中药炮制机制的方法之一，中药炮制逐渐上升到理论阶段。如李东垣《用药心法》谓"黄芩、黄连、黄柏、知母，病在头面及手梢皮肤者，须用酒炒之，借酒力以上腾也。""黄柏、知母，下部药也，久弱之人，须合用之者，酒浸曝干，恐寒伤胃气也；熟地黄酒洗亦然；当归酒浸曝，发散之意也。""大黄须煨，恐寒则损胃气，至于川乌、附子须炮，以制毒也。"葛可久《十药神书》[7]提出"大抵血热则行，血冷则凝……见黑则止"的炭药止血理论，根据这一理论，创制了"十灰散"，即由大蓟、小蓟、丹皮等十种炭药组成，治疗出血证，至今仍为临床常用。

明代，中药炮制内容更为丰富，炮制方法和理论都有进一步的充实和提高。如陈嘉谟《本草蒙筌》[8]指出"凡药制造，贵在适中。不及则功效难求，太过则气味反失。火制四：有煅、有炮、有炙、有炒之不同；水制三：或渍、或泡、或洗之弗等；水火共造者：若蒸、若煮而有二焉，余外制虽多端，总不离此两者。""酒制升提，姜制发散，入盐走肾脏，仍仗软坚，用醋注肝经且资住痛，童便制除劣性降下；米泔制去燥性和中，乳制滋润回枯助生阴血，蜜制甘缓难化增益元阳，陈壁土制窃真气骤补中焦，麦麸皮制抑酷性勿伤上膈，乌豆汤、甘草汤渍曝并解毒致令平和；羊酥油、猪脂油涂烧，咸渗骨容易脆断，有剜去瓤免胀，有抽去心除烦。"第一次系统概括了辅料炮制的原则。李时珍《本草纲目》[9]在药物条目中，列有"修治"专项，收录了前人的炮制经验、当代炮制技术以及自己的一些见解。在具有炮制内容的330味药物中，由李时珍增补的炮制内容就有140余条。所述净制、切制以及以改变药性和适应调剂、制剂等为目的的各种炮制方法将近70种，其中大多仍为现今炮制生产所沿用。在炮制与药物作用关系方面，记载更为详细。如香附"生则上行胸膈，外达皮肤；熟则下走肝肾，外彻腰足。炒黑则止血，得童便浸炒则入血分而补虚，盐水浸炒则入血分而润燥。青盐炒则补肾气，酒浸炒则行经络。"黄连"入手少阴心经，为治火之主药。治本经火则生用之，治肝胆之实火则以猪胆汁浸炒，治肝胆虚火则以醋浸炒；治上焦之火则以姜汁炒，治下焦之火则以盐水或朴硝研细调水和炒……诸法不独为之引导，盖辛热能制其苦寒，咸寒能制其燥性，在用者详酌之"等。缪希雍《炮炙大法》[10]是第二部炮制专著，记载了400多种药物的炮制方法，并将前人的炮制方法归纳为"炮、爁、煿、炙、煨、炒、煅、炼、制、度、飞、伏、镑、摋、晒、曝、露"17种，称为"雷公炮制十七法"。所载各药炮制方法，在继承的基础上有所改进和补充，内容简明扼要，实用性强，是中药炮制的重要参考书籍。

清代基本上沿用明代的炮制方法，张仲岩《修事指南》为第三部炮制专著，收载232种药物，较为系统地记载了各种炮制方法，并在炮制理论方面有所增补，如"吴茱萸汁制抑苦寒而扶胃气，猪胆汁制泻胆火而达木郁，牛胆汁制去燥烈而清润，秋石制抑阳而养阴，枸杞汤制抑阴而养阳……炙者取中和之性，炒者取芳香之性"等。此外，炭药的炮制与应用，在清代有较大的发展，如赵学敏《本草纲目拾遗》明确提出"炒炭存性"的主张，并记载了一定数量的炭药。

现代中药炮制经验基本沿用明清时期的理论和方法，由于遵循不同，经验不同，各地方法不甚统一。在继承方面，各地对散在本地区的具有悠久历史的炮制经验进行了整理，制定出了各省、市、自治区的中药饮片炮制规范，作为地方法规在各自的辖区内执行。同时《中华人民共和国药典》也收载了炮制内容，制定了"中药炮制通则"。国家相继出版了一些炮制专著，如《中药炮制经验介绍》《中药炮制经验集成》《中药饮片炮制述要》《历代中药炮制法汇典》等。教育方面，全国各中医药院校中药专业开设了《中药炮制学》[11]课程，为继承和发扬中药炮制奠定了基础。科研方面,建立了炮制研究机构,对中药炮制前后的化学成分及药理作用的变化进行了研究。"七五"期间对何首乌等20种饮片进行了系统研究,"八五"期间草乌等20种饮片被列为国家研究课题,"十五""十一五"期间国家连续资助,取得了不少成果。2006年"中药炮制技术"被列入国家首批非物质文化遗产名录。生产方面,各地先后建立和改造了不同规模的中药饮片炮制厂,依据国家药典和地方规范进行饮片的切制和炮制,使药品质量逐渐提高,生产规模不断扩大。目前,中药炮制正向着工业化、产业化方向加速发展。

二、中药炮制与临床疗效之间的关系

中医非常重视人体本身的统一性、完整性及其与自然界的相互关系,同时也很注意病人的个体差异。辨证论治是中医的工作法则,治疗原则、遣方用药都必须遵循这个法则而做出正确决定,但中药的性能和作用不能完全适合临床治疗的要求,这就需要通过炮制来调整药性,以适应辨证施治、灵活用药的需求。因此,临床使用中药都是以炮制后的饮片配方,中药炮制是中医临床用药的特色,是提高疗效的重要环节[12]。

由于中药成分复杂,常常一药多效,而中医治病是要根据病情有所选择,所以通过炮制,就可以对药物原有的性能加以取舍,权衡损益,使某些作用突出,某些作用减弱,充分发挥药物的治疗作用,避免不利因素,力求符合疾病的治疗要求。古代医药不分,许多医家既有丰富的临床经验,又对药物有深入的研究,临床应用中药时非常注意观察药物的不同处理方法对疗效的影响。如明代《医学入门》阐述栀子不同药用部位曰:"用仁去心胸热,用皮去肌表热,寻常生用";清代《本草便读》阐述栀子不同炮制方法云"炒焦入血,炒黑则能清血分郁热。"这些都是中医长期临床用药经验的总结。宋代《太平圣惠方》记载:"炮制失其体性,筛罗粗恶,分剂差殊,虽有疗疾之名,永无必愈之效,是以医者必须殷勤注意。"明代《本草蒙筌》谓:"凡药制造,贵在适中,不及则功效难求,太过则气味反失。"清代《修事指南》指出"炮制不明,药性不确,则汤方无准而病症不验也。"说明中药炮制与临床疗效之间有着密切关系。

(一)净制与临床疗效

由于原生药材常常混有一些杂质或非药用部位,或各个部位作用不同,若一并入药,则难以达到治疗目的,甚至造成医疗事故。因此净制直接关系到饮片的质量和临床疗效的优劣。《中华人民共和国药典》炮制通则亦将净制列为三大炮制方法之一。例如麻黄,茎具有发汗作用,属解表药;根具有止汗作用,属收涩药;入药时必须茎、根分离净制。有的原药材中还可能混有外形相似的其他有毒药物,如八角茴香中混入莽草、黄芪中混入狼毒、天花粉中混入王瓜根等,这些异物若不拣出,会导致中毒,甚至死亡[13]。

(二)加工切制与临床疗效

药材切制的目的是为了提高煎煮的质量,或者利于进一步炮制和调配。药材切制前需经过润泡等软化操作,使软硬适度,便于切制。药材软化过程中,控制水处理的时间和吸水量至关重要。若浸泡时间过长,吸水量过多,则药材中的成分大量流失,降低疗效,并给饮片干燥带来不利影响。若饮片厚度相差太大,在煎煮过程中会明显影响煎煮效果,出现易溶、难溶、先溶、后溶等问题,浸出物将会取气失味或取味失气,达不到气味相得的要求。如调和营卫的桂枝汤,方中桂枝以气胜,白芍以味胜。若白芍切厚片,则煎煮时间不好控制。煎煮时间短,虽能全桂枝之气(性),却失白芍之味;若煎煮时间长,虽能取白芍之味,却失桂枝之气。方中桂枝和白芍为主药,均切薄片,煎煮适当时间,即可达到气味共存的目的。同时,饮片干燥亦很重要,切制后的饮片因含水量高,若不及时干燥,就会霉烂变质。干燥方法和干燥温度不当,也会造成有效成分损失,特别是挥发性成分或对日光很敏感的部分,若采用高温干燥或曝晒,疗效会明显降低[14]。

(三)干热炮制与临床疗效

干热炮制主要是用火加热,是中药最早、最重要的炮制法,对药效有明显的影响。其中以炒制和煅制应用最为广泛。

药物炒制,虽然方法简便,但在提高药效、抑制偏性方面作用较大,能从多种途径改变药效。许多中药经过炒制,可以产生不同程度的焦香气,收到健脾开胃的作用,如炒麦芽、炒谷芽等。白术生品虽能补脾益气,但其性壅滞,服后易致腹胀,炒焦后则无壅滞之弊,并能健脾开胃。种子和细小果实类药材炒后不但有香气,而且有利于溶媒渗入药材内部,提高煎出效果,如炒决明子、炒王不留行等。作用较猛的药物炒后还可缓和峻烈之性,如炒牵牛子。苦寒药物易伤脾阳,炒后可缓和其苦寒之性,趋利避害,如炒栀子。有不良气味的药物炒后还可矫臭矫味,利于服用,如炒九香虫。干姜和炮姜仅就温中散寒的作用而言,干姜性燥,作用较猛,力速,适于脾胃寒邪偏盛或夹湿邪者;炮姜则作用缓和持久,适于脾胃虚寒之证。药物炒炭后还有止血作用,如荆芥生用发汗解表,炒炭则能止血。由此可见,炒法能从不同途径改变药效,以满足临床用药的不同要求[15]。

煅制常用于处理矿物药、动物甲壳及化石类药材,或者需要制炭的植物药。矿物药或动物甲壳类药物,煅后不但能使质地酥脆,有利于粉碎和煎煮,而且作用也会发生变化。如白矾本身有收敛作用,煅后失去结晶水,其燥湿、收敛作用更强。生石膏清热泻火、除烦止渴,供内服;煅石膏收湿敛疮,仅供外用,不做内服。所以石膏火煅后功效与临床应用发生了根本变化。又如龙骨、牡蛎生用平肝潜阳、重镇安神,煅用收敛固涩。发为血之余,通常不入药,但煅制成血余炭后则有良好的止血作用。此外,煨制、干馏等法对疗效也有明显的影响,如木香生品长于行气止痛,煨后则专于止泻。

(四)湿热炮制与临床疗效

湿热炮制为水火共制的一类炮制方法,常用的有蒸法、煮法、焯法及提净法。蒸法、煮法古代文献记载较多,应用较为普遍。如《新修本草》谓胡麻子"九蒸九曝熬捣饵之……蒸不熟令人发落",指出蒸制的程度非常重要,是药物显示治疗作用或出现不良反应的关键。《食疗本草》谓大枣"蒸者食,补胃肠。"煮法古代单煮者少,多加辅料。如《本草新编》有"寒水(石)制硫黄,非制其热,制其毒也。去毒则硫黄性纯,但有功而无过,可用之而得宜也。"湿热法炮制药物的特点是温度比较恒定,受热均匀,加热时间、用水量可根据需要灵活掌握。工作中应根据实际情况掌握火候,避免火候"不及"或"太过"而影响药物疗效。

(五)辅料炮制与临床疗效

中药经辅料炮制后,可借助辅料发挥协同、调节作用,在性味、归经、功效、作用趋向和毒性反应方面都会发生某些变化,使固有性能有所损益,从而最大限度地发挥疗效,以适应临床需要。如活血药,酒制能使其活血功效增强而作用迅速,适用于瘀阻脉络、肿痛较剧,或时间较短而需迅速消散者;醋制能使其止痛功效增强而作用缓和持久,适用于血脉瘀滞引起的出血证,如醋五灵脂;或积聚日久,实中夹虚,需缓治者,如醋大黄。苦寒药通常气薄味厚,通过酒制,利用酒的辛热行散之性,既可避免苦寒伤脾胃,又能使其寒而不滞,更好地发挥清热泻火作用。滋腻药物一般气薄味厚,易影响脾胃的运化,酒制能宣行药势,减弱黏滞之性,使其滋而不腻,更易发挥药力。补肾药通常盐炙,以盐制是味的扶助,使气厚之药得到味的配合,达到"气味相扶"的目的,增强其补肾作用,如盐水炙补骨脂。姜制药物可增强其化痰止呕的作用,如姜半夏、姜竹茹等。蜜制能增强化痰止咳平喘药的作用,如紫菀生用虽然化痰作用较强,但能泻肺气,故只适于肺气壅闭,痰多咳嗽者;若肺气虚的病人服用,则有小便失禁之虑,而用甘温益气的蜜炼制后,既能增强润肺止咳之功,又能避免尿失禁的不良反应。药汁制可发挥辅料与主药的综合疗效,如吴茱萸辛热,以气胜,黄连苦寒,以味胜,用吴茱萸制黄连,一冷一热,阴阳相济,无偏胜之害,故萸黄连长于泻肝火以和胃气。

总之,中药通过炮制,可以从多种途径满足临床辨证施治的需要,提高药物的生物利用度,从而提高临床疗效。但中药炮制后提高疗效的机制非常复杂,必须将现代科学与传统中医药理论结合起来加以研究,才能探索出中药炮制趋利避害、减毒增效的机制。

三、传统中药炮制理论的现代验证

中药传统炮制理论是在实践中逐渐产生而形成的,虽然其早已被中医临床所验证,但缺乏现代科学内涵的阐明。因此,利用现代科学技术和方法,进行中药炮制理论内涵的验证十分必要。

(一)引药归经

归经是药物对人体脏腑经络具有特殊选择性作用的性能,是中医临床用药必须遵循的原则之一。中药一药多效,可同时归几经,通过某种辅料炮制,可以改变或增强药物的归经,使其作用更加专一,用药目的更加明确,提高治疗的选择性、针对性和准确性。

炮制对药物归经的影响,是经千百年临床实践、归纳总结出的一套行之有效的用药方法,但对归经理论的解释仅限于五味归五脏的中医传统理论,缺乏令人信服的药物物质基础和作用原理的解释。

目前,多以炙法对药物归经的影响为切入点,坚持以中医药理论为指导,选择具有代表性的药物和辅料,研究炮制对中药归经及药效影响的机制。如益智仁归脾、肾经,即生品主归脾经,长于温脾摄唾;盐炙后主归肾经,长于温肾缩尿。知母归肺、胃、肾经,即生品主归肺、胃经,长于清热泻火、生津润燥;盐炙后主入肾经,引药下行,增强滋阴降火的作用。以药物和辅料的炮制作用为研究切入点,通过"中药炮制—归经理论—器官功能—化学成分—药代动力学—受体学说"的综合研究模式,对炮制技术与药物归经的影响进行系统研究,以期阐明炮制对归经的科学内涵,从而验证"引药归经"的炮制理论[15]。

(二)生熟异治

中药生熟概念最早见于《神农本草经》"阴乾曝乾,采造时月,生熟,土地所生,真伪陈新,并各有法。"《金匮玉函经》也提出"有须烧炼炮炙,生熟有定。"明代傅仁宇《审视瑶函》载有"药之生熟,补泻在焉",逐渐形成了中药生熟理论。

1. 对"生清熟补"理论的验证   以地黄为例,生品甘寒,能清热凉血、养阴生津;炮制后的熟地黄甘温,能滋阴补血、填精益髓。经过炮制,其性由寒变温,其效由清变补,这些理论早已被"入腹则知性"的临床实践所证实，但如何科学地解释其机制，现代主要从化学成分、药效学等方面进行了研究。

（1）化学成分：①梓醇含量测定：梓醇为地黄的主要有效成分，是环烯醚萜单糖苷，具有降血糖、利尿和缓泻作用，熟地黄变黑可能与梓醇分解与糖发生聚合有关。梓醇在鲜地黄、生地黄、熟地黄中的含量有明显差异，鲜地黄最高（5.33%）、生地黄次之（0.61%）、熟地黄最低（酒制品为0.203%，水制品为0.182%）。②5-羟甲基糠醛含量（5-HMF）测定：结果表明，地黄加工炮制成熟地黄后5-HMF的含量增加20倍左右，因此，5-HMF的含量可作为地黄炮制的质量标准。③糖类含量测定：结果表明，多糖含量生地黄为16.59%，熟地黄为3.33%；单糖含量熟地黄煎液较生地黄煎液高出2倍以上，说明在炮制过程中，部分多糖转化为单糖，增加了甜度，从而解释了"味甘如怡"的原因。④氨基酸含量测定：通过对地黄及其炮制品中水溶性游离氨基酸比较，发现熟地黄中氨基酸含量最低，主要是由于糖类生成的果糖或5-HMF与氨基酸类反应形成蛋白黑素之故，从而解释了"色黑如漆"的原因。中药化学成分众多，通过选择几种生理活性比较明确的成分进行炮制前后含量测定，可以说明其物质基础的变化[16]。

（2）药理作用：①抗血栓作用：通过对血管内血栓形成综合征作用的比较，表明生地黄长于清热凉血，熟地黄长于补血。②滋阴补肾作用：熟地黄水煎剂灌服能使甲亢型阴虚大鼠的体重减轻得以缓解，24小时饮水量及尿量明显减少，血浆T_3、T_4浓度水平明显改善，血浆醛固酮水平明显升高，证明其有较强的滋阴作用。熟地黄水煎剂给小鼠灌服，可明显增强血清中谷胱甘肽过氧化物酶的活性，降低过氧化脂质含量，使血中超氧化物歧化酶活性升高，表明其有补肾抗衰老作用。由此对地黄"生清熟补"的炮制理论进行了验证[17]。

2. 对"生泻熟补"理论的验证　通过对何首乌化学成分、药理作用的研究而印证。何首乌经过炮制，所含总蒽醌和总结合蒽醌逐渐下降，阐明了制首乌泻下作用减弱的原因。通过对去肾上腺饥饿小鼠肝糖原积累的实验证明：生首乌不能使肝糖原升高，而制首乌组的肝糖原含量较对照组升高6倍，由此推断制首乌通过增加肝糖原的含量起到补肝肾作用[18]。

（三）相反为制

"相反为制"的传统制药理论是清代医家徐灵胎在《医学源流论》中首先提出的，是指用药性相对立的辅料来炮制中药，以制其偏性或改变其药性。如用辛热的酒炮制苦寒的大黄，能缓其苦寒之性。这是千百年来临床实践所总结出的行之有效的炮制方法。

1. 对"以热制寒"理论的验证　以吴茱萸制黄连为例。黄连苦寒，吴茱萸辛热，利用吴茱萸热性制黄连的寒性，使黄连寒而不滞，以清气分湿热，散肝胆郁火为主。采用生物热动力学方法研究吴茱萸炮制黄连前后微量热学的变化。通过大肠杆菌制备生长热谱曲线，确定生长速率常数、细菌生长抑制率及半抑制率浓度等方法，可以看到生黄连和萸黄连对大肠杆菌的抑制率不同，用吴茱萸炮制黄连后大肠杆菌的指数生长期生长速率常数降低幅度大，传代时间延长多，产热量较多[19]。

2. 对"以寒制热"理论的验证　以胆汁制天南星为例。天南星辛苦温燥，经苦寒的胆汁炮制后为胆南星，药性由温燥转为寒凉，燥烈之性亦趋于缓和，功效由原来温化寒痰转为清化热痰，息风定惊，治疗热痰咳喘、急惊风等。胆汁酸具有镇静、安神、调节心血管系统的作用，胆汁酸炮制天南星后，能显著增强戊巴比妥钠的催眠作用，与临床胆南星息风止痉功效相吻合[20]。

四、思考与建议

中药炮制是我国历代中医药学家经过几千年临床实践总结药物炮制前后功效的改变，以及在不同处方中发挥不同治疗作用而逐渐形成的一种知识体系，是根据大量人体临床实践经验得出的，有着深厚的内涵。随着现代科技的发展和多学科的交叉与渗透，中药炮制与临床疗效的关系研究取得了一定成效。如槐花炒炭止血的作用在于鞣质含量的变化，益智仁盐炙入肾缩尿的机制在于增加血浆抗利尿激素的分泌和抑制膀胱平滑肌的活动，川乌的解毒原理系双酯型乌头碱水解成氨基醇类乌头原碱等。但是，如何继承传统的炮制精髓，开展炮制品的临床应用研究，科学制定炮制品的标准，促进中药炮制事业的发展，还有许多亟待解决的问题。

（一）重视炮制历史文献的挖掘整理，密切中医临床与中药炮制的联系

中药炮制经验丰富，文献浩繁，应加强历史文献的整理、分析与研究，取其精华去其糟粕，使研究工作少走弯路。由于历史原因，对中药炮制品的药性、药效研究长期落后于临床实践，在历代医药书籍中，描述炮制实际应用的多，说明药性、药效特点的少。近代中药基础研究中，也多侧重生品性能、有效成分等的整理研究，缺乏炮制对药性、药效、成分的影响，以致大多数炮制品只能笼统地、抽象地说明炮制作用，尚不能从中药传统理论上具体说明其功效特长。古代医家，多有采药、制药的实际经验，中药的新陈、炮制方法及火候等对疗效的影响，可以随时观察、体验和总结，这不仅提高了临床医疗，也促进了炮制学科的发展。现在医药关系严重脱节，从医者无制药的实践，从药者观察不到药物的临床疗效，存在着医不知药情、药不明医理的情况。学科分化越来越细，虽促进了医药知识的深化，但却在一定程度上加大了医药间的不协调。因此，在中药炮制研究中，应将传统中医理论与现代科学技术相结合，阐明传统炮制方法的现代科学内涵，建立有效的现代中药炮制研究体系。加强中医临床药学研究，中药师参与中医医疗实践，及时为临床医生提供药品质量、炮制规格、制剂形式、不良反应等方面的信息，在高层次上促使医药结合，更好地发挥中医药的整体优势。

（二）建立炮制辅料质量标准，规范炮制操作工艺流程，确保饮片质量

炮制用辅料对饮片药效的影响很大，炮制辅料必须达到药用标准，才能确保饮片的质量。目前还没有统一的炮制辅料药用标准，辅料来源无法控制，造成饮片质量差异较大。个别企业为了追求经济利益，炮制中有用红糖替代蜂蜜的、用工业盐替代食盐的。需砂炒者，一堆砂子堆放几年，反复使用；需麸炒者，麸皮存放发霉或生虫还继续使用。用药生制不分，当炒不炒，当炙不炙，以生代熟现象严重。如种子类药材，古有"逢子必炒"之说，牛蒡子、白芥子、莱菔子等都需要清炒才能入药，一是利于有效成分的煎出，二是缓和药性；枳实、枳壳生用辛燥峻烈，麸炒可缓和其燥性，但有些药店或医院却只有生品代用。为了降低加工成本，省时省力，炮制过程不按标准进行，甚至出现造假现象。如天麻规定用蒸炙，为图方便改用煮法；杜仲炭要求砂烫至表面焦黑，内胶丝易断时出锅，喷洒盐水，成品表面焦黑光亮并有白色斑点，一般炮制后比生品损耗三成左右，而一些商贩为减少损耗，在生杜仲表面裹上一层黑灰，搓去黑灰，内部完全是生品。此外，还存在炮制不按工艺流程操作等现象，如炙法，使用酒、醋、蜜、盐水、姜汁等液体辅料，应首先浸润闷透后再炒干，但实际应用中常见搅拌后即炒，药物还未吸收即受热挥发等现象，无法保证药效。因此，急需规范、完善、统一中药饮片炮制标准，严格遵循中药炮制工艺流程操作，建立炮制辅料质量标准，以确保中药饮片质量。

古人云："炮制虽繁必不敢省人工,品味虽贵必不敢减物力。"中药炮制是一门制作工艺十分复杂且要求严格的制药技术,关系到中药饮片的质量和中医临床疗效,必须严格按照国家或省级标准进行。

(三)加强脱硫技术研究,从根本上解决药物储存和加工中存在的实际问题

硫黄常用于中药材的加工和保存,硫熏是中药材产地加工的常用方法。硫黄加热产生二氧化硫,二氧化硫具有漂白、杀菌、消毒、干燥和防虫等作用,但由于二氧化硫的毒性属性,不仅对药物产生污染,而且能破坏药物的内部结构,降低药物有效成分的含量,从而导致治疗效果降低。有报道白芷硫熏后香豆素的含量急剧减少,大大降低了药物本身的疗效[21]。此外,硫黄中所含铅、砷、铊等有毒元素会影响人体造血功能,损害神经系统,长时间接触经硫熏的中药材,对人体胃肠道黏膜刺激较大,甚至损害肝肾功能。虽然国家已经严格控制硫熏法,但在实际应用中,有不法商贩用硫熏法美化中药材,而且有些药物必须进行硫熏才能保存。因此,急需对中药硫熏法的原理进行研究,加强脱硫技术的研发,降低二氧化硫对人体的伤害,同时还应积极寻找替代品,这样才能杜绝硫熏对药物的影响,真正从根本上解决药物储存和加工中存在的问题。

(四)建立中药炮制基地,加快炮制人才培养

目前,炮制专业人才严重匮乏,传统的炮制技术已近失传,炮制品种逐步萎缩,中药炮制人才的质量欠佳和数量不足,严重影响着中药炮制和炮制品的发展,因此,培养一批能够传承传统炮制工艺的中药炮制人才至关重要。应充分发挥高等中医院校的教育优势,重视中药炮制学课程的设置,努力创新教学模式,培养中药炮制从业人员的实践操作能力和业务技术水平,积极收集整理老药工的炮制经验,建立中药炮制基地,主办各类中药炮制技术培训班,加快炮制人才的培养。

(五)完善管理体制

目前中药市场存在管理体制不完善,法规建设与监督机制不健全,管理渠道不通畅等诸多问题,饮片质量与价格体制、政策待遇与生产实际、技术改造与生产需要等矛盾长期存在,影响和制约着中药炮制的发展。长期以来,只有中药材分等级价格,饮片零售价不分等级为统一价格,这势必造成优质不优价,质量越好越没有经济效益。此外,许多药材由药农自己加工,到市场销售,劣质药材、饮片不能被有效地监管,导致中药饮片的生产经营只求数量不求质量,是饮片质量下降的重要原因之一[22]。因此,完善管理体制,加大监管力度势在必行。

综上所述,中药炮制是一门涉及面比较广泛的学科,随着相关学科新技术、新成果的不断涌现,经化学、药理等实验方法所研究的中药炮制结果,在各项研究指标比较成熟的条件下,最终都将以临床疗效观察作为验证手段。中药炮制是中医临床用药的特色,研究中药炮制不能脱离中医临床,只有将中医药传统理论与现代科学技术相结合,才能真正做到既有中药现代化、又不失中医药本身特色的中药炮制。

参 考 文 献

[1] 国家中医药管理局. 中华本草[M]. 上海:上海科学技术出版社,1998.

[2] 清·孙星衍. 神农本草经[M]. 孙冯翼,重辑. 北京:人民卫生出版社,1963.

[3] 汉·张仲景. 金匮玉函经[M]. 北京:人民卫生出版社,2013.

[4] 雷公炮炙论[M]. 尚志钧,辑校. 合肥:安徽科学技术出版社,1991.

[5] 陶弘景.本草经集注[M].上海:群联出版社,1955.

[6] 宋·太平惠民和剂局.太平惠民和剂局方[M].北京:人民卫生出版社,2007.

[7] 葛可久.十药神书[M].北京:人民卫生出版社,1956.

[8] 明·陈嘉谟.本草蒙筌[M].北京:人民卫生出版社,1988.

[9] 李时珍.本草纲目(点校本)(江西本)[M].北京:人民卫生出版社,1993.

[10] 明·缪希雍.炮炙大法[M].北京:中国医药科技出版社,2012.

[11] 龚千锋.中药炮制学[M].北京:中国中医药出版社,2007.

[12] 胡昌江.临床中药炮制学[M].北京:人民卫生出版社,2008.

[13] 单镇,杨宝龙.中药炮制与临床疗效(待续)[J].山西中医,2004,20(5):53-54.

[14] 逯尚远,于树玲,刘书坤,等.浅谈中药炮制的临床疗效及作用与目的[J].时珍国医国药,2007,18(1):217-218.

[15] 周远征,贾天柱,林桂梅.炮制对中药药性影响的研究进展[J].中国药房,2013,24(19):1822-1824.

[16] 刘美丽,白玫,白荣枝,等.地黄的炮制研究—Ⅰ.熟地黄中5-羟甲基糠醛的提取分离及含量测定[J].中草药,1995,26(1):13-14.

[17] 刘卫欣,卢充伟,杜海涛,等.地黄及其活性成分药理作用研究进展[J].国际药学研究杂志,2009,36(4):277-280.

[18] 谭鹏,李飞.炮制对何首乌化学成分和药理作用影响的研究综述[C].中华中医药学会中药炮制分会2008年学术研讨会论文集,2008:162-166.

[19] 周韶华,肖小河,赵艳玲,等.中药四性的生物热动力学研究——左金丸与反左金寒热药性的微量热学比较[J].中国中医杂志,2004,29(12):1183-1185.

[20] 白宗利,任玉珍,陈彦琳,等.胆南星的研究进展[J].中国现代中药,2010,12(4):15.

[21] 李宏宇,戴跃进,谢成科.中药白芷硫熏前后香豆素成分含量比较[J].中国中药杂志,1991,16(1):27.

[22] 陈亚艺.中药炮制研究存在的问题与解决对策[J].海峡药学,2002,14(1):101.

第五节 中药的贮藏与疗效的关系

中药(包括中药材、中药饮片、中成药)是中医治疗疾病的物质基础,中药贮藏学是中药学的重要组成部分。千百年来,历代医药学家十分重视中药的贮藏,不断进行研究和探索,积累了丰富的经验,总结出许多非常实用的贮藏技术和知识。中药贮藏技术的发展,为保证中药材质量、确保中药疗效发挥了重要作用。

我国幅员辽阔,生态差异较大,中药资源蕴藏丰富,品种繁多,产地遍及全国,各种中药材采集时间千差万别,产量也受到自然气候、地域的影响。有的中药材的生产地域特色明显;有的中药材生产受季节性限制较大;而且中药来源很复杂,有植物、动物和矿物,入药部位也多种多样;有的直接以原药材应用,有的需加工成饮片使用,有的需制成成药应用;有的品种市场需求量较多,有的品种市场需求量较少,有的品种需求量则时高时低,供求极不稳定。基于以上情况,中药在产、销、制、用过程中就会产生一定的时差,需要一定的存放周期。在存放过程中,由于中药化学成分复杂,品种性状不同,性质有别,性能迥异,在环境发生变化或在外界因素影响的条件下,就会发生各种变化,导致中药颜色、质地、重量、气味等的改变,最终导致成分增减,性质变异,从而导致性能的异常,影响到中药的疗效。如果储存不当,保养失妥,不仅关乎疗效,服用之后还会产生不良反应,危害健康,严重的还可能危及生命。因此,做好中药的贮藏工作,是维持中药质量、保证临床疗效、确保用药安全的重要举措,也是中药在形成疗效之前不可或缺的操作环节。

一、历史沿革

在中医药发展的早期,用药规模较小,特别在民间,常常是在疾病需要治疗的情况下才去采集相应的药物。用药时往往经过简单的纯净处理和干燥处理后,随即以鲜品使用。中药鲜用有悠久的历史,神农尝百草即是上古时期人们使用生鲜药材的鲜明写照,在后来的临床实践中,使用新鲜药材也成为一种历史传统,直到现在人们也有使用鲜药的实践行为,并日益受到人们的重视。应用鲜药具有简、便、廉、验的特点,在民间有广阔的市场和使用价值,并且可行性较强。但是,鲜药的应用也存在许多问题,首先鲜药水分含量较大,易致药材变质,不利于保存;其次由于使用周期较短,不利于流通,难以形成广大的市场,不便社会化应用;再者鲜药属纯天然生态药材,其加工处理靠低端技术即可,很难提升其商品价值。因此,使用鲜药有较大的局限性。在主要以鲜品入药的时代,一般不考虑中药的贮藏问题,基本没有中药贮藏的实践活动,也无从形成中药贮藏的经验和知识。因此,在早期的著作中有关中药贮藏的文献资料十分有限。

有关中药贮藏的知识最早可以追溯到《神农本草经》,在其序例中曰:"土地所出,真伪陈新,并各有法。"这些原则性的论述虽未阐述中药贮藏的具体经验和方法,但足以说明在当时人们已认识到药物功效与药物的贮藏时间有关,开始关注中药疗效与是否贮藏之间的差异性,积极观察药材经过贮藏之后变为陈药而产生的药性与功效的变化。

随着用药规模的不断扩大和使药物更加适合临床的需要,人们逐步重视中药干燥品、饮片、炮制品和中成药的使用。这些制品需要在特定条件下进行贮藏,才能持续地应用。在贮藏过程中,药物发生了变异现象,对这些变异现象的逐步了解和认识,就逐渐产生了相应的处理方法。这样就促进了贮藏实践的发展,贮藏的经验也越来越多。特别是炮制技术的进步和炮制方法的不断丰富,为中药贮藏提供了越来越多的工艺和技术的支持。中药贮藏也逐步走上了不断探索的道路。至梁代,陶弘景撰《本草经集注》,对《神农本草经》以后药学的发展做了较为全面的总结,明确指出了药物产地、采制方法、贮藏时间等与疗效的关系,特别指出"凡狼毒、枳实、橘皮、半夏、麻黄、吴茱萸皆须陈久者良,其余须精新也",这是有关"六陈"这一提法的最早雏议。当时人们从经验上认为这六种药物需陈储后应用。关于陈储的原因,不置可否。唐代《新修本草》狼毒条下记载:"与麻黄、橘皮、半夏、吴茱萸、枳实为六陈也。"这是"六陈"这一概念的最早记载。后来,为了强调六陈的重要性,突出学医者的关注度,有医家将其编成了便于记忆的"六陈歌",其中最为著名的有:金·李东垣《珍珠囊指掌补遗药性赋》曰:"枳壳陈皮半夏齐,麻黄狼毒及吴萸,六般之药宜陈久,入药方知奏效齐";金·张从正的《儒门事亲》谓:"药有六陈,陈久为良,狼茱半橘、枳实麻黄";《医方类聚》谓:"枳实麻黄并半夏,橘皮狼毒及吴萸,真辞经岁空陈滞,入用逢知效自殊。"从现代研究看,半夏经陈放和炮制后,毒性降低;吴茱萸洗泡,可去毒;而对于陈皮、枳实、麻黄等含有较多挥发油成分的药物,或许古人从经验上认识到,其辛温行散,极易耗气伤正,故采用陈放的办法使其辛散之性即刺激性明显下降[1]。

　　唐代孙思邈《备急千金要方》中还有记载："凡药皆不欲数数曝晒,多见光日,气力即薄,宜熟知之。诸药未即用者,候天大晴明时,于烈日中曝之,令大干,以瓦器贮之,泥头密封,须用开取,急封之勿令中风湿之气,虽经年亦如新也。其丸散,用瓷器贮,密蜡封之,勿令泄气,则30年不坏,诸杏仁及子等药,瓦器贮之,则鼠不能得之。凡贮药法,皆须去地三四尺,则土湿之气不中也。"从中可以看出,在唐代对中药的贮藏已有深刻的认识,并积累了丰富的药物贮藏经验。认为凡药均须干燥后贮藏,但不能多晒、久晒,以防药力散失;并强调了储具的重要性,主张用化学性质稳定的陶器、瓷器等贮藏药物。现在看来这些器具隔热性好,能保证药物贮藏环境相对恒温,并能防止药物成分挥发、水分渗透及外界细菌的侵害;并将蜡封这一极具优点的密封技术运用到药物的贮藏工艺中,这些均显示了唐人极大的智慧,促进了贮藏技术的进步。

　　两宋时期,随着国家药局的建立,推动了中成药的大量生产和流通,为保证中成药的质量和疗效,官方制定了中成药的生产标准,在炮制方法、质量检验、制备工艺和生产技术等方面都取得了前所未有的成就,《太平惠民和剂局方》就是宋代中成药的处方集和成药典。由于中成药的使用和流通需要一定的时间周期,其贮藏问题就面临新的挑战,于是在这一时期产生了一些新的贮藏方法。例如,在制备丸剂中使用甘草膏、阿魏膏、猪胆、猪胰等作炼合剂,目的就是为了使成药保持药性;使用金箔衣、银箔衣、青黛衣、朱砂衣等多种丸药的挂衣剂,目的是为了防止虫蛀、腐烂、变质,以确保药性。可见,在宋代关于中药的贮藏也有新的成果。

　　明代陈嘉谟编著《本草蒙筌》,该书妙论药物,功用精当,多有发明,在药物贮藏方面的论述也尤为详尽,深得后人推崇。其中记载:"凡药贮藏,宜常提防。倘阴干、曝干、烘干未尽去湿,则蛀蚀、霉垢、朽烂不免为殃。当春夏多雨水浸淫,临夜晚或鼠虫吃耗。心力弗惮,岁月堪延。见雨久着火频烘,遇晴明向日旋曝。粗糙悬架上,细腻贮坛中。人参须和细辛,冰片必同灯草。麝香宜蛇皮裹,硼砂共绿豆收。生姜择老砂藏,山药候干灰窖。沉香、真檀香甚烈,包纸须重;茧水、腊雪水至灵,埋阴宜久。类推隅反,不在悉陈。"这些记载较全面地总结了明代以前有关药物贮藏的实践经验,也指出了药物贮藏不当的危害性,强调了不同品种和性质的药材应采用不同的贮藏方法,包括干燥、防虫、防蛀、防鼠、防污、防霉、防潮、密封、矫嗅、矫味以及拌藏等多种具体的贮藏经验,极大地丰富了中药贮藏的知识,为保证药材质量、确保临床疗效进行了积极的探索,为后人提供了有益的借鉴。其后,李时珍著《本草纲目》,集中药研究之大成,对本草学的发展做出巨大贡献,在中药贮藏方面也有进一步的充实,为中药贮藏的发展发挥了承前启后、继往开来的重要作用。

　　清代,对药物贮藏有了进一步的认识,特别是更加重视药物新陈对临床疗效的影响。其实关于陈药,除前面所说的六陈之外,在《本草纲目》中就增加了许多陈药的应用,如:"大黄、木贼、荆芥、芫花、槐花之类,亦宜陈久,不独六陈也。"吴仪洛在《本草从新》中肯定了前人使用陈药的传统,更进一步强调了使用陈药的重要性,记载了近40种陈药。书中所谓:"用药有宜陈久者,有宜精新者。收藏高燥处,又必时常开看,不令霉蛀。如南星、半夏、麻黄、大黄、木贼、棕榈、芫花、槐花、荆芥、枳实、枳壳、橘皮、香橼、佛手柑、山茱萸、吴茱萸、燕窝、蛤蚧、沙糖、壁土、秋石、金汁、锻石、米、麦、酒、酱、醋、茶、姜、芥、艾、墨、蒸饼、诸曲、诸胶之类。皆以陈久者为佳。或取其烈性减,或取其火气脱也……余则俱宜精新。若陈腐而欠鲜明,则气味不全,服之必无效。唐·耿诗云:"朽药误新方,正谓是矣。此药品有新陈之不同,用之贵各得其宜也。"虽然强调了使用陈药的必要性，但也认为，药用新陈，不能一概而论，须根据药性和临床需要而定。现在有人对中药陈用的传统认识做了较为系统的阐述，认为药物陈用可以去药物的燥烈之性、去药物的热性、去药物的滋腻之性、去药物的腥臭之气及去药物的毒副作用[2]。

贮藏是为了更好地应用，贮藏时间之长短，贮藏方法是否得当，关系到药物质量的好坏和毒性的增减，与临床疗效具有密切的关系。中药的贮藏经验，历代均有发展，各有特色，而且代代相承，日渐富繁，给后人留下了宝贵的贮藏经验。它不仅为后世广泛采纳应用，而且给研究整理中药贮藏，提供了重要的依据。

二、贮藏对药材质量及疗效的影响

中药以生物药材（植物药、动物药）为主，矿物药相对较少。就现状而言，生物药材一般少用鲜品，多用干品。干品的质量，除了与产地、采集、炮制等有密切的关系之外，贮藏是否讲究也是决定药材品质的主要因素。贮藏不当不仅会改变药材质量，或使药材变质，甚则丧失效用，从而影响临床疗效，也是病人较为关注的问题。因此必须加强贮藏对药材质量影响的研究。结合古人的经验和现代的研究成果，在贮藏过程中影响药材质量的因素主要有以下几个方面：

1. 空气 空气中含有多种成分，其中空气中的氧和臭氧是较为活泼的物质，最容易使中药氧化变质。尤其臭氧是一种强氧化剂，它能使中药材有效成分氧化变质或气味散失，油脂酸败、变色以致失去中药材的治疗效果。空气不但可以促使中药材体内的生物氧化，而且还可为中药害虫及某些微生物（霉菌等）提供生存条件[3]，促进其滋生和繁殖，从而损害药材质量，更加严重地影响疗效。

2. 温度 温度对药物稳定性的影响至关重要，中药的虫害、霉变、走油、泛油、挥发、酸败、变质等现象的发生与贮藏温度均有密切的因果关系。一般在15~20℃的常温情况下，中药的成分较为稳定，适宜贮藏。一旦温度升高超过34℃，含脂肪油较多以及一些动物类的中药就会出现油质分解或溢出的情况；芳香类中药也会因温度升高而导致挥发油挥发速度加快；而含糖类、树脂类、胶类、干浸膏类、蜜丸类等的药物会发生软化、粘连甚至溶化的现象。如果贮藏温度降至0℃以下，鲜活类中药中含有的水分会出现结冰现象，导致药物的细胞壁或者内容物损伤，从而使得药材局部出现细胞坏死[4]。这些变化都会干扰药物发挥其正常的疗效。

3. 湿度 湿度对中药的影响是能直接引起质量的变化，几乎每种质变现象的发生都与湿度有一定的关系。如不具备一定的湿度，害虫不会滋生，霉菌不能繁殖，也不会引起泛油、变色、变味、溶解、溶化、氧化、沉淀等现象。有文献报道，通常药材中水分含量超过15%就会引起虫蛀、霉变，从而失去药用价值[5]。当贮藏环境中相对湿度超过75%以上时，中药材就会吸收空气中的水分。中药材含水量增加会导致发霉、生虫、走油、泛糖、潮解和溶化。当相对湿度低于60%时，空气干燥也会导致中药材含水量减少，因失水太多而出现干裂发脆[3]。实验表明，仓虫及霉菌在相对湿度75%以上的条件下生活，湿度愈大，仓虫及霉菌越活跃；相对湿度在75%以下时，各种霉菌无法繁殖[6]。由于螨类的最适相对湿度为75%，在干燥条件下，螨类的生长发育会受到抑制[7]。可见，湿度是导致药材变质的重要条件，但湿度往往是在与温度互相结合的条件下才能对中药的质变发生作用。

4. 日光 日光是一种可见的辐射波,蕴含大量能量,可使药材温度升高。直射日光会使药材成分发生氧化、分解、聚合等光化反应。在日光照射下,可使某些含糖、含树脂、含树胶的中药材产生熔化、粘连;可使富含油脂的药材产生酸败;可使富含色素的鲜艳药材(如花类)因色素破坏而颜色变异;可使含有挥发油的药材气味散失。日光也能杀灭霉菌,并使水分蒸发,起到防霉、防潮的作用;对微生物和仓虫也有杀伤作用,当温度达到45~50℃时,可将仓虫及虫卵杀死[8]。

5. 时间 由于历史的原因,中药材、中药饮片和中成药从未提出过保质期和有效期的概念,但是中药贮藏时间的长短对药品质量的影响应该是一个不可忽视的因素。尽管古人有"用药宜陈"的经验判断和实践应用,主要着眼于用药安全方面,大多数是针对有明显毒性、副作用及药性剧烈的药物。宜陈的想法可能是古人认为通过较长时间的贮藏可以减轻毒性、缓和药性,也有从增加疗效的角度主张用陈久者,如李时珍所谓"年久败棕入药尤妙"。至于贮藏的时间问题,古籍所载多不确定,且众说不一。有一年、两年、三年直至十余年、数十年者,也有含糊其辞的"陈年""经年""多年""年久""陈久年深""陈久""远年"等说。如《四医书》云"橘皮三年四载,麻黄亦需多年,大黄日久最堪怜,荆芥还须长远",《串雅内编》云"升丹为外科要药,不能不用,然总宜陈至五七年者方可用",《医门补要》云:"三仙丹,新者性燥……须得陈去三十年者,燥性转平,始堪入药。"由此可知,古人关于药物贮藏时间的论述,虽因药而异,但都没有准确的时间界定。现代对这方面的研究尚未得到重视,因而也有没肯定的结论。一般认为,大部分中药及其制品随着贮藏时间延长,药效呈下降趋势,因而一般不宜长时间存放。有关部分中药随着贮藏时间的延长,药效反而增强的经验论断,尚需进一步研究[9]。

三、贮藏过程中发生的变异现象

1. 虫蛀 虫蛀是指中药被仓虫啃食,出现空洞、破碎、粉末并被虫的排泄物污染的现象,是危害药材的一种常见因素。含有大量糖类、淀粉、脂肪、挥发油、蛋白质等的中药发生虫蛀的几率较大。在贮藏温度为16~35℃的环境中,空气相对湿度＞70%,中药饮片本身的含水量＞13%时,就极易发生虫蛀[10]。中药被虫蛀后,其重量减轻,有效成分损失,就会降低疗效,甚至丧失药用价值。

2. 发霉 发霉是指中药受潮后,在适宜温度条件下,霉菌在其表面或内部滋生和繁殖,使中药表面布满菌丝的现象。含有脂肪、蛋白质、糖类、胶质等中药在温度20~35℃、相对湿度75%以上或中药含水量超过15%时均有可能引起霉变[11]。严重霉变的中药霉菌毒素量大,毒性强,耐高温,如果食用可导致神经、循环、消化等系统的损害,出现心律失常、休克等病理反应,严重者可导致癌症,可见发霉的药物危害巨大。

3. 变色 变色是指中药固有色泽发生了变化或失去原来颜色。变色常常标志着药材质量的改变。变色中药主要有花类和叶类。在温度、湿度、日光和酶的作用下,药物成分会发生氧化、分解、聚合、缩合等反应,致色泽改变。如果药物贮存过久,或贮藏不当,长期暴露在空气中,就会使药物退色,在一定程度上影响药物的质量,限制药物疗效的发挥。

4. 泛油 泛油又称走油,是指中药所含的挥发油、脂肪油、糖类等成分因受热或受潮而在其表面出现油状物质和变软发黏、颜色加深、产生油败气味等的现象[12]。易产生泛油的中药主要是富含油脂、黏液质的植物药和动物类药材。泛油后的中药不仅能影响药材质量和治疗效果,而且服用泛油后的中药还常常会出现头痛、呕吐、发烧、腹痛、腹胀、腹泻等不良反应。

5. 气味散失　气味散失主要是指芳香类药物在温度、湿度的影响下,或贮存日久,致芳香成分挥发,而使气味变淡的现象。气味散失多出现于有效成分为挥发油且含量较高的药物。由于气味散失,有效成分逸失,疗效随之降低。

此外,尚有风化、潮解、升华等因素都可不同程度地改变药物的性状,使有效成分发生变化,与疗效产生一定的因果关系。由此可见,为确保疗效,要妥善贮藏药材,在贮藏药材过程中,必须最大限度地消除上述因素。

四、现代中药贮藏技术与疗效关系的应用和研究现状

中药的贮藏是一门综合性学科,是一项复杂的技术性工作。中药贮藏方法是否得当,不仅直接关系到中药质量和临床疗效,而且与社会、经济效益有密切的联系。在古代,人们就极为重视中药的贮藏,积极探索中药的贮藏方法,也积累了行之有效的贮藏经验。这些经验,简便实用,易于操作,效果明显,但工艺繁琐,效率较低,面对规模较大、存储量较多的状况,显然已不能适应。随着科学的发展,许多新技术已开始应用于中药的贮藏,收到良好的效果。因此,在目前条件下,应该采用传统与现代相结合的方法,做好中药的贮藏工作。

1. 传统贮藏法与疗效关系的应用现状

(1)清洁养护法:清洁卫生是一切防治工作的基础。只有搞好中药贮藏环境的清洁卫生工作,才能杜绝害虫的感染途径;通过恶化害虫的生活条件,破坏其生存基础,就能避免蛀虫、鼠类对中药的损坏。这是防治虫害最基本和最有效的方法。

(2)防潮养护法:传统的防潮养护一般有两种方法:一是通风防潮,即利用自然气候来调节贮藏环境的温度和湿度,通常是在晴天或室外湿度较低时开启窗户,进行通风、降温、散湿、防潮。也可通过晾晒、烘烤等方法进行防潮。现在也可通过安装换气扇来通风干燥。二是吸湿防潮,即利用自然吸湿物如生石灰、木炭等在密封不严的条件下起到吸湿、抑制霉菌和防止虫害发生的作用,达到保护药材的效果,避免损害药效。

(3)密封养护法:传统密封是指将药物放入缸、坛、罐、瓶、箱、柜、铁桶等容器中,予以封口,使之与外界的空气、温度、湿度、光线、细菌、害虫等简单隔离,从而对药物进行保护的一种方法。利用这些方法,可以减少以上因素对药物的影响,保持中药的原有质量,以期延长使用年限。在稀有、名贵的中药贮藏中,通常采用。有些药物需要避光,应使用特定不透光的容器,将药物进行密封,以防光线对药物产生影响。

(4)对抗贮藏法:也可称拌藏法,是指利用两种或两种以上药物同贮或采用一些有特殊气味或性质的物品同贮而起到抑制虫蛀、霉变等的贮藏方法。此法在传统药物贮藏中颇为常用。实践证明,对某些特殊的中药有良好的防虫、防霉、防异味、防变色的效果。

(5)硫黄熏蒸法:硫黄熏蒸作为一种传统的中药材养护方法,具有干燥、增白、防虫、防腐和防霉变等作用,在中药的加工贮藏过程中应用普遍。现已证明,硫黄熏蒸后的药材中残留的二氧化硫对神经系统、呼吸系统、心脑血管系统、消化系统等均有不同程度的损害;长期摄入二氧化硫及亚硝酸盐等,还会破坏维生素B_1,影响生长发育,出现骨髓萎缩等症状,并易患多发性神经炎等疾病;硫黄多为天然制品,含有As、Hg、铊(Ti)等杂质及其化合物,过量硫

熏后,As、Hg等元素可残留在药材中,长期服用易导致重金属在体内蓄积中毒;硫黄熏蒸后还会导致药材化学成分的变化,尤其对有效成分的含量影响较大,从而改变药物的质量,影响疗效[13]。此外,燃烧过程中,二氧化硫与水结合成亚硫酸,亚硫酸会使药物的药味变酸,因而改变药物的性能。

基于硫黄熏蒸法所产生的种种问题,近些年来,引发了人们对硫熏危害人体健康的担忧,也引起了政府相关部门的高度重视,从政策法规上已出台相关规定,加强了对中药材及中药饮片硫黄熏蒸的监督检查力度,从国家层面上已经不再提倡硫黄熏蒸作为药材的养护方法。

但是此法的存废,目前争议颇多。我国食品添加剂国家标准GB2760-2011规定,硫黄仍可以作为漂白剂,防腐剂。硫熏药材势必是一种过渡性的贮藏养护方法,在目前对部分药材还没有更好养护方法替代之前,它依然需要在很长一段时期内扮演着比较重要的角色。鉴于此,应该进一步规范硫熏工艺,控制硫熏程度,制定二氧化硫及重金属限量标准,改良检测手段,严格限制硫熏药材品种,切实保障硫熏药材的品质,保证临床用药安全。

2. 新技术贮藏法与疗效关系的研究现状

(1)气调贮藏技术:其原理就是在密封条件下,降氧充氮或降氧充二氧化碳的方法,以达到杀虫、防霉目的的一种现代技术。有研究表明,用填充二氧化碳的方法来降氧杀虫,可将害虫和虫卵全部杀灭[14],而且还可保持药物原有的气味,减少损耗[15]。有人还用充氮降氧法对药物进行气调贮藏后,解剖其纵横面,发现无一害虫幸存,内质亦无变化[16]。这说明气调贮藏技术是一种科学、简便、经济的保贮方法,并无降低疗效的风险。

(2)除氧剂封存技术:其原理是利用除氧剂与贮藏器内的氧气产生化学反应,生成一种稳定的氧化物,将氧去掉,在除氧过程中不与药材发生化学反应,从而发挥抗氧化、抑制微生物作用,达到保存药物的一种方法。研究证实,对价格较贵的饮片做除氧封存,其有效保质时间可达18个月[17]。此项技术对保存贵细药材尤为适用。

(3)干燥技术

1)微波干燥技术:微波干燥是指由微波能转变为热能使湿药物干燥的方法。其原理为使药物中的极性水分子和脂肪能不同程度地吸收微波能量,因电场时间的变化,使极性分子发生旋转、振动,致使分子间互相摩擦而生热,从而达到干燥、灭菌的目的。传统干燥是由内外部的温度差进行热传导,内部温度低于外部,干燥效果比外部差,干燥慢且不均匀,而微波干燥具有干燥速度快,干燥结果均匀,节能,易实现自动化控制和提高产品质量等优点[18],且兼具灭菌效果,其灭菌效果与被灭菌物的性质及含水量有密切关系,含水量越多,灭菌效果越好[19]。

2)远红外辐射干燥技术:其原理为电能转变为远红外线辐射出去,被受体吸收后引起内部分子振动,使物体变热,将大量水分变成气态而扩散,达到干燥灭菌的目的。有人用此法将药物烘干灭菌,可使含菌数显著降低,对有效成分的含量也无明显影响[20]。

3)太阳能集热器干燥技术:太阳能是一种巨大清洁的低密度能源,利用太阳能集热器干燥相当于温室效应,使药物在可控的条件下同时均匀受热,从而达到干燥的目的。与自然干燥相比,避免了尘土和昆虫、微生物污染及自然干燥后药物出现的杂色和阴面发黑的现象,提高了外观质量,缩短了干燥周期[21]。

4）气幕防潮技术：其原理是将气幕装在库房门上，配合自动门以防止库内干燥冷空气排出库外、库外潮热空气侵入库内，从而达到防潮的目的。实验表明，采用气幕防潮技术，即使在梅雨季节，库内相对湿度和温度也相当稳定[22]。表明气幕可阻止和减轻库外潮湿空气对库内的影响，从而起到防潮作用。

5）机械吸湿技术：其原理是利用空气除湿机吸收空气中的水分，降低贮藏环境的相对湿度，从而达到防蛀、防霉的效果。

（4）低温冷藏技术：其原理是利用机械制冷设备降温，抑制微生物和仓虫的滋生和繁殖，从而达到防蛀、防霉和保质的目的。害虫及霉菌的生命活动与温度有直接关系。降低温度至10℃以下能明显抑制其生长繁殖。因此利用冷藏技术贮藏中药既能防蛀、防霉，又不影响其品质。特别适用于受热易变质的药材。但是该法仅能抑制害虫发育繁殖，不能完全杀灭害虫。

（5）蒸汽加热技术：是指利用蒸汽杀灭细菌、霉菌及害虫的方法。虫、菌的生存和繁殖需要适宜的温度，在高温条件下，难以生存，无从繁殖。利用蒸汽加热技术灭菌杀虫是行之有效的，早已为现代科学所证明。但在高温条件下，对药物的有效成分有无影响，尚待进一步的研究。有实验研究表明蒸汽加热技术能使药材保持良好的外观，并保持有效成分的稳定性，利于使用和储藏[23]。

（6）气体灭菌技术：其原理是利用气体杀虫剂与细菌蛋白质分子中氨基、羟基、酚羟基或巯基中的活泼氢原子起加成反应，生成羟乙基衍生物，使细菌代谢受阻而产生不可逆的杀灭作用。目前常用的气体灭菌杀虫剂是环氧乙烷，其特点是具有较强的扩散性和穿透力，对各种细菌、霉菌及昆虫、虫卵均有十分理想的杀灭作用，但是有易燃、易爆的缺点。使用时，可将其与氟利昂按一定的比例配合，形成混合气体，则更加安全可靠，是值得推广的一种方法。

（7）中药挥发油熏蒸防霉技术：多种中药的挥发油具有一定程度的抑菌和灭菌效果。它能迅速地破坏霉菌结构，使霉菌孢子脱落、分解，从而起到杀灭霉菌，并抑制其繁殖的作用。实验证实，将药材与荜澄茄或丁香挥发油密封熏蒸，可使霉菌含量大为减少[24]。

（8）包装防霉技术：即无菌包装技术。先将药物灭菌，然后放进一个霉菌无法生长的环境中，保证在常温条件下，不需要任何防腐剂或冷冻设施，在规定时间内也不会发生霉变。进行这种包装时，需要三项基本条件：一是包装环境无菌，二是贮存物无菌，三是包装容器无菌。无菌包装技术在食品工业上已得到普遍应用。事实证明，防霉效果明显，将其用于中药饮片的防霉、防腐和保质，均会产生良好的效果。

（9）埃—京氏杀虫技术：其原理是将CO_2进行加压，然后迅速松压，利用动物器官对于加压后迅速松压不能耐受的特性，有效地把害虫杀死。研究结果表明，害虫的死亡率与压力、作用时间成正比关系，效果良好[25]。

（10）^{60}Co-γ射线辐射灭菌技术：^{60}Co放射出的γ射线有很强的穿透力和杀菌能力。用于中药灭菌，常用剂量为15万~100万伦琴。实验证明，对部分药材的灭菌率较高，尤适宜于花类、叶类、挥发油类药材的灭菌[26]。但是^{60}Co-γ射线辐射对人体有伤害，受管理限制，基建投资大，防护措施严，设备复杂，费用高，维护难，大范围推广应用受到一定限制。

以上新的贮藏技术，多数还处在实验或试用阶段，并没有普及。虽然对保护药物有较好的效果，但是否能损害药物的性质，妨碍疗效，尚无充分的证据，均需进一步研究。

五、思考与建议

综上所述,为了保障药材质量,保证疗效,古今均极为重视药物的贮藏,而且总结出许多贮藏经验,积累了宝贵的贮藏方法或技术,至今仍然行之有效,安全可靠,广泛运用。但是,中药贮藏是一门复杂的技术性工作,有些贮藏方法仅为经验之谈,贮藏效果有待证实;有些贮藏方法针对性不强,贮藏目标不确定;有些方法就贮藏效果而言值得肯定,但安全性受到质疑;有些技术尚处探索阶段,并未成熟,不适宜推广应用;有些技术要求严格,成本较高,操作难度较大,在实际应用中难以落实。由此可见,这些技术性因素不加以切实地研究和解决,就很难避免贮藏对药材质量的影响。另外,非技术性因素如法规、制度、管理、标准、监督、惩罚等都会对贮藏工作产生重要的影响,这些问题虽然不属于中药贮藏专业领域,但却是事关药物贮藏的关键因素,目前尚未得到足够充分的重视,严重制约着贮藏工作的良性开展。因此,必须多领域、多学科、全方位、多视角、高统筹进行综合研究,才能使得贮藏工作取得良好的效果。为此,今后我们尚需加强以下几方面的工作:

1. 严格规范中药贮藏前各环节的工作 贮藏虽然是保证药材质量的重要环节,但是它与药物的产地、采集、加工、炮制等未进入贮藏程序的一些前期工作是一个整体过程。只有做好这些前期工作,才能保障贮藏工作的顺利开展,才能提高贮藏工作的质量,使贮藏工作真正落实到保证药物质量上来。如果做不好这些前期工作,就会使贮藏工作失去意义,徒费人力、物力、财力。因此,必须把贮藏工作和这些前期工作有机结合起来,全程协调,整体操作,一体化运作。要充分考虑这些前期工作对贮藏工作的重要性,避免因此为药物贮藏带来不利影响。

2. 提高从业人员素质,规范从业人员行为 药物贮藏是一种责任行为,也是一项社会化管理工作。药品是特殊商品,关乎人民的健康生命,因此所有从事与药品贮藏有关的人员都必须自觉建立高度的社会责任感和高尚的道德情操,努力培养专业技能和不断提高专业水平。从业人员在从业过程中,必须严格执行国家、地方的有关药物贮藏的法律、法规和技术指导原则。有关单位要制定具体而相应的规章管理制度,并加强监督,严格实行定期抽检制度,使贮藏工作处于动态监管之下,给贮藏工作营造一个诚实从业的环境,为贮藏工作维持良好生态提供法律制度上的保障。

3. 加强中药分类贮藏技术的研究,开展适宜性技术的应用 由于中药品种繁多,成分各异,性质有别,在贮藏过程中会面临许多不同的问题。性质或性状相似的药物,如贮藏不当,一般会遭遇同一因素的侵害,造成相似的质和量的损伤;而不同成分和性质的药物则会受不同因素的影响,产生不同的损害结果。在目前贮藏条件下,人们往往是将性状相似或功效相近的药物集中或靠近贮藏,一般不考虑药物的成分和性质,很容易形成使用贮藏技术的不确定性和针对性,难以形成有效的贮藏效果,使药材质量不能得到充分的保障。因此,在现有已知各种药物成分和性质的基础上,把成分和性质相似的药物置于同一环境,集中贮藏,并利用特定的贮藏技术进行处理,可以达到药物贮藏质量和效益的最大化。这种按成分或性质分类进行药物贮藏的设想,一方面可以排除干扰,使某种或某几种贮藏技术得到有效的利用;另一方面,也符合分工明确,操作简便,高效可行的劳动工作原则。这种有待探索的新型分类贮藏方法应该既能增强保障药材质量的效果,又可避免工作程序的繁琐,节省劳动力,应值得进一步研究和应用。

4. 完善药物质量和卫生标准,促进中药贮藏工作的科学管理　中医药事业在党和政府的支持下,呈现一派繁荣景象,越来越受到广大人民的欢迎和信任。目前,国家又大力提倡中医药现代化和国际化,为了满足国内广大人民的需求,实现国内外医药交流的美好前景,必须进一步加强提高中药材质量的贮藏措施和技术要求。有两方面可资研究:一是须建立中药标本室。对于需求量较大的常用中药及其品种和一些具有特殊疗效的中药要制作规范标本,以此为参照,对所贮藏的药物定期进行性状上的比对,以期在感官上判断药物的贮藏质量;二是要建立药物的理化和卫生标准。在现有已知的有关药物的主要有效化学成分和含量的基础上,尽可能制定其质量标准。确定标准之后,还必须健全相应的检验手段和方法,通过定期检验,可以掌握药物质量的变化,并能确定在相应的存贮条件下药品质量与时间的变量关系。这样就可精确地观察到药物质量的状态,使贮藏药物的质量掌握在可控之中。

5. 确定药物的保质期和有效期,建立药物市场退出机制　如前所述,历史上中药材及其制品从未强调有效期与保质期,在使用中药的贮藏品时一般不论年限,只有在贮藏品的性状发生明显的异常变化时才会废弃不用。众所周知,中药的疗效很多情况下并不稳定,其中贮藏时间的长短应该是主要因素之一。药物贮藏时间的长短会不同程度地影响其品质,即便性质不发生变化,有效成分的含量也会有所逸散,造成用药量的不确定性,从而导致疗效的不稳定,干扰预期的治疗效果。确定每一个中药品种的保质期和有效期,不仅有关疗效,而且能提升中药的声誉,增强社会信任度,更重要的是能为中药产业的发展奠定科学的基础。因此,要建立中药的市场退出机制,对于超过保质期和有效期的中药,都应退出流通领域,以确保疗效的可靠性。至于每一个中药品种的保质期和有效期的长短需要认真、细致、严谨地进行基础性研究。

6. 提高中药贮藏的安全意识,避免破坏性贮藏方法的应用　在传统的贮藏经验中,许多方法和技术都是有效而安全的,值得进一步继承和发展。但是,有些方法贮藏方法和技术,如硫黄熏蒸法,现在就备受争议,原因就是很多药学工作者认为其有严重的安全隐患。有些拌藏法,由于拌藏药物之间或药物与拌藏物料之间长时间接触,拌藏药物相互作用难免使药物产生质的变化而产生有害物质,拌藏物料中的一些有害物质也会残留在药物之中而导致有害作用。因此,在选择贮藏方法和技术时,必须做安全性研究和评估。有些贮藏方法,特别是利用现代技术研发的一些贮藏方法,虽然在保证药材品质方面有积极的意义,但是否会破坏药物的有效成分和降低有效含量则需做进一步的切实研究。因此,新技术的应用要做其对药物的无害性和稳定性评价。

总之,在中药贮藏过程中,要运用多种贮藏方法,更要研究贮藏方法的适宜性及对药物质量和药效的影响,特别是要加强新技术在中药贮藏中的应用以及对药物质量和疗效影响的研究,以期在现代条件下实现优质、优效、安全的目的。

参 考 文 献

[1] 牛波,秦岩. 论中药陈用[J]. 山东中医杂志,1998,17(11): 512-513.

[2] 杭爱武. 中药陈用的传统认识[J]. 中医文献杂志,2007,(1): 10-12.

[3] 洪茂章. 中药养护科学化研究[J]. 中药研究信息,2003,5(2): 57-59.

[4] 王峰,张传栋. 浅谈影响中药贮藏与养护的因素[J]. 求医问药,2012,10(5): 580.

[5] 亨乐. 简述中药的"走油""变色"[J]. 四川中医,1997,15(1): 19.

[6] 杨荣华. 我省中药材贮藏保管与湿温度的影响[J]. 湖南中医学院学报,1996,25(3): 3-9.

[7] 蔺福记. 储藏物螨类熏蒸防治方法研究状况及进展[J]. 郑州粮食学院学报,1996,25(3): 3-9.

[8] 叶艳芬. 中药材仓虫防治及研究进展[J]. 海峡药学,2008,20(9): 168-169.

[9] 雷载权,张廷模. 中华临床中药学[M]. 北京: 人民卫生出版社. 1998: 36-37.

[10] 殷忠. 中药贮藏与养护[J]. 青岛医药卫生,2013,45(4): 278.

[11] 叶卫玲. 基础医疗机构中药养护存在的问题及对策[J]. 海峡药学,2011,23(12): 274-276.

[12] 佟盛良. 中药饮片的保管与贮藏[J]. 实用中医内科杂志,2007,21(1): 81.

[13] 刘静静,刘晓,李松林,等. 硫黄熏蒸中药材及饮片的研究现状[J]. 中草药,2010,41(8): 1403-1405.

[14] 乔庆林,李士俊,张淑琴,等. 气调法在中药储存上的应用[J]. 中药材科技,1980:(3): 38.

[15] 许彦国,李芳,姜霖. 浅谈中药贮藏新方法[J]. 时珍国医国药,1998,9(6): 587.

[16] 马盛义,陈其万,况大才,等. 气调养护中药材防治仓虫的有效氧浓度的实验报告[J]. 中药材科技,1984,(6): 29.

[17] 庄英杰,徐子诚. 除氧剂新工艺应用于中药保质[J]. 中成药研究,1984,(2): 13.

[18] 徐惠芳,黄雨威,曾敏. 微波干燥灭菌在中药生产领域中的应用[J]. 中国医药导报,2015: 12(15): 50-53.

[19] 吕伟,徐莉. 新技术在中药贮藏保管中的应用[J]. 中医药临床杂志,2005,17(6): 610.

[20] 王彪. 浸润和炒炙对中药质量的影响. 中成药研究[J],1981,(8): 21.

[21] 肉孜·阿木提,刘嫣红,佐藤祯稔,等. 太阳能集热器型干燥系统干燥山药下脚料的研究[J]. 新疆农业科学,2011,48(1): 123-127.

[22] 任冠桦. 中药饮片的质量与储存管理[J]. 海峡药学,2008: 20(7): 174.

[23] 袁晓,袁萍,尤敏,等. RP-HPLC法测定不同方法加工天麻中天麻素含量[J]. 曲阜师范大学学报,2004,30(3): 79-80.

[24] 吴淑荣. 荜澄茄、丁香挥发油防治中药材霉变的初步探讨[J]. 中成药研究,1982,(10): 14.

[25] 蔡亲福. 杀灭药材中害虫的新方法[J]. 中成药研究,1986,(10): 47.

[26] 李兴国. 不同灭菌法对防风通圣丸中七种药材质量影响的初步研究[J]. 中成药研究,1983,(8): 16.

第六节　中药的化学成分与疗效的关系

中药的化学成分是中药及其复方作用于人体产生疗效的物质基础。对中药化学成分的研究是阐明中药药效物质、药理作用及其作用机制和临床疗效的先决条件,也是深层次开发中药方剂、改进工艺和剂型、制定质量标准、提高临床疗效的重要基础,是中药现代化的重要组成部分。

中药的产地、采集、炮制、四气五味、毒性以及中药的配伍、用药禁忌甚至于贮藏,都与中药的化学成分变化有着重要的联系。限于科学技术水平,我国古代并无专门记载中药化学成分的论著出现,但是对中药材的处理无不体现出对中药化学成分变化规律的理解与把握,如《本草正义》对香附的记载:"香附,辛味甚烈,香气颇浓,皆以气用事。"现代中药化学成分研究发现香附的药效物质基础主要为挥发油类物质,可见中药的性能与化学成分的种类与含量息息相关。

随着现代中医药的发展,中药化学作为基础研究学科已成为中医药科研体系中的重要组成部分,特别是我国科学家屠呦呦根据《肘后备急方》"青蒿一握,以水二升渍,绞取汁,尽服之"的记载,提取分离出抗疟药物青蒿素,并于2015年10月5日获得诺贝尔生理学或医学奖。现代对中药化学的研究主要可分为三个方面:一是以阐明中药自然化学属性和研制创新药物为目的的中药自然化学。二是以提升药物创新水平和中药质量控制水平,阐明炮制原理为目的的中药制备化学。三是以阐明药物有效物质基础、药物动态属性以及药物动态效应属性及其协同作用特性为目的的中药药物化学[1]。鉴于中药化学对中药科研进程的重要作用,在中医药理论指导下加强对中药化学的研究是提升中药药物创新水平和实现中药现代化、国际化的关键因素和重要保障。

一、研究中药化学成分与疗效关系的内涵与意义

中药化学是一门研究中医药基本理论和临床用药经验,主要运用化学的理论和方法及其他现代科学理论和技术等研究中药化学成分的学科,其研究对象是中药防治疾病的物质基础—中药化学成分。中药化学成分的研究内涵与核心是阐明有效物质基础,研究目的是从化学层面揭示中药自然药学属性、中药应用属性、中药药物属性及其特性,以指导进行中药现代研究与药物创新。

中药除少数品种如青黛、冰片、阿胶等人工制品外,大多都来自于植物、动物与矿物,并以植物来源为主且种类繁多,故有"诸药以草为本"的说法,因此自古以来人们习惯将中药称为本草。随着科学技术的进步以及对中药化学成分研究的深入,对中药物质基础的研究取得了大量的成果,主要表现在:①中药化学成分种类丰富,覆盖糖类、苷类、醌类、苯丙素类、香豆素、木脂素、黄酮、萜类、挥发油、皂苷、甾体、生物碱、鞣质、有机酸、油脂、蜡、氨基酸、蛋白质、酶、色素、维生素、树脂、无机盐和微量元素等。②不同来源的中药含有不同类型的化学成分。如黄连主要含生物碱类,葛根则主要含黄酮类。③每种中药类型的化学成分种类繁多,同一中药材,往往含有大量结构、类型甚至生物效应不尽相同的化学成分。如人参中含有三萜、多糖、炔醇、挥发油、甾体化合物、木质素、黄酮、氨基酸、多肽、蛋白质、有机酸、维生素、微量元素等化学成分,三萜类化合物中还含有R_0、R_{a1}、R_{a2}、R_{b1}、R_{b2}、R_{b3}、R_c、R_d、R_e、R_f、R_{g1}、R_{g2}、R_{g3}、R_{h1}、R_{h2}等30余中人参皂苷类成分。④不同类中药含有相同类型化学成分。如大黄与虎杖中均含有大黄素型蒽醌类成分,而前者属泻下药,后者属利湿退黄药。⑤同类中药含有不同化学成分,如清热泻火药知母、栀子所含化学成分不尽相同。

药性理论是中医理论的重要组成部分。药物治病的基本作用不外是扶正祛邪,消除病因,恢复脏腑的正常生理功能,纠正阴阳气血偏盛偏衰的病理现象,使之最大程度上恢复到正常状态,达到治愈疾病,恢复健康的目的。药物治疗疾病的基础是由于其本身各自具有的若干特性和作用,前人将其称之为药物的偏性,现在统称为药性,包括药物发挥疗效的物质基础和治疗过程中所体现出来的作用。其基本内容包括四气五味、升降沉浮、归经、有毒无毒等。

为了研究中药药性与药物所含化学成分之间内在联系,有研究通过选取黄酮类、生物碱类、挥发油类、皂苷类、甾醇类、有机酸类、氨基酸类、三萜类八大类成分进行两因素关联性统计学分析,发现寒性药材含黄酮类成分较高,为70%,其次为甾醇类和挥发油类;温性药材含挥发油类成分较高,为80%,其次为甾醇类和黄酮类;平性药材含黄酮类和甾醇类成分较多,均为77%,其次为氨基酸类[2]。还有研究将368种中药分为寒凉、平性和温热3类,检测铜、锌、

铁、钾、锰等11种无机元素含量,发现温热药含锰量显著高于寒凉药,但铁含量显著低于寒凉药;寒凉药和温热药钾含量均显著高于平性药,并由中药元素含量结果得出"铁主寒、锰主热、钾主平"的推论[3]。

中药的产地与采集对中药质量与疗效的影响尤为重要。自古以来医家非常重视对"道地药材"的鉴别与使用,如东北人参、细辛,云南茯苓,四川黄连、附子,山东阿胶等。如梁代陶弘景所言:"诸药所生,皆有境界。"所以,明确产地对中药化学成分的影响,可以为"道地药材"的判定提供一定的理论依据。如四川产黄连所含小檗碱为6.73%,湖北为4.00%,含量相差2.73%;安康产淫羊藿所含淫羊藿苷为3%,而旬阳产只含有0.14%[4]。中药大多是植物,植物在生长的各个阶段中,根、茎、叶、花、果实、种子等不同部位所含有效成分的积累量各不相同,在其达到最高含量时对中药材进行采收,可以保证药材的质量。根和根茎的采集,古时以二月、八月为佳,因为在早春和深秋时,植物根或根茎中有效成分含量较高,如天麻、苍术、葛根等。花类药材一般在花正开放时采摘,过迟则易导致花瓣脱落和变色,有效成分含量降低,影响药材质量。如中药红花中含红花苷、新红花苷和醌式红花苷,当红花中含有的红花苷经氧化变成红色或者深红色的醌式红花苷时,红花花冠随之由黄变红,则是采摘的最好时机。

炮制是中药在临床应用之前进行的必要加工处理,是中医药独特理论的重要组成部分。《本草蒙筌》谓:"凡药制造,贵在适中,不及则功效难求,太过则气味反失",说明炮制是否得当对保障药效、用药安全、便于制剂和调剂都有十分重要的意义。从现代医学理论出发,炮制是通过影响中药所含的化学成分,使之产生某种变化,如氧化、分解(包括水解)、聚合、分子重排、异构、变性、逸失等,从而产生临床所需的某种偏性而发挥疗效。研究发现,炮制对中药性能的影响主要在以下几个方面:①减量作用:炮制可减少中药中某些烈性化学成分的含量。如蜜炙麻黄可缓其发汗作用;米炒斑蝥可使斑蝥素升华而减量去毒;水煮乌头使剧毒成分乌头碱水解,产生无毒性的氨醇类生物碱而减轻毒性等。②增量作用:炮制可增加某些中药在煎煮时活性成分的溶出量而提高疗效。如当归炒炭可使鞣质与蛋白质复合物分解,使得止血成分可溶性鞣质含量升高2倍,增强止血作用;延胡索醋制后止痛成分延胡索乙素(属生物碱)与醋酸结合成可溶性醋酸盐,增加该成分在煎剂中的浓度,增强活血止痛作用。③杀酶保苷作用:苷是许多中药活性成分的存在方式,而酶可以催化分解许多苷类,在药材有水存在(即药材受潮)时活性较高,会将苷类水解而降低其药效。如蒸天麻、生晒人参等正是利用高温和阳光紫外线对酶的变性作用防止苷类被分解。④产生新化合物:炮制可使某些重要化学成分因分解、氧化而产生新的化合物,从而产生新的疗效。如煅炉甘石可使碳酸锌被高温分解产生具有抗炎活性的氧化锌;蛋黄馏油可使蛋黄蛋白质在高温干馏时分解产生生物碱类化合物从而具有抗真菌作用等。⑤去除结晶水:一些矿物药经煅烧去除结晶水后质地干涩,药性改变,可以发挥收敛治疮、止血、止泻等作用。如明矾祛痰、止泻,经煅烧后失去结晶水称枯矾,外用对疥癣、湿疹、创伤出血等有效;石膏煅后称熟石膏,外用对湿疹、疮口久溃不敛有效。

中药的毒性是中药科研以及临床使用时需要注意的重要问题。在中药学中,毒有广义和狭义之分。广义的毒性包括了药物的总称、药物的偏性,如《周礼·天官家宰下》所言:"医师掌医之政令,聚毒药以供医事。"明代张景岳《类经》所言:"药以治病,因毒为能,所谓毒者,因气味之偏也。"现代药理学认为毒性一般指药物对机体所产生的不良影响及损害性,包括急性毒性、慢性毒性以及致癌、致突变等。随着对毒性中药研究的不断深入，发现毒性中药主要包含以下几种化学成分[5]：①生物碱类：主要有乌头碱、士的宁、马钱子碱、雷公藤碱、番木鳖碱、莨菪碱、麻黄碱、秋水仙碱、罂粟碱、羟喜树碱、长春新碱，存在于川乌、草乌、附子、雪上一支蒿、马钱子、雷公藤、昆明山海棠、曼陀罗、洋金花、苦楝子、麻黄、山慈菇、罂粟、延胡索等中药和来源于夹竹桃科的多种药材中，一般会损害神经系统、外周迷走神经、感觉神经以及中枢神经与呼吸中枢。②苷类：主要有强心苷、苦杏仁苷、长春藤皂苷元、柴胡总皂苷、远志总皂苷、桔梗皂苷，存在于洋地黄、万年青、八角枫、蟾酥、夹竹桃、木通、黄药子、商陆、芫花、广豆根、柴胡、远志、桔梗等中药以及杏、桃、枇杷、银杏的种仁中。如强心苷有心脏毒性，大剂量或长时间应用可引发心脏毒性反应；皂苷类对局部有强烈刺激作用，并能抑制呼吸，损害心脏、肝脏、肾脏，还有溶血作用；苦杏仁苷在体内可水解产生氢氰酸，有强烈细胞毒作用，小剂量即可致死；黄酮苷可刺激胃肠道和损害肝脏，引起恶心、呕吐、黄疸等；远志总皂苷具有胃肠毒性，大剂量可引起恶心、呕吐、腹泻和溶血。③萜类和内酯类：主要有挥发油、苦艾素、马桑内酯、马兜铃酸、倍半萜内酯，存在于大戟科、爵床科、伞形科、木兰科、防己科、菊科、漆树科、樟科、芸香科、八角科和苔类植物中。主要对局部有刺激性作用，并能引起神经变性病变，尤其对脑细胞具有细胞毒性。如黄药子中的二萜内酯类成分具有肝细胞毒性，八角内酯能引起中枢神经兴奋致惊厥等。④无机矿物质类：主要含砷、汞、铅类的药物，存在于砒石、水银、轻粉、铅丹、砒霜、雄黄、密陀僧、红升丹、白降丹、铅粉等药材及其制剂中。砷、汞类具有原浆毒作用，能抑制多种酶的活性，引起中枢神经和自主神经功能紊乱，严重时发生急性肾衰竭死亡；铅类可作用于全身各系统，主要损害神经、造血、消化和心血管系统等。⑤毒蛋白类：主要存在于巴豆、苍耳子、蓖麻籽、相思豆等药物中，对动物和人的完整细胞或细胞溶解物具有毒性或生物活性。如苍耳子毒蛋白能损害心、肝、肾等内脏甚至引起脑水肿，尤以肝损害为重；蓖麻籽毒蛋白易使肝、肾发生损害，体内碳水化合物代谢出现紊乱；巴豆毒蛋白能使红细胞局部细胞坏死，内服使消化道腐蚀出血，并损坏肾脏而引发尿血等。⑥其他类：一般指多肽类，主要有蛇神经毒素、蜂毒肽、蝎毒、蘑菇肽，具有神经毒性和细胞毒性。如从香豌豆属和蚕豆属、蘑菇分离的氨基酸具有兴奋大脑皮质的作用，可致精神错乱、麻痹而导致死亡；半夏的纯草酸钙针晶对多种黏膜有刺激性等。

在推进中医药现代化和中药产业化的进程中，对中药化学成分的研究处于整个研究体系的重要地位，对中药药性理论以及制剂和产业化发展具有十分重要的意义。对中药药性理论研究的意义在于以下几个方面：①可以阐明中药的药效物质基础，探索中药防治疾病的原理；②可以促进中药药性理论研究的深入；③可以阐明中药复方配伍的原理；④可以阐明中药炮制的原理。在推动中药产业化方面，还具有以下几个方面的意义：①可以建立和完善中药的质量评价标准；②可以改进中药制剂剂型，提高药物质量和临床疗效；③可以研制和开发新药、扩大药源。从近些年研究成果来看，对中药化学成分及其生物活性的研究不断得到医药科技界的高度重视，在以生物活性为指标的研究思路和以临床需要为研究目标的中药化学成分研究进程中，已经取得积极的研究成果，为以中医药理论为指导的中药现代化研究奠定了坚实的基础，具有重要意义。

二、中药化学成分与生物活性的关系

中药所含化学成分大多属于天然有机化合物，类型众多，结构复杂，数目庞大，根据化学结构的不同可以分为糖类、苷类、醌类、苯丙素类、黄酮类、萜类、挥发油类、甾体类、生物碱类、鞣质类及其他成分。根据植物体内不同生物合成途径又可将其分为一次代谢产物和二次代谢产物。一次代谢产物是每种植物中普遍存在的维持有机体正常生存的必需物质，如叶绿素、糖类、蛋白质、脂肪和核酸等。二次代谢产物是指在特定条件下，一些重要的一次代谢产物，如乙酰辅酶A、丙二酸单酰辅酶A、莽草酸及一些氨基酸等作为前体或原料，经历不同代谢过程，生成生物碱、黄酮、萜类、皂苷等。这些二次代谢产物对植物体维持生命活动虽不起重要作用，也并非存在于每种植物之中，但是往往反映植物的种属特征，并且大多具有特殊、显著的生物活性，这些物质的排列组合即为中药乃至方剂的药效基础。

（一）糖类化合物

糖（saccharides）是多羟基醛或多羟基酮及其衍生物、聚合物的总称。糖的分子中含有碳、氢、氧三种元素，大多数糖分子中氢和氧的比例是2:1，因此具有$C_x(H_2O)_y$的通式，所以又被称为碳水化合物（carbohydrates），但也有少数不符合该通式的糖分子，如鼠李糖（$C_6H_{12}O_5$）。根据能否被水解和分子量大小，糖类物质可分为单糖、低聚糖和多糖，其中单糖是糖类物质的最小单位，不能被水解，低聚糖由2~9个单糖通过糖苷键聚合而成，多糖由10个以上单糖通过糖苷键聚合而成。

现代药理学研究发现，多糖广泛存在于动物细胞膜、植物和微生物细胞壁中，其中从中药中获得的水溶性多糖最为重要，多糖类化合物大多具有抗肿瘤、免疫调节、抗病毒、抗衰老、降血糖等多种药理活性。

研究发现多糖类具有多种抗肿瘤途径，且毒副作用相对较少。目前具有抗肿瘤活性的多糖主要来自于动物多糖、植物多糖和微生物多糖，比如蜈蚣多糖、黄芪多糖、枸杞多糖、人参多糖、香菇多糖、灵芝多糖等。

动物多糖的存在和分布极为广泛，几乎存在于所有的动物组织器官中，包括糖原、肝素、玻璃酸、酸性黏多糖或糖胺聚糖、硫酸角质素等。例如蜈蚣多糖能显著抑制小鼠S180荷瘤的增殖，且明显延长H22肝癌移植小鼠的存活时间，还可促进特异性和非特异性免疫应答而增强NK细胞、细胞毒T淋巴细胞因子（IL-10、TGF-β）的表达，同时减少花生四烯酸（AA）代谢酶和前列腺素E_2（PGE_2）、20-羟二十烷四烯酸在肿瘤相关巨噬细胞（TAM）中的表达[6]。

植物多糖是从天然植物中提取到的多个单糖通过分子之间缩合或失水而形成的一类分子结构多样的天然高分子，它占植物干重的80%以上，现已发现多种植物多糖可通过抑制肿瘤生长、诱导细胞凋亡、增强免疫功能、协同化疗药物等多种途径发挥显著的抗肿瘤作用。例如枸杞多糖可阻滞MCF-7细胞的S周期生长，且可通过P53通路激活胞外信号调节激酶（ERK），从而达到抑制肿瘤细胞生长的目的[7]。

微生物多糖是由细菌、真菌、蓝藻等微生物在代谢过程中产生的对微生物有保护作用的生物高聚物。研究发现香菇多糖作用于SGC-790胃癌细胞后，可引起S期细胞周期阻滞，激活ERK1/2磷酸化，从而起到抑制SGC-7901胃癌细胞生长的作用[8]。

免疫调节是多糖类成分普遍具有的功能，其中较为突出的是植物多糖，其免疫调节功能主要通过激活巨噬细胞、激活T和B淋巴细胞、促进细胞因子生成、激活补体等途径实现。如人参多糖具有显著增强腹腔巨噬细胞的吞噬功能，激活网状内皮系统（RES），并且对实验性小鼠肿瘤有抑制作用。枸杞多糖能明显增加IL-2的产生和增加IL-2R的表达，显著增加巨噬细胞C3b和Fc受体的数量和亲和力,促进合成IL-1和TNF,从而发挥其免疫调节作用[9]。

多糖还有抗衰老作用,其抗氧化机制主要为:①加强DNA的复制与合成,提供必需的微量元素与营养来延长动物的生长期。②提高动物对非特异性刺激的抵抗能力,通过调节和增强免疫功能达到抗衰老作用。③通过调节蛋白质、核酸、糖和脂质代谢,抗脂质过氧化与抑制LF形成,提高机体超氧化物歧化酶(SOD)活力,消除代谢产物丙二醛(MDA),抑制单胺氧化酶B(MAO-B)的活性作用以发挥抗衰老功能[10]。如天麻多糖可显著提高小鼠在Morris水迷宫的逃避潜伏期,高剂量治疗组可明显促进脑组织神经元恢复,显著提高衰老小鼠脑内SOD、血液中GSH-Px活性,抑制脑内单胺氧化酶活性,降低脑组织中MDA水平,具有较好的抗氧化、清除自由基和延缓衰老作用,并且呈现一定的剂量相关性[11]。

(二)苷类化合物

苷(glycosides)又称为甙或者配糖体,是糖或糖的衍生物与另一非糖物质通过糖的端基碳原子连接而成的一类化合物。苷中的非糖部分称为苷元(genin)或配基(aglycone)。苷元几乎包括各种类型的天然化合物,苷类在植物中的分布范围甚广,因此决定了苷类化合物多具有广泛的生物活性,很多中药的有效成分以苷的形式存在。

虽然糖基部分具有一定的共性,但是苷元的结构类型差别很大,形成的苷类在性质和生物活性上各不相同,在植物中的分布情况也不一样。例如红景天苷是国内外研究比较多的一种酚苷类化合物,实验研究表明其具有抗衰老、抗疲劳及抗缺氧作用,能保护心肌细胞与脑组织,保护神经功能,保肝护肾,抗肺损伤,还具有抗癌和抑制细胞凋亡以及抗骨质疏松与糖尿病等多重药理作用。苯乙醇类化合物是一种天然酚苷类化合物,具有抗菌、抗炎、抗肿瘤、抗病毒、抗氧化衰老以及调节免疫,改善神经系统功能等作用。近年来研究发现,部分苷类化合物具有显著的神经保护作用,例如芍药苷可活化腺苷A1受体,改善胆碱能神经功能,平衡离子通道,抑制氧化应激,抑制神经细胞凋亡,促进神经生长,作用于胶质细胞及可透过血脑屏障发挥神经保护机制[12]。

(三)醌类化合物

醌类化合物是中药中一类具有醌式结构的化学成分,主要分为苯醌(benzoquinone)、萘醌(naphthoquinone)、菲醌(phenanthraquinone)和蒽醌(anthraquinone)四种类型以及它们的衍生物。醌类化合物多具有酚羟基,具有一定的酸性,同时一些酚性化合物如多元酚、鞣质等很容易氧化成醌类。常见的含醌类化合物的中药有番泻叶、大黄、紫草、丹参等,其药理作用也是多方面的。

研究发现紫草的主要成分为紫草素、紫草宁及其衍生物,多为萘醌类化合物,具有抗菌、抗炎、抗肿瘤活性,还有抗肝脏氧化损伤的作用。天然存在的紫草萘醌有两种异构体,一种是R型,命名为紫草素类(Shikonin),另一种是S型,命名为阿卡宁类(Alkannin)。研究发现阿卡宁衍生物在体内与体外实验均有明显的抗肿瘤活性,其机制可能是通过诱导凋亡机制或抑制肿瘤新生血管的形成,其衍生物活性比天然化合物更强[13]。

大黄也是常见含醌类化合物中药之一,研究发现大黄中游离蒽醌类成分具有抗菌作用,尤其是对金黄色葡萄球菌具有较强的抑制作用。此外,研究还发现大黄酸、芦荟大黄素、大黄素和大黄素甲醚均有良好的清除超氧阴离子自由基的能力,因此大黄具有良好的延缓衰老的作用。大黄自古以来即用做泻下药物,大黄素和番泻苷等是其致泻的主要成分,其中以番泻苷的作用最强,其泻下作用与兴奋肠道平滑肌加强蠕动,增大肠管内渗透压,保留大量水分,反射性促进肠蠕动,促进排便等机制有关,此外还有降血脂,降胆固醇,保肝利胆等药理作用。

(四)苯丙素类化合物

苯丙素类(phenylpropanoids)是指基本母核具有一个或者几个C_6-C_3单元的天然有机化合物类群,狭义的分类方法将苯丙素类化合物分为简单苯丙素(simple phenylpropanoids)、香豆素类(coumarins)、木脂素(lignans)和木质素类(lignins)。

简单苯丙素是中药中常见的芳香族化合物。如升麻中含有咖啡酸、阿魏酸、异阿魏酸等简单苯丙素成分,药理学研究发现从北升麻根茎中提取的化合物异阿魏酸,具有抗高血糖的作用,可降低血糖动物模型的血浆葡萄糖水平[14]。

香豆素类成分是一类具有苯骈α-吡喃酮母核的天然化合物的总称,目前已发现的天然香豆素类化合物超过1500个,是中药化学成分的一个重要类群。中药秦皮主要含有香豆素类化学成分,包括七叶内酯、七叶苷、秦皮素等,是秦皮的主要药效物质。研究发现秦皮中的香豆素类成分具有抗病原微生物、抗病毒作用,能抗炎镇痛,具有抗氧化作用,能抗肿瘤与调节免疫功能,并对神经系统与肝脏有一定的保护作用,其发挥药效的主要物质为秦皮甲素、秦皮乙素和秦皮素。

木脂素是由两分子(少数为三分子或四分子)苯丙素衍生物聚合而成的一类天然化合物,主要存在于植物的木部和树脂中,多数呈游离状态,少数与糖结合成苷。如中药五味子果实及种子中含多种联苯环辛烯型木脂素,包括五味子素、去氧五味子素、五味子醇、五味子酯F等。研究发现,五味子所含的联苯环辛烯型木脂素对肝功能具有保护作用,可防止肝脏损伤,激活合成代谢过程以促进受损肝细胞的修复,并能增强脱氧核糖核酸(DNA)合成物和鸟氨酸脱羧酶的活性,降低谷草转氨酶和谷丙转氨酶含量,再生肝细胞[15]。此外,还有研究发现五味子还有抗缺氧、抗疲劳、抗氧化衰老与抗肿瘤作用,其中抗肿瘤作用大都与五味子多糖类成分有关。

(五)黄酮类化合物

黄酮类化合物(flavonoids)是广泛存在于自然界的具有C_6-C_3-C_6基本骨架的一大类化合物的总称,广泛分布于自然界,自1814年发现第一个黄酮类化合物——白杨素到目前为止,已发现有超过4000种黄酮类化合物。其基本母核为2-苯基色原酮,主要包括黄酮、异黄酮、二氢黄酮、黄酮醇、二氢黄酮醇、橙酮等类型以及其多种衍生物。自然界黄酮类化合物大多以与糖结合成苷的形式存在,主要包括氧苷和碳苷,其中以氧苷更为常见。

植物体内大都含有黄酮类化合物,现代研究证明黄酮类化合物具有抗肿瘤,抗氧化,抗炎,抗凝血,改善糖和脂类代谢,保护心血管系统、肝组织等作用,具有极为重要的药用价值。因此,该类化合物已逐渐成为国内外学者研究的热门课题,是一类具有广泛开发前景的天然药物。

黄酮类化合物在抗氧化反应中既能消除链引发阶段的自由基,也能直接捕获自由基反应链中的自由基,通过酚羟基阻断自由基链反应。如芸香苷、槲皮素及异槲皮素苷清除氧自由基O_2^-和羟自由基OH^-的作用强于标准自由基清除剂维生素E[16];金丝桃苷可抑制心脑缺血及红细胞氧化过程中丙二醛(MDA)的产生,提高模型大鼠血浆、脑组织中超氧化物歧化酶(SOD)和谷胱甘肽过氧化物酶(GSH-Px)等抗氧化酶的活性,并且其他一些黄酮类化合物如白花蛇舌草黄酮、甘草黄酮、沙棘总黄酮、水稻黄酮、艾纳香二氢黄酮等也具有清除自由基或抗脂质过氧化作用[17]。Trx系统是机体内重要的巯基/二硫键还原系统,有氧化还原调节作用,是细胞内重要的抗氧化防御成分。研究发现淫羊藿总黄酮可增强机体Trx系统功能,发挥抗氧化能力[18]。

黄酮类化合物对急性炎症具有明显的抑制作用。研究发现野菊花总黄酮可抑制小鼠腹腔巨噬细胞中前列腺素E_2和白三烯B_4的生成,从而减轻耳、足与爪肿胀,同时橘类植物中的聚甲基黄酮还可抑制小鼠嗜碱性粒细胞白血病细胞的脱颗粒作用,减少组胺等活性物质释放。黄酮类化合物抗炎机制主要有两点:①抑制细胞内信号分子Syk活性,细胞脱颗粒作用明显受到影响;②通过抑制cPLA2分子活性,从而阻断Ca^{2+}释放活化通道,降低细胞内Ca^{2+}浓度[19]。同时黄酮类化合物在具有抗炎作用同时还有镇痛作用,其机制与抑制前列腺素E_2(PGE_2)的合成和脂质过氧化物及促进脑组织中NO释放有关[20]。

抗衰老作用也是黄酮类化合物药理学特性之一。如淫羊藿总黄酮对老年大鼠神经内分泌功能有调节作用,可增加下丘脑和皮质中β-内啡肽(β-EP)含量,增加促性腺激素(GnRH)和睾酮(T)的含量,并增加IL-2、NK细胞活性[21]。黄酮类化合物还可通过增强机体抗氧化作用软化血管,改善微循环,降低血脂。如山楂叶总黄酮可明显降低高脂血症大鼠血清中总胆固醇(TC)、低密度脂蛋白-胆固醇(LDL-C)、甘油三酯(TG)的含量[22]。

多种黄酮类成分具有抗肿瘤作用,如葛根黄酮可通过上调Fas、baxmRNA表达,下调bcl-2和上调Bax蛋白表达,抑制HL-60细胞株增殖,诱导其凋亡,发挥抗肿瘤作用[23]。同时有研究发现槲皮素可通过抑制促进肿瘤细胞生长的蛋白质活性而抑制肿瘤的生长[24]。

在对心脑血管的影响方面,黄酮类化合物亦有明显药理学活性,可以抗心肌与脑组织缺血。如银杏叶总黄酮、葛根素、黄豆苷元能降低心脑血管阻力和心肌耗氧量及乳酸的生成,对心肌缺氧损伤具有明显保护作用。三七可增加冠脉血流量,提高心肌营养性血流量,降低心肌耗氧量,改善冠心病患者供血、供氧,恢复心肌耗氧和供氧之间的平衡,其有效成分则为黄酮苷,具有扩张冠状动脉的作用。葛根总黄酮(TFP)对双侧颈总动脉结扎再灌注以及东莨菪碱等模型致记忆障碍有明显改善作用,可抑制反复性脑缺血致脑组织水肿,Ca^{2+}和MDA升高,Ca^{2+}-ATPasc及SOD活性的降低[25]。

(六)萜类化合物

萜类化合物(terpenoids)为一类由甲戊二羟酸(mevalonic acid,MVA)衍生而成,基本碳架多具有2个或2个以上异戊二烯单位(C_5单位)结构特征的化合物。根据经典Wallach异戊二烯法则,按萜类化合物分子中异戊二烯单位的多少,可将萜类化合物分为半萜、单萜、倍半萜、二萜、二倍半萜、三萜、四萜、多萜,但萜类化合物并不是由异戊二烯合成,而是以醋酸为原料在辅酶A的作用下先生成甲羟戊酸,再经失水脱羧从而转化为各种萜类化合物。

萜类化合物具有多种多样的生物活性,如调节血糖浓度,降低血脂和血压;杀虫,杀菌,活血化瘀,消炎镇痛消肿,抗肿瘤;局部麻醉,止痒;解热,祛痰,止咳以及强化免疫等。如银杏内酯可抑制血管平滑肌细胞增殖,预防动脉粥样硬化斑形成,同时可对抗因心肌缺血所引起的心肌电生理的变化,从而改善血液循环[26-28]。环烯醚萜类化合物如胡黄连活素对四氯化碳、硫代乙酰胺半乳糖胺、乙醇等导致的大鼠肝脏损害有保护作用,对食物毒素引起的肝损伤也可产生相似的保护作用[29-32]。穿心莲内酯具有一定上抗呼吸道感染的作用,辣薄荷酮有平喘、祛痰和镇咳活性。

二萜类化合物主要具有抗肿瘤的药理作用,近年来对二萜类化合物抗肿瘤机制研究较多,其主要机制为诱导肿瘤细胞凋亡,抑制肿瘤细胞的异常增殖,直接对肿瘤细胞的毒性作用,抑制肿瘤血管生成,降低肿瘤细胞线粒体膜电位,改变肿瘤细胞中游离钙离子浓度,同时还可通过对细胞内拓扑异构酶、微管蛋白活性、癌基因、抑癌基因以及多药耐药的调节等影响肿瘤细胞的增殖、分化,并诱导细胞凋亡。此外二萜类化合物还有抗菌、抗炎,以及抗病毒等作用。

(七)挥发油类化合物

挥发油(volatile oil)也称精油(essential oil),是存在于植物的腺毛、油室、油管、分泌细胞或者树脂道等各种组织和器官中的一类具有挥发性,可随水蒸气蒸馏,与水不相混溶的油状液体的总称。大都具有芳香气味,故又称为芳香油,同时大多具有多方面较强的生物活性,为中药中一类重要的化学成分。挥发油的组成较为复杂,通常一种挥发油由数十种至数百种化合物组成,但其基本组成可分为萜类化合物、芳香族化合物、脂肪族化合物以及其他类化合物,其中萜类所占比例最大,主要是单萜、倍半萜及其含氧衍生物。

研究发现,挥发油对中枢神经系统的作用主要体现在镇痛、镇静催眠、保护脑组织等方面,部分药物还具有兴奋脑神经作用。如肉桂挥发油成分桂皮酸钠可调节体温调节系统,具有解热作用,对中枢神经系统则有抑制和兴奋双重作用。对胃肠道系统的作用主要体现在对胃黏膜及胃肠平滑肌的作用。如高良姜有效成分桉叶素、蒎烯、松油醇等具有止呕作用,广藿香油可改善脘腹胀痛、嗳气等症状,其机制与增加胃酸分泌、提高胃蛋白酶活性、消除胃肠道的消化和吸收障碍有关[33]。

(八)甾体类化合物

甾体类化合物是广泛存在于自然界中的由甲戊二羟酸生物合成途径转化而来的一类天然化学成分,包括植物甾醇、胆汁酸、C_{21}甾类、昆虫变态激素、强心苷、蟾毒配基、甾体皂苷、醉茄内酯、甾体生物碱等,其结构中都具有环戊烷骈多氢菲的甾体母核。其中分布较广的主要为强心苷类与甾体皂苷类,现主要介绍二者的药理活性。

强心苷(cardiac glycosides)是由强心苷元与糖两部分构成的一类化合物,是生物界存在的对心脏具有强心作用等显著生理活性的甾体苷类,可分为外源性与内源性两类,外源性强心苷是一类天然产物或其提取物的总称,如夹竹桃苷、羊角拗苷等。强心苷是一类选择作用于心脏的化合物,其主要作用机制为:①通过抑制Na^+-K^+-ATP酶活性,增加心肌细胞内Ca^{2+}的浓度加强心肌收缩力[34]。②通过强心作用使心输出量增加导致迷走神经兴奋从而抑制窦房结,减慢窦性心率。③影响心肌电生理特性,引起T波的变化,使其幅度减小,波形压低甚至倒置,S-T段降低成鱼钩状,随后P-R间期延长,反映房室传导减慢[35]。此外,强心苷类物质还具有抗肿瘤活性,研究发现强心苷类物质对人结肠癌(Col2)细胞系、石川(Ishikawa)细胞系具有明显的抑制作用[36],能使人淋巴瘤细胞(Jurkat)、人急性粒细胞白血病细胞(HL-60)、人宫颈癌细胞(HeLa)、人卵巢癌细胞(SK-OV-3)、人乳腺癌细胞(MCF-7)和人组织细胞淋巴瘤细胞(U-937)等细胞系的Fas基因和肿瘤坏死因子受体1(TNFR1)高度表达,从而诱导上述肿瘤细胞凋亡[37],并通过改变细胞膜流动性和微黏度调节IL-8Rs,抑制IL-8在多种肿瘤细胞中的表达,减少炎症转移和血管增生,抑制肿瘤血管的形成,发挥抗肿瘤作用[38]。研究还发现强心苷类化合物具有一定的毒性,可导致心律失常,而对神经系统具有兴奋与抑制双向作用,主要取决于配基类型。如毒毛旋花子苷配基有抑制作用而有些配基则具有兴奋作用。其他还有利尿、灭螺、抗真菌等活性。

甾体皂苷（steroidal saponins）是一类由螺甾烷类化合物与糖结合的甾体苷类，其水溶液经过振摇后多能产生大量持久性的似肥皂水溶液样泡沫，故称为甾体皂苷。甾体皂苷大多具有溶血及毒鱼、毒贝等生物作用，过去主要作为合成甾体避孕药和激素类药物的原料，而现代对甾体皂苷的研究发现其具有多种药理活性，如抗肿瘤，抗真菌，防治心血管疾病，降血糖，免疫调节等。如从黄山药中提取的含有8种甾体皂苷的纯中药制剂——地奥心血康[39-41]，由蒺藜果实提取的总皂苷制剂——心脑舒通[42]，由盾叶薯蓣根茎的水溶性皂苷制剂——盾叶冠心宁[43]以及临床上使用较多的主要含甾体皂苷类成分的汤剂——麦冬汤[44]等，现代研究发现其均可在治疗冠心病、心绞痛、心肌缺血、脑动脉硬化和脑血栓形成后遗症方面具有显著疗效，其机制与抗血小板聚集，抑制磷酸二酯酶，捕获自由基，降低胆固醇等有关。

（九）生物碱类化合物

生物碱（alkaloids）是指来源于生物界（主要是植物界）的一类含氮有机化合物，大多具有复杂的环状结构，氮原子结合在环内，难溶于水，与酸结合生成盐后易溶于水，多数是弱碱性，碱性强弱与其生物碱的结构类型有关。一般来说，生物界除生物体必需的含氮有机化合物如氨基酸、氨基糖、肽类、蛋白质、核酸、核苷酸及含氮维生素外，其他含氮有机化合物均可视为生物碱。

生物碱类化合物具有显著而特殊的药理活性。如从延胡索中提取的延胡索碱、延胡索乙素、小檗碱、黄连碱等生物碱对人胃癌细胞BGC和人鼻咽癌细胞KB抗肿瘤活性较高，其抗肿瘤机制为：①阻滞细胞周期，诱导肿瘤细胞凋亡。②降低P-糖蛋白（P-gp）表达，削弱细胞毒作用，逆转肿瘤细胞多药耐药性。③阻碍肿瘤血管新生，从而抑制肿瘤细胞的增殖。④找到肿瘤细胞潜在靶点，改变基因的表达，并且调控信息通路及细胞周期，抑制肿瘤的发生[45]。生物碱一般具有广谱抗菌活性，如翅果油树叶片中总生物碱组分对枯草芽孢杆菌、金黄色葡萄球菌、革兰氏阳性菌具有明显的抑制作用，其抗菌机制与破坏细菌细胞壁，导致菌体裂解死亡有关[46]。生物碱类成分对心脑血管系统具有显著活性，如苦参碱可抗心律失常，增强心肌收缩力，通过影响心肌成纤维细胞周期抗心肌纤维化，扩张冠状动脉，有一过性降压作用，还可增强抗氧化酶活性，提高高密度脂蛋白胆固醇含量，抑制脂质过氧化等途径起到降血脂作用[47]。此外，生物碱类成分还具有抗炎镇痛、杀虫、解痉、止咳平喘等作用。

（十）鞣质

鞣质（tannins）原指具有鞣制皮革作用的物质，现在认为鞣质是由没食子酸（或其聚合物）的葡萄糖（及其他多元醇）酯、黄烷醇及其衍生物的聚合物以及两者混合共同组成的植物多元酚，又称之为鞣酸。因其化学结构式的不同，鞣质可分为两类，一类为缩合鞣质，一类为水解鞣质，二者都普遍存在于植物中，但是一般较难获得鞣质结晶，因为鞣质类成分复杂，结构不同但性质相似的各种鞣质可同时存在同一植物中，故提纯较为困难。

随着提取分离工艺的进步，对鞣质药理活性的研究近年来取得较大进展。研究发现鞣质具有伤口抗感染、止血和收敛的作用。如四季青鞣质除具有抗菌作用以外，还可使创面的渗出液结痂，对痂膜起到保护作用，防止外来细菌的感染。鞣质对肠道系统的作用表现为一定程度的抑制蠕动作用，阻碍胃内容物向肠道移行，同时抑制大肠内细菌胺生成酶，阻断吲哚类的产生，进而引起便秘。小剂量大黄止泻的原因是小剂量大黄中所含鞣质作用强于泻下，因而具有止泻作用，而大剂量则表现出泻下作用。此外鞣质还有抗菌与抗病毒作用,如没食子酸可对金黄色葡萄球菌、痢疾杆菌及绿脓杆菌具有较强的抑制作用,桉叶中的鞣质可抗流感,大黄鞣质可选择性对乙肝表面抗原HbsAg进行强烈的抑制[48]。

(十一)其他类成分

其他类成分主要包括脂肪酸类化合物,有机含硫化合物,氨基酸、环肽、蛋白质和酶以及矿物质,这些成分中分布虽不较为广泛,但也有重要的药理作用。如脂肪酸类是许多重要生命物质的合成前体,可调节机体代谢;有机含硫化合物有抗菌、抗霉菌及杀虫作用,如芥子苷类;氨基酸具有驱虫作用,如使君子氨酸可驱蛔虫,南瓜子氨酸可抑制血吸虫生长发育;环肽可抗肿瘤、抗病毒,如茜草环肽;蛋白质和酶具有多种药理活性,如天花粉蛋白具有引产和抗病毒作用,还可抑制艾滋病毒,苦杏仁中的苦杏仁酶具有止咳平喘作用。

对中药化学成分的研究不仅对中药化学成分进行结构分类或者推测中药化学成分的化学结构有所帮助,而且对中药化学分类学及仿生合成等学科的发展有着重要的理论指导意义,对药性理论的现代科学研究和发展以及中药创新与产业化,具有十分重要的意义。

三、思考与建议

中药复方是中医临床治病的主要应用形式,具有一定的配伍规律及原则,在中医药理论指导下按照"君臣佐使"以及恰当的剂量综合而成。从神农尝百草开始,人类应用中药从单味药逐步过渡到复方,可以说复方的应用是中医药学的一大进步,在临床使用上,复方仍较单方或药物单体而言更具有疗效上的明显优势。目前对中药化学成分的研究多集中在中药单味药或中药单体上,也取得了非常积极的研究成果,但较少涉及中药复方。不可否认中药的有效单体效专力宏,往往能起到关键的作用,其发现与开发往往能促进高效新药的产生,如青蒿中的青蒿素,当归芦荟丸中的靛玉红以及五味子中的五仁醇与联苯双酯等,这些单体不仅作用明确,而且结构清楚,质量易控制,对其作用与机制的研究容易深入。但有实验发现,一些有效成分虽与单味药或者复方药在某一药效方面具有一定平行效果,而在整体动物与临床试验中,其效果反而较单味药或者复方差。究其原因,一是发现的单体未必绝对准确,二是疾病的多因素多症状性导致单体无法有效全面治疗。如慢性病毒性肝炎,既有细胞毒的直接毒性作用,又有肝细胞的炎症损伤,肝细胞外基质增生的损伤以及机体自身免疫功能受损等,对于该疾病,则应采取抑制病毒,保肝抗炎,抑制肝纤维化以及提升免疫功能等多个方面的共同治疗措施,这不是单味中药甚至单体可以解决的问题,而复方正可发挥其多途径、多位点与多环节的综合作用。故加强对中药复方的化学成分的研究,对开发研制创新药物以及发挥临床疗效具有重要意义[49]。

中药现代化的发展与中医药理论密不可分,中药现代化的核心内容是中药自身的现代科学化,即得到现代科学化的中药,是属于中医药理论体系的药物,既有中医药临床使用上的优势,又能克服现有中药药效成分不明确,药理机制不清楚的弱点。对中药化学成分的研究亦是如此,既要认同现代药效药理研究在中药现代化进程中的作用,同时又不能偏离中药本身的主体地位,才能做到"继承不泥古,发展不离宗"的学术思想。

目前中药现代化研究存在以下问题:药学研究"只见分子不见药,只谈机制不谈效";生物医学研究只见"表达"(基因、蛋白表达)不见"表现"(临床表现)。因此2003年美国NIH提出转化医学概念,旨在让基础研究向临床治疗转化,促进人们健康水平的提升。中药化学成分研究成果众多，但真正投入临床使用，对某一疾病具有确切效果的相关研究并未获得足够重视，特别是中药复方的有效成分的临床转化更为少见，从青蒿素的研究历程中发现，中医药现代化研究特别是中药化学成分的研究，需要紧扣临床需求，在中医药传统理论指导下，进行有针对性、系统性的研究，才可得到真正社会需要，对人类发展有益的研究成果。

参 考 文 献

[1] 石任兵,王永炎,姜艳艳,等.论中药化学发展近况[J].北京中医药大学学报,2012,35(3):153-154.

[2] 辛宁,刘莉丽,银胜高,等.中药药性与有效化学成分、生态因子的关联性研究[J].中药材,2011,34(2):324-326.

[3] 却翎,王璟,祁燕,等.中药药性理论现代研究概况[J].云南中医中药杂志,2010,31(6):66-67.

[4] 陈新.中药产地及采集季节对中药化学成分的影响[J].中药研究与信息,1999,(3):45-46.

[5] 郭志军.中药毒性的研究进展[J].中国药房,2011,22(15):1428-1430.

[6] Zhao HX, Li Y, Wang YZ, et al. Antitumor and immunostimulatory activity of a polysaccharide-protein complex from Scolopendra subspinipes mutilans L. Koch in tumor-bearing mice[J]. Food Chem Toxicol,2012,50(8):2648.

[7] Shen L, Du G. Lycium barbarum polysaccharide stimulates proliferation of MCF-7 cells by the ERK pathway[J]. Life Sci,2012,91(9/10):353.

[8] 王嵘,易敏,潘贤英.香菇多糖的体外抗肿瘤活性研究[J].重庆医科大学学报,2011,36(5):572.

[9] 田庚元.天然多糖的研究和应用(下)[J].上海化工,2000,(11):23-25.

[10] 陈会良,商常发.抗衰老中药对自由基清除作用的研究进展[J].中国中医药杂志,2007,5(8):14-17.

[11] 谢学渊,晁衍明.天麻多糖的抗衰老作用[J].解放军药学学报,2010,26(3):206-209.

[12] 朱叶芳,党姗姗,华子瑜.芍药苷神经保护机制的研究进展[J].中国中药杂志,2010,35(11):1490.

[13] 谢冰芬,冯公侃,黄河,等.天然紫草萘醌类化合物及其衍生物的抗瘤作用研究[J].中国药理学通报,2006,22(4):505-507.

[14] Liu M, Chi TC, Hsu FL, et al. Isoferulic acid as active principle from the rhizoma of Cimicifuga dahurica to lower plasma glucose in diabetic rats[J]. Planta Med,1999,65(8):712-714.

[15] 马育轩,黄艳霞,周海纯,等.五味子现代药理及临床研究进展[J].中医药信息,2014,31(1):125-126.

[16] 汪德清,沈文梅,田亚平,等.黄芪的三种提取成分对氧自由基作用的影响[J].中国药理学通报,1994,10(2):129-132.

[17] 陈季武,朱振勤,杭凯,等.八种天然黄酮类化合物的抗氧化构效关系[J].华东师范大学学报(自然科学版),2002,(1):90-95.

[18] 黄秀兰,王伟,周亚伟.淫羊藿总黄酮注射液对大鼠乳鼠心肌细胞内氧化还原状态的干预[J].中国药学杂志,2007,142(111):832-835.

[19] 马锐,吴胜本.中药黄酮类化合物药理作用及作用机制研究进展[J].中国药物警戒,10(5):286-290.

[20] 聂犇,余陈欢,王芳芳,等.石荠苧总黄酮镇痛作用及其作用机制研究[J].中国实用医药,2007,2(21):116-117.

[21] 孟宪丽,张艺,李建亚,等.淫羊藿总黄酮对老年大鼠神经内分泌免疫调节作用的研究[J].中药药理与临床,1998,14(4):10-13.

[22] 杨宇杰,王春民,党晓伟,等.山楂叶总黄酮对高脂血症大鼠血管功能损伤的保护作用[J].中草药, 2007,38(11):1687-1690.

[23] 袁怀波,糜漫天,陈宗道,等.葛根总黄酮提取物对HL-60细胞增殖和凋亡的影响[J].肿瘤防治研究, 2007,34(9):671-674.

[24] 沈企华,韩公羽.植物药黄酮类成分的研究[J].中国药理学会通讯,1999,16(3):21.

[25] 陈维州.我国心血管药理事业的新近进展,见:金正均.药理学进展[M].北京:科学出版社.1999,6.

[26] Wei EH, Rao MR, Ji ND, et al. Inhibitory effects of ginkgolide B on proliferation of bovine aortic smooth muscle cells[J]. Acta Pharm Sin(药学学报),2002,37(2):90-93.

[27] Lu XX, Li XD, Zu SY, et al. Expression of tissue factor gene induced by mmLDL and inhibited by ginkgolides B in ECV304[J]. Basic Med Sci Clin,2002,22(3):241-243.

[28] Qi XY, Zhang ZX, Cui QQ, et al. The effect of ginkgolide B on action potential, L-type calcium current and delayed rectifier potassium current in ischemic guinea pig ventricular myocytes[J]. Chinese Journal of Applied Physiology,2004,20(1):24-28.

[29] Dwivedi Y, Rastogi R, Chander R, et al. Hepatoprotective activity of picroliv against carbon tetrachloride-induced liver damage in rats[J]. Ind J Med Res,1990,92:195-197.

[30] Dwivedi Y, Rastogi R, Sharma SK, et al. Picroliv affords protection against thioacetamide-induced hepatic damage in rats[J]. Planta Med,1991,57(1):25-28.

[31] Dwivedi Y, Rastogi R, Garg N K, et al. Picroliv and its components kutkoside and picroside I protect liver against galactosamine-induced damage in rats[J]. Pharmacol Tosicol,1992,71(5):383-385.

[32] Dwivedi Y, Rastogi R, Mehrota R, et al. Picroliv protects against aflatoxin B1 acute hepatotoxicity in rats[J]. Pharmacol Res,1993,27(2):189-193.

[33] 陈小夏,何冰,李显奇,等.广藿香胃肠道药理作用[J].中药材,1998,21(9):462-466.

[34] Kolkhof P, et al. Cardiac glycosides potently inhibit C-reactive protein synthesis in human hepatocytes[J]. Biochem Biophys Res Commun,2010,394:233-239.

[35] Jiang MX. Pharmacology(药理学)[M]. Beijing: People's Medical Publishing House,2000,164-166.

[36] Chang LC, et al. Activity-guided isolation of constituents of Cerbera manghas with antiproliferative and antiestrogenic activities[J]. Bioorg Med, Chemistry Lett,2000,10:2431-2434.

[37] Sreenivasan Y, et al. Oleandrin-medicated expression of fas potentiates apoptosis in tumor cells[J]. Clin Immunol,2006,26:308-322.

[38] Manna SK, et al. Cardiac glycoside inhibits IL-8-induced biological responses by downregulating IL-8 receptors through altering membrane fluidity[J]. Cell Physiol,2006,207(1):195-207.

[39] 李伯刚,周正质.治疗心血管疾病新药地奥心血康的化学[J].新药与临床,1994,13(2):75-76.

[40] 周正质,郭萍,刘常玉,等.地奥心血康对小鼠心肌营养性血流量的影响[J].新药与临床,1994,13(2):84-85.

[41] 冯子玉.地奥心血胶囊治疗冠心病、心绞痛Ⅱ期临床试验[J].1994,13(3):152-155.

[42] Mimaki Y, Watanabe K, Ando Y, et al. Flavonol glycosides and steroidal saponins from the leaves of Cestrum nocturnum and their cytotoxicity[J]. Journal of Natural Products,2001,64(1):17-22.

[43] 唐进蓉,姜志琴.眉叶薯蓣地上部分的三个新甾体皂甙[J].云南植物研究,1987,9(2):233-238.

[44] 易进海.麦冬研究进展[J].华西药学杂志,1993,8(1):32-38.

[45] 万莉,钱晓萍,刘宝瑞. 延胡索生物碱化学成分及其抗肿瘤作用的研究进展[J]. 现代肿瘤医学,2012,20（5）: 1042-1044.

[46] 张家铭. 翅果油树生物碱的提取分离及抑菌活性研究[D]. 临汾: 山西师范大学,2010.

[47] 李晓雯,张国伟. 苦参生物碱的药理作用及临床应用[J]. 医学研究与教育,2014,31（6）: 85-87.

[48] 杜国威. 中药鞣质成分的药理作用探析[J]. 中国医药科学,2011,1（16）: 27-33.

[49] 刘成海. 中药复方药理研究的几点思考[J]. 中西医结合学报,2003,1（2）: 86-89.

第四章　药性篇　药性理论的历史沿革、研究现状与思考

药性理论是我国历代医家在长期医疗实践中,以阴阳、脏腑、经络学说为依据,根据药物的各种性质及所表现出来的治疗作用总结出来的用药规律。它是中医学理论体系中的一个重要组成部分,是学习、研究、运用中药所必须掌握的基本理论知识。其基本内容包括四气五味、升降浮沉、归经、有毒无毒等。

第一节　四气的历史沿革、研究现状与思考

中药药性之四气,是指药物所具有的寒、热、温、凉四种药性,又称四性。四气反映了药物对人体阴阳盛衰、寒热变化的作用倾向,是指导中医临床的重要药性理论之一,受到历代医家的重视。陶弘景在《本草经集注》中明确指出:"药物甘苦之味可略,唯冷热须明。"说明掌握药物寒温属性的重要性。

一、历史沿革

"四气",《辞源》释为:"四时阴阳变化,温热寒凉之气。"可见,四气原是指四季的气候特点。《黄帝内经》是指四时之气,即取象于四时春温、夏热、秋凉、冬寒的气候。《素问·五常政大论》《素问·六元正纪大论》《素问·至真要大论》对四性理论都有所记载。《素问·六元正纪大论》中有"发表不远热,攻里不远寒",《素问·至真要大论》有"寒热温凉,衰之以属,随其攸利""寒者热之,热者寒之,温者清之,清者温之""治寒以热,治热以寒,而方士不能废绳墨而更其道也"等论述。可见《黄帝内经》虽无明确的四气提法,但已有了药分寒热的概念。

"四气"学说的形成受到中医药认识方法的影响,将观察对象视为阴阳对立统一的两个矛盾,药性亦分阴阳,寒凉为阴,温热为阳。在天人相应的哲学思想影响下,将春夏秋冬四时,气候的寒热温凉四气,病证的寒热温凉四性与药物的寒热温凉属性联系起来。药物的寒热属性是由于禀受四时之气,与四季气候变化相应,李中梓在《医宗必读·药性合四时论》曰:"四时者,春温、夏热、秋凉、冬寒而已。故药性之温者,于时为春……药性之热者,于时为夏……药性之凉者,于时为秋……药性之寒者,于时为冬。"

　　四气理论源于阴阳学说，是定性的概念。四气的形成，有其深刻的历史渊源。在中医药的认识方法中，将阴阳用于各种观察对象中，继而形成一些概念，如四气中的寒热温凉，就是用二分法来处理，使其成为对立统一的两个矛盾。中药四气的归纳与概括体现了阴阳之间的对立，而寒热温凉的确立，是阴阳学说渗透于四气的一种表现。

　　古代朴素唯物主义思想认为，气是构成世界的基本物质，食物和药物亦不例外，也是由气构成的。"四气"的气是精微物质。所以，在《黄帝内经》等典籍中，还常常用"气味"对举并提的方式，用以代指食物和药物中的精微物质。如《素问·藏气法时论》曰："气味合而服之，以补精益气"。另外，药物之"四气"来源于四时之寒热温凉变化，用"气"体现了天人相应的哲学思想。

　　"四气"二字作为药性，首见于《神农本草经》序例，曰："药……又有寒、热、温、凉四气。"此处的四气是指药物的寒、热、温、凉属性，用以说明药物治疗疾病的物质基础和普遍规律。

　　北宋寇宗奭主张将"四气"改称为"四性"。寇氏《本草衍义》中指出："凡称为气者，是香臭之气。其寒、热、温、凉，是药之性……其四气则是香、臭、腥、臊……则气字当该为性字，于义方允。"李时珍曰："寇氏言寒、热、温、凉是性，香、臭、腥、臊是气，其说与《礼记》文合。但自《素问》以来，总以气味言，卒难改易，姑从旧耳。"

　　有学者据森立之本《神农本草经》（以下简称《本经》）统计[1]，森本共载药物357种，其中寒99种，小寒1种，微寒26种，平131种，微温20种，温79种，大热1种。《名医别录》（以下简称《别录》）中的药性有大热、大温、温、微温、平、微寒、小寒、寒等12种表述法。《别录》遵而从之者240种，改变药性者106种。其中，发生质变者19种，即《别录》改《本经》温性药为寒性药者1种，温改为微寒者11种，微温改作微寒者3种，微寒改作微温者4种。《药性论》是继《别录》之后又一部对药性颇多发挥的专著。从《证类本草》收录情况来看，此书所注《本经》药物药性，有39种与《本经》不同。此外，徐之才《药对》也对药物四性的沿革发挥了重要作用。该书亡佚较早，但其药性内容却保留在《证类本草》诸病通用药各病种中"臣禹锡等谨按药对"项下，所列药物几乎均有药性记载，涉及《神农本草经》的药物150余种。其药性标记，有100余种依从《本经》，近40种与《别录》改变后的药性相同，属独出新识者甚少。总之，唐朝以前，主要经《别录》和《药性论》修订后，《本经》药物的四性相对趋于稳定。进入唐朝，对原属《本经》药物的四性讨论，主要围绕其前业已提出的各种认识各抒己见[2]。而《日华子本草》以前，具体药性一直没有出现"凉"性。可见，药物的寒热属性并没有受到"四"的束缚。

　　疾病常常非寒非热，药性亦应存在不寒不热之性，即"平性"，"三性说"便自然产生。陶弘景《本草经集注》对药性的区分提出"朱点为热，墨点为冷，无点为平。"至唐代《唐六典·尚药奉御》率先提出三性说，曰："三性谓寒、温、平。"《神农本草经》序例中虽未提及平性，但在所载365种药物的条目下，有357味记载了药物的寒热属性，属"平"者131种。寒和凉是同一种性质，只是程度上有差别，温和热亦然，因此将药性区分为寒性、热性和平性。

　　李时珍在《本草纲目》中更加明确地指出"五性焉，寒、热、温、凉、平"，开药性"五性说"之先河。五性说是在五行学说的影响下，在四气的基础上又增加平性，而与五行、五脏、五味相对。

　　另外，金元时期张元素《珍珠囊药性赋》的总赋分别以寒、热、温、平四药性分述；王好古提出温、大温、热、大热、寒、大寒、微寒、平八气说。

至明清时期,众医家充分继承前人经验和理论,在不断加深对中药四性理论重要性的认识基础上,进一步开展深化研究,最终形成了比较完善的理论体系。在药物四性分类方面,明代官修本草《本草品汇精要》采用"寒、热、温、凉、收、散、缓、坚、软"的分类方法对药物四性属性进行标注。同时,许多医家还对《神农本草经》中的药物四性内容进行了重辑、考证、注释等。

四气逐级划分,又是模糊的定量概念。药物的寒热属性来源于自然界的气候变化,四季温差变化是渐进的,诸多药性的寒热程度也应是逐级划分的。四气分寒热两大类,其中温次于热,凉次于寒。为了进一步区分,本草书中在寒热温凉之前还常有大、微字样,如石膏大寒,赤芍微寒,附子大热,防风微温等。《本草纲目》中有平、大寒、寒、微寒、冷、大热、热、小温、微温、大温、温、凉、暖等药性。这里的大、小、微等用于描述药性的不同程度,是一种对于四气模糊定量的描述。

至当代《中华人民共和国药典·临床用药须知·中药饮片卷》中[3],认为四气之中寓有阴阳含义,寒凉属阴,温热属阳。寒凉与温热是两种对立的药性,其间又有程度上的差别,即温次于热,凉次于寒。总括分析药物四性应以"大热""热""温""微温""大寒""寒"、"微寒""凉"区分为妥。然从四性本质而言,只有寒、热两性的区分。此外,四性之外还有平性,是指寒热温凉界限不很明显,药性平和,作用和缓,应用较为广泛的一类药物。《中华人民共和国药典》(2010版)所收载药物药性标以大寒2种,寒163种,微寒74种,凉61种,平148种,大热3种,热17种,温176种,微温37种[4]。

二、研究现状

中药药性理论是中药有别于现代药物的根本特征,是中医药理论体系的重要组成部分,始终是中医药现代化研究的关键点,连续多年被国家重点基础研究发展计划(973计划)列为资助方向,将药性理论研究的重要性提升到一个新的高度,引起广大学者的广泛关注。

1. "四气"假说的研究　自然科学的发展离不开假说,假说是科学认识活动中的重要思维形式,也是建立科学理论的基本方法之一。在中药四性的研究过程中人们提出了多个假说。

2006年国家重点基础发展研究计划(973计划)立项并启动了"中药药性理论继承与创新研究"项目。该项目在中医药理论指导下,围绕"中药药性是中药与机体和环境相互作用后体现出来的基本属性;中药所包含的物质成分、生物活性及其相互间所产生综合效应是药性理论产生的科学内涵,其作用于机体将以物质、能量、信息三种形式以某种规律表现出来"的科学假说,从药性成因、本质和规律等三个方面进行了研究[5],证实了中药药性的客观存在,有其发生、发展的规律,表现在其成因,以及其物质基础和生物效应的变化;证实了药性具有可拆分、可组合性,具有相应的化学物质基础和生物效应;提出了中药药性的新概念,包括其自然属性和效应属性两个方面[6-7]。张冰等[8]提出中药药性构成"三要素"的新研究理念,即应从药性与化学成分、机体状态以及生物学效应"三要素"及其间的关联关系进行整体、系统探讨。欧阳兵等[9-10]以中药整体调理寒热病证和中药多成分共存状态下的药性—药效—物质相关性为前提,提出中药四性"性—效—物质三元论"假说和"组群中药四性组合性效谱"假说,对假说的科学依据进行了论证,并指出了开展假说论证研究的现实意义及今后的研究构想。李石生等[11]提出了中药的"分子药性假说",认为:①分子具有药性,其药性是有规律的;②中药化学成分具有分子多样性的特点;③中药的药性多样性及其多靶点作用机制。李爱秀[12]提出"分子药性假说",认为"分子药性假说"中的"分子骨架"和"特定骨架分子"两个概念的意义不明确,认为"分子骨架"和"特定骨架分子"应该是"药效团"和"具有特效药效团的分子",因此提出"药效团药性假说"。刘培勋[13]提出"中药药性物组学"概念,认为中药药性在四维空间(时间维、空间三维)对特定生物体的作用是中药中发挥特定药性作用的分子集合,即中药药性物质组。盛良[14-16]将爱因斯坦的量子理论运用到中药药性理论研究之中,对中药的四气五味物质基础提出三个假说:电子得失吸推偏移能级升降说、中药四气五味宏观化学成分说、中西药量化结合说。肖小河[17]等主要从热力学角度对中药寒热药性进行了一系列探索和研究,首次提出了"中医药(药性)热力学观"。匡海学等[18]基于中药性味当为"一味一性",提出中药性味理论新的假说,即"一药X味Y性,其中Y≤X",并提出验证新假说的中药性味可拆分性和可组合性研究方法。龙伟[19]提出计算中药学概念,并将其应用于中药药性的研究,构建寒热药性预测系统。

2."四气"文献学的研究 现代学者通过对本草文献的考证整理,对现代文献的总结分析进行中药药性研究,不断发掘和完善中药药性理论。

张廷模等[20]提出中药药性"三性说"新论,认为将药性按照寒、热、平三分,较之按寒、热、温、凉"四气说"之二分法更为合理。邓家刚等[21-23]也认为平性药应该有自己独立的药性,平性是客观存在的,不隶属于四气而独立存在的一种药性。王家葵等[1]研究结果显示《神农本草经》四气的确定主要与功效、五味、三品有关。一般而言,上品多标平性,少标寒性;辛味药多标温,少标寒及平;苦味药多标寒,而少标温。王春燕[24]利用中医文献学的方法将历代主要本草著作中关于常用424味中药的四性记载进行全面整理,运用统计学方法,分析比较历代用药药性的变化和中药四性的变化。杨雪梅等[25]以四气为核心,采用Spearman等级相关法对《中华本草》中8356味具有四气属性的药性规律进行分析,结果表明药性越"热"则越可能具有辛、甘味,越常入脾、胃、肾三经,其毒性更大;药性越"寒"则越可能具有苦、淡味,越常入大肠等六经。

刘景亮[26]选取90味常见利水功效中药,以古今文献资料为基础数据建立数据集,利用数据挖掘技术,对这些中药的药性与有效成分的内在联系进行关联规则分析。

3."四气"的实验研究 有关"四气"研究的现代实验研究,主要采用了现代药理学、化学、物理学、系统生物学等方法进行研究。

学者们分别从整体、组织器官、细胞、分子水平不同层次上开展了中药药性研究。现代药理研究发现,相同药性的中药有类似的药理学表现,不同药性的中药其药理作用差异很大。

(1)"四气"与神经内分泌网络系统:实验显示[27-31],寒凉药主要是抑制机体神经、内分泌等功能活动,温热药主要是兴奋这些功能活动。寒凉药能降低动物的自主神经平衡指数,抑制交感神经—肾上腺系统功能,温热药能提高动物的自主神经平衡指数,兴奋交感神经—肾上腺系统功能。热性药(附子、干姜、肉桂等)可增加心率、尿中17-羟皮质类固醇、肾上腺素、去甲肾上腺素含量,增加脑内多巴胺、去甲肾上腺素含量,减少脑内5-羟色胺含量,增强血清、肾上腺及脑干中多巴胺-β-羟化酶活性;同时还可促进其他内分泌腺功能,主要表现为增加垂体促甲状腺激素和促黄体激素的合成与释放。抑制中枢神经的中药多属寒凉性质,如寒凉药石膏、知母、黄柏等可使动物脑内多巴胺β-羟化酶活性降低,去甲肾上腺素合成抑制,含量降低。另有实验证明,给中枢抑制药戊巴比妥钠后,虚寒大鼠痛觉消失较快而恢复慢,虚热大鼠痛觉消失慢。表明通过递质等因素,一些寒凉药可使中枢抑制活动增加,一些温热药使中枢兴奋活动增加。

（2）"四气"与物质能量代谢:物质能量代谢是指生物体内物质的合成与分解以及此过程中伴随着能量的储存与释放。寒凉药或温热药还可通过影响垂体—甲状腺轴功能和细胞膜钠泵(Na^+-K^+-ATP酶)活性,而纠正热证(阴虚证)或寒证(阳虚证)异常的能量代谢。寒热性质中药对正常动物具有寒热效应,表现为不同的作用特点。热性中药可提高趾温、肝细胞能荷,ATP酶活力,使产热增加,提高大鼠脑、肝、肾等组织器官的耗氧量,促进糖原分解,提高动物的基础代谢等;寒性中药可降低趾温、肝细胞能荷,ATP酶活力,可降低大鼠耗氧量,减少饮水量,降低体温,降低动物的基础代谢水平等;寒性中药与热性中药相比较,明显呈现方向相反的效应,亦可表现为对同一指标影响程度的差异[32-34]。

此外,寒凉性药物还具有控制微生物感染以抗菌消炎的作用,如黄连、黄芩、黄柏等;山豆根、山慈菇、苦参的抗肿瘤作用;有些寒凉性药物具有扩张末梢血管以降血压、提高痛阈以镇痛;含卤素或盐类的寒凉药具有中枢镇静、减弱心肌活动的作用。

（3）"四气"物质基础的研究:用化学、物理学等方法阐明中药药性物质基础的研究思路,可从多个不同层次对构成中药药性的药效物质基础做尽可能全面的阐释。

徐国均等[35]研究发现,多数温性药含有挥发油,热性药物所含化学成分种类较多,或含多量的挥发油,或含强烈刺激性的脂肪油,或含剧毒的生物碱;寒性药含苷类,以皂苷、蒽苷和苦味质为多见,也含有一些极苦的生物碱。管竞环[36]提出"药物中各种无机元素含量水平是决定植物类中药四性的主要因素之一"的假说,其研究是对120味植物类中药无机元素含量进行检测、分析,测得42种无机元素含量的均值,比较不同药物中每种元素含量的高低,以药物元素含量与均值线的偏移程度(F值)定性与传统药性比较,结果有62.5%的药物药性与传统药性相符。陈和利[37]等用原子吸收光谱法检测100种生药材的15种无机元素含量,分析其含量与中药四性的关系。结果表明,中药药性与Mn、Co、Cr、Ni、Mg5种生命元素含量有关,并可根据它们的含量建立判别中药药性的数字模型,该模型具有显著的判别效能。陈卓新[38]将信息论方法应用于中药四性与微量元素关系研究,该研究用等离子体发射光谱法测定了100种植物类中药材的单味水煎剂中23种微量元素的含量,采用信息论方法探讨微量元素含量和分布与中药四性的关系,得出结论认为:温热药与寒凉药的微量元素的含量与分布确实存在差异。徐辉碧等[39]测定了105味植物类中药中的15种稀土元素,应用因子分析对数据进行了多变量分析,证实了一个2因子模型能合理解析稀土元素之间的相关系数,证实中药中稀土元素含量是决定中药四性的主要物质基础之一。胡振化等[40]研究发现,中药主要有效成分相对分子质量与药性相关。中药主要有效成分相对分子质量在250以下者多表现为温热药性,而主要有效成分相对分子质量在250以上者多表现为寒凉药性,认为通过对中药主要有效成分的相对分子质量进行标识,可以大体界定一味中药的基本药性。胡育筑等[41]用化学计量学技术对115种中草药的32种元素的三电极直流等离子体原子发射光谱数据应用模式识别方法进行了系统的多变量统计分析,结果显示32种元素中26种有规律地呈现寒凉药＞温热药＞平性药的次序,高达81.3%;平性药类有87.5%,低于整体。周正礼[42]等分析了20种典型寒性中药和热性中药的总糖含量,发现中药的寒、热药性与总糖含量有明显相关性,寒性中药的总糖含量明显低于热性中药的总糖含量。朱明等[43]将红外成像技术应用于中药寒热药性试验,选择了热性的干姜和寒性的黄芩作对照,在人体服用中药前后2小时分别进行红外成像的对比观测,分析结果用来解释服用中药后的机体热变化,进而推导出所服中药的寒热属性。红外成像技术很可能为运用现代方法阐释中医学基础理论提供一个相对直观的可视化的科研平台。盛良[14]将量子理论引入到中医药理论中,根据量子理论提出电子得失吸推偏移能级升降说,认为中药之所以有四性根本在于所含的化学元素具有寒、凉、温、热四性。一般来说,给出电子为碱为寒凉,接受电子为酸为温热。酸碱有强弱之分,故有四性,酸碱平衡者即为平性。

另外,有学者[44-46]应用NMR谱学方法分析了寒热药性重要的物质成分,建立了中药NMR氢谱和炭谱的寒热药性判别函数方程,初步从理论上探索创建了传统中药寒热药性的现代判别方法;应用UV谱线组法、IR光谱法、GC-MS等多元谱学方法,开展了中药药性物质成分研究,创立了中药指纹图谱数据量化方法。李梢[47]从网络的角度展开对证候生物学基础的探索,建立了从“表型网络—生物分子网络—药物网络”理解病证方关系的研究框架,由此进一步提出证候生物分子网络标志的构想,并进行了寒证与热证的案例研究。聂斌[48]利用中药寒、热药动物实验,获取代谢组学数据;再采用随机森林算法构建中药寒、热药性分类判别模型。

三、思考与建议

在国家重点基础研究发展计划(973计划)等科研项目的多年资助下,有关四气的研究取得了令人瞩目的成绩。中药的复杂性和不确定性让中药四性的研究路程充满了艰辛,随着现代医药科学技术的发展和疾病谱的变化,很多药物新的功能,新的用途不断涌现,治疗疾病的病种不断增多,传统中药药性理论与临床实践之间可能还存在不一致。从发展的观点来看,传统中药药性理论还有待进一步完善与提高。

单因素研究忽视了药性之间的关联性。每味药物的各种性能,从不同层次概括了药物的作用特性。每味药物的各种性能之间不是独立存在的,各种性能之间存在着某种特殊的内在关联性。学者们对中药药性理论的研究大多采用分割式的研究模式,侧重于一种性能的研究,或针对寒热药性,或针对归经,或从药理药效、毒理角度进行研究。如对于五味药性的研究主要从物质基础角度进行考虑,对于归经药性的研究大多应用受体学说、药代动力学等方法进行,较少将四气—五味—归经—升降浮沉—功效看作一个整体综合分析归纳,忽视了药性之间的关联性,在此基础上得出的药性研究结论具有一定的局限性。

药证分离缺乏理想的病或证的病理模型。中药药性理论的产生和发展离不开中药的临床实践,中药“药性”应是在“证”的病理基础上才得到充分体现的,药性—功效—病证之间存在着相互依存的辩证关系。由于中医基础理论研究中证候模型研究进展缓慢,使得从“证—药效—药性”这一中医药传统观念出发,研究中药药性理论的设想举步维艰,目前中药药性实验研究多选用健康动物,或套用现成的西医疾病的模型,严重影响了具有标准中医药意义的中药药性的判断。

性效分离忽视成分与药物之间的差异,成分研究思路源于天然药物研究。从中药成分角度分析“药性”的研究忽略了中药药性是中药化学组分作用于特定机体状态下的反映,未能从中药化学成分与机体状态相关关系的角度整体观察中药作用的生物学效应,使有关研究在揭示中医药的科学内涵上以及有效指导中药临床合理运用方面非常有限。

　　根据以上问题提出以下几点建议：①加强古代本草文献研究，潜心研究古代本草文献，从方法学方面深刻领悟古人提出药性理论的语义和内涵，为进一步完善提高发展中药药性理论，科学地揭示中药药性理论的本质奠定坚实的理论基础。②加强中药规范化、标准化研究，中医药理论以传统的阴阳、五行、脏腑、经络、治则等理论体系为基础，其中有些内容难以用现代科技语言准确地"翻译"和表达。因此，传统中医药理论急需与现代科学理论相互渗透与融合，逐步实现中医药现代化和国际化。③加强实验和临床相结合的药效研究，本着源于临床，应用于临床的研究思路，未来研究应着眼于在临床层面解决中药药性研究中的关键科学问题。④加强药—证模型的研究，药性与中医证候关系极为密切，在药性理论研究中，是否建立具有中医药特色的药—证模型是揭示中药药性本质的关键。在中医基础理论研究疾病寒、热证候模型尚未界定之前，很难在科学的意义上说明药物寒热的差异。⑤宏观研究与微观研究相结合，宏观的整体性研究与微观分析性研究有机结合，互为补充，才有可能构建形成科学合理的现代中药药性理论新体系，从而实现中药药性理论基本内涵的科学阐述和微观表征。

参 考 文 献

[1] 王家葵，沈映君.《神农本草经》药物四气的统计分析[J]. 中国中药杂志，1999,24（4）: 246-248.

[2] 梁茂新. 宋以前《本经》药物四性认识的演变[J]. 中国药学杂志，1993,28（8）: 499-501.

[3] 国家药典委员会. 中华人民共和国药典·临床用药须知·中药饮片卷[M]. 北京：中国医药科技出版社，2011.

[4] 何先元，喻录容，冯婧，等. 中国药典2010年版一部收载中药的药性特点研究[J]. 中国现代应用药学，2014,31（2）: 164-167.

[5] 中药药性理论继承与创新研究项目组. 国家重点基础研究发展计划（973计划）项目结题总结报告[R]. 科技部，2010: 5-36.

[6] 唐仕欢，黄璐明，杨洪军，等. 论象思维对中药药性形成的影响[J]. 中医杂志，2009,50（6）: 485-491.

[7] 唐仕欢，杨洪军，黄璐琦. 论中药药性的概念、形成及其意义[J]. 中医杂志，2010,51（4）: 293-296.

[8] 张冰，林志健，翟华强，等. 基于"三要素"假说研究中药药性的设想[J]. 中国中药杂志，2008,33（2）: 221.

[9] 欧阳兵，王振国，李峰，等. 中药四性"性—效—物质三元论"假说及其论证[J]. 山东中医药大学学报，2008,32（3）: 182-183.

[10] 欧阳兵，王振国，王鹏，等. "组群中药四性组合性效谱"假说及其论证[J]. 山东中医杂志，2006,25（3）: 154-156.

[11] 李石生，邓京振，赵守训，等. 中药现代化研究的关键在于建立科学的现代中药理论体系—分子药性假说的提出[J]. 中国中西医结合杂志，2000,20（2）: 83-84.

[12] 李爱秀. 中药"药效团药性假说"的提出[J]. 天津药学，2007,19（2）: 41-44.

[13] 刘培勋，龙伟. 中药药性与中药药性物组学[J]. 中国中药杂志，2008,33（14）: 1769-1771.

[14] 盛良. 论中药四气五味与电子得失吸推偏移能级升降说[J]. 上海中医药杂志，2008,42（2）: 4-8.

[15] 盛良. 论中药四气五味的宏观化学成分说[J]. 上海中医药杂志，2008,42（7）: 63-67.

[16] 盛良. 中药四气五味的量化[J]. 现代中西医结合杂志，2004,13（22）: 2943-2945.

[17] 肖小河，王伽伯，赵艳玲，等. 药性热力学观及实践[J]. 中国中药杂志，2010,35（16）: 2207-2213.

[18] 匡海学，程伟. 中药性味的可拆分性、可组合性研究—中药性味理论新假说与研究方法的探索[J]. 世界

科学技术—中医药现代,2009,11(6): 768-771.

[19] 龙伟. "计算中药学" 在中药药性及复方研究中的应用[D]. 北京: 北京协和医学院,2011.

[20] 张廷模,王建. 中药药性 "三性" 说新论[J]. 成都中医药大学学报,2006,29(4): 1-2.

[21] 邓家刚,秦华珍,郭宏伟. 平性药药性定位及其作用特点的理论探讨[J]. 广西中医药,2007,30(2): 32-33.

[22] 邓家刚. 试论平性药 "体平用偏" 的药性特征[J]. 世界中医药,2007,2(5): 302-303.

[23] 邓家刚. 平性药药性理论假说及其内涵述要[J]. 广西中医药,2008,31(5): 46-47.

[24] 王春燕. 常用中药四性变化规律的文献研究[D]. 济南: 山东中医药大学,2007.

[25] 杨雪梅,林端宜,赖新梅,等.《中华本草》药性数据中的四气规律[J]. 中国中药杂志,2013,38(9): 1438-1441.

[26] 刘景亮,裴丽,李杨,等. 基于数据挖掘的利水功效中药药性与有效成分关联规律研究[J]. 中国中医药图书情报杂志,2014,38(5): 9-12.

[27] 李仪奎. "四气" 实质的本质属性问题探讨[J]. 时珍国药研究,1993,4(3): 6-8.

[28] 李良,刘国贞,梁月华. 虚寒证鼠服温热药后脑、垂体和肾上腺内5-羟色胺及去甲肾上腺素神经元和神经纤维的变化[J]. 中医杂志,2000,41(10): 623-625.

[29] 李良,刘国贞,梁月华. 寒凉和温热药对大鼠脑、垂体和肾上腺内5-羟色胺及去甲肾上腺素神经元和纤维的影响[J]. 中国中药杂志,1999,24(6): 40-42,63-64.

[30] 梁月华,王晶,谢竹藩. 寒凉药与温热药对交感神经肾上腺及代谢机能的影响[J]. 北京医科大学学报,1987,19(1): 54-56.

[31] 梁月华,李薪萍,任红. 寒证热证时中枢、内脏、尿内儿茶酚胺及5-羟色胺的变化[J]. 中医杂志,1991,32(12): 38-40.

[32] 丁安荣,李淑莉,王志奇. 大黄、栀子小鼠红细胞膜Na^+-K^+-ATP酶活性的影响[J]. 中国中药杂志,1990,15(1): 52-57.

[33] 司惠丽. 大黄对实热证大鼠能量代谢影响的研究[D]. 济南: 山东中医药大学,2012.

[34] 崔淑兰. 大鼠虚热证模型的建立、评价及知母对虚热证大鼠影响的研究[D]. 济南: 山东中医药大学,2012.

[35] 徐国钧,胡俊宏,杨玮. 有关中药气味归经理论的初步探讨[J]. 南京药学院学报,1961,5(6): 92-100.

[36] 管竞环,李恩宽,薛沙,等. 植物类中药四性与无机元素关系的初步研究[J]. 中国医药学报,1990,5(5): 40-43.

[37] 陈和利,冯江,孙龙川,等. 100种中药的四性与15种无机元素含量关系的研究[J]. 微量元素与健康研究,1996,13(4): 33-34.

[38] 陈阜新. 信息论法探讨中药四性与微量元素含量关系[J]. 数理医药学杂志,2001,14(2): 108-110.

[39] 徐辉碧,周井炎,陆晓华,等. 稀土元素与中药药性关系研究[J]. 计算机与应用化学,2000,17(2): 181-182.

[40] 胡振华. 中药四性与其所含主要成分分子量关系的探讨[J]. 湖南中医药导报,1996,2(6)S1: 49-51.

[41] 胡育筑,周环娟,王志群,等. 中药四性和微量元素含量关系的初步研究[J]. 中国药科大学学报,1992,23(6): 348-353.

[42] 周正礼,李峰,李佳. 20种中药总糖含量与寒热药性关系探讨[J]. 山东中医药大学学报,2009,33(1): 5-6.

[43] 朱明,李宇航,林亭秀,等. 关于中药寒热药性试验的红外成像观测[J]. 中国体视学与图像分析,2007,

12(1): 53-58.

[44] 冯帅,李峰,王心. 50种中药总蛋白含量与寒热药性的相关性研究[J]. 辽宁中医杂志,2010,37(8):
1412-1414.

[45] XU Hui, LI Feng. Application of pattern recognition to the 1H NMR spectra of Chinese medicinal herbs for
cold-hot nature distinguish[C]. The 6th International Conference on Natural Computation,2010(6): 3278.

[46] 李雨,李骁,薛付忠,等. 基于人工神经网络的中药药性判别研究[J]. 山东大学学报(医学版),2011,49
(1): 57-61.

[47] 李梢. 中医证候生物分子网络标志的构想与研究[J]. 中医杂志,2009,50(9): 773-776.

[48] 聂斌,郝竹林,桂宝,等. 基于随机森林的中药寒、热药性代谢组学判别方法研究[J]. 江西中医药大学学
报,2015,27(2): 82-86.

第二节　五味的历史沿革、研究现状与思考

五味为中药药性的重要组成部分,指药物具有辛、甘、酸、苦、咸五种基本药味,以及附属
于酸、甘的涩味和淡味,合称为五味,作为中药基础药性之一,既是药物作用规律的高度概
括,又是部分药物真实滋味的具体表示。它在解释中药药性、说明药物功能、指导中药临床
应用方面,起着重要的作用。

一、历史沿革

关于五味较早的文字记载《尚书·洪范》上说:"润下作咸,炎上作苦,曲直作酸,从革作
辛,稼穑作甘。"《礼记·月令》"孟春之月……其味酸,孟冬之月……其味咸。"《礼记·礼
运》"五味、六和、十二食,还相为质也。"《孙子兵法·势篇》也写得很清楚:"味不过五,五味
之变,不可胜尝也。"这里的咸、苦、酸、辛、甘,实为后世五味说的渊源所在。

五味概念最初源于人们对食物味觉的感知和分类界定。早在春秋战国时代就已经有饮
食调养理论出现,如《吕氏春秋》云:"调和之事,必以甘、酸、苦、辛、咸,先后多少,其齐甚微,
皆有自起……甘而不哝,酸而不酷,咸而不减,辛而不烈,淡而不薄,肥而不䐆。"并对五味宜
忌,过食五味所产生的不良后果进行了论述。春秋战国及秦汉时期各家学说对"味"均有阐
述。《荀子·哀公》:"非口不能味也";《荀子·正名篇》:"甘、苦、咸、淡、辛、酸、奇味以口异";《管
子》:"在味者酸、辛、咸、苦、甘也。"与此同时,通过长期实践观察,人们发现食物味道不同,对
机体脏腑经络所产生的生理效应不同。药食同源,许多药物自身又是食物,由饮食的"味效"
关系而发现药味不同,治疗作用不同,药物五味与药效之间存在者客观的联系与内在规律。
如《礼记·天官冢宰》云:"凡药以酸养骨,以辛养筋,以咸养脉,以苦养气,以甘养肉,以滑养
窍"这是对药物五味功效的最早概括。

"味"作为药性理论,最早见于《黄帝内经》与《神农本草经》。《黄帝内经》运用阴阳五
行、脏腑经络、天人合一等理论,对药性五味学说进行了全面探讨。如《素问·阴阳应象大论》
云:"阳为气,阴为味","木生酸,火生苦,土生甘,金生辛,水生咸。"又云:"酸生肝,苦生心,甘
生脾,辛生肺,咸生肾。"论述了五味的生成、五味与五脏、五味的阴阳属性。此外对五味的
作用、五味的应用与五味的归经、与升降浮沉的关系都做了阐述,为五味理论的产生奠定了

理论基础,赋予了五味与功效的规律性联系的推演。

《神农本草经》序列中明确指出:"药有酸、咸、甘、苦、辛五味",还以五味配合四气,表明每种药物的药性特征,开创了先表明药性,后论述效用的本草编写先例,使五味学说与临床用药紧密结合起来并日趋成熟。

汉唐以来五味理论的应用与发展主要在医家,如《伤寒论》云:"酒客不喜甘。"而本草家则较多的注意寒热温凉四气,如陶弘景在《本草经集注》中说:"其甘、苦之味可略,有毒、无毒易知,唯冷、热须明。"这一观点一直持续到宋代。

金人成无己在《注解伤寒论》《伤寒明理论》中广泛运用五味理论阐释经方配伍用药机制,继之刘完素、李东垣、王好古、朱丹溪等在五味用药理论发展上各有建树。"甘温除大热"理论的创立以及归经、引经、气味阴阳、升降浮沉等药性理论都是在五味理论基础上逐步形成的,对后世医药的发展产生了巨大的推动作用。

明代伟大的医药学家李时珍将五味理论总结为"五味宜忌",是对《黄帝内经》中药性理论的发展。五味宜忌即是指辛、甘、酸、苦、咸五种味道适合和避免用于某种疾病的情况。

明清以来,医药学家将五味理论的论述加以提炼和总结。贾九如《药品化义》中提出辛能开窍、化湿、祛风湿、散结,甘能消食、止疼、和毒,咸能凉血,酸能安蛔,苦能破泄等。汪昂《本草备要》进一步概括为:"凡药酸者能涩能收,苦者能泄能燥能坚,甘者能补能和能缓,辛者能散能润能横行,咸者能下能软坚,淡者能利窍能渗泄,此五味之用也。"至今,对五味与药物功用关系的认识与汪氏基本一致。

二、五味与药性理论的内在联系和相互关系

中药药性理论体系是中医药学理论体系的重要组成部分,传统中药研究在不断完善过程中创立了各种药性理论,这一整套的药性理论构建了一个四气、五味、归经、升降浮沉等的药性体系。中药五味药性理论是中药药性理论的核心内容之一,其与药性理论中的四气、升降沉浮、归经、有毒无毒、配伍、禁忌等存在密切的联系。

1. 五味与阴阳 阴阳是自然界的客观规律,也是人们认识客观事物的法则,反映了事物的对立统一属性。根据阴阳理论,可将同一系统的事物按阴阳来划分。《内经》以辛、甘、酸、苦、咸五味来分阴阳,主要是根据功能决定的。如《素问·阴阳应象大论》云:"气味辛甘发散为阳,酸苦涌泄为阴。"《素问·至真要大论》又在其基础上补充了"咸味涌泄为阴,淡味渗泄为阳。"上述内容是对五味阴阳属性的具体描述,指出辛、甘、淡属阳,酸、苦、咸属阴。属阳之味具有发散、向上、向外之性,属阴之味具有涌泄、向下、向内之性。可见,上述论述中既有对药味阴阳属性的认识,又有其作用方面的认识,后世在用药过程中,药味与其功能的关系也在不断发展着。

2. 五味与五行五脏 五行学说是根据取象比类法和推演络绎法将五味、五行与五脏建立对应关系。五味的酸、苦、甘、辛、咸,与五脏的肝、心、脾、肺、肾,与五行的木、火、土、金、水相对应。五行学说认为,事物之间相互联系,并维持着协调平衡,是事物生克运动的结果。如《素问·阴阳应象大论》说:"东方生风,风生木,木生酸……南方生热,热生火,火生苦……中央生湿,湿生土,土生甘……西方生燥,燥生金,金生辛……北方生寒,寒生水,水生咸。"并根据五行相克来阐明五味相克,指出辛胜酸、咸胜苦、酸胜甘、苦胜辛、甘胜咸。这是古代用朴素的辩证法思想来说明五味与五行之间的生克关系。有关五味与五脏的关系,《黄帝内

经》做了不少阐述。如《素问·阴阳应象大论》云:"木生酸,酸生肝……金生辛,辛生肺……火生苦,苦生心……水生咸,咸生肾……土生甘,甘生脾。"故酸从木化而入于肝,辛从金化而入于肺,苦从火化而入于心,咸从水化而入于肾,甘从土化而入于脾。《素问·宣明五气》篇将这种关系归结为"五味所入",故云:"五味所入:酸入肝,辛入肺,苦入心,咸入肾,甘入脾,是谓五入。"

五味与五脏的关系在《内经》的发展,经钱乙、张元素、王好古等形成了五脏苦欲补泻理论。在药性理论发展上,有其特殊位置。五脏苦欲补泻理论,最有成就的是张元素,其以《内经》中有关理论为核心,吸收了《中藏经》之脏腑寒热虚实辨证和钱乙之五脏虚实辨证的精华,对脏腑病机做了详细的分析,运用五脏苦欲补泻理论,创立了药物归经说,并对苦欲补泻提出了标准药物和方剂,使苦欲补泻理论达到了高峰时期。后世医家大多以其理论为基础进行阐发,对五脏苦欲补泻的原有理论也做了很多解释和补充。

3. 五味与四气 "四气"即是指药物的寒、热、温、凉四种药性。"气"与"味"联系最为密切。在古时文献中"气""味"在药物不是独立的概念,而是统一的整体。缪希雍谓:"物有味必有其气,有气斯有性。"强调药性是由"气"和"味"共同组成的,二者密不可分。"味"更多反映中药的物质属性,"性"则偏重中药的功能属性。

药物的性味相同,作用相近。例如,辛温药物大都有解表散寒的作用,苦寒药物大都有清热燥湿、泻火解毒的作用。药性相同而药味不同,则功效不同。同是温性药,麻黄辛温解表散寒,杏仁苦温下气止咳;同是寒性药,金银花甘寒清热解毒,木通苦寒利尿通淋。要正确的辨识药物的作用,应将二者结合看待。药物的气味所表现的药物作用以及气味配合的规律是错综复杂的。这种复杂的关系,使药物具有多种多样的作用。

4. 五味与升降沉浮 升降浮沉是指药物作用于机体上下表里的作用趋势。药物气味的厚薄能够决定其作用的升降浮沉。《内经》曰:"味厚者为阴,薄为阴之阳,气厚者为阳,薄为阳之阴,味厚则泄,薄则通,气薄则发泄,厚则发热。"元代名医李东垣记载:"味薄者升,气薄者降,气厚者浮,味厚者沉。"明朝李时珍也提出:"酸咸无升,甘辛无降;寒无浮,热无沉,其性然也。"味辛甘、气温热的药物,多主升浮;味酸苦咸,气寒凉的药,多主沉降。清代医家汪昂在《本草备要·药性总义》中也指出:"辛甘发散为阳,酸苦涌泄为阴,咸味涌泄为阴,淡味渗泄为阳,轻清升浮为阳,重浊沉降为阴,阳气出上窍,阴气出下窍",进一步论述了辛甘淡属阳,为升浮之品,如薄荷、连翘;酸苦咸为阴,为沉降之品,如熟地、大黄。

5. 五味与归经 归经指中药对人体某部分具有选择性治疗作用的特性,脏腑经络学说是归经理论形成的基础。五味与归经的关系早在《内经》中已有体现,《素问·至真要大论》云:"夫五味入胃,各归所喜。故酸先入肝,苦先入心,甘先入脾,辛先入肺,咸先入肾,久而增气,物化之常也。"表明"味"因其功能特性与相应的脏腑构成了固定的对应关系,进而能选择性地治疗相应的脏腑疾病。如《素问·藏气法时论》中记载:"肝苦急,急食甘以缓之。心苦缓,急食酸以收之。脾苦湿,急食苦以燥之。肺苦气上逆,急食苦以泄之。肾苦燥,急食辛以润之。"也有人将五味的归经归纳为脏和腑,《本草备要》曰:"凡药色青,味酸,气燥,性属木者,皆入足厥阴肝、足少阳胆经;色赤,味苦,气焦,性属火者,皆入手少阴心、手太阳小肠经;色黄,味甘,气香,性属土者,皆入足太阴脾、足阳明胃经;色白,味辛,气腥,性属金者,皆入手太阴肺、手阳明大肠经;色黑,味咸,气腐,性属水者,皆入足少阴肾、足太阳膀胱经。"

6. 五味合化 建立在五味基础上的"五味合化"思想,更进一步指导我们临床的配伍用药。合即配合,化即转化,又称为"和合"。即不同药味配伍之后,产生了新的作用,如辛甘化阳、酸甘化阴、辛开苦降、甘淡渗利等。汉代张仲景运用《黄帝内经》合化理论进行配伍组方,将"五味合化"运用于临床。

(1)辛甘化阳与酸甘化阴法:如桂枝汤用辛味之桂枝配酸味之芍药,一辛散一酸收,看似相反,实则相辅相成。更合甘草之甘以收辛甘化阳,酸甘化阴之功,于解表发散中寓益阴养营,于和营敛阴时兼扶正散邪,共奏调和阴阳之效。

(2)辛开苦降甘调法:采用辛开苦降甘调法往往用于治疗病机复杂、寒热虚实兼见的病证。这种配伍法现代研究较多,临床应用也较广泛。如《伤寒论》五泻心汤,方用辛、苦、甘配伍,辛可发散、行气,苦可降下、通泄,二味配伍通中有降,泄中有开,使气机调畅,升降如常,伍以甘味和中焦,运枢机,攻而不伤正,补而不壅滞,实为调理气机之大法。

(3)酸甘辛苦合用法:如乌梅丸采用酸辛苦合用法用来治蛔是完全用其五味配伍而获效,它利用蛔虫"得酸则静,得苦则下,得辛则伏"的特性选用乌梅、苦酒之酸,黄连、黄柏之苦,蜀椒、干姜等辛味配伍协同而治蛔。后世根据此方酸与甘合则滋阴,酸与苦合则泄热,辛与甘合能温阳,辛与苦合能通降,所以通过加减化裁,灵活应用,治疗多种内伤杂病,常获良效。

综上所述,说明中药的五味,在临床运用上具有实际意义。相同性味的药物配伍,可以增强作用;不同性味的药物配伍,亦可通过各自的特性,相成相反,减少副作用,提高疗效,达到一定的治疗目的。

7. 关于五味禁忌 《内经》认为不可过食五味,过食会损伤人体。依据五行生克乘侮理论,过食五味可克所胜之脏。如《素问·生气通天论》指出:"味过于酸则伤脾,过于咸则伤心,过于甘则伤肾,过于苦则伤脾胃,过于辛则伤筋脉。五脏荣于五华,外合五体,过食五味还可伤所胜之脏所荣所合。"

《内经》还指出,慢性疾病应"禁食五味",在《素问·宣明五气》中提出"五禁",包括气病禁辛、血病禁咸、骨病禁苦、肉病禁甘、筋病禁酸,此处"禁"为"无令多食"之意,并不能根据五行生克理论一一对应。而在《灵枢·五味》,则根据五行相克理论提出"肝病禁辛,心病禁咸,脾病禁酸,肾病禁甘,肺病禁苦。"

三、研究现状

1. 五味文献数据库的建立 数据挖掘是一个从数据整理到规则发现再到知识解读的完整过程,现已被应用于中药数据的搜集和大数据、大样本的分析解读中,为符合现代科学认知规律的中药药味表征体系的建立奠定现代文献研究基础,并为中医临床用药、中药实验研究、中药新资源开发等提供理论的新线索和数据支持。

有研究以五味为核心,分析中药药性数据中味与气、归经、毒性之间的相关关系[1],在对数据等级编码基础上,采用Spearman等级相关法对《中华本草》中8366味具有五味属性中药的药性规律进行分析。结果酸味与肝、大肠、胃三经存在显著正相关,苦味与寒性、肝、大肠、胆三经及毒性存在显著正相关,甘味与热性及肾、肺、脾等八经存在显著正相关,辛味与热性和脾、胃、肝、肺四经及毒性存在显著正相关,咸味与肾、肝、心、肺四经存在显著正相关,淡味与寒性及膀胱、小肠二经存在显著正相关,涩味与大肠经存在显著正相关。得出辛、甘二味属阳,苦、淡二味属阴。《内经》中归纳的"酸入肝""甘入脾""咸入肾"规律获得大数据集验证,而"苦入心"理论未获数据支持,"辛入肺"规律仅获数据部分支持。辛、苦二味越重药物毒性越大,提示针对体质较弱、病情较轻的患者应谨慎使用辛、苦二味较重的药物。

有研究选择《中华本草》所载8980味中药的五味数据及关联的药物功效索引数据作为数据集[2],采用IBM SPSS Clementine 14.1数据挖掘平台,选择Apriori模型挖掘分类关联规则共挖掘出涉及甘、辛、苦3种药味的分类关联规则21条。具有生津止渴、补气、补阴、润肺、补肺、清热、润肺止咳、补血、润燥、除烦、补脾益气功能的中药其药味多为"甘";具有发散风寒、解表、温中、散寒止痛功能的中药其药味多为"辛";具有消肿止痛、清热解毒、清热泻火、清热燥湿、化瘀止血、杀虫功能的中药其药味多为"苦"。

有研究以《神农本草经》中的365味中药性味及药效记载为数据源[3],在建立气—味—效三维数据立方体的基础上,运用关联规则挖掘中的Apriori算法,寻找气—味—效三者之间的频繁模式和强关联规则并进行分析,尝试理清中药四气五味与具体功效的复杂相关性,发现苦味(或辛味)的药物也可以具有很多种功效,无特定作用倾向。只有甘味药多具有轻身延年、益精气的作用。同时,不同的药物通过不同的功效与特定的五味相关联。另外还可知,表达苦味特性的功效群有3大类,一类与热病相关,一类与水液代谢相关,一类与留滞结固的治疗相关。表达辛味特性的功效群也有3大类,一类与气机不畅疾病相关,一类与祛除风邪相关,一类与治疗精魅邪鬼所致疾病相关。而表达甘味特性的功效群则与表达平性的药物功效类似,基本为补益类功效群。以上结论与现代中医临床认识基本相符。

有人研究中药肝毒性与四气、五味及归经的关系[4],以文献和专著中报道的肝毒性中药为研究对象,以《中药大辞典》记载的药性理论内容为主要依据,统计分析肝毒性中药在四气、五味及归经方面的分布规律,并分析其相关性。得出肝毒性中药在五味归属方面有明显差别,由高到低排序为苦、辛、甘、酸、涩、咸和淡味;一般中药在五味归属方面亦有明显差别,由高到低排序为苦、甘、辛、咸、涩、酸和淡味。中药肝毒性与五味归属有一定的相关性。

2. 五味与化学成分的关系　中药化学成分能让人们直观地了解"五味"理论,同时对中药"五味"理论的运用更加熟练。中药通过五味——五类基本物质作用于疾病部位,产生固有药理作用,从而调节人体阴阳,固本祛邪,消除疾病。对中药有效成分的研究,获得分子水平的物质基础,有助于阐明五味的性能和作用原理。

辛味药主要含挥发油或挥发性成分,其次为生物碱、苷类等。解表药中辛味药占88.9%,且大多含芳香刺激性的挥发油成分。温里药均具辛味。理气药大多气香性温,味辛、苦。酸味药的化学成分可概括为三类,一是含有机酸,这是酸味药物的共同成分,也是酸味的物质基础;二是含鞣质,这是涩味的味感来源;三是含生物碱、苷类等。甘味药的化学成分以糖类、蛋白质、氨基酸为主,其次为生物碱、苷类、有机酸、无机盐等,各类补益药中甘味药占81.5%。苦味药的化学成分较复杂,经统计,苦温药以挥发油为其主要成分,其次为含生物碱、苷类等;而苦寒药则以含生物碱、苷类的药物为多。从化学成分方面分析,生物碱和苷类是苦寒药所谓"苦""寒"的主要来源。咸味药能软能下,其化学成分以无机盐为主,主要为钾、钙、镁、碘,其次为氨基酸、蛋白质等。现代研究证明无机成分及微量元素对人体生理、病理方面均有重要作用。

有研究者对已发表论文中检索到的182种中药的微量元素进行统计分析[3],发现平性药中Mn含量低;咸味药中Zn、Cu、Fe较其他药味高,其中Zn有显著差异;辛味药的Zn与甘味药的Zn、咸味药的Cu与苦味药的Cu、辛味药的Mn与甘味药的Mn均有显著差异。从所分析的

182种中药的情况来看,药性寒凉和温热的药物总数相近,苦、甘、辛味药材总数为高,而酸、咸味药物总数为少。

另有研究以药物中所含微量元素为研究对象,对中药辛、甘、苦味进行定量判别分析[6],结果判别定味与传统定味一致,符合率为67%,其中判别定味与传统定性一致,即辛、甘味药性偏温,苦味药性偏寒的药物占79%,表明判别定味结果大部分与其药性是一致的。

有研究者为了探讨稀土元素与中药辛、甘、苦味的相关关系,选择了典型辛、甘、苦单味的27味植物类中药,通过精确检测其中的15种稀土元素和27种非稀土元素的含量,结合运用计算机统计分析发现[7],在稀土元素含量水平上,辛、甘味药均显著高于苦味药,揭示稀土元素含量与中药辛、甘、苦味可能具有更加密切的关系。

3. 五味与药理学研究　中药“五味”理论的药理功效,对日常用药及配合中医治疗者,具有决定性的作用。对中药“五味”理论研究得越透彻,就可以更好地治疗临床疾病。以往的“五味”研究显示,酸味药主要表现在抗病原微生物、凝固、吸附等方面,苦味药主要有抗菌、消炎等作用,甘味药能调节机能、补充机体不足等。随着现代科技的不断发展,中药的各种成分被分析得更加透彻,药理作用也更加明显。

有研究者基于古籍文献分析吴茱萸性味与药理指标关系为[8]:辛味与镇痛、抗炎有相关性;苦味与止呕、止泻及抗胃溃疡有相关性;止泻除与苦味有关还与酸味有关。聚类分析结果亦表明镇痛、抗炎是一类,止呕、止泻及抗胃溃疡为一类。另有现代药理研究表明石斛中的倍半萜苷类在体外能够促进T细胞和B细胞的增殖[9],珠花多糖具有免疫增强作用,印证了石斛味甘入脾,补肝悦脾,增强免疫[10]。另外有研究表明,石斛对多种肿瘤细胞均具有不同程度的抑制作用,并具有一定的抗菌作用[11-14],印证了石斛味咸性寒,散结解毒与抗菌、抗肿瘤。

有研究者以受体理论为基础[15],结合体外细胞模型,阐释五味在升降沉浮和归经方面的规律;以证—病结合的药效学模型,结合药动学方法,研究和阐释了不同药味在不同血瘀证疾病的作用特点和规律性。因此进行五味的药理学研究,对全面阐释中药五味的物质基础及其生物效应表达规律,提出五味理论在指导现代配伍组方和临床实践方面的理论依据有其积极的作用。

另有研究者通过分子对接以及结果的分析表明嗅觉受体是辛味中药作用中的一个环节,激活嗅觉受体这一跨膜蛋白,可引起一系列的下游反应[16]。另有研究者发现[17]:在肠黏膜发现存在味觉受体细胞,味觉受体与营养素结合继而激发胃肠道味敏感信号,激活味蛋白(Gustducin)表达。属于功能性肠病的临床常见病——功能性腹泻,在中医学中,功能性腹泻隶属于“泄泻”,胃、肠、脾是其主要发病器官。导致其致病的因素有外邪和脏器功能失调,但是主要原因在于脾脏。脾在五味中对应的是甘味,通过健脾法健运脾胃,得到从肠道甜味觉分子信号的新角度探讨中医“脾在味为甘”理论有一定的可行性这一结论,从而验证了受体靶点在五味理论中的重要性。

有研究者对苦寒方药的现代药理作用进行了总结[18],发现“苦寒”类中药作用广泛,对心脑血管系统、消化系统、神经系统具有较强的药理活性,为科学表征“苦寒”药性内涵拓宽了研究的路径和方法。经研究涩味形成的原理与影响因素[19],总结了涩味随制剂过程链的传递规律,归纳了涩味的掩蔽方法,并对适合中药口含片特点的涩味掩蔽方法进行了初步探讨,深化了对中药涩味的理解,促进了适宜于中药特性的涩味掩蔽技术与特色辅料的发展。

有研究者认为中药五味现代研究的重点是五味的实质[20]，但五味作为指导临床用药的理论，应在进一步加强文献整理的基础上，着眼于药物与机体的相互作用，将"味"的物质基础（药物的化学成分）、功能、药效结合起来深入研究，丰富其科学内涵。

4. 五味理论研究假说　由于中药五味及药性基础的特殊复杂性，随着现代药学研究的深入，人们开始关注中药性能的整体性和关联性，特别关注对中药药性理论基础问题的研究，有研究者根据经验事实和五味科学理论的规律，提出一些假说，并利用大量实验予以印证，以使五味理论的研究得到进一步的发展。

（1）电子得失假说：有研究从电子得失吸推偏移说明了中药五味与化学成分的关系[21]，提出中药的四气、五味无不和能量有关，而化学反应中的电子得失和能量有关。认为一般药物可看做酸碱加合物，其中酸为阳、为气，碱为阴、为味。酸碱的硬软有不同，故气分寒、凉、温、热、平，味分酸、苦、甘、辛、咸。酸是电子对的受体，其性质主要决定于它的最低空轨道。硬酸的最低空轨道能级高，碱的电子对难登上，不易接受电子，难极化，不易放出热量，其性寒；反之，软酸的能级低，碱的电子对容易登上，易极化，易放出热量，其性热。碱是电子对的供体，其性质主要决定于它的最高占有轨道。硬碱的最高占有轨道能级低，电子难登上酸的空轨道，极化性低，其味咸；反之，软碱能级高，电子易登上酸的空轨道，极化性高，其味苦。即总结为：苦，给电子对强，易极化；辛，给电子对较弱，较难极化；甘，给电子对一般；酸，给电子对较强，较易极化；咸，给电子对弱，难极化。

（2）中药宏观化学成分说：该假说[22]提出者认为西药有具体的化学成分，是微观的，分类为生物碱、苷类、酯类、黄酮类等。而中药的四气五味就是其化学结构特性的反映，但不是某一具体的化学成分，而是众多化学成分在广义酸、碱性上的共同体现，是宏观的。假说模式将其气成分取自于酸，其味成分取自于碱，将酸、碱相结合，就组成了气、味兼备的中药宏观化学成分。具体如麻黄，味辛，性温，按假设，其宏观化学成分是交界酸偏软+交界碱偏硬，其有效化学成分麻黄碱可以体现。中药宏观化学成分说有助于中医药会通西药理论中已经蕴含着中药宏观化学成分的药性理论，如量子化学、Hansch方法等理论都是着眼于宏观、普适性的，它们为中药宏观化学成分的提出奠定了基础。假说使最复杂的中药化学成分变得简单易辨，使中药的宏观认识与西药的微观认识得到了会通。

（3）基于中药性味拆分的组分性味研究：有研究者提出中药有"一药多味"者，亦有"一物二气"说，更有"药X味Y性，其中Y≤X"的认识和假说。性味的多元性特点是由其复杂物质基础在滋味（气味）和生物效应等方面的多样性所决定的，因此可拆分组合[23]。

五味及其物质基础的研究和表征必须基于其可拆分性的前提下来实现。对药性拆分是指将中药性味拆分为组分性味，药性是指按组分性味进行配伍组方，研究方法是以特定药味的功效为配伍目的，用性味明确的组分代替方剂中原药物，考察其是否能代表原有的配伍作用。采用系统化学分离等技术方法，获取不同的物质群，应用仿生技术手段对五味物质基础界定和表征，进一步采用HPLC-MS、系统化学分离、波谱结构确证等技术方法，确定五味的物质基础构成，验证组分的性味归属，再应用分子对接技术从分子水平阐释五味的物质基础及其表达原理。

四、思考和建议

中药五味是中药药性理论的核心内容，是阐释中药临床作用的重要理论依据。但五味理论本身也存在局限性: ①五味不能全面概括药物作用的性质和特点: 如中药驱虫的作用与五味的关系很难确定,李时珍《本草纲目》在论述使君子时云:"凡杀虫药多是苦辛,唯使君子、榧子,甘而杀虫,亦异也。"②五味难以准确表示药物的作用: 味与其他性能完全相同的药物,其功效应用并不一定相同,有的差异较大,甚至完全不同; 而功效一致的药物,又可能标示不同的药味,如缪希雍《神农本草经疏》指出:"同一苦寒也,黄芩则燥,天冬则润,芦荟能消,黄柏能补,黄连止泻,大黄下通,柴胡苦寒而升,龙胆苦寒而降。"③五味的定味依据存在分歧: 古代本草著作对于中药五味的定味大多是医家根据自身的经验与认识而定,但由于学术观点、用药经历、理论水平,加上药物的品种变化、产地与加工等多种因素造成前后时代之书描述差别,就是同一时期的主要本草也存在一定的混乱现象。近些年来,国家非常重视中药药性理论的研究,曾先后三次立项国家重大基础理论研究计划(973计划),第一次偏重药材产地对中药药味的影响,第二次以现代科技手段探求药味的实质,第三次立项以直接研究药味的物质基础为目标。研究获得了一些重要成果,给人们带来了更多的启迪。但我们在今后的研究中还应注意:

1. 五味理论是临床长期医疗实践的高度凝练和总结,因此在具体表征和研究中不可以偏概全; 中药五味理论研究要与其他药性理论研究紧密结合。

2. 古代中药五味的体现多是在药物作用在机体后的表现作用,而这种作用可能是药物固有的有效成分群,也可能是药物有效成分在体内变化后的作用,也可能是药物配伍后的药味体现,因此无法以药物体外成分来全面表征药物的五味物质基础。

3. 中药药味不是固定的,往往随着药物本身的成分物质量的变化达到质的变化,即可影响药味的变化,如产地变迁、炮制、配伍等可以改变药味。

4. 中药是个复杂体,人体更是复杂,两个复杂物体的结合或相互作用的结果是无法预测的。现阶段可以采用一些现代科技手段部分揭示中药五味的内在规律和现象,以期为今后更好的研究奠定基础。

参 考 文 献

[1] 杨雪梅,赖新梅.《中华本草》药性数据中的五味规律[J]. 中国中医药信息杂志,2013,20(3): 26-28.

[2] 杨雪梅,赖新梅,陈梅妹,等. 基于分类关联规则的中药功效与药味关联关系研究[J]. 中国中医药信息杂志,2013,(01): 31-34.

[3] 金锐,林茜,张冰等. 基于Apriori算法的中药气—味—效三维数据关联规则挖掘研究[J]. 中西医结合学报,2011,9(7): 794-803.

[4] 禄保平,贾睿. 中药肝毒性与四气、五味及归经的相关性[J]. 中国实验方剂学杂志,2012,18(4): 268-271.

[5] 龚跃新,张根海. 中药的性味与微量元素的关系探讨[J]. 新疆中医药,1990(4): 50.

[6] 马威,管竞环. 植物类中药辛、甘、苦味的定量判别研究[J]. 微量元素与健康研究,2004,21(1): 22-24.

[7] 汤学军,管竞环. 中药辛、甘、苦味与稀土元素的关系[J]. 微量元素与健康研究,1994,11(4): 24.

[8] 杨志欣,孟永海,王秋红,等. 吴茱萸性味药理学评价体系的构建[J]. 天津中医药,2012,29(1): 75-79.

[9] Zhao W, Ye Q, Tan X, Jiang H. Three new sesquiterpenegly-cosides from Dendrobium nobile with immunomodulatory activity[J]. NatProd,2001,64(9): 1196-2000.

[10] 宋宁,陆瑛,邱明华,等. 球花石斛多糖免疫调节作用的研究[J]. 天然产物研究与开发,2006,18: 445-448.

[11] Gong YQ, Fan Y, Wu DZ. In vivo and in vitro evaluation of erianin, a novel anti-angiogenic agent[J]. Eur J

Cancer,2004,40(10): 1554-1565.

[12] 罗文娟,王文辉,张雪. 金钗石斛茎提取物联苄类化合物对人肝癌高侵袭转移细胞株FHCC-98增殖的抑制[J]. 中国临床康复,2006,11(10): 150-152.

[13] 罗傲雪,宋关斌,淳泽,等. 迭鞘石斛抗肿瘤作用研究[J]. 应用与环境生物学报,2007,13(2): 184-187.

[14] 聂毅,张洪林. 川乌和石斛中的生物碱对金黄色葡萄球菌代谢作用的微量量热法研究[J]. 中医药学报, 2004,32: 18-20.

[15] 刘昌孝,张铁军,何新,等. 活血化瘀中药五味药性功效的化学及生物学基础研究的思考[J]. 中草药, 2015,46(5): 615-624.

[16] 徐阳. 嗅觉受体的分子模拟及其在中药五味研究中的应用[D]. 中国协和医科大学,2010.

[17] 刘佳. 基于肠道味觉受体探讨"脾在味为甘"理论内涵的临床及实验研究[D]. 广州中医药大学,2014.

[18] 李玉洁,张为佳,金莉,等. "苦寒"方药性效解[J]. 中医杂志,2014,(19): 1630-1634.

[19] 林俊芝,张定堃,段渠,等. 中药涩味的形成原理及掩蔽技术的研究概况[J]. 中草药,2014,(18): 2716-2721.

[20] 卢训丛. 中药性味归经理论的研究思路与方法[J]. 中国中医基础医学杂志,2006,12(11): 803-804.

[21] 盛良. 论中药四气五味与电子得失吸推偏移能级升降说[J]. 上海中医药杂志,2008,42(2): 4-8.

[22] 盛良. 论中药四气五味的宏观化学成分说[J]. 上海中医药杂志,2008,42(7): 63-67.

[23] 匡海学,王艳宏,王秋红,等. 基于中药性味可拆分性和可组合性的中药性味理论研究新模式[J]. 世界科学技术—中医药现代化,2011,13(1): 25-29.

[24] 雷载权,张廷模. 中华临床中药学[M]. 北京: 人民卫生出版社,1998.

第三节　升降浮沉的历史沿革、研究现状与思考

升降浮沉是表示药物对人体作用的不同趋向性,它是指药物对机体有向上、向下、向外、向内四种不同作用趋向,与疾病所表现的趋向性相对而言的。因此,可以根据中药或升、或降、或沉、或浮的趋向性,针对疾病在病机或症状上所表现出的向上(如呕吐、喘咳)、向下(如泄泻、脱肛)、向外(如自汗、盗汗)、向内(如麻疹内陷、表邪入里)的趋势,或针锋相对,或因势利导,从而改善或消除疾病的病理趋向,达到治疗疾病的目标。

一、历史沿革

升降浮沉理论从萌芽到形成经历了漫长的历史过程。升降浮沉理论的创立,是在天人合一认识的基础上,基于人体生理、病理变化及中药的治疗特性而逐渐认识和形成的。

1. 升降浮沉理论的萌芽　升降出入(浮沉)是自然界的客观存在。《素问·阴阳应象大论》:"清阳为天,浊阴为地; 地气上为云,天气下为雨; 雨出天气,云出地气。"《素问·六微旨大论》:"岐伯曰:'气之升降,天地之更用也。'帝曰:'愿闻其用何如?'岐伯曰:'升已而降,降者谓天; 降已而升,升者谓地。天气下降,气流于地,地气上升,气腾于天。故高下相召,升降相因,而变作也'。"又曰:"出入废则神机化灭,升降息则气立孤危。故非出入则无以生、长、壮、老、已,非升降则无以生、长、化、收、藏。是以升降出入无器不有。故器者,生化之宇……故无不出入,无不升降……四者之有,而贵常守,反常则灾害至矣。"由此可见,升降出入(浮

沉)是自然界的客观存在,是自然界各种事物运动变化的一般形式。自然界的云雨天象,自然界一切生物生、长、化、收、藏,或生、长、壮、老、已,无不是升降出入(浮沉)正常运动的结果。

升降出入与人体生理、病理,治法、用药密切相关。人是自然界的一员,其生命活动也必然表现为升降出入的运动。《素问·阴阳应象大论》已有人体"清阳出上窍,浊阴出下窍,清阳发腠理,浊阴走五脏,清阳实四肢,浊阴归六腑"的论述,说明人体通过清阳与浊阴的升降出入运动,维持正常的生理状态。金元时期的朱震亨更有明确的论述,他说:"一升一降,无有偏性,是谓平人。"然而若升降反作,则会因气机失常而出现"清气在下,则生飧泄;浊气在上,则生䐜胀"(《素问·阴阳应象大论》)等病证。若情志失常,也可引起气机升降失常的病证。如《素问·举痛论》:"怒则气上,喜则气缓,悲则气消,恐则气下,惊则气乱,思则气结。"《素问·生气通天论》:"大怒则形气绝,而血菀于上,使人薄厥。"针对升降出入失常引起的疾病,古人也制定了诸如:"高者抑之,下者举之"(《素问·至真要大论》),"其高者,因而越之;其下者,引而竭之;中满者,泻之于内。其有邪者,渍形以为汗;其在皮者,汗而发之;其慓悍者,按而收之;其实者,散而泻之。"(《素问·阴阳应象大论》)等治法。上述"高者抑之,下者举之""越之""竭之""泻之于内""发之""收之""散而泻之"等治法已经有了向上、向下、向内、向外等明确的趋向性。治法需要相应的药物来实现。那么,能体现上述治法的药物,也就当然具备与上述治法趋向性相关的趋势。药物的趋向性,《内经》认为是与五味及气味厚薄有关。如《素问·至真要大论》指出:"辛甘发散为阳,酸苦涌泄为阴,咸味涌泄为阴,淡味渗泄为阳。六者或收、或散、或缓、或急、或燥、或润、或软、或坚,以所利而行之,调其气,使其平也。"又《素问·阴阳应象大论》:"味厚则泄,薄者通;气薄则发泄,厚则发热。"其中"酸苦涌泄""味厚则泄"的"泄","辛甘发散""气薄发泄"的发散,显然是认识到药物具有沉降、升浮之性,也认识到药物沉降、升浮与药物五味和气味厚薄有关。

综上可见,《内经》已经认识到升降出入是自然界一切事物的基本运动形式。这种运动形式的异常,在自然界可能出现反常的气候,在人体则容易疾病。针对人体出现升降出入异常的疾病,可以借助具有升降出入特性的药物进行治疗。

"升降出入"与"升降浮沉"词语表达虽然不尽一致,但都是反映了向上、向外、向下、向内的基本趋向。由此可见,至少在《内经》时代,已经奠定了利用药物作用趋向进行疾病治疗的生理、病理基础,也初步认识到药物升降浮沉与气味厚薄的关系,从而为中药升降浮沉理论的形成奠定了基础。

2. 升降浮沉药性的积累与理论的形成 《内经》以后的许多医家在漫长的历史过程中不断在临床实践中积累和丰富升降浮沉药性。如汉代张仲景创制的诸多经方,通过对升降出入失常病证的治疗,显示了方药升降浮沉的不同属性。如以瓜蒂散催吐治"气上冲咽喉不得息",展现出瓜蒂上升之性;以旋覆代赭汤降逆治"噫气不除",展现了旋覆花、代赭石下降之性;以大承气汤下之治"大便难而谵语",展现了大黄下降之性;以麻黄加术汤发汗治"湿家身烦痛",展现了麻黄浮散之性,以赤石脂禹余粮汤收涩治"利不止",展现了禹余粮、赤石脂内收之性。《伤寒杂病论》针对病证趋势的方药治疗中,巧妙利用药物升降浮沉之性,或以降制升,或以沉制浮;或"因其高而越之",或"其下者引而竭之",为中药升降浮沉性能的应用起到引领和推动作用。唐代陈藏器《本草拾遗》提出按宣、通、补、泄、轻、重、滑、涩、燥、湿

"十剂"分类药物和方剂的方法。其中宣、通、轻等剂具有升浮的趋向,滑、泻、重等剂,则具有沉降的趋向。"十剂"的分类方法,为中药按升降浮沉分类提供了借鉴。宋代《太平惠民和剂局方》有关病证病机论述中多处提到"气不升降",在论述方药功效中多处提到"升降诸气""升降阴阳",可见至少在宋代,升降理论得到较为普遍的应用。

金元时期医家在升降理论的发展和完善上做出了较大贡献。刘河间阐述了心肾水火既济的理论,在临床上注重泻火、降火。张子和继承了刘氏理论,临床上擅长升肾水、降心火,李东垣倡导脾胃升降学说。朱丹溪不仅继承了刘河间的心肾升降、李东垣的脾胃升降理论,还对肝肾、脾肺以及肺与胃、肺与大肠等脏腑之间的升降关系作出了阐发。这些理论为中药升降浮沉药性的创立奠定了坚实基础。

张元素在前人的认识和实践基础上,根据药物气味厚薄阴阳特性,结合自己的临床实践,完善了升降浮沉的药性理论。他创制"气味厚薄阴阳升降之图""用药升降浮沉补泻法""药性要旨"等,正式以药物升降浮沉来概括药性,同时还阐述了升降浮沉药性与其他药性的关系。他在《医学启源》中根据药物气味厚薄、升降浮沉性能,将常用的105种药物分为5类:"风生升"20味,"热浮长"20味,"湿化成"21味,"燥降收"21味,"寒沉藏"23味。上述药物分类,是张元素的创见。张氏还发明药物的"引经报使"之说,即利用某些具有升降浮沉特性的药物作舟楫,以载药直达病所。体轻之药可借下降之品引药下行,体重之药可借轻升之品引而上升。张元素上述学说,经李东垣、王好古等人的进一步完善和发展,遂成为完整的升降浮沉理论。

二、升降在物亦在人

李时珍在《本草纲目》指出"一物之中,有根升而梢降,生升而熟降,是升降在物亦在人也。"这就是"升降在物亦在人"观点的来源。这一朴素的辩证观点,对于我们认识中药升降浮沉、充分利用中药升降浮沉之性服务于临床有重要意义。

1. 升降在物 升降浮沉药性是中药的客观存在。是中医通过药物作用的分析归纳,对其本质属性的认识。可以说是药物本身的性味、气味、形质等决定了药物的升降浮沉。

气味与升降浮沉: 早在《黄帝内经》就有:"辛甘发散为阳,酸苦涌泄为阴,咸味涌泄为阴,淡味渗泄为阳"(《素问·至真要大论》)以及 "味厚则泄,薄者通;气薄则发泄,厚则发热"(《素问·阴阳应象大论》)等认识。张元素以具体药物阐明了药味及气味与升降浮沉的关系。他指出"升降者,天地之气交也。茯苓淡,为天之阳,阳也,阳当上行,何谓利水而泄下?《经》云: 气之薄者,阳中之阴,所以茯苓利水而泄下;麻黄苦,为地之阴,阴也,阴当下行,何为发汗而升上?《经》曰: 味之薄者,阴中之阳,所以麻黄发汗而升上,亦不离乎阴之体,故入手太阴也。附子,气之厚者,乃阳中之阳,故经云'发热';大黄,味之厚者,乃阴中之阴,故经云'泻下';竹淡,为阳中之阴,所以利小便也;茶苦,为阴中之阳,所以清头目也。"李东垣将药物升降浮沉与气味的关系归纳为"味薄者升,气薄者降,气厚者浮,味厚者沉。"李东垣又曰:"药有升降浮沉化,生长化收藏,以配四时,春升夏浮,秋收冬藏,土居中化。是以味薄者升而生,气薄者降而收,气厚者浮而长,味厚者沉而藏,气味平者化而成。"王好古在《汤液本草》中进一步论证了升降浮沉的具体气味:"夫气者天也,温热天之阳,寒凉天之阴,阳则升,阴则降。味者地也,辛甘淡地之阳,酸苦咸地之阴,阳则升阴则沉。"又曰:"味薄者升,甘平、辛平、辛微温、味苦平之药是也。气薄者降,甘寒、甘凉、甘淡寒凉、酸温、酸平、咸平之药是也。气厚者浮,甘热、辛热之药是也。味厚者沉,苦寒、咸寒之药是也。气味平者,兼四气四味,甘平、甘温、甘凉、甘辛平、甘微苦平之药是也。"李时珍《本草纲目》指出:"酸咸无升,甘辛无降,寒无浮,热无沉。"清代医家汪昂在《本草备要》也指出:"气厚味薄者浮而升,味厚气薄者沉而降,气味俱厚者能浮能沉,气味俱薄者可升可降。"可见,中药升降浮沉与中药四气、五味以及气味厚薄密切相关。

升降浮沉与形质:《本草备要》谓"轻清升浮为阳,重浊沉降为阴。凡药轻虚者浮而升,重实者沉而降",说明质地轻虚者多升浮,质地沉重者多沉降。又曰:"药之为枝者达四肢,为皮者达皮肤,为心为干者内行脏腑,质之轻者上入心肺,重者下入肝肾,中空者发表,内实者攻里,枯燥者入气分,润泽者入血分,此上下内外各以其类相从也。"可见,升降浮沉不仅与质地轻重有关,也与性状、药用部位有关。

性味、气味、形质是中药本身所固有的,都与中药升降浮沉药性有关。但是其与升降浮沉的关系也轻重疏密之分。凌一揆先生认为:"升和降,浮和沉都是相对的……一般具有升阳发表、祛风散寒、涌吐、开窍等功效的药物,都能上行向外,药性都是升浮的;而具有泻下、清热、利尿渗湿、重镇安神、潜阳息风、消导积滞、降逆、收敛及止咳平喘等功效的药物,则能下行向内,药性都是沉降的。"[1]以功效分升降浮沉,可谓直观,那么决定功效的是什么? 显而易见,是中药的性味,因此,可以说性味是升降在物的内在关键因素。

2.升降在人　升降浮沉是中药固有的特性。升降浮沉的特性也可人为地加以改变。

在炮制方面: 张元素提出:"黄连、黄芩、知母、黄柏,治病在头面及手梢、皮肤者,须酒炒之,借酒力上升也;咽之下、脐之上者,须酒洗之;在下者生用。凡熟升生降也。"王好古也认为是生升熟降,其在《汤液本草》中指出半夏"生令人吐,熟令人下。用之汤洗去滑令尽,用生姜等分制用,能消痰涎,开胃健脾。"明代医药学家李中梓曰:"酒制升提,盐制润下,姜制温散,醋制收敛。"陈嘉谟《本草蒙筌》指出:"酒制升提,姜制发散,入盐走肾仍仗软坚,用醋制注肝经且资住痛,童便制除劣性降下。"

在配伍方面: 陈嘉谟《本草蒙筌》指出:"橘皮同补药则补,同泻药则泻,同升药则升,同降药则降,但随所配而补泻升降也。"李时珍指出:"香附子生而上行胸膈,外达皮肤;熟则下走肝肾,外彻腰足。""升者引之以咸寒,则沉而直达下焦;沉者引之以酒,则浮而上至巅顶。"

此外,还有舟楫之药桔梗,载诸药上行;下行之品牛膝,引诸药下行等。

由此可见,通过炮制、配伍、引经等途径,可以人为地改变中药的升降浮沉性能,以满足临床治疗需要。

三、研究现状

升降浮沉作为中药性能内容之一,对于认识中药、指导临床用药起到了重要作用。它是药性理论的重要组成部分。目前,关于升降浮沉药性的研究,主要有理论探讨与实验研究两方面。

1.理论探讨

（1）升浮降沉的界定: 关于升降浮沉的定义,全国高等中医药院校统编教材《中药学》[2]是明确的:"升降浮沉是药物对人体作用的不同趋向性。升,即上升提举,趋向于上;降,即下达降逆,趋向于下;浮,即向外发散,趋向于外;沉,即向内收敛,趋向于内。升降浮沉也就是指药物对机体有向上、向下、向外、向内四种不同作用趋向。它是与疾病所表现的趋向性相对而言的。"对此,各种文献资料表达有所差别,但其基本含义是一致的,这也是目前中医药界比较公认的定义。但是对于升、降、浮、沉四者关系的认识存在差异。一种观点是认为升与浮作用相近,沉与降作用类同,升浮与沉降是对立的药性。在以升降浮沉归类药物时,按功效归为升浮、沉降两大类,目前《中药学》[2-3]教科书基本都是这种观点,也是主流观点。另一种观点认为,升降浮沉有各自的内涵。升有清利头目、通鼻窍、聪耳明目、生津止渴、开通心窍、催吐、升举阳气等功效内涵;浮有解表、祛风止痒、透疹、宣肺发汗利水、宣肺止咳、托毒外出、透营转气、透阴热外出、祛寒等功效内涵;沉有止泻、止汗、止遗、止带、收湿敛疮生肌、纳气平喘、安神、养阴等功效内涵;降有泻下、利水渗湿、清热、消导积滞、降胃逆、降肺气平喘、驱虫、平降肝阳等功效内涵。升降浮沉四者的关系是:升与降、浮与沉是对立的,其作用趋向相反[4]。由此可见,在升、降、浮、沉认识明确的条件下,对于升、浮、降、沉的具体内涵还应该达成共识。

（2）升降浮沉的药性归属:升降浮沉作为药性理论内容之一,在历版全国统编《中药学》教科书中作为药性理论内容之一不可或缺。但是,与其他药性内容比较,升降浮沉属于唯一没有反映在具体药物的药性内容。在历版全国统编《中药学》教科书和历版《中国药典》中,药物的药性内容均没有升降浮沉的内容,这不能不说是中药药性完整性的一个缺陷。在升降浮沉药性与药物归属上,俞仲毅等[5]整理了张元素《医学启源》、李东垣《东垣试效方》和《药类法象》、陈嘉谟《本草蒙筌》、张介宾《本草正》、闵钺《本草详节》6部涉及药物升降浮沉归属的专著,共记载了160种药物的升降浮沉药性,其中记载无歧义的药物为102种,其中升药17种,浮药21种,降药30种,沉药12种,中药22种。其余58种药物的记载出入较大,每种药物都出现两个或两个以上"升浮降沉中"药性。上述资料说明元明时期已经有标注中药升降浮沉属性的先例。原本在数百年前就已经形成的标记升降浮沉的方式,为什么没有延续下来? 这是需要我们思考的问题。当代如赖昌生等[6],经研究分析,在入肾经的中药,获得具有升浮性质中药48味,占44.9%,具有沉降性质中药53味,占49.5%,升降浮沉不明显者6味,占5.6%;入膀胱经[7]的中药具有升浮性质中药14味,占34.1%,具有沉降性质中药26味,占63.4%,升降浮沉不明显者1味,占2.4%;入肺经[8]的中药共165味,其中具有升浮性质者73味,占44.2%,具有沉降性质者90味,占54.5%,升降浮沉不明显者2味,占1.2%。刘松林等[9]以2005年版《中国药典》所记载的146种归肺经中药为样本,通过Access中的VBA进行统计分析,获得归肺经中药具有升浮性质的有66味,占45.2%;具有沉降性质中药有73味,占50%这与肺气本身同时具有宣发肃降气机升降形式相一致。由此可见,标记中药升降浮沉药性,是有古今文献基础的。

2. 实验研究

（1）化学成分与升降浮沉:吕文海等[10]对莱菔子生制品水溶性成分群的变化进行研究,认为生莱菔子入煎剂,导致萝卜苷在水浸煎煮过程中转化为含硫化合物A209、B221;而炒莱菔子入煎剂,即可抑制这一转化过程,使萝卜苷能在水煎液中存在,这种物质的转化可能是莱菔子"生熟异治""生升熟降"药性的物质基础之一。马雪松等[11]通过比较生黄连和酒黄连的表观油水分布系数,发现酒黄连的亲脂性大于生黄连,推测酒黄连通过血脑屏障的能力强于生品。李先端等[12]研究发现,熟大黄较生大黄中蒽醌苷元类成分的含量有一定比例的下降。推测大黄经酒炮制后,化学成分的改变是大黄由峻烈泻下药转为治疗上焦疾病的主要作用机制。曹宇[13]研究证明,经盐制后的杜仲所含杜仲胶被破坏,但其有效成分不损失,而且更有利于有效成分的煎出,一定程度上解释了盐制杜仲的补肝肾、强筋骨、安胎作用增强的机制。

（2）药理研究:中药升降浮沉药性是以功效为依据获得认识的。因此,单味药升降浮沉药性的认识可以从与功效相关的药理研究中获得。如麻黄挥发油有兴奋汗腺、抑制流感病毒作用;麻黄碱对支气管平滑肌的解痉作用较持久,亦有显著的利尿作用[14]。此实验研究显示,与麻黄碱相比,挥发油为升浮之品,其作用多为向外向上,麻黄碱有向下的趋势。同一中药既表现出升浮,又表现出沉降的特性,究其原因与中药成分的复杂性有关[15]。熊磊等[16]研究发现,砂仁经盐炮制后,其缩尿功能显著提高,说明盐制砂仁可以下行温肾,作用于下焦。单良等[17]通过动物实验观察常山、姜半夏、旋覆花水煎液对大鼠胃电及小鼠胃排空的影响,采用比色法测定小鼠血浆中乙酰胆碱酯酶的活力,实验分析发现常山抑制胃肠道正常运动,表现出向上的趋势,为升浮药;姜半夏和旋覆花促进胃肠道的正常运动,表现出向下的趋势,为沉降药。

仲宗亮等[18-20]开展生大黄、清半夏、常山的升降浮沉实验研究,生大黄、清半夏用药后血浆中乙酰胆碱酯酶含量明显升高。大量的乙酰胆碱兴奋胃肠平滑肌并产生强烈的收缩,且能诱导胃肠平滑肌的收缩运动,因而促进胃肠的运动。常山用药后的作用与前两组相反,表现为抑制胃肠道的运动。生大黄能明显促进小鼠小肠的排空,对血液循环系统表现出促进作用;对中枢神经有一定的兴奋作用。清半夏对消化系统的影响不明显,对血液循环系统表现出促进作用,对中枢神经具有明显的抑制作用。常山对消化系统的活动有明显的抑制作用,对血液循环系统表现出促进作用,对中枢神经系统效果不明显。从与气机运动相对应的关系,常山表现出向上向外的趋势,为升浮药;生大黄、清半夏表现出向下向内的趋势,为沉降药。具有沉降趋势的生大黄与清半夏,以及具有升浮药性的常山,通过影响脑—肠轴—EP含量改变胃肠的运动,从而发挥其升浮或者沉降之药性。

此外,由于决定药物到达不同部位的因素是药物本身的比重、热能等特性和局部组织的理化结构性能;在物理医学新技术如电子计算机断层扫描（CT）、磁共振成像（MRI）技术的支持下,可进行活体脏器组织的物理因子测定。因此,提出运用这些方法,可以追踪药物在体内的分布,由此可以判断中药的升降浮沉对药物成分分布的影响[21]。

四、思考与建议

中药升降浮沉理论从萌芽到形成,并作为中药基本理论应用于指导临床用药已经走过了数千年的历史。作为药性理论的基本内容,升降浮沉理论得到广泛认可和应用。但作为药性内容,在单味中药上又没有得到充分的反映,这显然是升降浮沉药性所存在的遗憾与缺陷。在目前采用现代科学技术对中药药性的研究中,升降浮沉理论研究是难点,也是薄弱环节。针对现状,完善与发展升降浮沉理论、开展升降浮沉实质的现代研究是中医药工作者的义务和责任。建议开展以下工作,以促进升降浮沉理论的完善与发展:

1. 开展古今文献研究,正本清源 开展古今文献研究,对升降浮沉的内涵进行准确的界定,明确升、降、浮、沉四者的关系并在行业内达成共识,从而消弭理论上的歧义。进行古今中药升降浮沉数据发掘研究,以药性、功效为依据,明确单味中药升降浮沉药性的状况,推动单味中药升降浮沉归属具体化进程。

2. 开展升降浮沉的现代研究　　目前,中药升降浮沉现代研究已经有良好的开端,说明升降浮沉理论是可以通过现代技术进行诠释和表达的。我们要在中医药理论指导下,以功效为依据,以证候为基础,以药效为前提条件,系统开展中药升降浮沉的化学成分、药理作用、趋势表现的全面研究,从而逐步揭示升降浮沉药性的科学规律。

参 考 文 献

[1] 凌一揆. 中药学[M]. 上海: 上海科学技术出版社,1984: 9.

[2] 钟赣生. 中药学[M]. 第3版. 北京: 中国中医药出版社,2012: 30.

[3] 张廷模. 临床中药学[M]. 第2版. 上海: 上海科学技术出版社,2012: 39.

[4] 骆和生. 谈中药升降浮沉中的几个问题[J]. 中药药理与临床,1996,12(6): 45-47.

[5] 俞仲毅,韩翠翠. 中药升降浮沉研究相关问题探讨[J]. 上海中医药大学学报,2013,27(3): 7-11.

[6] 赖昌生. 入肾经中药性能及功效特点的计算机分析[J]. 河南中医,2010,30(4): 409.

[7] 赖昌生. 入膀胱经中药性能及功效特点的计算机分析[J]. 河南中医,2009,29(11): 1134.

[8] 赖昌生. 入肺经中药性能及功效特点的计算机分析[J]. 浙江中医杂志,2010,45(4): 296.

[9] 刘松林,陈刚,刘萍,等. 146种归肺经中药药性的统计分析[J]. 时珍国医国药,2011,22(10): 2528-2530.

[10] 吕文海,任涛,苏永汶,等. 炮制抑制莱菔子萝卜苷酶解转化的初步研究[J]. 中国中药杂志,2011,36(8): 980.

[11] 马雪松,邹兵,姜晓艳,等. 黄连及炮制品表观油水分布系数的测定[J]. 中外健康文摘,2011,8(11): 93.

[12] 李先端,黄璐琦. 炮制对中药大黄5种蒽醌成分含量的影响[J]. 中国中药杂志,2005,30(12): 904.

[13] 曹宇. 杜仲盐炙的化学成分和质量研究[D]. 沈阳: 辽宁中医药大学,2009.

[14] 宋秉智,施怀生. 肝毒性中药及其与药性和有效成分的关系[J]. 山西中医学院学报,2001,(1): 18-19.

[15] 曾秀池. 略论中药的双向调节作用机理[J]. 实用中医药杂志,2001,17(4): 43.

[16] 熊磊,胡昌江,帅小翠,等. 砂仁盐炙前后"缩尿"作用比较研究[J]. 成都医学院学报,2009,4(2): 105.

[17] 单良,贾彦敏,李军伟,等. 常山、姜半夏、旋覆花升降浮沉的实验探讨[C]. 中华中医药学会中药实验药理分会第八届学术会议论文摘要,2009.

[18] 仲宗亮,张盼盼,金国泰,等. 生大黄清半夏常山的药性实验研究[J]. 山东中医杂志,2014,38(9): 760-761.

[19] 仲宗亮,张盼盼,金国泰,等. 实验探讨生大黄清半夏常山的升降浮沉药性[J]. 湖南中医杂志,2013,29(7): 128-130.

[20] 仲宗亮,张盼盼,金国泰,等. 生大黄清半夏常山对大鼠脑—肠轴—EP的影响及与升降浮沉的相关性[J]. 山东中医杂志,2014,38(2): 159-167.

[21] 潘卫峰. 中药升降浮沉理论的研究分析及思路探讨[J]. 陕西中医学院学报,2006,29(4): 3-4.

第四节　归经的历史沿革、研究现状与思考

归经是指药物对机体某部分特殊的选择性作用,其实质是药物对疾病具体病位的作用,反映的是药物作用的定位概念,说明了药效所在的部位,是阐明药效机制、指导临床用药的药性理论之一。

一、历史沿革

中药归经理论历史悠久,从先秦到明清,中药的归经理论从起源到形成、发展、完善,经历了一个漫长的历程。

中药归经理论萌芽于先秦。早在先秦的一些文献中,就有与药物作用部位有关的记载。如《左传·成公十年》,记载了医缓这样的一段话:"疾不可为也,在肓之上,膏之下,攻之不可,达之不及,药不至焉。"[1]《韩非子·喻老》中记述扁鹊的一段话:"疾在腠理,汤熨之所及也;在肌肤,针砭之所及也;在肠胃,火齐之所及也;在骨髓,司命之所属,无奈何也。"[2]这是早期疾病及药物定位的初步概念。

《内经》中"五入"和"五走"可以说是最早体现中药归经的理论。如《素问·至真要大论》篇云:"五味入胃,各归所喜,故酸先入肝,苦先入心,甘先入脾,辛先入肺,咸先入肾。"《素问·宣明五气》篇亦云:"五味所入,酸入肝,辛入肺,苦入心,咸入肾,甘入脾。"明确了药味与五脏的关系,即药物的五味对五脏具有选择性的作用。在《灵枢·九针》则明确了五味与五体的对应性:"酸走筋,辛走气,苦走血,咸走骨,甘走肉,是谓五走也。"因此,可以认为《内经》的五脏与五味的对应性是中药归经理论的源头,奠定了归经理论的基石。此外,《素问》中的病机十九条虽然主要是阐述病机,揭示病证特性与本质,但其中直接涉及病位的有七条,包括肝、心、脾、肺、肾和上、下,其他条文虽未对所述病证直接进行定位,但因风、热、湿、燥、寒均与五脏相关,故亦能间接确定这些病证相应的五脏病位。可见病机十九条既可用来阐述病机以揭示疾病的本质,又为基于临床疗效反证药物归经提供理论支撑。由此也可以理解为《素问》病机十九条是中药归经学说重要的理论基础。

《神农本草经》中也有类似药物归经的记载,如大黄"荡涤肠胃",麻黄"止咳逆上气",合欢皮"和心志",石菖蒲"开心孔",人参"开心益智",山药"补中,益气力,长肌肉",等等。具体药物的功用与所治脏腑的病证相结合,说明了不同药物对不同的脏腑起着治疗作用。汉代张仲景的《伤寒杂病论》无论是治疗外感伤寒还是内伤杂病,都重视疾病的演变规律与药物在病位上的治疗效应,根据六经辨证与脏腑辨证选用药物,为归经理论的创立奠定了理论与应用基础。

汉代以后的魏晋南北朝以及唐宋时期,虽未明确提出"归经"的概念,但在对具体药物功用特性的论述上每每涉及归经思想。如《名医别录》有"芥归鼻""韭归心"的记述;唐《食疗本草》有"绿豆行十二经脉"的论述;宋《本草衍义》《苏沈良方》等强调某些中药只能对某一特定的脏腑病证产生治疗作用,注意到药物治疗疾病具有一定的定位、定向性,从而出现了药物归经的雏形。

归经理论形成并正式提出于金元时期。该时期诞生了多种学术流派,呈现百家争鸣的景象,极大地推动了医药理论的形成与发展,中药的归经理论也应运而生,其中首推金元四大家中易水学派开山鼻祖张元素。张元素在其所著的《洁古珍珠囊》中正式把药物归经作为药性加以论述,如"藁本乃太阳经风药""黄连入手少阴心经"等,并提出了"引经药"的概念,在《洁古珍珠囊》中记载了"十二经引经药"。在其所著的《医学启源》中,张元素对中药归经理论进行了系统整理,总结了分经用药,如"各经引用药",专列"去脏腑之火"等章节。其后,李东垣、王好古等医家继承和发展了张氏学说,逐步完善了中药的归经理论。如王好古的《汤液本草》除明确每味药物的归经外,还以列表的形式将归入各经的药物做了归纳,称之为"向导图"。至此,归经理论作为中药重要的药性理论在金元时期已确立形成。

中药归经理论完善于明代。明代刘文泰《本草品汇精要》、贾九如《药品化义》等均把药物"行某经""入某经"作为论述药性的一项固定内容。李时珍根据中医整体观的特点,在某药归于某经的基础上又有"本病""经病""窍病"之分,使归经理论更趋完善,同时恰当运用病机十九条阐述药物的功能和归经,开以病机十九条解药物归经之先河。

"归经"一词提出于清代。沈金鳌正式提出"归经"一词,他在《要药分剂》中将历代本草中论及归经的内容统一列于"归经"一项之下,并采用五脏六腑之名定位归经内容。温病学派的创立使中药的归经理论进一步丰富多样,出现了以卫气营血、三焦用药的归经方法,如金银花、连翘、薄荷为卫分药;石膏、知母为气分药;生地黄、牡丹皮为血分药;黄芩主清上焦,黄连主清中焦,黄柏主清下焦等。

因此,中药的归经理论萌芽于先秦,起源于秦汉,成长于魏晋唐宋,形成于金元,完善并提出于明清。

二、归经的确定与意义

药物归经的确定有多种途径,有的根据五行学说的理论,从药物的性状,如药味、药形、颜色、药用部位等来确定药物的归经,但药物归经的确定更为主要的则是以脏腑经络学说为理论基础,以临床所治病证的病位及用药治疗效应为主要判断依据。

脏腑经络学说是中医学的理论核心,贯穿于整个中医药学的各个领域,既是中医解释人体生理病理现象的理论基础,又是中医辨证论治、选方用药的理论依据。如心在中医学中被誉为"君主之官",因其主血,主神志,主汗液,其华在面,开窍于舌。因此,人的血液流动、全身供血状况、人的精神情志意识思维活动、出汗、面色、言语等正常与否,反映的均是心的功能。若出现心悸怔忡、烦躁失眠、汗出异常、面色改变、言语错乱等症状,均与心的功能失调有关。能治疗这类病证的中药无论是补心血的当归、安心神的酸枣仁、养心阴的麦冬,还是清心火的黄连、行血脉的丹参、温心阳的桂枝、敛汗的五味子等均归于心经。同样,肝为"将军之官",主疏泄,藏血,其性生发,开窍于目,主筋,其华在爪。肝的功能失调,必然会出现胁痛、口苦、眩晕、目疾、月经不调、抽搐痉挛、爪甲无华等病证,选择应用一些药物,无论是疏肝气的柴胡、清肝火的夏枯草、平肝阳的天麻、息肝风的羚羊角、暖肝寒的吴茱萸,还是养肝阴的石斛、柔肝体的白芍、补肝血的熟地黄等,都能从不同的角度治疗这些病证,由此确定这些药物均可归于肝经。

因此,中药归经理论无论是对于中药学的理论体系还是临床用药都具有重要的意义。

1. 完善了中药的药性理论体系 中药的药性理论是多方面的,且每一个性能理论所反映的是药物不同的特性和作用原理。相对于其他药性理论,归经理论经历了漫长的过程,虽然之前早有性味、毒性、补泻等药性理论,但缺少了归经,药性理论显然是不完善的。药物的四性只表示药物的阴阳属性,所针对的是病证的寒热,主要体现了"热者寒之,寒者热之"的用药原则;药物的五味只是表示了不同药味的作用特点与规律;药物的毒性主要表示的是药物对机体的益害性。但这些理论都无法确切地界定药物针对疾病病位发挥药效的特性。只有归经才明确了药物对机体具体脏腑经络的作用,指明了药效所在的部位,完善了药性理论。因此只有将四气五味、升降浮沉、毒性与归经理论合参,才能全面准确地阐述药物的作用机制,指导临床用药。

2. 提高临床用药的准确性,增强疗效　临床无论是辨证用药、辨病用药还是对症用药,都要落实到具体的病位上。药物归经理论有助于提高临床用药的准确性,增强临床疗效。如里热病证有心火、肝火、肺热、胃火之分,在遵循"热者寒之"的前提下,有针对性地选择作用于不同脏腑火热的药物:心火用黄连,肺热用黄芩,胃火用石膏,肝火用龙胆草等。同样,阴虚病证有心、肺、肝、肾、胃阴不足之分,在药物的选用上虽然应选用甘寒养阴的药物,但在具体药物的选用上则当根据具体病位的不同而不同,如养心阴用麦冬,补肝阴用石斛,益肾阴用枸杞子等。

3. 掌握归经理论有助于功效类似药物的鉴别使用　如羌活、细辛、白芷、吴茱萸同为治疗头痛的要药,但各药的归经不尽相同,因而对于不同部位头痛的用药也有差异:羌活治疗太阳经头痛,白芷治疗阳明经头痛,细辛治疗少阴经头痛,吴茱萸治疗厥阴经头痛。

4. 掌握归经理论有助于药物配伍,精炼处方,执简驭繁　不同的药物归经呈现出单一性、选择性和多样性的特点,直接关系到药物功用和主治的范围,对于处方用药具有一定的指导意义。临床上对于复杂多样的病证,根据主证与次证所涉及的病位,有机地选用归经多样、功用多种的药物并进行适当配伍,使一药多效,处方药少力专。同时,药物的归经进一步明确了药物的应用范围与所治病证的主次地位,从而在具体的处方用药中,能有机地体现方剂的君臣佐使结构,使药物的配伍更为合理。

三、归经理论的现代研究

相对于其他中药的药性理论,归经的现代研究较为集中,而且取得了一定的研究成果,特别是在实验研究方面。中药归经的实验研究主要集中在三个方面:形态学、药理学以及化学成分。

1. 中药归经的形态学研究　虽然中西医的脏腑概念存在着较大的差异,但对一些主要脏器的主要功能认识则基本一致。因此,多年来根据中医学的脏腑概念与现代医学组织器官之间的联系,通过研究中药归经作用对象的形态结构基础,力图从解剖结构研究中药归经的定位实质。如中药归经中并无归于"脑经"的药物,但研究发现,一些中药(如麝香、薄荷、冰片、三七、红花、银杏叶、刺五加、大黄、石菖蒲、何首乌、丹参、葛根、川芎等)直接或间接地通过其有效成分对脑有多种不同的效应。包括调节脑血管—扩张脑血管、增加脑血流量;维持血脑屏障的完整性并改善其功能;通过调节受体、神经递质而作用于神经系统;通过拮抗、清除自由基、阻断神经细胞凋亡的启动、降低肿瘤坏死因子、阻断一氧化氮的毒性途径、降低神经细胞某种基因的表达而保护脑组织、改善脑功能[3-5]。如研究发现麝香的主要成分麝香酮能透过血脑屏障进入脑组织,其在脑组织中的分布浓度较其他脏器高且较为稳定、代谢较慢,说明麝香酮对脑组织有特殊的亲和性而发挥药效,由此可以理解麝香醒脑开窍的作用[6]。

采用14C-脱氧葡萄糖代谢测定等方法,研究60味中药在一次用药1小时后不同归经中药对各组织器官功能的影响。结果发现,心经、肝经、脾经、肺经、肾经等归经变量之间有显著差异;不同的药物归经能够作用于可以区别的不同器官组织类别,并且影响器官组织类别的数目不同。因此得出结论:中药归经有其形态学基础,且中药归经的作用与多个解剖学脏器有关[7]。

2. 中药归经的药理学研究　不同的脏腑、经络病证具有特征性的表现,所治临床病证

（症）取得的药效是中药归经的主要确定依据,而临床疗效所反映的就是药物的药理作用。因此,在中药药理作用与归经之间必然存在着相关性。通过选定某些特异性的药理指标可以在一定程度上研究中药的归经。

如研究发现,具有抗惊厥作用的药物入肝经、止血药入肝经、泻下药入大肠经、化痰止咳平喘药入肺经、利尿药入膀胱经等[8]。当归对血液循环系统、子宫平滑肌、机体免疫功能均具有相应的药理作用,显然这符合心主血、肝藏血、脾生血的功能而归于心经、肝经和脾经;同样红花入心经和肝经与其对血液循环系统和子宫的药理作用分不开[9];淫羊藿促性激素分泌的作用,符合肾主生殖而归于肾经的理论[10]。

3. 中药归经的有效成分研究 药物的有效成分是药物作用的物质基础。根据药物有效成分在体内的分布、代谢以及相关因素的影响,有助于药物归经本质的研究。

在对23种药物的有效成分在体内的分布研究中发现,有效成分分布最多的脏器与所记载的归经脏腑符合率达87%。应用放射自显影技术观察3H-川芎嗪在动物体内各主要脏器的分布,结果主要分布在肝脏和胆囊,与川芎归肝、胆经相符[4,11];采用同位素示踪,高效液相色谱分析和放射自显影等技术对32味中药归经及其在体内代谢过程的关系发现无论是药物动力学的总体情况,还是吸收、分布、排泄各个环节,均与具体药物的归经特性密切相关[12]。因而认为归经的实质是药物活性成分在体内某些脏器的高浓度分布,中药有效成分在体内选择性分布是中药归经的物质基础。

4. 中药归经与微量元素的研究 实验研究证明中药的某些作用与微量元素有关,推测中药含微量元素的种类和含量可能是中药归经的物质基础之一。体内Zn、Mn的缺乏与肾虚有一定的关系,而补肾药中含有较多的Zn、Mn结合物,如枸杞子、巴戟天、肉苁蓉、补骨脂、菟丝子、熟地等均含有较高的Zn、Mn结合物,是归肾经的物质基础[13]。明目类中药富含Zn、Mn、Fe等微量元素,其含量与眼组织中微量元素的浓度呈正相关[14]。因此,中药的微量元素在体内的迁移、选择性富集及微量元素络合物对疾病部位的特异亲合是中药归经的重要基础。但是中药所含微量元素如何向组织器官迁移、富集和亲和还缺乏深入的研究。

5. 中药归经与受体学说研究 受体是功能单位,具有定位特性,也是药物作用的靶点。中药归经理论与受体学说有许多相似之处,都是强调药物的选择性作用。因此,中药归经有可能是与其作用于某种或某几种受体有关。如槟榔可作用于M胆碱能受体而引起腺体分泌增加,特别是唾液分泌增加,可增加胃肠平滑肌张力、增加肠蠕动、使消化液分泌旺盛、食欲增加。若从受体理论看,槟榔为M胆碱能受体动剂,为胃肠受体接受并产生兴奋作用,这与中医药理论中的槟榔归胃、大肠经是一致的[15]。

以受体学说研究中药归经,能在更深、更高层次上解释中药的归经实质。如附子中的消旋去甲乌药碱对α、β受体都有兴奋作用,能兴奋心脏加快心率、升高血压,另一成分氧化甲基多巴胺有强心、升压的作用,为α受体激动剂,这与附子归心经,具有回阳救逆作用相符。细辛含消旋去甲乌药碱,具有兴奋β_1受体作用,而β_1受体主要分布在心脏、肠壁组织,因此细辛可以治疗心血管疾病,说明细辛归于心经的正确性。不少研究者因而提出中药有效成分及其受体是归经的物质基础[16-17]。

6. 中药归经与环核苷酸的研究 根据机体各组织器官的cAMP、cGMP含量及比例变化在一定程度上可以研究中药归经的物质基础[18]。研究发现,许多中药都是通过调节体内环核苷酸含量起作用,如用放免法测定灌服五味子、鱼腥草、汉防己水煎液的动物脑、心、肺、肝、脾等组织中cAMP、cGMP的含量,发现各组织cAMP、cGMP含量及cAMP/cGMP比值的变化与各药物归经有关。以相同的方法研究天麻、桔梗、延胡索、麻黄、丹参、葛根、大黄的归经所得结论与传统中药归经具有很大的相似性。龟板、玄参、麦冬等滋阴药可使cAMP及cAMP/cGMP比值降低而纠正阴虚之证;附子、肉桂、淫羊藿等助阳药可使cAMP及cAMP/cGMP比例升高而纠正阳虚之证[19-21]。

7. 中药归经载体学说研究　研究发现引经药与现代医学中的载体学说理论非常接近,目的都是提高药物作用的选择性、准确性而增强药效。如一些药物用酒制或胆汁制可以增加脂溶性;用盐或童便制可使有效成分生成钠盐;用醋制元胡、香附可将其有效成分元胡素乙素转变成醋酸盐,使之入汤剂时溶解度增加以提高疗效[22]。再如天王补心丹中的桔梗为该方的引经药,"假桔梗为舟楫,远志为向导,和诸药入心经而安神明",现代研究发现桔梗的主要成分桔梗皂苷,作为表面活性剂,提高了该方中其他成分的溶解度,更好地发挥了疗效。因此,中药引经药的实质是增加方中其他药物有效成分的溶解,促进药用成分的吸收,有利于药用成分直达疾病部位,更好地发挥疗效。

应用药动学的方法研究引经药中的活性成分在体内的特异性分布,以阐明引经药对靶器官、靶细胞的特殊选择性和亲和性。如用整体放射自显影、光镜电镜自显影、液闪测定和图像分析仪等技术对3H-川芎嗪、3H-芍药苷、3H-柴胡皂苷等中药有效成分在体内的分布、代谢等方面进行定性、定位和定量的研究,表明3H-柴胡皂苷在体内的分布与柴胡所引、归经的脏腑经络基本相符[23-24]。通过对32种中药归经情况及其与药物体内代谢过程的关系进行分析表明,无论是药物动力学的整体情况,还是吸收、分布、排泄各个环节,均与各药的归经密切相关,提示药物在相应脏腑或脏腑系统的血药浓度可以反映药物的归经。

四、关于中药归经理论研究的思考

(一)中药归经理论中存在的问题

1. 中药归经的文献研究缺乏系统性　中药归经理论的形成经历了漫长的历程,所处时代的社会、文化、生活习俗以及疾病谱、药物应用与品种等不同,历代医药学家对中药归经的认识自然也不一致,这种不一致必然反映在具体药物的归经上。目前对于中药归经的文献研究侧重于归经理论的起源、形成、发展,或单味药物的归经变化,而缺乏系统性。特别是偏重于文献理论整理而缺乏从临床应用的角度审视、研究中药的归经,致使中药归经理论的内涵及外延尚不够完善。同时,有关中药归经的临床应用研究较少。

2. 混淆西医脏器组织与中医脏腑的关系　中药归经学说是建立在中医脏腑经络学说之上的药性理论,中医学的脏腑与现代解剖学意义上的脏器并不一致,即西医脏器组织与中医脏腑不是一一对应的关系。因此中药归经所反映的具体病位并非纯粹的解剖学脏器和组织,即便发现中药的脏器组织分布与中药的传统归经(脏腑)大体吻合,也不能得出中药归经的实质是药物活性成分在体内某些脏器的高浓度分布的结论。而目前对中药归经的研究,在涉及具体病位上均将西医脏器组织与中医脏腑混淆,以西医脏器组织替代中医脏腑,故而得出的结论难以揭示中药归经的本质。

3. 中药归经的实验研究与临床脱节　临床病证反映的病位是确定中药归经最为主要的依据。因此,任何关于中药归经本质的研究都必须建立在相应的病理状态基础之上。但目前开展的中药归经的许多实验研究,通常都采用健康动物,忽视了正常和疾病状态下中药在体内的作用过程和效应的差异,背离了归经理论产生的临床背景。一些检测指标在生理和病理状态下的变化和意义是不同的,生理状态下的检测结果不能证明病理状态下的变化情况。

4. 以中药的某一成分作为归经判断依据　以中药所含某一成分的体内分布部位探讨中药的归经,是复杂问题简单化。如以淫羊藿苷代替淫羊藿,以川芎嗪代替川芎,或以所含微量元素代替整个药物,以此来验证中药的归经,显然不够合理。复方是目前中药应用的主要形式,一方由多味药物组成,不同的药物有不同的药用成分,药物在同一处方中相互之间发生反应、作用,可能会有新的药用成分产生,即使是单味药物也有多个药用成分。如果脱离具体病证、配伍对象以及制备、煎煮服用方法,仅以现在已知的某一成分作为药物归经的判断依据既不全面、又脱离实际,也脱离了中医药的理论体系。

(二)中药归经理论研究的建议

1. 重视文献研究的系统性　系统的文献研究是中药归经理论研究的重要内容。应结合中药的其他性能理论、药物性状、产地、品种以及历朝历代的社会基础、生活基础、文化特色、疾病谱变化、医家用药经验与特色、临床所治病证等各个方面,全方位、多视角开展对中药归经的文献研究。

2. 在中医药理论指导下进行中药归经的实验研究　用现代科学技术手段研究中药归经的本质,就不能脱离中医药理论体系的范围。特别是要在病理状态下进行相应的中药归经的实验研究,因此,"证"的模型研究就显得十分重要。在"证"的模型基础上进行动物实验研究,方、药、证、病与归经结合起来研究中药归经,才有可能揭示中药归经的本质。

3. 重视引经报使与引经药的研究　这是极具特色但又常被疏忽的与归经有关的药性理论。对于引经药的研究,有必要重新梳理其沿革,并对不同的十二经引经药、病证引经药进行系统的临床和实验研究。应当重点结合具体的病证,以药物的配伍为突破口,开展引经药的激发、增效、促效等方面的实验研究。

4. 重视方剂的归经研究　在归经理论的形成与发展中,有一种关于方剂归经的理论。虽然归经理论主要是以单味药物为对象,但结合临床用药实际,药物的应用则主要是以方剂的形式存在和体现。因此,关于方剂的归经认识古已有之,特别是明末清初,对方剂归经的认识更是重视,如汪昂的《医方集解》中绝大多数方剂都有归经的论述[25]。应当指出的是方剂的归经,并非组方各药物归经作用的简单叠加,而是通过配伍关系所呈现出方剂的功用而总结概括出来的。虽然,关于方剂的归经并未被普遍接受和认同,但对于研究药物功用的实质仍不失为值得研究的命题。

参 考 文 献

[1] 左丘明.左传·成公十年[M].蒋冀骋,标点.长沙:岳麓书社,1988.

[2] 韩非.韩非子[M].徐翠兰,木公,译注.太原:山西古籍出版社,2003.

[3] 牛建昭,郭顺根,贾长恩,等.H-白首乌总苷在动物体内分布与排泄的定量研究[J].中国医药学报,1989,4(6):30-33.

[4] 郭顺根,贾长恩,牛建昭,等.3H-川芎嗪在动物体内分布的放射自显影研究[J].中国医药学报,1989,4(4):17-22.

[5] 王宁生,梁美蓉,刘启德,等.冰片"佐使则有功"之实验研究[J].中医杂志,1994,35(1):46-47.

[6] 陈文垲,黄玉芳,王海东. 麝香归经入脑的实验研究[J]. 中西医结合学报,2004,2(4):288-291.

[7] 丁兴,陈文垲. 试论中药归经入脑[J]. 河南中医,2004,24(1):4-6.

[8] 李仪奎. 中药药理和归经关系的统计分析[J]. 中药通报,1988,13(7):48-50.

[9] 高其铭. 当归的药理研究与其归经功效关系的探讨[J]. 中成药研究,1985(5):2-35.

[10] 吴瑕,杨薇,张磊. 下丘脑-垂体-性腺轴阻断对淫羊藿促性激素作用的影响[J]. 中国实验方剂学杂志,2011,17(5):161-164.

[11] 郭顺根. 3H-柴胡皂甙在动物体内分布的整体放射自显影及图像分析的动态定量研究[J]. China Medical Abstract Internal Medicine,1996(supp):13-15.

[12] 施怀生. 试论中药归经理论及其与体内代谢过程的关系[J]. 山西中医,1996,12(6):32-34.

[13] 朱梅年. 试论中医"肾"的物质基础—有关微量元素锌、锰的探讨[J]. 中医杂志,1983,(5):66-68.

[14] 徐经采. 明目中药的归经与微量元素[J]. 微量元素,1987,(2):32-34.

[15] 刘群,朱子凤,杨晓农. 中药归经理论的现代认识[J]. 西南民族大学学报·自然科学版,2007,33(6):1334-1339.

[16] 赵宗江,张新雪. 中药归经理论研究与中药现代化[J]. 世界科学—中药现代化,2001,(3)5:5-7.

[17] 王海东. 中药归经理论研究现状及与受体学说关系的论证[J]. 浙江中医杂志,2001,(8):323-326.

[18] 郑广华. 阴阳学说与环核苷酸[J]. 自然杂志,1979,2(4):208-210.

[19] 王树荣. 中药归经的实验研究[J]. 中国中药杂志,1994,19(8):500-503.

[20] 王树荣. 天麻、桔梗、元胡归经的实验研究[J]. 上海中医药杂志,1995,(10):44-47.

[21] 王树荣,翟继伟,盖英臣,等. 麻黄等四味中药归经的实验研究[J]. 中华现代中西医杂志,2003,1(5):388-390.

[22] 袁昌锦,黄在玲. 略论中药归经、引经理论与现代药理受体、载体的关系[J]. 湖北民族学院学报,2000,7(1):30-31.

[23] 杨大坚. 中药归经理论的形成及在方剂靶向疗效中的作用[J]. 中医药学刊,2005,23(9):1708-1709.

[24] 陈以国,成泽东. 论以脏补脏疗法与中药归经[J]. 辽宁中医杂志,2004,31(9):733-734.

[25] 汪切庵. 医方集解[M]. 叶显纯,点校. 上海:上海科学技术出版社,1991.

第五节　中药毒性的历史沿革、研究现状与思考

中药的有毒与无毒是中药药性理论体系的重要组成部分,也是指导临床安全用药的重要理论依据。在我国医药发展历史中,它与四气五味、升降浮沉、归经等共同形成中药的性能理论,同为指导临床用药的基本原则[1]。由于效毒二重性是药物作用的基本特性[2],因此研究中药的毒性,有必要对其历史沿革与研究现状进行探讨。

一、历史沿革

人们对中药毒性的初步认识,来源于古代劳动人民在寻找食物过程中对药物的发现和认识,并在生产生活和医疗实践中,逐渐积累总结而流传于后世。先秦的《山海经》记载了120余种药物,其中提到,莽草可以毒鱼,无条可以毒鼠,白及可以毒鱼等。《五十二病方》是中国发现最早的一部医方著作,其中就有"毒乌喙"病名和"毒堇、雄黄、乌喙、半夏、藜芦"

等有毒草药的记载[3]。说明当时对毒药的临床安全应用也有了一定的认识。而《淮南子·修务训》云："神农……尝百草之滋味，水泉之甘苦，令民知所避就。当此之时，一日而遇七十毒。"《医学问答》对此解释："夫药本毒药，故神农辨百草谓之'尝毒'。药之治病，无非以毒拔毒，以毒解毒。"东周与春秋早期的《周礼·天官·冢宰》有："医师掌医之政令，聚毒药供医事"之说；医圣张仲景更有精辟之论："药，谓草、木、虫、鱼、禽、兽之类，以能治病，皆谓之毒"，"大凡可避邪安正者，均可称之为毒药"，此处"毒药"为药物的总称。可见，古代对药物认识的初级阶段是"毒"与"药"不分，混称"毒药"。在古人看来，是药三分毒，实际上是指药物的特性，即把药物的偏性看做药物的毒性，此为"毒药"的广义含义。崇此说者还有明代张景岳《类经》云："药以治病，因毒为能，所谓毒者，因气味之偏也。盖气味之正者，谷食之属是也，所以养人之正气。气味之偏者，药饵之属是也，所以去人之邪气，其为故也，正以人之为病，病在阴阳偏胜耳……大凡可辟邪安正者，均可称为毒药，故曰毒药攻邪也。"而《药治通义》引张子和语："凡药皆有毒也，非指大毒、小毒谓之毒。"

作为中药性能之一的毒性的文字记载，最早见于战国时期的《素问·五常政大论》："帝曰：有毒无毒，服有约乎？岐伯曰：病有新久，方有大小，有毒无毒，固宜常制矣。大毒治病，十去其六；常毒治病，十去其七；小毒治病，十去其八；无毒治病，十去其九；谷肉果菜，食养尽之，无使过之，伤其正也。"文中的"毒"，应当是指"毒性"，即对人体"正"的伤害性[4]。《内经》不仅认识到药物的毒性，而且将药物按毒性大小及有无分为大毒、常毒、小毒、无毒四类。而《本经》："药有酸、咸、甘、苦、辛五味，又有寒、热、温、凉四气，及有毒、无毒。"这是药性有毒、无毒在现存本草文献中的最早记载。书中将三百六十五种药物，按功能及毒性分为上、中、下三品，指出"上药一百二十种为君，主养命为应天，无毒，多服、久服不伤人。欲轻身益气，不老延年者，本上经。中药一百二十种为臣，主养性以应人，无毒、有毒，斟酌其宜。欲遏病补虚羸者，本中经。下药一百二十五种为佐使，主治病以应地，多毒，不可久服。欲除寒热邪气，破积聚愈疾者，本下经。"但药物有毒、无毒在《本经》和后世本草文献中的含义不完全相同。《本经》在具体药物条目下，没有一种药记载"有毒"，至于"无毒"两字，除个别药，如干漆、白头翁、防风外，均无"无毒"文字记载，而且有毒、无毒仅在序例中提到，具体药物条目中大多无表述。因此，《本经》中药物有毒、无毒显然并非专指毒的为害有无，而是泛指药性的强弱、刚柔、急缓。大凡药性刚强、作用峻烈者为有毒；药性柔弱、作用缓和者谓之无毒。正如陶弘景在为《本经》序例上品药无毒，中品药无毒有毒，下品药多毒作注时所云："上品药性亦皆能遣疾，但其势力和厚，不为仓促之效，然而岁月常服，必获大益。""中品药性疗病之辞渐深，轻身之说稍薄，于服之者祛患当速，而延龄为缓。""下品药性专主攻击，毒烈之气倾损中和，不可常服，疾愈即止。"[5]据此，《本经》中将大黄、乌头、附子、半夏、藜芦等列为多毒的下品药，也就容易理解了。至于《本经》将丹砂、水银等视为无毒上品药，显然是由于受当时道家炼丹服食之风的影响所致，也说明当时对药物毒性认识不足。《本经》不仅提出毒性有无，还明确提出了配伍禁忌和配伍减毒思想，云："勿用相恶相反者。若有毒宜制，可用相畏相杀者。"并提出服用毒药时应遵循的剂量原则："若用毒药疗病，先起如黍粟，不去倍之，不去十之，取去为度。"说明当时人们已懂得通过配伍和控制剂量来避免毒性反应的发生。

南北朝时期，陶弘景《本草经集注》对服用毒药的剂量原则做了进一步阐述，云："一物一毒，服一丸如细麻；二物一毒，服二丸如大麻；三物一毒，服三丸如胡豆；四物一毒，服四丸如小豆；五物一毒，服五丸如大豆，六物一毒，服六丸如梧子；从此至十，皆如梧子，以数为丸。而毒中又有轻重，且如狼毒、钩吻，岂同附子、芫花辈耶？凡此之类，皆须量宜。"明确指出使用毒药治病时，应具体情况具体分析，斟酌药物中含毒量或药物的毒性大小决定服药剂量的大小[5]。

魏晋以后的医家对药物毒性有了进一步的认识，这些在当时的《吴普本草》《名医别录》《本草经集注》等本草书籍中均有不少论述。药性有毒、无毒在具体药物条目下记载，最早见于《吴普本草》，例如书中对大黄的记载："神农、雷公：苦，有毒。扁鹊：苦，无毒。"人参的记载："岐伯、黄帝：甘，无毒；扁鹊：有毒。"嗣后，历代本草在药物条目下，大都有"有毒"或"无毒"的记载，主要指药物的毒副作用的大小。《名医别录》记载有毒药物131种，不仅对《神农本草经》中的一些错误做了更正，而且记录了许多药物中毒的症状，如半夏"令人吐"，蜀椒"多食令人乏气"，乌头、附子、斑蝥、芫青、水蛭"堕胎"等。同时也记载了一些解毒方法，如生大豆"杀乌头毒"，葵根"解蜀椒毒"等。而梁代陶弘景所著的《本草经集注》更是将当时对药物毒性的认识进行了整理，并在序例中增列"解百药及金石等毒例"。南北朝刘宋时期，我国出现了第一部炮制专著《雷公炮炙论》，该书收载了包括许多有毒药物的炮制方法。如巴豆的炮制，书中记载："凡修事巴、豆，敲碎，以麻油并酒等可煮巴、豆了，研膏后用。"

唐代《新修本草》是我国药学史上第一部官修本草，共载录有毒药物143种；北宋《证类本草》载录有毒药物223种。明清时代，我国医药学者对药物毒性的认识不断丰富。李时珍《本草纲目》明确地将有毒与无毒药物区别开来，将其中361种药物表明有毒，并按毒性大小区分为大毒、有毒、小毒、微毒四类。并列毒草专目，仅此，就罗列了47种。清代赵学敏《本草纲目拾遗》收载了许多新的有毒药物，如鸦胆子、雷公藤、万年青等；吴其浚的《植物名图考》中也单列了毒草一卷；汪汲的《解毒篇》专门介绍药食之有毒者，以及中毒表现和解救方法。

近代出版的《中药大辞典》记载有毒药物约525种[6-7]。2005年版《中国药典》一部收载551种药材及饮片，其中，大毒10种、有毒37种、小毒25种、无毒479种[8]。2010年版《中国药典》（一部）收载中药材616个品种，其所记载的有毒中药分级仍然依据历代本草经验，分为有大毒、有毒、有小毒3个层次，共计83种[9]，是目前通行的分类方法[10]。

新中国成立后，政府在大力扶持中医中药的同时，对有毒中药的研究也越来越重视。一方面多次制定或修订《关于医疗用毒性药品的管理规定》，对有毒中药的品种做了规定。1988年12月27日由总理李鹏颁布中华人民共和国国务院令（第23号）宣布《医疗用毒性药品管理办法》自即日起发布施行，并附毒性中药品种如下：砒石（红砒、白砒）、砒霜、水银、生马钱子、生川乌、生草乌、生白附子、生附子、生半夏、生南星、生巴豆、斑蝥、青娘虫、红娘虫、生甘遂、生狼毒、生藤黄、生千金子、生天仙子、闹羊花、雪上一枝蒿、红升丹、白降丹、蟾酥、洋金花、红粉、轻粉、雄黄。在《中华人民共和国药典》（一部）中也对有毒中药做了标注，并将毒性分为大毒、有毒、小毒三级。另一方面，对有毒中药的研究也越来越广泛，越来越深入，对药物的毒性成分、中毒机制、解救方法以及有毒中药的品种、炮制、药理、临床应用均做了大量的研究，这些成就集中体现在《中药志》《全国中草药汇编》《中药大辞典》《中华本草》等反映当代本草与中药学学术水平的代表著作，并出现了《毒药本草》《有毒中草药大辞典》等专著[7]。

由中药毒性渊源可知，从古代"药""毒"不分，而逐步分化为"毒"特指药物对人体的毒害性,其概念由广义毒性逐渐发展为狭义毒性,反映了人类对"药"与"毒"认识的逐步清晰与分化,反映了自古以来我国医药学家对中药毒性客观性的认识[3]。而且这种认识在人类历史发展的进程中得以不断丰富与发展。

二、研究现状

关于中药毒性,以中医药基本理论为指导,结合先进的科技手段与方法展开研究,准确、科学地揭示其实质,对正确发挥中药毒性理论的指导作用,实现中药走向世界的宏伟目标,具有重要的现实意义[11]。为此,国内外学者做了大量研究,成绩斐然。

(一)理论研究

1. 中药毒性含义　现普遍认为毒药是指毒性及药理作用强、安全范围小(治疗量与中毒量或致死量接近)、应用不当甚至在正常用法用量情况下容易发生毒性反应的药物。现代中药毒性完整的概念也应包括急性毒性、亚急性毒性、慢性毒性和特殊毒性如致癌、致突变、致畸胎、成瘾等[3]。毒性是药物对机体所产生的严重不良影响及损害,是用以反映药物安全性的一种性能。毒性反应会造成脏腑组织损伤,引起功能障碍,使机体发生病理变化,甚至死亡[12]。药性有毒、无毒与毒性之间是一种辨证的关系。它体现在两个方面:一是内在联系性,即一般有毒药在应用中容易出现伤害人体的毒性,无毒药则不容易出现毒性;标记大毒的药毒性大,标记小毒或微毒的药毒性小;二是毒性的相对性,对于药物本身来讲,毒性与剂量密切相关。当剂量过大,即使被认为无毒的药物,如人参、南五加皮、艾叶、木通等,也会产生中毒,甚至出现致人丧命这样严重的后果;当剂量小,即使像乌头、附子被视为大毒的药物,也并不一定出现毒性反应[6]。

按照联合国世界卫生组织(WHO)国际药物监测合作中心的规定,药物不良反应(adverse drug reactions,简称ADR)是指正常剂量的药物用于预防、诊断、治疗疾病或调节生理机能时出现的任何有害且与用药目的无关的反应。该定义排除有意的或意外的过量用药及用药不当引起的反应。而我国《药品不良反应报告和监测管理办法》(2011年)则将药品不良反应定义为"是指合格药品在正常用法用量下出现的与用药目的无关的有害反应"。

根据上述联合国世界卫生组织(WHO)和我国药监部门对药品不良反应的定义,钟赣生教授主编的全国中医药行业高等教育"十三五"规划教材、全国高等中医药院校规划教材(第十版)《中药学》(新世纪第四版)将中药不良反应的概念界定为:在中医药理论指导下,中药用于预防、诊断、治疗疾病或调节生理功能时出现的与用药目的不符,且给患者带来不适或痛苦的有害反应,主要是指合格中药在正常用法用量下出现的与用药目的无关的有害反应。但由于中药临床应用灵活,实际应用时剂量差异大、给药途径多样,自行用药现象普遍,以及中药成分复杂、作用靶点多等特点,中药不良反应的概念界定较化学药物更加困难,临床报道大多涉及了较为宽广的范围,不可一概而论。有些中药不良反应是药物的固有作用和效应,是可以预知的,有些是可以避免的;而有些则与药物的固有作用无关,难以预测。中药不良反应依据不良反应的发生时间、出现程度、病理机制等,可分为副作用、毒性反应、过敏反应、依赖性、致癌和致畸作用等。

2. 中药毒性分级　传统对中药毒性的分级,一般采用大毒、有毒、小毒3级分级法。而现代对毒性分级的依据主要有2种:半数致死量(LD_{50})分级法和多指标分级法。

(1)LD_{50}分级法[13]:现代中药毒性分级主要根据已知的定量毒理学研究数据进行评定,

以LD_{50}为依据。凡动物口服生药煎剂LD_{50}<5g/kg为大毒; 5~15g/kg为有毒; 16~50g/kg为小毒; >50g/kg为无毒。

（2）多指标分级法：根据中毒后临床表现程度、已知的定量毒理学研究数据、中药有效量与中毒量之间的范围大小、中毒的潜伏期长短等多指标进行分级等[7]。

夏东胜[3]将传统与现代中药毒性分级标准进行比较，认为传统中药毒性分级主要是源于历代医药学家的经验和认识，但尚缺乏客观的实验数据，历史文献中，也有对同一中药毒性的认识不同的现象。此外，即使属同一级别的毒性，其实际毒性大小也可能存在明显差异。而现代总结的分级方法虽以实验数据为依托，弥补了经验上的不足，但又有实验证明，无论是使用半数致死量分级法，还是多指标分级法，均有许多实验结果与实践经验不符的情况。如张智[14]测得小毒中药北豆根LD_{50}为52.45g/kg，相当于人临床常用量的350倍，而有毒中药半夏的LD_{50}为397.24g/kg，为临床用药量的2648倍，二者人用量比值相差75倍，显然与《中国药典》标注"小毒"与"有毒"的分级不符; 关建红[15-16]实验测得豨莶草的LD_{50}属无毒范围，但依据多指标分级法又认为该药有毒，明显与临床实际不符。可见，单纯以LD_{50}作为中药毒性的分级方法存在一定缺陷，而多指标分级法的不足之处在于将成人一次服用中毒量定为指标之一，把临床与动物实验指标笼统地混在一起，不利于准确划分中药毒性分级[17]。因而中药毒性的现代分级标准有待进一步确立。

（二）实验研究

中药有毒成分及其毒理作用的研究和中药毒代动力学的研究，是中药毒性的现代实验研究的两个主要方面。

1. 中药毒性成分及中毒机制

（1）中药毒性的化学成分[18]

1）生物碱类：目前研究较多的生物碱成分主要有乌头碱、士的宁、马钱子碱、雷公藤碱、番木鳖碱、莨菪碱、苦楝碱、麻黄碱、秋水仙碱、罂粟碱、羟喜树碱、长春新碱，存在于川乌、草乌、附子、雪上一枝蒿、马钱子、雷公藤、昆明山海棠、曼陀罗、洋金花、苦楝子、麻黄、山慈菇、罂粟、延胡索等中药和来源于夹竹桃科的多种药材中。其毒性作用是损害神经系统、外周迷走神经和感觉神经，表现为常先呈异常兴奋后抑制，直接影响心脏功能，并发其他脏器的变性坏死; 中枢神经中毒，表现为可引起视丘、中脑、延脑、脊髓的病理改变; 呼吸中枢中毒，表现为可引起呼吸麻痹窒息，还可直接作用于心脏，提高心肌的兴奋性[19]。含小檗碱的中药易引起新生儿溶血性黄疸，葛根素注射剂易引起急性血管内溶血。

2）苷类：主要有强心苷、氰苷（苦杏仁苷）、长春藤皂苷元、雷公藤多苷、皂苷、黄酮苷、柴胡总皂苷、远志总皂苷、桔梗皂苷，存在于洋地黄、万年青、八角枫、蟾酥、夹竹桃、木通、黄药子、商陆、芫花、广豆根、柴胡、远志、桔梗等中药以及杏、桃、枇杷、银杏的种仁中。强心苷主要是心脏毒性，小剂量有强心作用，大剂量或长时间应用可致心脏毒性; 皂苷类对局部有强烈刺激作用，并能抑制呼吸，损害心脏、肝脏、肾脏，尚有溶血作用; 氰苷在体内被酶水解产生氢氰酸，有强烈的细胞毒作用，小剂量即产生致死量; 黄酮苷多因刺激胃肠道和对肝脏的损害，引起恶心呕吐、黄疸; 柴胡总皂苷引起间质性肺炎，可致肝功能指标改变、肝细胞器质性病变[20]; 远志总皂苷具有胃肠毒性作用，大剂量可引起恶心、呕吐、腹泻、溶血[21]。

3）萜和内酯类：主要有挥发油、苦艾素、马桑内酯、马兜铃酸、倍半萜内酯，存在于大戟科、爵床科、伞形科、木兰科、防己科、菊科、漆树科、樟科、芸香科、八角科和苔类植物中。其毒性作用主要是对局部有刺激作用,并引起神经变性病变,尤其对脑细胞具有细胞毒性。黄药子萃取物中二萜内酯类成分具有肝细胞毒性,其机制可能与该成分引起线粒体的氧化损伤有关[22];八角内酯能引起中枢神经兴奋致惊厥;穿心莲注射液由于磺化作用,穿心莲内酯中的五元内酯环、双键、亚甲基以及羟基等的改变可不同程度地增减其作用强度和毒性,提示制剂的工艺可影响内酯的毒性。

4)无机矿物质类:主要有含砷、汞、铅类的药物,存在于砒石、水银、轻粉、铅丹、朱砂、砒霜、雄黄、密陀僧、红升丹、白降丹、铅粉等药材及其制剂中。其毒性成分以及作用比较明确:砷、汞类具有原浆毒作用,能抑制多种酶的活性,引起中枢神经和自主神经功能紊乱,严重时发生急性肾衰竭死亡;铅类是多亲和性毒物,作用于全身各系统,主要损害神经、造血、消化和心血管系统[21]。需要研究的是一些含砷、汞、铅等金属元素较多的药材或制剂,如何首乌、复方芦荟胶囊的汞含量超标会引起肝炎和黄疸,长期食用会出现口腔溃疡、剥脱性皮炎,严重时甚至死亡[23]。

5)毒蛋白类:毒蛋白即在无细胞系统中抑制蛋白质合成的蛋白组分,分为双链蛋白和单链蛋白,又称为致核糖体失活蛋白。存在于巴豆、苍耳子、蓖麻籽、相思豆等药物中,对动物和人的完整细胞或细胞溶解物具有毒性或生物活性。其毒理作用主要是对胃肠黏膜有强烈的刺激和腐蚀作用,能引起广泛性的内脏出血。苍耳子的毒蛋白能损害心、肝、肾等内脏甚至引起脑水肿,尤以肝损害为甚;蓖麻籽毒蛋白易使肝、肾发生损害,碳水化合物代谢出现紊乱[24];巴豆毒蛋白能溶解红细胞使局部细胞坏死,内服使消化道腐蚀出血,并损坏肾脏而尿血[25];相思子毒蛋白可使红细胞发生凝集和溶血反应,对黏膜有强烈的刺激性,对其他细胞也能产生毒害。

6)其他类:多肽类,主要有蛇毒神经毒素、蜂毒肽、蝎毒、蘑菇肽,具有神经毒性和细胞毒性。从香豌豆属和蚕豆属、蘑菇分离的氨基酸具有兴奋大脑皮质作用,可致精神错乱、麻痹而导致死亡。从含羞草、穗花木兰分离得到的氨基酸具有肝脏毒性[26]。含斑蝥素等成分的昆虫类中药对皮肤、黏膜有发赤、发泡作用,并对心、肾有实质性损伤。

(2)中药毒性的作用机制

1)肾毒性:郑芳等[27]认为中草药引起的肾毒性其损伤机制为:直接毒性作用、免疫反应、血流动力学改变、肾外损害。损害原因有:中草药本身有肾毒性、过敏反应、过量或长期使用造成蓄积中毒、配伍不当、煎制方法不当、致溶血性反应以及某些含重金属的中药或制剂造成的肾损害。

2)肝毒性:孙蓉等[28]将中药致肝毒性损伤分为直接肝毒性和间接肝毒性损伤,其损伤机制为:脂质代谢异常、肝细胞损伤、肝脏胆汁生成和排泄异常、肝脏纤维化、肝细胞稳定性和钙内流变化。临床肝功能指标,如血浆清蛋白(ALB)、间接胆红素(IBIL)、血总胆汁酸(TBA)、谷丙转氨酶(ALT)、碱性磷酸酶(ALP)、羟脯氨酸(Hyp)等,与肝毒性损伤有很强的相关性,可作为中药致肝毒性的一级筛选指标。薛璟等[29]提出了肝毒性的ADME/Tox评价思路,认为药物在体内的吸收、分布、代谢、排泄以及毒性是药物的基本性质,决定了药物的安全性、有效性,是研究药物毒性的基础和关键,并建立了ADME/Tox评价中药毒性的方法学,为中药肝毒性的研究提供了有效的评价方法。

3)生殖毒性:屠曾宏等[30]报道具有胚胎毒性的植物药有半夏、甘遂、蒲黄,含黄樟素的植物药(土荆芥、桂皮、花椒、八角、细辛),含挥发油的植物药(含α-细辛醚的石菖蒲、水菖蒲),苦瓜、土豆、紫杉醇、青蒿、茵陈亦有致畸与胚胎毒性。动物药有水蛭,矿物药有麦饭石、砷和砷化物以及多孔菌科的真菌猪苓。

4)神经毒性:主要有乌头类中药,表现为对神经元的生存抑制作用[31]。山豆根对大脑基底神经核和海马的病理改变,提示其肯定的神经毒副作用,即自然界一些化学及植物的环境暴露因素可能是帕金森病的病因之一[32]。含铅等金属的药物具有明显的神经毒性[18]。

2. 中药毒代动力学研究 毒代动力学是运用药代动力学的原理和方法,定量地研究毒性剂量下药物在动物体内的吸收、分布、代谢、排泄过程和特点,进而探讨药物毒性发生和发展的规律性[33]。目前国内有关中药毒代学的研究报道较少,采用的方法主要有以下几种:

1)体内药物浓度法:如徐晓月等[34]采用反相高效液相色谱法测定马钱子砂烫炮制品中生物碱在大鼠体内的血药浓度,研究了其主要成分士的宁、马钱子碱、士的宁氮氧化物和马钱子碱氮氧化物在大鼠体内的药动学规律。结果表明,马钱子生物碱在大鼠体内代谢均符合二室开放模型,并得出四者的主要动力学参数及消除分布特点。庞志功等[35]采用原子吸收法测定家兔口服牛黄清心丸混悬液后体内砷的分布、血砷浓度等数据,并求出主要动力学参数,结果表明,如果按正常的用药量(3/次)服药,绝不会造成砷中毒,可以认为是安全合理的用药。

2)药理效应法:刘延福等[36]选择镇痛作用强度为指标,以小鼠热板法测定不同剂量、不同时程的痛阈,借助药物剂量+效应关系,用时程+痛阈值推算出各时间的体存药量,得到小活络丸镇痛药效成分的吸收、消除半衰期等参数,当小活络丸剂量在20~100mg/kg之间时具有良好的镇痛作用,镇痛药效成分的药效学过程符合二室开放模型,且小活络丸按传统用药方案一般不会引起中毒反应。

3)药物累积法:如龙绍疆等[37]用药物累积法测定了关木通水煎剂有毒总成分的毒代动力学参数,结果表明,关木通水煎剂中毒性成分的小鼠口服表观半衰期为31.87h,属于较长半衰期药物,在临床用药时应注意可能发生的蓄积毒性,并注意用药间隔时间。毒代动力学研究的主要目的不只是获得一些动力学数据,例如毒性成分的血浆浓度、血浆半衰期、分布和排泄等;而是将动力学的数据和动物的毒性反应有机结合起来进行科学分析,使剂量—毒性反应关系实现量化表达,才能对临床安全使用具有指导意义[33]。

由于中药成分的复杂性、中药配伍的变化性、中医的辨证论治以及不同制剂工艺或剂型有不同作用等原因造成了中药毒理学的研究困难。目前,国内在中药本身毒性的研究、合理配伍用药的毒理研究、中药遗传毒理学研究、中药毒动学研究等方面取得了一些成果,但研究水平有待提高。中药毒理学研究手段有传统分析技术和现代分析技术,其中现代分析技术有光谱法(紫外分光光度法、荧光光谱法、原子吸收光谱法)、色谱法(气相色谱法、高效液相色谱法)、联用技术(高效液相色谱—质谱联用技术、气相色谱—质谱联用技术)、分子生物学技术(分子生物色谱技术、单细胞凝胶电泳方法、基因芯片技术、差异显示技术)等。中药毒理学现主要偏重于定性的毒性评价和病理描述,对中药毒副反应的研究,如药物有效剂量、毒性剂量、毒副反应作用靶点、毒性产生机制以及预防、急救手段等尚有局限,缺乏评价中药毒性级别的客观试验数据和对中药安全性的规范化评价标准,对有毒中药所特有的减毒增效限量标准和作用机制未能进行充分、深入的研究[18,38]。

(三)临床研究

长期的临床实践,使得对中药毒性的认识不断发展;对中毒原因加以分析并积极寻找应对措施。

1. 中药毒性认识发展　剂量与毒性相关性的确认,药物毒性记载的不断完善,以及对亚急性和慢性毒性的认识,是中药毒性认识发展的三个主要方面[6]。

根据临床报道,应用本草文献中记载小毒或微毒的药物,结果出现严重的中毒症状,甚至还有死亡病例;应用记载谓无毒的药物,结果也发生中毒并有死亡报道。高晓山[6]认为这些说明毒性是个相对的概念,剂量过大,毒性就显示出来。因此,文献上记载无毒的药物,不等于一点毒性都没有。药物毒力大小分级也是相对的,当剂量加大时,即使小毒或微毒的药物,也同样可以出现严重的中毒症状。同时古代文献对不少药物均有毒性记载,但往往过于简单或不全面。如《本草纲目》记载草乌的毒性,"甫入腹而麻痹,遂至不救"。现代临床研究发现,乌头的毒性反应,以神经、心血管、消化系统症状为主[39-40]。但少数也有出现一些特殊神经系统的病征表现,如意识障碍、昏迷、双下肢软瘫和癫痫样大发作,以及由于心血管损害引起的血压下降[41]。而有些药物在古代本草文献上标记无毒,或无有毒的记载,但现代临床应用中发现具有明显的毒性。例如鱼胆,《本经》中仅鲤鱼胆入药,列为上品,治"目热赤痛,青盲,明目,久服强悍益志气。"《本草纲目》鱼胆入药的品种已增加到七种,即鲤、鲩、青、鲫、鳜、鳢、鲛。近代民间常生吞鱼胆治目疾、高血压和支气管炎,因此中毒者屡见发生。临床表现主要为急性胃肠炎、中毒性肝炎和急性肾衰竭,可见恶心、呕吐、腹痛、腹泻、全身皮肤或巩膜黄染,尿少尿闭,继而昏迷死亡[42]。高晓山强调中草药亚急性和慢性毒性,在古代本草文献中记载很少,近代报道渐多,如曼陀罗花、密陀僧、砒制剂、望江南、萱草、黄药子、朱砂、代赭石、黄丹、铅粉、川楝子、槲寄生等,这些药物多数是在规定剂量或方法的情况下中毒的。中药亚急性或慢性中毒的转归同急性中毒一样,都可能发生非常严重的情况。如上面所提到的有些药物,就曾有死亡病例的报道。因此,亚急性或慢性毒性的临床研究值得重视。更多地积累临床资料,以完善中草药在这方面的毒性记载[6]。

2. 中药中毒的原因分析及应对措施　引起中药中毒的原因主要有以下几个方面:

(1)剂量过大:有人分析过国内因服乌头类药物而引起中毒的700余例,中毒的主要原因是用量过大[43]。对295例一组中毒原因的分析发现,超剂量应用者有224例,占75.9%[44]。

(2)品种混乱及伪赝品:丽江山慈菇的干燥球茎,性状与川贝母相似,在云南、四川、贵州的民间作为"土贝母"使用,常常造成中毒或死亡事故[45-47]。该品含秋水仙碱,是一种有毒药材,口服一日量为0.5~1g,如按川贝母常用量3~9g服用,必将造成严重中毒[6]。有些伪赝品如商陆、华山参伪充高丽参、土人参,结果发生中毒[48-50]。

(3)炮制不当:如马钱子生用或未依法炒制可使药物毒性增加,LD_{50}由1.2g/kg降至0.5g/kg[51]。

(4)配伍不当:除中药的十八反、十九畏等配伍禁忌外,还应重视临床报道。如朱砂与昆布配伍,易导致汞中毒;延胡索与马钱子配伍,有可能增强马钱子的毒性[52]。同时尤应注意与化学药物的配伍,如山楂、乌梅、生脉饮、保和丸等不宜与磺胺类药物合用,因这些中药能酸化尿液,使尿中磺胺类药物析出结晶引起泌尿道出血[51]。

(5)辨证不准:如龙胆泻肝丸是治疗肝胆湿热证的,而用治其他证候则易于出现毒性反应[53]。

(6)煎煮不当:如乌头类药,入汤剂时应先煎久煎,则所含剧毒的双酯型生物碱水煎时易被水解,生成毒性较弱的单酯型乌头次碱,使其毒性大减或消除,但临床常见附子、乌头煎煮不当而发生中毒的报道[51]。

（7）给药途径：有报道用甘草分别配甘遂、大戟、芫花、海藻腹腔注射给药，几乎受试小鼠全部死亡，而同样或经口给药，除甘遂配甘草引起少部分小鼠死亡外，其余均无死亡[54]。

此外，剂型与制剂工艺[4]、个体差异不同、药物滥用误用[52]等也是导致中药中毒的原因。

因此，应对防范中药中毒的措施主要为[55-56]：加强管理；合理配伍；依法规范炮制；辨证论治；加强有关中药毒性知识、不良反应监测等法律法规及相关规定宣传；加强毒理和临床科研分析；对毒副作用大的中药分级管理；加强药品广告的监督和管理。

三、思考与建议

（一）对中药毒性的思考

由于目前对中药毒性的认识具有典型的传统性与经验性，因而，慎重对待中药毒性，有助于中药的安全使用及疗效的发挥。中药毒性概念由广义毒性而逐渐发展为狭义毒性，反映了人类对"药"与"毒"认识的逐步清晰与分化，反映了人类对中药毒性客观性的认识。由于中药是在中医理论指导下用以防病治病的药物，因而，认识中药毒性绝不应孤立片面，而应在中医理论的整体框架下，在中药与机体的联系及其具体使用中，不断深入探讨相对完整的中药毒性概念与理论。同时强调中药毒性具有一定的可控性，即通过深入研究和有效控制与中药毒性相关的因素，加强减毒增效、以毒攻毒等研究，并注意因人、因地、因时制宜，有助于控制中药毒性，尽可能地降低或消除毒性[3]。同时应用科学的思维方式认识中药的毒性。长期以来人们始终对中药的毒性认识不足，虽有"是药三分毒"之说，但在临床应用过程中对其安全性方面的监控未引起充分的重视。近年来中药"药害"事件屡有发生，西方国家对可能引起毒副反应的多种常用中草药采取禁用、限用措施，使我们不得不以审慎的目光重新认识中药药效与毒副作用之间的关系，即用客观的、整体的、综合的方法去评价中药安全性问题，避免片面、孤立地强调中药毒性而偏废其药效的错误做法。青霉素使用半个多世纪，过敏甚或死亡的病例屡见不鲜，但人们并没有因其副作用而放弃其卓越的疗效。对待中药的毒副作用，这种科学的态度值得我们借鉴[57]。

（二）对中药毒性研究的建议

中药毒性作为中药性能之一，与现代药物毒性的内涵既有联系也有区别，无论中医还是西医均认同药物对人体的损害性，然前者强调"毒"的辩证法概念，即利弊观；后者非常重视药物的毒副作用，关注药物的效—毒剂量关系，强调用药的安全剂量范围。中医的毒性具有更大的相对性和抽象性，且包括了药物的副作用以及潜在的不利作用；西药毒性则强调药物的固有属性和具体性，但不包括治疗剂量下引起的副作用。其中中医有关中药"寒凉伤中""苦燥伤阴""辛散耗气"等副作用和西医有关药物引起"肾小管损伤""肌细胞溶解""肝组织炎变"等毒性描述之间尚未有任何内在的联系[2]。因此，关于中药毒性研究，可采取传统与现代结合的思路与方法[57-59]：

①应用中医药传统理论进行中药毒性的研究，将阐明中药禁忌证的本质作为研究的重要环节，并发掘整理古代文献中记载的药物使用禁忌及有毒药物的抑毒、减毒方法，加以实验验证，进一步明确。②应用血清药理学方法进行中药毒理学研究，为从细胞分子水平阐明中药毒性机制开辟道路。③用分子生物学方法进行中药毒理学研究，如对中毒脏器中核酸含量测定，对药物性损伤的肝细胞中药物代谢酶和抗氧化物酶活性的测定等，以助从分子基

因水平探讨中药毒性的本质与产生的机制。④应用毒代动力学方法进行中药毒理学研究,建立剂量与血药浓度的数量关系,定量评价毒性反应与血药浓度关系。其血药浓度可以用于作为毒性研究结果的定量监测,尤其是当动物出现异常毒性时。毒代动力学应用于中药毒性的研究必将成为中药毒理学发展方向之一。⑤用数量化理论综合评价药物的毒性,即将药物毒性研究中的多个毒效指标如生化指标、形态指标、定性指标、定量指标等,用多变量方法进行统计分析、建立标准评价模型,用于评价中药对各脏器的损害及其程度。⑥系统地对常用中药进行安全性评价,确立与国际接轨的、权威的安全性评价标准,以适应国际化要求。⑦从机体参与的中药配伍毒性研究,基于代谢组学的中药配伍毒性研究,基于基因组学及芯片技术的中药配伍毒性研究,基于液质联用技术的中药配伍毒性成分谱研究几方面开展对中药复方毒性的系统研究。

总之,中药毒性是一个复杂的范畴,它包含但不等同于现代毒性概念,因此研究中药毒性,不宜盲目照搬化学药的研究模式,不应与中医药体系割裂开来,而应在中医药理论体系框架下看待、思考、研究中药的毒性,探明中药毒性的科学内涵,建立中药毒性界定及分级的客观指标,加强对中药中毒原因、原理及调控要素体系的研究,重视毒性中药的临床运用与机体的相关性研究,在充分挖掘整理古今文献的基础上,以中医药理论为指导,借鉴现代科学技术手段与方法,探寻中药毒性研究的新思路,逐步确立既符合中医药临床实际又与国际接轨的中药毒性界定与评价标准体系,为促进临床安全有效应用毒性中药及中药国际化与现代化奠定基础。

参 考 文 献

[1] 肖小河. 中药药性研究概论[J]. 中草药,2008,39(4): 481-484.

[2] 梁琦,谢鸣. 中药毒性及其内涵辨析[J]. 中西医结合学报,2009,7(2): 101.

[3] 夏东胜. 中药毒性历史溯源与现代认识的比较与思考[J]. 中草药,2011,42(2): 209-213.

[4] 雷载权,张廷模. 中华临床中药学[M]. 北京: 人民卫生出版社,1998.

[5] 吴嘉瑞,张冰,常章富. 中药药性理论中 "有毒无毒" 涵义辨析及其研究思路探讨[J]. 中国中药杂志, 2009,34(4): 480-482

[6] 高晓山. 中药药性论[M]. 北京: 人民卫生出版社,1992.

[7] 杨仓良. 毒药本草[M]. 北京: 中国中医药出版社,1993.

[8] 赵军宁,杨明,陈易新,等. 中药毒性理论在我国的形成与创新发展[J]. 中国中药杂志,2010,35(7): 922-926.

[9] 赵军宁,叶祖光. 传统中药毒性分级理论的科学内涵与《中国药典》(一部)标注修订建议[J]. 中国中药杂志,2012,37(15): 2193-2198.

[10] 高学敏. 中药学[M]. 北京: 中国中医药出版社,2007.

[11] 孙敬昌. 关于中药毒性现代研究的几点设想[J]. 中医杂志,2009,50(7): 649-650.

[12] 张廷模. 临床中药学[M]. 北京: 中国中医药出版社,2004.

[13] 许小微. 有毒中药的毒性分级探述[J]. 浙江中医杂志,2006,41(5): 308.

[14] 张智. 15味有毒中药小鼠半数致死量的实验研究[J]. 中国中医基础医学杂志,2005,6(11): 435.

[15] 关建红. 豨莶草水煎醇沉物对小鼠的急性毒性[J]. 中国中药杂志,2005,30(21): 1564.

[16] 关建红. 豨莶草水煎剂小鼠急性毒性及亚急性毒性的实验研究[J]. 中国实验方剂学杂志,2007,13(11): 49.

[17] 关建红,翁维良.对中药"毒性"与毒性分级的思考[J].中国中药杂志,2008,33(4):485-487.

[18] 郭志军.中药毒性的研究进展[J].中国药房,2011,22(15):1428-1430.

[19] 罗沛,钟振国.中药毒理学研究进展[J].现代医药卫生,2008,24(2):222.

[20] 吕丽莉,黄伟,于晓,等.柴胡总皂苷粗提取物对大鼠肝毒性损伤作用研究[J].中国药物警戒,2009,6(4):202.

[21] 田徽,武云,王建,等.生远志中总皂苷、生物碱、叫酮、脂肪油的急性毒性研究[J].中药药理与临床,2005,21(4):50.

[22] 王加志,刘树民,赵艳,等.黄药子中二萜内酯类成分对大鼠肝细胞损伤作用的实验研究[J].药物不良反应杂志,2009,11(1):18.

[23] 杨秀伟.基于体内过程的中药毒性成分和毒性效应物质的发现策略[J].中华中医药杂志,2007,22(2):67.

[24] 陈亚杰.中药的毒性与合理用药[J].中国中医药咨询,2010,2(8):157.

[25] 查道成,吴立明.论药毒与癌毒[J].陕西中医,2004,25(3):167.

[26] 陈敬炳,陈洪莲,王光忠,等.天然药物中的毒蛋白、多肽及氨基酸的研究概况[J].中成药,2001,23(10):751.

[27] 郑芳,程心玲.中药肾毒性分析及概况[J].海峡药学,2007,19(9):117.

[28] 孙蓉,杨倩,黄伟,等.肝功能相关指标在中药肝毒性损伤中作用与毒性相关程度分析[J].中药药理与临床,2008,24(6):82.

[29] 薛璟,贾晓斌,谭晓斌,等.雷公藤的肝毒性研究及ADME/Tox评价思路[J].中草药,2009,40(4):655.

[30] 屠曾弘,张华劳,钱立晖.某些中草药或其所含化学成分的致畸与胚胎毒性[J].中成药,1999,21(4):199.

[31] 韩山.3种乌头类中药神经毒性体内外实验研究[D].成都:四川大学,2007.

[32] 王晓平,陈聚涛,肖倩,等.中药山豆根的神经毒性:从人到动物[J].自然杂志,2002,24(5):286.

[33] 李庆虹,山雨梅,任永申.中药毒性研究进展[J].中华中医药杂志,2007,22(5):300-302.

[34] 徐晓月,蔡宝昌,潘扬,等.马钱子生物碱在大鼠体内的药代动力学研究.药学学报,2003,38(6):458.

[35] 庞志功,汪宝琪,涂勤,等.牛黄清心丸中砷的研究[J].西安医科大学学报,1997,18(4):482-483.

[36] 刘延福,赵福民,周毅生,等.小活络丸镇痛药效成分的药物动力学研究[J].中成药,1994,16(3):34-36.

[37] 龙绍疆,胥林波,仇炎炎,等.关木通的表观毒代动力学参数的测定[J].中药药理与临床,2003,19(1):19-20.

[38] 孙蓉,郑丽娜,朱兰兰,等.现代分析技术在中药毒理学中的地位和作用[J].中国药物警戒,2010,7(10):616.

[39] 北京医学院.中草药成分化学[M].北京:人民卫生出版社,1980.

[40] 柯铭清.中草药有效成分理化与药理特性[M].长沙:湖南科学技术出版社,1980.

[41] 朱言,李建国.急性乌头类药物中毒28例临床分析[J].遵义医学院学报,1986,(2):65.

[42] 伍汉霖等.中国有毒鱼类和药用鱼类[M].上海:上海科学技术出版社,1978.

[43] 杨勤槐.乌头类药物中毒及其防治[J].中西医结合杂志,1985,(8):511

[44] 朱天忠,孙祥.常见植物类药中毒死亡的研究概况[J].中药通报,1987,(10):55.

[45] 杨竞生,李志君.云南药材山慈菇与贝母的鉴别[J].药学通报,1980,(6):2-3.

[46] 何顺志,陈俊华.五种山慈菇药材的显微鉴别[J].中药材,1986,(1):32-33.

[47] 杨兆起.加强毒剧中药的管理防止中毒死亡事故[J].中药通报,1986;(10):58.

[48] 单健民. 商陆中毒引起精神症状1例报告[J]. 陕西新医药,1974,(5):42.

[49] 黄国勇. 中药中毒问题汇集[J]. 中药通报,1985,(5):46.

[50] 王铁僧,陈重明,喻义杰. 人参与假"人参"——商陆的鉴别[J]. 江西医药杂志,1965,(1):83.

[51] 董建平. 探究中药毒性发生的原因及影响因素[J]. 中国中医药咨讯,2011,3(21):144.

[52] 景欣悦,彭蕴茹,王新敏,等. 基于药物代谢酶探讨中药"十八反"配伍致毒/增毒机制[J]. 中国实验方剂学杂志,2012,18(7):281-285.

[53] 李慧颖. 论中药的安全性及合理应用[J]. 中国民族民间医药杂志,2010,(10):44-45.

[54] 杨致礼,王佑之,吴成林,等. 中药"十八反"在小白鼠上的毒性试验中药"十八反"研究报告之一[J]. 甘肃农业大学学报,1982,(1):46-52.

[55] 闫亚玲,伍延婷. 中药毒性形成的原因分析及防范措施研究[J]. 深圳中西医结合杂志,2015,25(1):187-188.

[56] 李正颖. 中药毒性探述[J]. 光明中医,2008,23(9):1352-1353.

[57] 刘树民,李玉洁,罗明媚,等. 中药毒性研究及思路探讨[J]. 世界科学技术—中医药现代化,2003,5(2):21-23.

[58] 卢训丛. 中药毒性研究思路概略[J]. 时珍国医国药,2007,18(3):715.

[59] 王宇光,马增春,梁乾德,等. 中药毒性研究的思路与方法[J]. 中草药,2012,43(10):1875-1879.

第六节　其他药性的历史沿革、研究现状与思考

如前所述,中药的四气五味、升降浮沉、归经、有毒无毒属于药性理论基本内容的范畴。此外,历代医药文献对中药的补泻、润燥、轻重、缓急、动静、气味厚薄、药类法象、引经报使、芳香药性等方面也有论述,它们也属于药性理论的范畴,但相对较为次要,其含义有的相互交叉或包容,在此一并加以介绍。

一、补泻药性的历史沿革、研究现状与思考

补与泻是中医药治疗的两大重要法则。补即补其虚损之偏,泻即泻除邪气之弊,使人体达到阴阳平衡而康复。下面从历史沿革、补泻含义及其临床应用来论述补泻的特性,以便更好地指导临床。

(一)历史沿革

对于药物的补泻性能,早在《内经》已有许多论述。如《素问·藏气法时论》中根据五脏之苦欲,提出了用五味补泻之理论,谓"肝欲散,急食辛以散之,用辛补之,酸泻之……肾欲坚,急食苦以坚之,以苦补之,咸泻之。"而在《素问·三部九候论》也提到"形不足者,温之以气;精不足者,补之以味……其实者,散而泻之……血实宜决之,气虚宜掣引之"等论述。

《神农本草经》将药物分为上、中、下三品,上药多为补益药,中药补泻均有,下药为祛邪之品,其明确指出了补药具补虚扶正之功,而泻药具祛邪疗疾之用[1]。

《伤寒论》《金匮要略》载有人参、麦冬等补益药,以治疗虚证;而泻药指泻下通便,治疗阳明腑实之品。

北齐徐之才《药对》把药性分为十种,如《本草纲目·序例》引《药对》:"药有宣、通、补、

泄、轻、重、涩、滑、燥、湿十种。"其中"泄可去闭"指泻为通闭祛邪之品,"补可去弱"指补益虚损之品,泻仅为祛邪性能中的一种。

金元时期的张子和谓:"五脏各有补泻,五味各补其脏……五谷、五菜、五果、五肉皆补养之物也。实则泻之,诸痛为实,痛随利减,芒硝、大黄、牵牛、甘遂、巴豆之属,皆泻剂也。"

明代张景岳《景岳全书·新方八阵》分为补、和、攻、散、寒、热、固、因八法。"补略"中将补分为补气、补精、补阳、补阴四类;"攻略"中将攻分为攻气、攻血、攻积、攻痰等四类,曰:"真实者,暂宜解标,多虚者,只宜求本。"其中攻即泻之意,其补泻概念与《内经》一致。

由上可见,补泻药性理论作为中药药性理论中重要组成部分之一,经过历代医药家对其概念以及具体药物的药性不断认识和完善,为药性理论的发展和临床应用奠定基础。

(二)补泻含义

根据历代文献的论述,中医学历史上对于补泻的说法大体存在两种不同的含义,一种是针对脏腑生理特点,根据脏腑所苦、所欲情况而采用的补泻方法,该"补、泻"并非指补虚泻实,而是指顺五脏之性为补、逆其性为泻。另一种为针对虚实之证,是以扶正祛邪论补泻,在治疗方法所采用补虚泻实之法,具体论述如下:

1. 五脏苦欲之补泻理论 五脏苦欲之补泻理论,是根据五脏之苦欲而提出的一种五味补泻理论。苦是指五脏的正常生理功能被逆转、异常或下降的一种病理状态;欲是指顺应脏腑特性或正常功能。而顺五脏之功能为补,逆其功能为泻。《素问·藏气法时论》提出:"肝欲散,急食辛以散之,用辛补之,酸泻之……心欲软,急食咸以软之。用咸补之,甘泻之……脾欲缓,急食甘以缓之,用苦泻之,甘补之……肺欲收,急食酸以收之,用酸补之,辛泻之……肾欲坚,急食苦以坚之,以苦补之,咸泻之。"[2]明确提出了五脏的气味补泻原则。如以肝为例阐述其补泻原则,即肝主疏泄,性喜条达而恶抑郁,辛能散,散肝则使其气条达顺畅,故当肝气郁滞时,食辛以散之,取辛味遂其性则为"补",为防辛散太过耗肝气,可佐酸味之品以敛肝气,反其性则为"泻",此为辛酸配伍,一散一收,使肝气畅而不逆[3]。

《素问·藏气法时论》曰:"肝苦急,急食甘以缓之。"苦者,困也,指肝脏受病所困,而表现出难以忍受之状。张景岳在《类经·疾病类》注曰"肝为将军之官,其志怒,其气急,急则自伤,反为所苦,故宜食甘以缓之,则急者可平,柔能制刚也。"全元起云:"肝苦急,是其气有余,木性柔软,有余则急,故以甘缓之,且调中,以实脾也。"总结以上两注,可有两点所得:其一,肝之急是由肝本身之生理所决定的,肝主疏泄条达,太过不及皆为病,气有余为过,过则自伤而怒,甚者侵犯他脏出现乘脾或者侮金,这便是"急"的缘由;其二,食甘以缓之的实质在于调中实脾,即通过实土而达到荣木的目的,此为补脾柔肝养肝之法[3]。

张元素在此理论指导下,结合临床实践后,在其著作《医学启源》中为此理论的苦、欲、补、泻均一一补充了药物,之后又被李时珍收入《本草纲目》的《序例》中,并命之为"五脏五味补泻"。具体为"肝苦急,急食甘以缓之,甘草。心苦缓,急食酸以收之,五味子。脾苦湿,急食苦以燥之,白术。肺苦气上逆,急食苦以泄之,黄芩。肾苦燥,急食辛以润之,黄柏、知母。"从而使得该理论在药物的治疗上得以进一步发挥了指导作用[4]。

但从以上论述可以看出,五脏之苦欲之所谓"补、泻"非指补其虚、泻其实之意,而是指顺五脏之性者为补、逆其性者为泻。如李中梓在《医宗必读》中提到"违其性则苦,遂其性则欲,本脏所恶,即名为泻,本脏所喜,即名为补"[3]。因此,后世医家多数认为,五脏之苦欲之补泻的本意是以五味之性,结合五脏之性,以调整脏腑之气血阴阳失调,而不在补虚泻实[5]。

2. 虚实之补泻理论　虚实是指邪正的盛衰,虚证是指人体正气虚弱的临床表现,实证是指人体感受外邪,或者体内实邪积聚的临床症状。正如《素问·通评虚实论》云:"邪气盛则实,精气夺则虚。"通过虚实辨证,我们可以掌握患者邪正盛衰的情况,从而为药物的治疗提供依据。由于病证有虚实之分,临床中药物也有补泻之别。而能够改善虚实病情,减轻或消除虚实证的药性作用,就以补泻概之。

《素问·玉机真脏论》说:"脉细,皮寒,气少。泄利前后,饮食不入,此谓五虚;脉盛,皮热,腹胀,前后不能闷督,此谓五实。"《医学心悟》中说得更具体一些:"一病之虚实,全在有汗与无汗,腹胀痛与否,胀之减与不减,痛之拒按与喜按……脉实有力,此实也;假如病中多汗,腹胀时减,痛复如故,痛而喜按……此虚也。"除一般所说虚实外,还有阳虚,阴虚,阳盛,阴盛,气虚,血虚,气实,血实的情况。药物补泻就是根据病之虚实而划分,《内经》云:"实则泻之,虚则补之。"张景岳谓:"实言邪气实,则当泻;虚言正气虚,则当补。"

(三)临床应用

从临床应用的总体情况来看,补性药物是以补益人体的阴阳气血偏衰,改善虚弱症状为主要作用,如益气,补血,滋阴,壮阳,生津,填精益髓等;泻性药物是以祛除外邪与致病因子,以制止病势的发展为主要作用,如解表,泻下,行气,活血祛瘀,利水渗湿,祛痰,消导等。然而,药物的补泻作用,并非单补单泻,往往是错综复杂的。一种药物往往有多种作用,其中有些作用属补性作用,而有些作用属泻性作用。随着不同的配伍应用,而显现不同的补泻作用。如桂枝,发汗解肌属于泻性作用,而温阳,通阳则属于补性作用。又如茯苓,利水渗湿属于泻性作用,而健脾宁心则属于补性作用。

在中医的治法中,补泻是两大治疗法则。由于疾病不同,患者体质不同,又结合四气,五味,以及脏腑的相互关系,古代医家制定了临床常用的补泻原则。如阴盛生内寒,用温热祛寒药治疗;阳虚生外寒,用温助阳气药治疗;阳盛生外热,用苦寒清热药治疗;阴虚生内热,用甘寒养阴药治疗;气虚发热者,宜用甘温药,补气药为主;血虚发热者,宜用甘凉药,补血药为主;气虚血虚有寒象,用甘温药,补气补血为主;实热里结证用行气寒凉通泄治疗;寒邪郁结用辛散温通治疗,等等。但是疾病的虚实并非单一的,往往虚实夹杂,因此临床治疗又当虚实兼顾,补泻并用,或扶正兼以祛邪,或祛邪兼以扶正。总之,当根据邪正消长以及虚实变化情况酌情应用。

此外,由于五行生克规律的关系,临床上有"母病及子""子病犯母"的情况,故在治疗上则有"虚则补其母,实则泻其子"的原则,例如"水不涵木"的肝病,由于水亏木旺,肾水不足,邪火上冲而头眩晕,故在治疗上则以滋肾水以涵肝木,这就是"虚则补其母"的法则;又如肺气实证,除泻肺外,应兼泻膀胱,泻膀胱之水,则水气下降,肺气才能通畅,膀胱属水,为金之子,这就是"实则泻其子"之法则。这又是补泻药性在临床上的灵活应用。

(四)思考与建议

综上所述,五脏苦欲之补泻,是顺五脏之性者为补,逆其性者为泻,而不在补虚泻实。五脏苦欲补泻用药论,被缪希雍誉为"用药第一义",是首次在《内经》中提到的以药物五味特性针对五脏功能特点而创建的一种补泻药性理论,其在一定程度上体现了脏腑用药的特点。不过相对而言,后世的阴阳寒热虚实的辨证用药方法更易为人们所掌握接受,故而五脏苦欲补泻用药理论逐渐为后世医家所忽视,因而该理论在现代临床的指导意义越来越弱。

虚实之补泻,即实则泻之,虚则补之。后世医家临床用药遵循的用药原则是以纠正气血阴阳的偏盛、偏衰为基本作用,因而采用理论也是以虚实之补泻之药性理论。补是应用补益气、血、阴、阳之类药物;泻是采用发汗、攻下、消导、理气、行血、利水、清热、祛寒等药物。通过补虚祛邪等药物使人体气血阴阳恢复平衡,达到治疗疾病,恢复身体健康的目的。此种药性理论简单直观,易于为中医临床所接受,因而虚实之补泻学说在临床占据了主导地位。

对于这两种不同含义的补泻说法,由于五脏病机变化复杂多样,在临床应用治疗五脏疾病时,必须要辨明病机,具体问题具体分析,切不可机械套用。补泻理论,在中药性能体系中占重要地位,是中药学理论发展的必然结果,对药物配伍理论体系的建立与发展有着重要的作用,其揭示前人的用药规律,重视气味理论的发展,丰富和完善气味理论的内容,为中医药学的发展奠定坚实的理论和物质基础,不仅对中医药教学、科研、临床治疗、资源开发、新药研制具有一定的指导作用和实用价值,对中药走向世界也具有重要的意义。因此,中医临床工作者应该熟练掌握该理论,将其应用于临床实践中,指导遣方用药,提高临床疗效。

参 考 文 献

[1] 李昊蓉. 中药药性理论名词术语规范化研究——补泻[C]. 2008临床中药学学术研讨会论文集,2008.

[2] 杜鹃. 金元医家药性理论文献研究[D]. 山东. 山东中医药大学. 2012,1-115.

[3] 陈勇,蒋麟,张廷模. 试论《内经》"苦欲补泻"理论对中药学的指导意义[J]. 中医杂志,2005,46(1):63-65.

[4] 孙培林,施仲安. 易水学派对药性理论的贡献[J]. 南京中医药大学学报,1988,(3):5-8.

[5] 丛素环.《内经》气味理论研究山东[D]. 山东中医药大学. 2011,1-35.

二、润燥药性的历史沿革、研究现状与思考

润燥药性是对药物治疗燥证或湿证的作用性质概括,并用以反映药物对人体津液变化的影响,进而从另外一个角度展示了药物的特征,并完善了中药的性能理论,具有一定的临床应用价值。所谓"润"即指能够清除燥邪、滋养阴津,具有濡润作用的一类药物;"燥"即指能够祛除湿浊,具有燥湿作用的一类药物[1]。

(一)历史沿革

润燥药性,《内经》中已有"辛润""苦燥"之说,在《素问·至真要大论》中提出:"湿淫于内……以苦燥之……燥则濡之"的治则。而润与燥作为与燥邪、湿邪相应的中药性能理论,其形成与发展经历了漫长的历史时期。

《神农本草经》至唐以前的本草缺乏对中药润燥性能的描述。《金匮要略》中张仲景用麦门冬汤治疗胃阴不足、肺津亏损的虚火咳喘,白虎加人参汤治疗太阳中暍,以及《伤寒论》中治疗余热未清、气阴两伤的竹叶石膏汤等,开创了润燥理论的先河。至唐·陈藏器所论述的"十剂"中亦概括了"燥""湿"二剂,后世视为在润燥药性基础上发展而来治疗"燥""湿"二证的主要治法,所谓"燥可去湿""湿可去燥"则是燥湿药性的具体应用。但这时的燥湿主要指润燥祛湿的药物功效,并未明确概括为药性。其后虽有散在的某药刚燥、某药柔润的论述,但又缺乏理论总结,没有上升为药性理论。

至金元时期张从正《儒门事亲》则说:"所谓燥剂者,非积寒之病不可用也;所谓湿剂者,润湿之所谓也,虽与滑相类,其间少有不同。"[2]此时的燥湿理论均指出了燥湿理论的具体应用。

至明·陈嘉谟《本草蒙筌》总论十剂中谈到:"燥:可去湿,桑白皮、赤小豆之属是也。故湿则为重,宜燥剂以除之。湿:可去枯,紫石英、白石英之属是也。故枯则为燥,宜湿剂以润之。即燥,除湿之剂也;湿,润燥之剂也。"[3]

至明·李时珍《本草纲目》曰:"湿有外感,有内伤,药可以胜湿,燥药可以除湿,枯者,燥也,湿剂当作润剂。"[4]此时李时珍将古人沿用的湿剂改为润剂,同时对燥性和润性药物的认定提出了较为完整的理论和总原则,药性润燥之理论基本趋于完善。

至清·陈士铎《本草新编·十剂论》中提出"九论燥剂和十论湿剂",指出"燥有在气、在血、在脏、在腑之殊,有在内、外、在久、在近之殊,因燥不同,故需审虚实而湿之。"[5]其对润燥药性进一步发挥和完善。

至清代石芾南看到"古人论药性,多言气味,少言体质"之不足,提出药物相应"气味有阴阳之分,体质有刚柔之别",从而提出区别药物性质刚柔润燥的"用药大要论"。其认为"凡体质柔软,有汁有油者,皆润;体质干脆,无汁无油者,皆燥","燥药得天气多,故能治湿;润药得地气多,故能治燥。"但燥润之间又有区别,"润有辛润、温润……燥有辛燥、温燥。"以下为部分润燥药物的特点[6]:

(1)润性药物

1)辛润:如当归、细辛、杏仁、桃仁、薤白,辛味行散,散中得润,可缓其性,行气行血不过急。

2)温润:如黄芪、肉苁蓉、鹿茸、紫河车,性温得天气多,质润,得地气亦多,此类药物受气较全,味多为甘味,治气阳两虚为用。

3)平润:如芍药、何首乌、黄精、沙苑子,受天气平和之气,功能润养,伍补阳药则补阳,伍补阴药则补阴。

4)凉润:如干地黄、玄参、天冬、麦冬、西洋参,得天气少,得地气多,润养阴分。

5)寒润:如鲜地黄、羚羊角,得天气最少,性寒清热、润而养阴,治热盛伤阴之证。

(2)燥性药物

1)辛燥:如羌活、独活、荆芥、藿香、香附,辛散而燥,得天气者较多,功能发散,祛风化湿。

2)温燥:如苍术、厚朴、半夏、天南星,性温燥,得天气者多,燥性强,能治湿证。

3)热燥:如附子、肉桂、干姜、吴茱萸、椒目,刚燥性热,药性峻急,挽救危急重证。

4)平燥:如茯苓、薏苡仁、通草,性平,通利,功能利水治湿。

5)凉燥:如连翘、栀子、桑叶、柴胡,性凉能清,功能清热解毒燥湿。

6)寒燥:如黄连、黄芩、黄柏、大黄、龙胆草,大苦大寒,苦泻于下,攻邪清热解毒燥湿。

综上所述,自唐代陈藏器提出润燥性能,经过历代医药家的发展,不断完善,润燥理论得到了一定的丰富。近代以来,药物润燥之性进一步与通便、止咳、止渴、滋阴、除湿、健脾等功效结合,直接反映相应功效作用的特点。

(二)临床应用

根据历代文献记载,润燥药的药性特点各有特色。阴药性柔而行缓,缓则相续而不绝;阳药性刚而行急,急则迅发而无余[6]。润性药大多药性柔和,具有滋润濡养之性,以养阴润燥、补虚扶正类药物居多。燥性药大多药性燥烈,有易化燥伤阴的缺点,多以燥湿祛邪,助阳通脉类药物为主。药物的润燥,从某一个角度也反映了药物的重要特性,正确掌握和运用药物的润燥性能,对于指导临床合理用药以及配伍都有着重要的意义。

1. 润燥相互制约　临床用药过程中,在应用四气、五味、升降浮沉药性理论的同时也应考虑使用药物的润燥之性,以纠正人体病理变化的润与燥,治"燥"以润,治"湿"以燥,以提高临床的治疗效果。

燥属阳邪,燥性干涩,其易伤津液的特性,与温热暑火诸阳邪相一致;其伤于人者,上先受之,从口鼻而入,易伤肺,与"伤于风者,上先受之","温邪上受,首先犯肺"十分相近,因而燥当属阳邪[7]。因此,外来燥邪以及阴虚生燥而常可引起的口舌干燥,大便干结,咽喉涩痛,干咳少痰等燥证,临床中应使用具有濡润性质的药物来治疗,如玄参、生地、南沙参、北沙参、川贝母等。

湿属阴邪,性重浊而黏腻,易阻遏气机,损伤阳气。当湿邪侵犯人体,留滞于脏腑经络时,最容易阻遏气机,使气机升降失常,经络阻滞不畅,妨碍脾胃的运化。而由外感及内生湿邪容易引起的头重如裹、周身困重、泄泻、水肿、痰湿等湿证,此时临床中应使用性燥除湿的药物来治疗,如苍术、白术、厚朴、黄芩、黄连等。

应用润燥药物也应该注意因时、因地制宜的治疗原则。如北方地区气候秋季多干燥,出现秋燥的证候常使用润药,且用量可适当增加;而南方地区潮湿的季节时候,出现湿邪偏重的时候,燥药则较为常用,其用量可稍大;如有需要用润药的证候,也需注意轻用、暂用。

总体而言,能够滋养阴液者属阴,劫夺阴液者属阳。因此,润药属阴药,以濡养为主,多具有润肺、润燥、润肠、滋阴、养血等作用,用于治疗体内津液不足、阴血亏虚等病证;燥药属阳药,以祛邪为主,多具有燥湿、化湿、利水、化痰、健脾、温中等功效,用于治疗外感寒湿、水湿停滞、寒湿中阻等病证[6]。

2. 润燥相互配合　矛盾对立统一的辩证观贯穿在中医学的基本理论中,也指导着临床实践,在生理、病理、药理、配方遣药等方面,都广泛应用这一相反相成矛盾对立统一的规律[8]。

临床上有许多证情复杂的疾病,如湿温、脾胃系统疾病常会出现湿邪与燥邪并存的情况,发病过程中既会有伤阴化燥的症状,但有时也会有湿邪停滞的症状,此时就需要与临床治疗寒热错杂证寒热药并用一样,也需要润燥相济,相辅相成,即以辛香苦燥药与阴柔滋润之品合用,以治疗湿滞不化而阴津已伤之口苦而黏,食少纳呆,燥渴欲饮,舌质干燥少津等症。此时若单用辛燥则津益伤,专以滋阴则湿愈滞,唯有润燥互用,可令湿化津复,从而恢复机体阴阳平衡。同时临床中燥药又有易化燥伤阴的缺点,古人常常提到的苦燥伤阴就是此理,所以临床中使用苦燥药物的同时也需要配伍滋阴的药物,以防其伤阴败胃。

临床中遣方用药,润燥配伍情况十分普遍。一般而言,燥药起效较快而持续时间短,润药起效缓慢而持续时间长。润燥并用的代表方剂之一为张景岳的金水六君煎,方由二陈汤再加熟地黄、当归组成,治肺肾阴虚,水泛为痰,咳嗽喘息,二陈为治痰专药为燥药,当归、熟地黄为补阴专药为润药,润燥并用。临床中还有许多方药中将药性柔润之品与药性刚燥之品配伍应用,谓之刚柔相济[9]。《普济方》以"苍术四两,配伍熟地二两,为末,酒糊丸",用以补虚明目,健骨和血。《济生拔萃方》载黑地黄丸,以"苍术、地黄各一斤,加炮姜一两。治男妇面无血色,食少嗜卧"[10]。《金匮要略》麦门冬汤治疗肺胃阴虚气逆之呕吐,以甘寒滋养的麦门冬配辛温而燥的半夏以滋阴降逆和胃[11]。

（三）思考与建议

综上所述,润燥药性作为中药药性理论中的组成部分,经过历代医药家不断发展和完善,形成了较为丰富的内容,使药性理论能够更全面、更合理地解释临床疗效。至近代以来,药物润燥之性也进一步与通便、止咳、止渴、滋阴、除湿、健脾等功效结合,如滋阴润燥、养血润燥、除湿健脾等,切中要害,完善了燥证病因病机证治理论,也直接反映相应功效作用的特点。因此,在临床应用中药时,我们在应用四气五味、升降浮沉药性理论的同时,也应注意润燥药性理论的使用,使该理论能与其他药性理论相互配合应用,这不仅有助于揭示前人的用药规律,还能提高临床用药水平。润燥药性理论的研究和应用对于临床辨证用药、选方配伍具有指导作用,对于促进中药药性理论的发展、指导临床实践有着积极的现实意义。

参 考 文 献

[1] 覃骊兰,马淑然. 润燥药性理论探析[J]. 吉林中医药,2011,31(12):1233-1234.

[2] 张从正. 儒门事亲[M]. 邓铁涛,整理. 北京:人民卫生出版社,2005:6.

[3] 陈嘉谟.. 本草蒙筌[M]. 张印生,韩学洁,赵慧玲,校. 北京:中医古籍出版社,2009:13.

[4] 李时珍. 李时珍医学全书[M]. 北京:中国中医药出版社,1996:55.

[5] 柳长华. 陈士铎医学全书[M]. 北京:中国中医药出版社,1999:96.

[6] 袁军,王海颖. 浅论中药药性之气味厚薄和刚柔润燥[J]. 光明中医,2010(12):2326-2327.

[7] 刘时觉. 阴阳燥湿论[J]. 中国中医基础医学杂志,1999,5(4):14-17.

[8] 蔡妙珊. 对立统一规律在方药配伍中的应用[J]. 中国医药学报,1992,7(6):327-327.

[9] 王琦. 王琦用药30讲——第4讲 润燥论[J]. 天津中医药,2014,(12):705-707.

[10] 潘君汉. 浅谈润燥药物配伍互用[J]. 中医药学刊,2006,(12):23-28.

[11] 冯玲,苏凤哲,刘喜明,等. 从"顾润燥"谈路志正调理脾胃法的学术思想[J]. 世界中西医结合杂志,2010,5(2):93-95.

三、轻重药性的历史沿革、研究现状与思考

(一)历史沿革

药性"轻重"二字见于中药分类"十种"之两种,即宣、通、补、泻、轻、重、涩、滑、燥、湿。"十种"原是对药物按功用分类的一种方法,此分类法出自何书略有争议,一般认为出自唐代陈藏器所著之《本草拾遗·条例》。"十种"在后世文献中多称为"十剂",在1995年版普通高等教育中医药类规划教材《中药学》中,明确提出"十剂"源于陈藏器的《本草拾遗》[1]。

在现存本草文献中,"十剂"内容最早见于宋·唐慎微的《证类本草》[2],原文转录自《嘉祐本草》序录。在其"臣禹锡等谨按徐之才《药对》、孙思邈《千金方》、陈藏器《本草拾遗》序例如后"标题下有四部分内容,第三部分为"十剂",称"药之大体",记载"诸药有宣、通、补、泻、轻、重、涩、滑、燥、湿,此十种者是药之大体。而《本经》都不言之……轻可去实,即麻黄、葛根之属是也。重可去怯,即磁石、铁粉之属是也。"

可见在宋·嘉祐年间,"十剂"还未作一专有名词出现,仅是"十种"而已,为药物功用分类之原则[3]。

宋·寇宗奭认为"十种"说出自梁代陶弘景,寇氏《本草衍义》序例曰:"陶隐居云:药有宣、通、补、泻、轻、重、涩、滑、燥、湿。"同时,补充了寒、热二种,"如寒可去热,大黄、朴硝之属是也;如热可去寒,附子、桂之属是也。今特补此二种,以尽厥旨。"[4]

明·李时珍《本草纲目》认为"十种"分类出于北齐徐之才,并引徐之才曰:"药有宣、通、补、泄、轻、重、涩、滑、燥、湿十种,是药之大体,而《本经》不言,后人未述。凡用药者,审而详

之,则靡所遗失矣。"[5]并在各药名称之下注有"之才曰"。从此以后,凡言"十剂",均作"徐之才曰"。如清代沈金鳌《要药分剂》,即以"十剂"为纲对药物进行分类,在每种药物概述中皆冠有"徐之才曰"字样。

从上述文献看,最早提出中药分类之"十种"说有三:其一是魏晋南北朝陶弘景,其二是唐代医家陈藏器,其三是北齐徐之才。然因三位医家之原著均已亡佚而无从查考。

其后,宋金元时期医家借中药分类"十种"之概念,用以分类方剂,如宋·赵佶《圣济经》于每种之后加一"剂"字,金·成无己《伤寒明理论》中说:"制方之体,宣、通、补、泄、轻、重、滑、涩、燥、湿,十剂是也。"至此方书中才有"十剂"这个名称,而成为将方剂的按照功用分类的一种方法。常与"七方"并称而颇有影响[6]。

（二）研究现状

目前,对于药性轻重的现代研究较少,仍然停留在古代文献的研究、整理和分析阶段。一般认为,质地轻者药性多升而浮,花类药物如金银花、红花、桃花、辛夷花、鸡冠花、菊花等,叶类药物如紫苏叶、薄荷叶。但也要结合这些花、叶类药物的具体采收时间,如桑叶在霜降前后采收,其药性非升浮而反沉降。此外,旋覆花、芫花等药用花蕾,虽质地轻清而并非升浮之品,前者可以降肺胃之气以止咳止呕,后者可以峻下逐水以利水消肿;通草、灯心草等药物虽质地轻,而因其均有甘淡之味,而有利尿通淋之功,药性亦为降下。

质地沉重者,如种子、果实、矿石、贝壳等药物,药性多沉而降。如莱菔子、瓜蒌、代赭石、珍珠母等,药性均沉而降。然而,苍耳子、蔓荆子等虽药用果实,却有宣通鼻窍、散寒祛湿或清利头目之功,药性升浮而不沉降;硝石、硫黄等虽为矿石,因均为温热之性,药性也均为升浮,而非沉降。

历代医家经过大量临床研究认为,药性之轻、重可以分别产生不同的功效,从而可治疗不同的病症。"轻可去实",如麻黄、苏叶、葛根、蝉蜕、牛蒡子之属是也,质轻的药物一般具有解表、透疹、升阳、止泻、生津止渴等功效,不仅可治疗外感六邪、温病初起等病证,同时,借助质地轻清药物的升浮特性,还可用于治疗气虚发热、脏器脱垂、崩漏下血、泄泻、尿频、带下、水肿等病证。如补中益气汤之升麻、柴胡,完带汤之荆芥等。另外,运用欲降先升原理,还可以配伍质地轻清之药治疗病邪久居下焦的便秘、瘀血、痰饮、水湿等病症。如济川煎之用升麻,黄龙汤之用桔梗,均可以达到升阳以降阴,升清而降浊之效。

"重可去怯",如磁石、代赭石、生铁落、石决明、珍珠母、沉香之属是也。质地沉重的药物一般具有平肝潜阳、息风止痉、重镇安神、纳气平喘、降逆止呕等功效,分别可以治疗肝阳上亢、肝风内动、神志不安、咳嗽气喘、呕吐呃逆等病证。

（三）思考与建议

历代医家对于轻重药性均有理论和临床方面的研究,如清代医家认识到药物质地轻重对升降浮沉和归经有一定影响。清·张秉成所撰之《本草便读》云:"凡用药须知,质之轻者,能浮能升,可以上入心肺;质之重者,能沉能降,可以下行肝肾。"清·汪昂《本草备要》也认为:"凡药轻虚者浮而升,重实者沉而降……质之轻者上入心、肺,重者下入肝、肾。"清·吴仪洛之《本草从新》谓"凡轻虚者浮而升;重实者沉而降……凡质之轻者上入心肺,重者下入肝肾。中空者发表,内实者攻里。"清·陈士铎在《本草新编》中还详细论述了轻重药物的用法[7],认为"轻可去实",指的是邪气实而非正气实也。外感初起者,用轻剂即可以散邪,认为"邪初入之身,其势必泛而浮,乘人之虚而后深入之,故治邪宜轻不宜重也。倘治邪骤用重剂,往往变轻为重,变浅为深,不可遽愈。"同时结合性味清淡之药以祛邪,因"味愈轻而邪尤易散,剂愈重而邪转难解也",确为良医经验之谈。陈氏认为"重可去怯","怯"乃"正气怯而非邪气怯也",陈氏将正气怯分为气分病与血分病,"气怯者心惊,血怯者心动。"在使用重药的同时,或佐之以补气药,或佐之以补血之品,则诸症自愈。此外,陈氏认为"怯之意虽出于胆,而怯之势实成于心",故以重剂镇心,正所以助胆也,故以重药主治心虚胆怯诸疾;同时认为五脏六腑皆能成怯,皆可用重剂以治怯。

轻重药性与升降浮沉虽然存在一定关系,但多源于前贤的经验总结,还缺乏必然的内在联系,故有一定局限性。临床可运用轻重药性治疗不同疾病,但从总体上看,关于药性轻重的研究目前仍然停留于古代文献的继承、分析和整理水平,在现代临床研究和实验研究方面均处于空白阶段,具体表现在以下几个方面:①缺乏能够客观全面评价轻重药性的标准指标;②由于受多种因素限制,尤其缺乏大样本、规范化轻重药性的临床研究。

根据以上问题提出以下几点建议:①尽量规范"轻重药性"研究的实验条件,如药源品种、动物模型、给药方式、给药途径等;②积极开展"轻重药性"体外实验研究,同时重视生物体内环境对药物成分的影响;③开展充分体现中医药特色的"轻重药性"临床研究。

参 考 文 献

[1] 雷载权. 中药学[M]. 上海:上海科学技术出版社,1995.

[2] 唐慎微. 重修政和经史证类备用本草[M]. 北京:人民卫生出版社,1957. 卷一:38-39.

[3] 吕本强,赵素琴,侯士良,等. 十剂原始考[J]. 河南中医. 2002,22(2):66-67.

[4] 寇宗奭. 本草衍义[M]. 上海:商务印书馆,1957. 卷一:8-9.

[5] 李时珍. 本草纲目[M]. 北京:人民卫生出版社,1982. 卷一:60.

[6] 袁冰,石东平. 七方十剂理论在宋代的发展[J]. 中华中医药杂志,2009,(24)5:558-559.

[7] 陈士铎. 本草新编[M]. 北京:中国中医药出版社,2008,9:21.

四、缓急药性的历史沿革、研究现状与思考

(一)缓急药性的概念

缓性药物,一般是指气味偏性较弱,或功效作用较慢的药物,如炙甘草、茯苓、党参、山药、百合、莲子、芡实等,临床多用于慢性病证或虚损类疾病;而急性药物,一般是指气味偏性较强,或功效作用较快、较猛的药物,如大黄、附子、干姜、麻黄等,临床多用于危急重症。

(二)历史沿革

"缓、急"二字在《内经》中多次出现,但含义多有不同。如《素问·至真要大论》"补上治上制以缓,补下治下制以急,急则气味厚,缓则气味薄"[1],是根据病位不同选择气味厚薄不同的药物,此处"缓、急"当指气味之厚薄。

"缓、急"也是内经"七方"中的两类,而"七方"是古代的一种组方理论。主要是根据病邪的微甚、病位的表里远近、病势的轻重,结合患者体质的强弱,初步拟定方剂的君、臣、佐、使之后,还需要确定具体使用药物的数量。《素问·至真要大论》中说:"帝曰:气有多少,病有盛衰,治有缓急,方有大小,愿闻奈何?岐伯曰:气有高下,病有远近,证有中外,治有轻重,适其至所为故也。《大要》曰:君一臣二,奇之制也;君二臣四,偶之制也;君二臣三,奇之制也;君三臣六,偶之制也。故曰:近者奇之,远者偶之,汗者不以奇,下者不以偶,补上治上制以缓,

补下治下制以急,急则气味厚,缓则气味薄,适其至所,此之谓也。病所远而中道气味之者,食而过之,无越其制度也。是故平气之道,近而奇偶,制小其服也。远而奇偶,制大其服也。大则数少,小则数多。多则九之,少则二之。奇之不去则偶之,是谓重方。偶之不去,则反佐以取之,所谓寒热温凉,反从其病也。"[1]金元医家刘完素《素问病机气宜保命集》解释说:"肝肾之位远,数多则气缓,不能远达于下,必大剂而数少,取其迅急可以走下也;心肺位近,数少则其气急,不能发散于上,必小剂而数多,取其气宜散可以补上也。"亦有医家认为不必拘泥,如陶弘景说:"用药犹如立人之制,若多君少臣,多臣少佐,则气力不周也。然检仙经世俗诸方,亦不必皆尔。"

此外,缓急又特指脏腑的病理反应,如《素问·藏气法时论》"肝苦急,急食甘以缓之……心苦缓,急食酸以收之。"[1]金元医家王好古《汤液本草》举出具体药物,缓肝急之药物为"甘草",收心缓的药物为"五味子"[2]。

明·张景岳重视辨析药性的缓急轻重,在《景岳全书·新方八略》[3]中认为"用散之法,当知性力缓急及气味寒温之辨",在具体分析药物时指出:"如麻黄、桂枝峻散者也;防风、荆芥、紫苏平散者也;细辛、白芷、生姜温散者也;柴胡、干葛、薄荷凉散者也;羌活、苍术能走经去湿而散者也;升麻、川芎能举陷上行而散者也。"其对寒凉药也有论述:"夫轻清者,宜以清上,如黄芩、石斛、连翘、天花粉之属是也;重浊者,宜于清下,如栀子、黄柏、龙胆、滑石之属也;性力之厚者,能清大热,如石膏、黄连、芦荟、苦参、山豆根之属;性力之缓者,能清微热,如地骨皮、玄参、贝母、石斛、童便之属也。"

(三)研究现状

历代医家对于缓急药性均有理论和临床方面的研究。根据《素问·至真要大论》"补上治上制以缓,补下治下制以急,急则气味厚,缓则气味薄"的用药原则,对于慢性病、虚损性疾病,或病位偏头面上焦者,多用甘淡、性平,或气味平和之缓药,如炙甘草、党参、白术、熟地黄、阿胶、天冬、麦冬、蜂蜜、饴糖等,而蜂蜜作为诸多方药之赋形剂,多用于气血两虚或阴阳两虚等虚损性疾病;小建中汤之饴糖,更是温补中焦,散寒止痛之缓方,较之大建中汤主治腹痛之急重者迥然有别。而病势危急,病情变化较快,或病位偏中下焦者,多用大辛大热,或大苦大寒、大开大合等气味厚重之急药。如大黄、芒硝急下之以存阴;附子、干姜急温之以回阳;麻黄、桂枝急汗之以解表;山茱萸、五味子、白芍急敛之以救阴定喘等。

此外,在急方之中少用缓药,可缓其太急之势。如调胃承气汤之炙甘草,缓下热结,以防伤胃气也;或在缓方之中少用急药,以防缓药之呆滞也,如桃红四物汤之桃仁、红花;六君子汤之陈皮、半夏等。临证应根据病势之缓急,灵活选用或配伍不同缓急之药,达到最佳疗效。

(四)思考与建议

临床可运用缓急药性治疗不同疾病,但从总体上看,关于缓急药性的研究目前仍然停留于古代文献的继承、分析和整理水平,在现代临床研究和实验研究方面均处于空白阶段。建议今后开展缓急药性的临床研究和实验研究。

参 考 文 献

[1] 郭霭春. 黄帝内经素问[M]. 天津: 天津科学技术出版社,1999,7: 168.

[2] 王好古. 汤液本草[M]. 北京: 人民卫生出版社,1956. 卷上: 20,21.

[3] 张景岳. 景岳全书[M]. 山西: 山西出版传媒集团,2006,12: 653.

五、动静药性的历史沿革、研究现状和思考

（一）历史沿革

历代医家关于动静药性论述甚少，散见于不同医著的药论之中。关于药之"动"者，多以"辛香走窜""走而不守""通行十二经"等描述之，如大黄、麝香、细辛、威灵仙、蕲蛇、穿山甲、王不留行等；而药之"静"者，多以"守而不走""气味纯静""静镇不扰"等描述之，如张景岳谓熟地黄"气味纯静，故能补五脏之真阴"[1]，周岩论龟甲"龟居四灵之一而静镇不扰"[2]。

动静可以分阴阳，动为阳，静为阴。大凡性味辛香走窜，功善行气活血，或破气破血，祛风、逐水，善于走窜、通行经络，或升降浮沉太过者，皆可归属于"动"药。而性味甘平质润，或酸涩性寒，性善于守而不走，升降浮沉性能不明显，功效滋阴补血、补气健脾者，皆可归属于"静"药。

（二）研究现状

动静药性的研究目前多见于临床运用方面。如临证可用"动"药以治"静"病，多用于气滞、气结、血瘀、痰阻、水饮、食积、毒邪等所致的恶寒无汗、食积便秘、瘰疬瘿瘤、痰核流注、风湿痹痛、癥瘕积聚、口眼歪斜、半身不遂、恶疮顽癣等病证。如发汗解表之麻黄、桂枝；祛风湿、散寒通络之威灵仙、羌活、独活、细辛；活血通经之川芎、红花、桃仁；内达脏腑，外彻皮毛之乌梢蛇、蕲蛇；攻毒散结、破血消癥之穿山甲、蜈蚣、全蝎、地龙；芳香开窍之麝香、冰片等。"动"类药物常配用酒、生姜汁等炮制、煎煮，或内服，或外用，以增强"动"之疗效。

此外，亦可用"静"药以治"动"病。如气机妄动之咳喘、呕吐、呃逆；津液妄动之自汗、盗汗、泄泻、痢疾；阴血妄动之崩漏、带下、鼻衄、便血；神志不宁之癫狂、不寐；肝风内动之眩晕、耳鸣，甚则瘛疭、痉厥等。常可选用固表止汗之麻黄根、五味子；涩肠止泻之乌梅、诃子；收敛止血之棕榈炭、血余炭；温经止血之艾叶、炮姜；润肺止咳之百部、款冬花；宁心安神之酸枣仁、夜交藤；平肝潜阳、滋阴息风之石决明、鸡子黄等。"静"类药物常以醋之酸收，或蜜之甘缓炮制或配伍，以增强"静"之疗效。

因临证病情变化多端，多有虚实夹杂之证，如气虚兼气滞、气逆，血虚夹血瘀、血结。亦可出现动、静二证兼有，且病位不同之证。故选药多可"动""静"药物同用，或三分静、七分动，或九分静、一分动，等等，临证又贵在权衡，不可拘泥。

（三）思考与建议

从总体上看，关于缓急与动静药性的现代研究仍然处于古代文献的研究、分析和整理阶段，临床方面也大多是古今医家个人经验的归纳和总结，无论在现代临床研究还是实验研究方面均尚处于空白阶段，值得今后加以重视。

参 考 文 献

[1] 张景岳. 景岳全书[M]. 山西：山西出版传媒集团，2006：592.

[2] 周岩. 本草思辨录[M]. 北京：中国中医药出版社，2013：155.

六、气味厚薄药性的历史沿革、研究现状与思考

自《内经》首创药性厚薄之说,历代医药学著作中经常可见到在阐述中药性能功效时关于气味厚薄的相关描述,尤其在金元时期,以易水学派开创者张元素为代表,对气味厚薄的发挥和诠释曾达到了一个鼎盛阶段,明清时期著名医家如李时珍、汪昂等也有展开论述和运用。按其内涵所属,气味厚薄其实是由气味理论所派生,是古代医家试图从微观或量化的角度来探索气味药性,分别以"厚"与"薄"概念和角度对气味特征予以补充阐述。

气味厚薄学说对进一步阐明四气五味的特性有一定意义,虽其始终未成为完善而独立的理论体系,但气味厚薄实可作为中药药性内容的补充和延伸,对于解释中药作用的原理,合理运用中药均具有一定指导意义。

(一)历史沿革

气味厚薄学说渊源于《内经》,形成于金元易水学派,明清也有不少医家继承和应用之。

1. 气味阴阳薄厚学说主要源自先秦的阴阳哲学思想,其论述首先记载于《黄帝内经》之中。《素问·阴阳应象大论》云:"味厚者为阴,薄为阴之阳。气厚者为阳,薄为阳之阴。"[1] "阳为气,阴为味。"根据阴阳理论,在阴阳之中可复分阴阳。按《内经》观点,气属阳,味属阴。以气而言,气为阳,气厚者为阳中之阳,谓之纯阳;气薄者为阳气之不纯,气渐转弱,味渐转强,为阳中之阴。以味而言,味为阴,阴中又分阴阳,味厚者为阴中之阴,谓其纯阴;味薄者,为阴气之不纯,味渐转弱,气渐转强,为阴中之阳。由此可见厚薄表示气或味中强弱的偏性,厚者为强,薄者为弱。

《素问·至真要大论》曰:"辛甘发散为阳,酸苦涌泄为阴,咸味涌泄为阴,淡味渗泄为阳。"[1] 按《内经》观点,辛、甘、淡属阳,酸、苦、咸属阴,这是味之阴阳。气之阴阳是指寒、热、温、凉的阴阳属性,气之温、热属阳,气之寒、凉属阴。

在自然界药物之中气味分阴阳,阴阳再分厚薄,即阴阳之中寓有阴阳,而其间的变化错综复杂,由此形成各具特性、品种各异的药物。《内经》中还记载了通过分辨药物的气味厚薄,并以气味厚薄特点来论述药物的功效,如《素问·阴阳应象大论》中有明确的阐述:"味厚则泄,薄则通,气薄则发泄,厚则发热。"

就"气"而言,一般说来,气厚的辛、甘、温、热之品大多具有"温燥"之特性,能温暖脏腑、祛除寒凝、补助阳气等,如附子、肉桂、淫羊藿等;气薄的辛、甘、淡、平、寒、凉之品大多具有"发泄"的特性,能发散表热,退阴分伏热,渗泄水湿等,如薄荷、银花、猪苓等。就"味"而论,一般来说,味厚的苦、咸、寒之品大多具有"通泄"的特性,能泻腑通便、清泄火热湿热等,如芦荟、黄连、茵陈等;芳香浓郁之品具开窍、化湿、行气之功,如苏合香、白豆蔻、乌药等;味薄的苦、咸、淡、平之品大多具有"疏通"的特性,能疏通经络、通行气血等,如桑枝、牛膝等。

《素问·至真要大论》曰:"急则气味厚,缓则气味薄。"大凡临床制方,在运用气味厚薄性能方面须掌握的原则是:病情危急者,须用气味厚之药,气厚之品药性峻急,在体内迅速发挥药效,然而由于药效迅速,维持药效时间一般较短暂;对慢性疾患,须用气薄之品,性缓和起效较慢,维持药效时间亦较持久。当然,临诊尚须依据病情变化更易气味厚薄,或两者配合、灵活变通。

2. 金元时期受理学和法象思维的影响,易水学派创始人张元素将药物气味阴阳薄厚与

升降关系相结合,进一步将气味提升到药物性能综合体中的首要地位,与药物的升降浮沉特性相结合,以阐释药物作用,创立了药物薄厚—升降浮沉新学说。

张元素在其代表著作《医学启源·用药备旨》中云:"凡同气之物必有诸味,同味之物必有诸气,互相气味,各有厚薄,性用不等。"[2]从中可知,分辨气味厚薄,对进一步辨识药性气味,以及确认药物功效具有一定意义。

张元素借用《内经》中气味阴阳薄厚的论述,对药物薄厚属性进行了更明确的规定和深入阐述。他认为药物"味之薄者"所含气味为酸、苦、咸,平,功能为"味薄则通";药物"味之厚者"所含气味为酸、苦、咸,寒,功能为"味厚则泄";药物"气之厚者"所含气味为辛、甘、淡,温、热,功能为"气厚则发热";药物"气之薄者"所含气味为辛、甘、淡,平、凉、寒,功能为"气薄则发泄"。

由于气味之中厚薄迥异,决定了每味药物的特性,从而具有特有的功效。味为阴,阴味出下窍,其中味厚重浊纯阴,功能通泄,如大黄性大寒,味苦极厚,功能泻下通便,攻积导滞;同属阴味,其中味薄者则为阴中之阳,虽然作用也在于下,然而其味偏弱,故以流通为功,如通利小便之木通、泽泻等药。气为阳,阳气出上窍,其中气薄之品,为阳中之阴,如麻黄气温,为气之薄,功能发汗解表;气之厚者,性为纯阳,则以温热见长,作用于里,如附子,气大热纯阳,有温里回阳之功。故麻黄、附子虽同为热药,因为气味有厚薄之异,作用就有主表、入里之分。

张氏还认为药物的升降浮沉作用主要受药物气味的支配和制约,凡气味辛甘温热之药及味薄者性主升浮,气味酸苦咸寒及淡味渗泄之品主沉降。

药物生长得气于大自然,药物之气摄于天气阴阳而成寒热温凉,药性之味得之于地气而有辛甘酸苦咸之别。因此,张元素注重四时气候变化对药物生长化收藏的影响,并根据药物气味厚薄,结合升降浮沉之性,探讨药物药性的功效。在其所著《医药启源》中,将临床常用的一百余味药物划分为五类:"风升生,味之薄者",多为发汗解表、疏散风热功药,如防风、羌活、麻黄、细辛、白芷、升麻、柴胡、葛根等;"热浮长,气之厚者",为辛热温里散寒药,如附子、干姜、肉桂、吴茱萸、厚朴、茴香等;"湿化成",多为气平兼温凉寒热者,以调理脾胃、燥湿行气药为主,并有补虚扶正药,如橘皮、苍术、陈皮、半夏、人参、熟地、阿胶等药;"燥降收,气之薄者",多为利水渗湿、通淋利尿及养阴之品,如茯苓、泽泻、猪苓、滑石、车前子、木通、天门冬、麦门冬、白芍、五味子等;"寒沉藏,味之厚者",多为苦寒清热燥湿、攻下通便药,如大黄、黄芩、黄连、黄柏、石膏、龙胆草、知母、苦参等药。

张元素根据气味厚薄、升降之性,结合药物功效分类药物,对充实药性理论做出了贡献。

李东垣全面继承了张元素的升降浮沉药性理论,将药物升降浮沉归纳为:"味薄者升,气薄者降,气厚者浮,味厚者沉。"

元代《汤液本草》中也有"气味厚薄寒热阴阳升降图"[3],见下图。该图选取茯苓、麻黄、附子、大黄四味具有代表性的药物建立了直观的药物气味厚薄升降图,进行诠释。

气味厚薄寒热
阴阳升降图
{
生阴至夏 {
气之薄者肺→阴中之阳→茯苓→白虎之属
气之厚者心→阳中之阴→附子→桂枝之属
}
卯酉升阳至冬 {
味之薄者肝→阴中之阳→麻黄→柴胡之属
味之厚者肾→阴中之阴→大黄→调胃之属
}
}

茯苓味淡,按照张氏气味阴阳薄厚升降理论,味淡为味之薄者,而该图文却说为"气之薄者";麻黄味苦,按照张氏气味阴阳薄厚升降理论,味苦为味之厚者,而该图文却说为"味之薄者",由此可见,古代医家包括张氏嫡传弟子王好古对同一药物的气味阴阳薄厚属性也存在不同认识。

3. 明清医药学家对气味厚薄理论的继承和运用 李时珍《本草纲目》序例大量引录张元素药性理论,对后世探索药性理论颇具启迪性。李时珍在药物"气味"及"发明"项下收载了前人有关此药气味厚薄的阐述以及李时珍的个人见解。如"黄芪,气薄味厚,阴中阳也;连翘,性凉味苦,气味俱薄,轻清而浮。""人参气味俱薄。气之薄者,生降熟升;味之薄者,生升熟降。如土虚火旺之病,则宜生参,凉薄之气,以泻火而补土,是纯用其气也;脾虚肺怯之病,宜用熟参,甘温之味,以补土而生金,是纯用其味也。"

明代太医刘文泰著《本草品汇精要》,全书载药1815种,几乎在每味药物的"气"项之下载有该药气味厚薄特性。如"吴茱萸,气味俱厚,阳中之阴;山豆根,气薄味厚,阴中之阳;胡芦巴,气厚于味,阳中之阴"等,可知古代医家对气味厚薄颇为重视。

清代唐容川《本草问答·卷上二》云:"气本于天,味本于地,气厚者入气分,味厚者入血分。入气分者走清窍,入血分者走浊窍。有如大蒜,气之厚者也,故入气分走清窍,上为目瞀而下为溺臭。海椒,味之厚者也,故入血分走浊窍,上为口舌糜烂而下为大便辣痛。"[4]对于气味具厚薄不同特性的药物作用部位认识上有所发挥。

清代汪昂在归纳和总结前人经验的基础上,对药物气味与升降浮沉之间的关系做了进一步概括。《本草备要》中指出:"凡药轻虚者浮而生,重实者沉而降,味薄者升而生,气薄者降而收,气厚者浮而长,味厚者沉而藏,味平者化而成。气厚味薄者浮而升,味厚气薄者沉而降,气味俱厚者能浮能沉,气味俱薄者可升可降。"

(二)研究现状

气味厚薄为中药药性理论关联内容之一,但近现代较少有系统论及,对其评价散见部分中医大家著作之中,代表性的医家如岳美中、姜春华等人。

岳美中在谈如何学本草时说:"五气和升降浮沉也很有规律性。气浓属阳,主升,味厚属阴,主降。中医识药用药离不开这些理论。气厚入脑,所以中医治脑病常用荆芥、防风、白芷、细辛、藁本。味厚入肝肾,所以治下常用生地、玄参、山药。"[5]上述论述表明了岳美中对气味厚薄学说应用价值的肯定。

姜春华评价历代中医学家时对张元素的气味厚薄学说有如下论点:"凡同气之物必有诸味,同味诸物必有诸气,气味各有厚薄,故性用不同。张氏举几种药品做例子,但例子也仅仅是例子,只能是部分药相合,还有很多并不符合,个别不能代表全部,试将本草全部药物都用阴阳气味厚薄来解释,很多药物就解释不通。洁古根据《黄帝内经》论药的气味厚薄与阴阳之说有所发挥,有所发展,但亦多臆测之谈,后世论药不出其范围,在今天当取其临证有效部分,虚玄推论则当摒弃。《黄帝内经》所论气味阴阳系举其大体,某些比拟归类只须领会总的精神就够了。张氏则铺张扬厉,具体落实到每一个药物,以致产生了很多牵强附会、不切实际的地方。清代邹润安说他'凭空结撰',也不尽然。如强求每药必然之理,不免牵强附会,吾人但当从实效上作为联系观,不必'滞于其言'。"[6]姜氏所言确为真知灼见,颇中肯綮。

(三)思考与建议

纵观古代论述,中药气味厚薄学说实质上是牵涉到"气味"的程度(量化)问题。气味厚薄表达了药物气味阴阳之中再分阴阳的特性,并蕴含了阴阳之中从阴转阳,从阳转阴的转化特征,其本身是对"气味"学说的补充和深入。因此,分辨气味厚薄,对中药性能功效认识的深度拓展有其积极意义。其理论价值在于揭示气味相同的药物因程度上有差异而性能功用有别,其实践价值在于指导临床鉴别用药,并为中药科学研究提供了一个值得深入探索的领域。

中药气味厚薄学说带有较浓的哲学色彩,某些论述深奥难解,且存在判断标准不统一、牵强附会、不切实际的地方较多等诸多不足,给后学者造成了极大的困惑和不便。今后对这一学说应进行深入的理论梳理与实验研究,摒弃该理论的不合理部分,保留其合理部分,力求使其规范化,客观化,并具备简明实用的属性,推动药性理论的创新发展。

参 考 文 献

[1] 黄帝内经·素问校释[M]. 北京: 人民卫生出版社,1982.

[2] 张元素. 医学启源[M]. 北京: 人民卫生出版社,1985.

[3] 王好古. 汤液本草[M]. 北京: 人民卫生出版社,1987.

[4] 唐容川. 本草问答[M]. 北京: 中国中医药出版社,1999.

[5] 陈可冀. 岳美中全集[M]. 北京: 中国中医药出版社,2012.

[6] 姜春华. 历代中医学家评析[M]. 上海: 上海科学技术出版社,2010.

七、"药类法象"的历史沿革、研究现状与思考

法象,即法自然之象。药类法象,即药性合乎自然天地阴阳之象,是中医学用以探索和认识药物作用和功效的一种理论方法。其特点是将中药的功效主治与药物自身的属性,如气味厚薄、质地色泽、生长地区、入药部位,以及药材炮制等不同方面进行联系,按照物从其类、同类相求、同形相趋的原则进行理论阐发,并且最终与中医基础理论相结合用以指导临床用药。药类法象包括的范围较广,举凡形色、生态、习性乃至传说附会,无不可以充作释药依据[1]。法象药理是以药物的外在表象即形、色、气、味、质为核心,结合阴阳五行、五运六气、气味升降理论,阐释药物作用机理的理论模式,认为"物从其类""同形相趋""同气相求"[2]。中医学中的药类法象理论渊源于《黄帝内经》,初步形成于宋代,兴盛于金元时期,并在明清得以继续昌盛。其充实了中药学理论,在特定历史时期对中医药学的发展起到了推动作用,影响至今。但其中也夹杂着一些主观臆测带来的不确定性与局限性,因此应当正确评价与理解。

(一)历史沿革

1. 药象之理,始自《灵》《素》

(1)药味之殊,应于脏腑:《素问·六节藏象论》载:"天食人以五气,地食人以五味。"明·张景岳据经文论及药食气味对人体的影响时指出:自然界臊、焦、香、腥和腐气与人体肝、心、脾、肺和肾气相合,多食或多嗅可导致相应脏腑的功能变化;药食的酸、苦、甘、辛、咸味亦可内合于肝、心、脾、肺、肾,食入后可发生相应脏腑功能的变化,并且"五味各走其所喜。谷味酸,先走肝;谷味苦,先走心;谷味甘,先走脾;谷味辛,先走肺;谷味咸,先走肾",进一步强调药食之味与五脏的关联。

此外,《灵枢·五味论》也指出五味太过对人体造成的危害,即"五味入于口也,各有所走,各有所病。酸走筋,多食之令人癃;咸走血,多食之令人渴;辛走气,多食之令人洞心;苦走骨,多食之令人变呕;甘走肉,多食之令人悗心。"为后世从药物性味论药物功效之理奠定了理论基础。

（2）药之气味,合于阴阳:《素问·阴阳应象大论》载:"味厚者为阴,薄为阴之阳;气厚者为阳,薄为阳之阴。"指出药物气味是分别药性阴阳属性的主要依据。具体而言,药味属阴,味厚者为纯阴,阴味下行,故可泄于下;味薄者为阴中之阳,故可通利水道;药气属阳,阳气上行,气厚者为纯阳,故可发热;气薄者为阳中之阴,故可泄于表。

此外,《素问·至真要大论》指出:"辛甘发散为阳,酸苦涌泄为阴。咸味涌泄为阴,淡味渗泄为阳。六者或收、或散、或缓、或急、或燥、或润、或软、或坚,以所利而行之,调其气,使其平也。"提出药物根据不同味道亦可以按照阴阳进行划分。具体而言,辛主散、主润;甘主缓;酸主收、主急;苦主燥、主坚;咸主软;淡主渗泄。从功效上分析:①涌,吐也。②泄,泻也。③渗泄,利小便也。

这种以阴阳学说概论药物气味的思想,不仅将药物的作用趋势两分为阴阳,且更接近药物功效的阐述。于临证治疗中须时时虑及药物阴阳属性,不可偏执一端,太过、不及皆不可为。诚如李杲所言:"一阴一阳之谓道,偏阴偏阳之谓疾。"

可以看出,中医"药象学说"早在秦汉之际《黄帝内经》中已具雏形,其主要学术成就集中体现在将药物气味与阴阳、藏象学说的相互结合,完全符合应用"取象比类"的推理方式对中医学术思想进行推演的基本要求。

2. 明药之理,昌于宋元　论及宋代理学思想对"药象学说"理论的直接影响,有研究学者指出:当时盛行于社会的"格物致知"理学思潮是引导医药学家们从药物基本属性探知药物理论的根本原因。这种穷究万物造化之机得出的"万物皆有法象"的推理方式,是形成后世"药象学说"理论的主要因素[3]。

据文献考证,较早记载该理论的著作为《宋徽宗圣济经》。该书卷九之药理篇云:"物生而后有象,象而后有滋,滋而后有数。字书之作,包括象数。物物妙理,可得而推,况本乎地者味自具,本乎天者气自彰。其谷、其果、其畜、其菜、其药,动植之间,有万不同,而气味自然,率不过五,凡以象数寓焉。"[4]"夫凤鸟有文,河图有画,非人为也。制字命物,亦岂私智哉。尝泛论之,桂犹圭也。宣导诸药,为之先聘,若执以使。梅犹媒也,用以作羹,能和异味而合。茝能除臭散滞,则草之有任者。蘘能除邪杀虫,则辛之致果者。其气上而疏达,穷治脑疾,故芎劳有穹穷之义。"[4]"天之所赋,不离阴阳。形色自然,皆有法象。毛羽之类,生于阳而属于阴。鳞介之类,生于阴而属于阳。"[4]"车前生于牛迹,可以利水。苁蓉生于马沥,可以补中。络石络于石,可以却老。"[4]"物各有性,性各有材,材各有用。圣人穷天地之妙,通万物之理,其于命药,不特察草石之寒温,顺阴阳之常性而已。"[4]"萍不沉于水,可以胜酒。独活不摇于风,可以治风。"[4]

相关研究同时指出:时至金元时期,诸多富于临床实践精神的医药学家,在使用药物的过程中对"药象学说"做出了合理的补充与发挥,代表作为易水学派的开山张元素编著的《珍珠囊》和《医学启源》,以及传其学术的弟子李杲编著的《药类法象》和《用药心得》。

（1）张元素与《医学启源》:张元素为金代医家,在药性理论方面,以药物气味厚薄的升降浮沉为纲,指导遣药制方,奠定了易水学派用药的理论基础。

1）气味药象之说：张元素的"气味药象说"脱胎于《黄帝内经》，并尤重于阐发临床用药的基本特点。其遵《经》旨在《医学启源·用药备旨》中强调：药物按照气味可以划分为"味为阴，味厚为纯阴，味薄为阴中之阳；气为阳，气厚为纯阳，气薄为阳中之阴。"[5]补充了《黄帝内经》中未曾阐明的具体药味与阴阳之间的关联，构建了"药象学说"中理论与临床之间的桥梁。由此推及各类药物，如：大黄"味之厚者，乃阴中之阴，故经云泄下。"[5]麻黄味苦，"味之薄者，阴中之阳，所以麻黄发汗而升上，亦不离乎阴之体，故入手太阴也。"[5]

此外，张元素认为药物气味与脏腑之间也同时存在密切关联，即"肝胆：味辛补，酸泻；气温补，凉泻。心小肠：味咸补，甘泻；气热补，寒泻。脾胃：味甘补，苦泻；气温热补，寒凉泻。肺大肠：味酸补，辛泻；气凉补，温泻。肾膀胱：味苦补，咸泻；气寒补，热泻。"[6]值得一提的是，张元素通过临证用药的心得发挥《黄帝内经》中脏腑用药原则，明确指出："肝苦急，急食甘以缓之，甘草。心苦缓，急食酸以收之，五味子。脾苦湿，急食苦以燥之，白术。肺苦气上逆，急食苦以泄之，黄芩。肾苦燥，急食辛以润之，黄柏、知母。肝欲散，急食辛以散之，川芎；以辛补之，细辛；以酸泻之，白芍药。心欲软，急食咸以软之，芒硝；以咸补之，泽泻；以甘泻之，黄芪、甘草、人参。脾欲缓，急食甘以缓之，甘草；以甘补之，人参；以苦泻之，黄连。肺欲收，急食酸以收之，白芍药；以酸补之，五味子；以辛泻之，桑白皮。肾欲坚，急食苦以坚之，知母；以苦补之，黄柏；以咸泻之，泽泻。"[7]

2）四时药象之说：综观《医学启源·用药备旨》中"药类法象"一文，张元素将药物的气味厚薄升降浮沉与自然界四时"生、长、化、收、藏"的物象相结合，将药物分为"风升生""热浮长""湿化成""燥降收"和"寒沉藏"五大类，诚如其自言："药有气味厚薄，升降浮沉，补泻主治之法，各各不同。"[8]

风升生　张元素曰："味之薄者，阴中之阳，味薄则通，酸苦咸平是也。"[8]属于"味之薄"的药物包括：防风、羌活、升麻、柴胡、葛根、威灵仙、细辛、独活、白芷、桔梗、藁本、川芎、蔓荆子、秦艽、天麻、麻黄、荆芥、薄荷、前胡等。其中，防风、细辛、白芷、藁本、川芎、蔓荆子、薄荷、羌活、威灵仙、独活、桔梗、秦艽、麻黄、荆芥大多味辛性温，气味俱薄，药性升浮，属阳，具有升散人体阳气，宣散外邪的作用；升麻、柴胡、葛根、天麻大多气平，味苦（或微苦），气味俱轻，主升散，药性属阳，因此与防风之类皆具升散之力，可透邪外出。

热浮长　张元素曰："气之厚者，阳中之阳，气厚则发热，辛甘温热是也。"[8]属于"气之厚"的药物包括：附子、干姜、乌头、高良姜、肉桂、桂枝等。

湿化成　张元素曰："戊土其本气平，其兼气温凉寒热，在人以胃应之；己土其本味淡，其兼味辛甘咸苦，在人以脾应之。"[8]此类药物性多偏温，且同时兼有甘缓或微苦沉降之性，因此，药性平淡，药如：黄芪、人参、当归、白术、苍术、陈皮、青皮等；属于"气之平"的药物包括：甘草、莪术、三棱等。

燥降收　张元素曰："气之薄者，阳中之阴，气薄则发泄，辛甘淡平寒凉是也。"[8]属于"气之薄"的药物包括两大类：其一，药性平和者如茯苓、泽泻、瞿麦、灯心草等；其二，药性偏寒凉者如桑白皮、枳实、天门冬等。由此可见，属于"燥降收"类的药物若药性平和者药味多甘酸，若药性偏寒凉者药味多苦酸。

寒沉降　张元素曰："味之厚者，阴中之阴，味厚则泄，酸苦咸寒是也。"[8]属于"味之厚"的药物包括以下3大类：其一，药物"气寒味苦"者，如大黄、黄柏、黄芩、黄连等；其二，药物"气寒味辛"者，如石膏、知母等；其三，药物"气寒味咸"者，如牡蛎与地榆之属。

（2）李杲与《药类法象》：李杲传张元素论药之理，对其"四时药象"之说尤为推崇，著作《药类法象》被其弟子王好古收载于《汤液本草》之中而流传后世。

1）药象四时，以别殊异：李杲曾言："药有升降浮沉化，生长收藏成，以配四时。春升、夏浮、秋收、冬藏，土居中化。是以味薄者，升而生；气薄者，降而收；气厚者，浮而长；味厚者，沉而藏。气味平者，化而成。但言补之以辛、甘、温、热，及气之厚、味之薄者，即助春夏之升浮，便是泻秋冬收藏之药也。但言补之以酸、苦、咸、寒，及气之薄、味之厚者，即助秋冬之降沉，便是泻春夏生长之药也。淡味之药，渗即为升，泄则为降，佐使诸药者也。"明确了药性升浮与四时阳气升降变化的对应关系。

2）气味阴阳，法于天地：李杲发挥易水学派论药之理，强调药理药性的认识是临证用药精准的基础，除外"药象四时"，更强调根据药物自身"四气""五味"分别阴阳属性，与天地自然阴阳变化相互结合，将"天人相应"的观点融入药象学说之中，完善与提升了药象学说的内容。

首先，李杲将药物"四气"中的温凉归属为"天之阳"，寒凉归属于"天之阴"，以此应天之阴阳。其次，将药味中的辛甘淡酸苦咸与地相合，辛甘淡属地之阳，酸苦咸属地之阴，以此应地之阴阳。在此基础上对张元素"气味药象"之说进行了补充，指出："味之薄者为阴中之阳，味薄则通，酸苦咸平是也；味之厚者为阴中之阴，味厚则泄，酸苦咸寒是也。气之厚者为阳中之阳，气厚则发热，辛甘温热是也；气之薄者为阳中之阴，气薄则发泄，辛甘淡平凉寒是也。" [9]

3）病证殊异，制以厚薄：李杲曾言："补上治上制之以缓，补下治下制之以急。" [10]将人体上焦病证的制方原则归于"缓"，下焦病证的制方原则归于"急"，在选药制方的过程中应用药物气味厚薄的药象之理，提示后学："急者，气味厚也；缓者，气味薄也。薄者少服而频食，厚者多服而顿食。" [10]

（3）王好古与《汤液本草》：王好古应用药类法象的思辨模式开创了金元时期本草学研究的高潮，其学术思想渊源于张元素、李杲等医家，并有所发展。

1）阴阳相成，化蕴气味：王好古深谙《黄帝内经》论药之旨，并援引经文对药物气味的生成与流布进行了深入说明，即："阳为气，阴为味；味归形，形归气；气归精，精归化。精食气，形食味；化生精，气生形；味伤形，气伤精。精化为气，气伤于味。阴味出下窍，阳气出上窍。味厚者为阴，薄为阴中之阳。厚则泄，薄则通。气厚者为阳，薄为阳中之阴。薄则发泄，厚则发热。" [11]为后世理解药物气味厚薄的阴阳属性进行了深入的探讨。为便于理解与临证应用，王好古更于《汤液本草》中阐发药物性味时着意强调不同药物气味的阴阳属性，以此阐发药物功效。如防风"纯阳，性温，味甘辛"，为"治风通用，泻肺实，散头目中滞气，除上焦风邪之仙药也。" [12]升麻"气平，味苦甘，微苦微寒，味薄气厚，阳中之阴"，可"解肌肉间热"。 [13]

2）药象可变，不拘古论：王好古秉承张元素、李杲的论药之理，虽然强调药物的自然表象与功用之间存在物从其类、同形相趋、同气相求的联系，如"子能明目""蔓藤舒筋脉，枝条达四肢"和"皮以治皮""节以治骨""核以治丸"等，但是同时指出：药物的"象"不是一成不变的，不同的炮制、配伍或煎服方法、制剂类型都可以改变药物的"象"，并强调由于药物的入药部位、药物产地，以及采收时令等均会对药材的质量产生较大的影响，因此在运用药象学说分析药用功效时必须灵活对待。

3. 述理之要，盛于明清　延至明清，陈嘉谟的《本草蒙筌》、李时珍的《本草纲目》、汪昂的《本草备要》等皆从药物的形态、色泽、气味等方面,应用中医学气化、运气、阴阳、五行等不同的理论对药物的作用功效进行了深入阐发,使得"药象学说"的研究走向系统化[3]。

陈嘉谟在《本草蒙筌·咀片分根稍》中云:"生苗向上者为根,气脉行上;入土垂下者为稍(注:"稍"通"梢"字),气脉下行。中截为身,气脉中守。上焦病者用根,中焦病者用身,下焦病者用稍。盖根升稍降,中守不移故也。"对根茎类药物不同入药部位的升降作用进行了说明,此首见于张元素《医学启源》的"根稍"学说。

在临证药物配伍方面,李时珍在《本草纲目·序例》中总结了张元素、李杲等名家的药性理论,根据李杲对芩连等苦寒药的使用特色指出:芩连之属常"以火酒二制为使,引苦甘寒药至巅顶,而复入于肾肝之下,此所谓升降浮沉之道。"此说与李时珍所论:"酸咸无升,甘辛无降。寒无浮,热无沉。其性然也。而升者引之以咸,则沉而直达下焦;沉者引之以酒,则浮而上至巅顶。一物之中,有根升稍降,生升熟降,是升降在物、亦在人也。"其意相同。

清代汪昂的《本草备要》总论"药象学说"精髓。从药味入脏"酸属木入肝,苦属火入心,甘属土入脾,辛属金入肺,咸属水入肾。"[14]论及药色"青属木入肝,赤属火入心,黄属土入脾,白属金入肺,黑属水入肾。"[14]提示药象之常,于"五味之用"据《内经》之言将不同药味的功效归纳为"酸者能涩、能收,苦者能泻、能燥、能坚,甘者能补、能和、能缓,辛者能散、能润、能横行,咸者能下、能软坚,淡者能利窍、能渗泄。"[14]论药物气味厚薄博采张元素、李杲诸家之论,指出"凡药轻虚者浮而升,重实者沉而降。味薄者升而生,象春。气薄者降而收,象秋。气厚者浮而长,象夏。味厚者沉而藏,象冬。味平者化而成,象土。气厚味薄者浮而升,味厚气薄者沉而降,气味具厚者能浮能沉,气味俱薄者可升可降。"[14]将"气味药象"与"四时药象"的理论尽赅其中。

清末周岩所著《本草思辨录》谓:"不思古圣垂示气化,实由洞明形质。"在其论述的常用130种药物中都一一从法象的基本理论思之辨之:从药物质地之轻重,纹理之疏密,形状之殊异,色泽之特点,继而气之清浊,味之厚薄,以及五运六气之禀赋,阴阳五行之制化等方面,将药物奏效之理推之论之[15]。

(二)研究现状与思考

黄玉燕指出"运气七篇"在象数思维指导下,有独特的法象用药方法。如其中的苦味之品是具有火象之物,在某些情况下作为阳性药物来应用。《素问·六元正纪大论》中五味的运用,除根据五行相克来应用之外,亦有据五味所对应之象的阴阳属性来应用的。并提示:临床用药在参考运气学说配伍规律时,需注意从药物功效的"象"出发,不宜直接将后世本草中注明的药物性味代入分析[16]。

李晓康提到清代名医陈修园以取象比类的思维方法推断麦芽有疏肝作用,民国名医张锡纯进一步从理论与临床实践中论证了生麦芽疏肝、升肝气的功效,但从理论层面而言,由于传统肝藏象理论的综合性、模糊性,麦芽的疏肝功效难以由微观药理分析证实或证伪,而只能仍由临床实践判定[17]。

有学者运用公式推演的方法将药物气味厚薄从整体上进行分析,简化了论理方法,使分析过程更加直观,为理解"药象理论"提供了方便[18]。

翟华强等选取118味寒凉药、114味温热药作为研究对象,应用Epi Data 3.02软件建立数据库,应用SPSS 18.0统计软件进行数据分析。结果表明,温热、寒凉中药的形态学特征具有一定规律,寒凉药以圆柱形、黄色、气微、微苦、质脆者为多; 温热药以圆柱形、红色、气香、味辛、质地坚硬者为多,适合进一步挖掘整理[19-20]。

张波等探讨了来源于植物且药用部位含茎部的茎中空中药的物理性状与四性、功用之间的关系。对《中药学》所载的463味植物药进行了统计分析,药用部位含茎部的茎中空中药共计16味,其中寒凉药物11味,所占比例达68.75%。认为药用部位含茎部的茎中空药物多为寒凉药物,均具有清、利、通、散、祛、消等功效特性[21]。

冯秋瑜等提到"法象"思维在野外采药实践中能得到充分的体现,而且"法象"思维的巧妙运用,使教师的实践教学和学生的接纳知识均能达到事半功倍的效果。"法象"思维在野外采药实践教学中的合理运用,进一步拓展到中药学相关理论教学课堂,更利于指导临床用药,使师生都受益匪浅[22]。

但在中药现代研究中,将"法象"思维与药性相结合,从而探讨其相关性,仍难突破。

药类法象学说作为一种对中药认识和应用规律的探索,对丰富和发展中药学理论起到了推动作用,促使临床用药由经验用药向理论用药的提升。但纵观法象药理模式,强调了典型,忽略了一般; 强调了特殊,淡化了普遍; 对中药药理的阐释缺少规范和一致性,因而一度束缚了对药物作用实质的探求,对于理论发展起了滞后效应[15]。亦有学者指出,根据法象理论,采用取象比类思维方式进行逻辑分析,有助于宏观认识中药功效并阐释奏效原理,从而对用药规律和方法原则予以归纳总结。但这种推理方式简单、机械,主观随意性强,故又具有明显的局限性,使得对药物作用实质的探求起到一些负面、消极的影响,对此问题有必要加以澄清[23]。

张廷模在《中药功效学》一书中指出: 法象药理对中药功效表述的影响不可谓不大,值得进一步商榷与讨论,以达成共识[24]。故当今应以"去粗取精"之态度来利用之。

参 考 文 献

[1] 高晓山. 中药药性论[M]. 北京: 人民卫生出版社,1992: 24.

[2] 唐怡,秦旭华,李祖伦. 药性理论的形成及认知方法[J]. 成都中医药大学学报,2010,33(3): 6-8.

[3] 朱传湘. 药类法象的意义与应用[J]. 中华中医药杂志,2009,24(4): 430-412.

[4] 赵佶撰. 圣济经[M]. 吴禔,注. 北京: 人民卫生出版社,1990.

[5] 张元素. 医学启源·用药备旨·气味厚薄寒热阴阳升降之图[M]. 北京: 中国中医药出版社,2007: 87.

[6] 张元素. 医学启源·用药备旨·用药升降浮沉补泻法[M]. 北京: 中国中医药出版社,2007: 87.

[7] 张元素. 医学启源·用药备旨·脏气法时补泻法[M]. 北京: 中国中医药出版社,2007,6: 88.

[8] 张元素. 医学启源·用药备旨·药类法象[M]. 北京: 中国中医药出版社,2007,6.

[9] 王好古. 汤液本草·东垣先生《药类法象》·用药法象[M]. 北京: 中国中医药出版社,2008: 3.

[10] 王好古. 汤液本草·东垣先生《用药心法》·制方之法[M]. 北京: 中国中医药出版社,2008: 16.

[11] 王好古. 汤液本草·海藏老人《汤液本草》·气味生成流布[M]. 北京: 中国中医药出版社,2008: 25.

[12] 王好古. 汤液本草·草部·防风[M]. 北京: 中国中医药出版社,2008: 36.

[13] 王好古. 汤液本草·草部·升麻[M]. 北京: 中国中医药出版社,2008: 37.

[14] 汪昂. 本草备要·药性总义[M]. 北京: 中国中医药出版社,2008: 1.

[15] 于虹. 论中药的法象药理[J]. 中华中医药杂志. 2005,20(11): 648-649.

[16] 黄玉燕,汤尔群. "运气七篇"法象用药举隅. 中医临床研究,2015,7(27): 30.

[17] 李晓康,王泓午,于春泉.名医取象推论麦芽疏肝功效的思考,2013,30(1):11-13.

[18] 杨金萍,王振国,陈花英子.张元素"气味厚薄阴阳升降"与"药类法象"理论探析[J].中国中医基础学杂志,2015,21(3):338-339.

[19] 翟华强,王燕平,黄璐琦,等.温热类中药材"形、色、嗅、味"特征初步分析.中国中药杂志,2013,38(8):1255-1257.

[20] 翟华强,王燕平,黄璐琦,等.寒凉类中药材"形、色、嗅、味"特征初步分析.中国中药杂志,2013,38(7):1091-1094.

[21] 张波,滕佳林,王鹏.药用部位含茎部的茎中空中药性状与性能相关性探讨.山东中医药大学学报,2009,32(2):93-94.

[22] 冯秋瑜,谢梦琳,韦乃球,等."法象"思维在野外采药教学之运用.时珍国医国药,2015,26(10):2539-2540.

[23] 常惟智,李久全,张淼,等.试析"法象药理"学说阐释中药功效的利弊.辽宁中医杂志,2015,42(3):500.

[24] 张廷模.中药功效学[M].北京:人民卫生出版社,2013:450.

八、引经报使与引经药的历史沿革、研究现状与思考

引经报使是中药的性能之一,又称引经,或称诸经之向导。意思是一种药物对某一脏腑经络有特殊作用,其选择性较强,可以引导其他药物的药力趋向某经,或直接达到病变部位,从而起到更好的疗效。能起到这种作用的药物,称为引经药。

引经报使是建立在归经理论基础之上的,是中药归经理论的延伸。归经只是指某药归某经,而引经报使则是归经与配伍的结合,主要是在方剂中体现其价值。

(一)历史沿革

引经报使概念的提出,始自金元时期,代表人物之一是张元素,他将引经药称为"的药"。《医学启源·各经引用》载:"太阳经,羌活;在下者黄檗,小肠、膀胱也。少阳经,柴胡;在下者青皮,胆、三焦也。阳明经,升麻、白芷;在下者石膏,胃、大肠也。太阴经,白芍药,脾、肺也。少阴经,知母,心、肾也。厥阴经,青皮;在下者柴胡,肝、包络也。以上十二经之的药也。"又如《珍珠囊》记载:"足太阳膀胱经:羌活、藁本。足阳明胃经:升麻、葛根、白芷。足太阴脾经:芍药(白者补,赤破经)。足少阴肾经:独活、桂。足厥阴肝经:柴胡。手太阳小肠经:羌活、藁本。手少阳三焦经:柴胡。手阳明大肠经:白芷。手太阴肺经:白芷、升麻(加葱白亦能走经)。手少阴心经:独活。手厥阴心包经:柴胡。"《医学启源·随证治病用药》还提出了病证引经的概念,如:"头痛须用川芎,如不愈,各加引经药。太阳蔓荆,阳明白芷,少阳柴胡,太阴苍术,少阴细辛,厥阴吴茱萸……看何经,分以引经药导之。"

明代以后,引经报使的内容有所发展,突出特点是将其与辨证论治联系了起来。如陈嘉谟《本草蒙筌》将各经主治引使之药分为气血,并分寒、热、劳、瘵热、风、湿、燥等辨证类型:

治寒　肝:气,吴茱萸;血,当归。心:气,桂心;血,同。脾:气,吴茱萸;血,同。肺:气,麻黄;血,干姜。肾:气,细辛;血,附子。胆:气,生姜;血,川芎。大肠:气,白芷;血,秦艽。小肠:气,茴香;血,延胡。三焦:气,黑附子;血,川芎。膀胱:气,麻黄;血,桂枝。包络:气,附子;血,川芎。

治热 肝: 气,柴胡; 血,黄芩。心: 气,麦门冬; 血,生地黄。肺: 气,石膏; 血,栀子。肾: 气,玄参; 血,黄柏。胆: 气,连翘; 血,柴胡。胃: 气,葛根; 血,大黄。三焦: 气,连翘; 血,地骨皮。膀胱: 气,滑石; 血,黄柏。大肠: 气,连翘; 血,大黄。小肠: 气,赤茯苓; 血,木通。包络: 气,麦门冬; 血,牡丹皮。

治劳 肝: 当归、柴胡。心: 生地黄、黄连。脾: 白芍药、木瓜。

瘵热 肺: 桑白皮、石膏。肾: 生地黄、知母。胆: 柴胡、栝楼。胃: 石膏、硝。三焦: 石膏、竹叶。膀胱: 滑石、泽泻。大肠: 大黄、硝。小肠: 赤茯苓、木通。

治风 肝: 川芎。心: 细辛。脾: 升麻。肺: 桑白皮。肾: 独活。胃: 升麻。三焦: 黄芪。膀胱: 羌活。大肠: 白芷。小肠: 藁本。包络: 川芎。

治湿 肝: 白术。心: 黄连。脾: 白术。肺: 桑白皮。肾: 泽泻。胃: 白术。三焦: 陈皮。膀胱: 茵陈。大肠: 秦艽。小肠: 车前。包络: 茗。

治燥 肝: 当归。心: 麦门冬。脾: 麻仁。肺: 杏仁。肾: 柏子仁。三焦: 山药。膀胱: 茴香。大肠: 硝石。小肠: 茴香。包络: 桃仁。

王纶《本草集要》将各经引使主治药分经、脏、腑,又在脏腑中区分气、血、寒、热,形成了较为系统的引经报使理论:

小肠与膀胱太阳经: 藁本、羌活,下用黄柏。小肠腑: 气,小茴香; 血,延胡索; 寒,大茴香、川乌; 热,赤茯苓。膀胱腑: 气,人参、益智仁; 血,肉桂、生地黄; 寒,川椒、大茴香; 热,滑石、山栀仁。

胃与大肠阳明经: 葛根、白芷、升麻,降下,石膏。胃腑: 气,人参、白术; 血,当归、牡丹皮; 寒,干姜、胡椒、丁香; 热,软石膏、黄连。大肠腑: 气,枳壳、木香、槟榔; 血,地榆、桃仁; 寒,干姜、肉豆蔻; 热,黄连、槐角子。

三焦与胆少阳经: 柴胡、川芎; 下气,青皮。胆腑: 气,人参、青皮; 血,当归、川芎; 寒,干姜、半夏、木香; 热,竹茹、山栀、胆汁。

肺手太阴经: 升麻、白芷、葱白。肺脏: 气,人参、黄芪、桑白皮、杏仁、苏子; 血,当归、熟地黄、阿胶、蒲黄; 寒,干姜、生姜; 热,黄芩、石膏、天冬、竹叶。

脾足太阴经: 升麻、酒白芍。脾脏: 气,人参、黄芪、白术、木香、藿香、砂仁; 血,当归、人参、白芍药; 寒,干姜、砂仁、附子; 热,甘草、白芍药。

心手少阴经: 独活、细辛。心脏: 气,人参、麦冬、石菖蒲; 血,当归、地黄、肉桂; 寒,附子、天雄、桂; 热,黄连、朱砂、牛黄、甘草。

肾足少阴经: 独活、肉桂。肾脏: 气,附子、川椒、大茴香; 血,桂、熟地黄、枸杞子、杜仲; 寒,同气药; 热,黄柏、知母、地骨皮。

肝与心包络厥阴经: 柴胡、川芎,青皮。肝脏: 气,木香、青皮、吴茱萸、香附子; 血,芍药、生地黄、川芎; 寒,桂、木香; 热,柴胡、山栀仁、黄连、龙胆草。包络: 气,香附; 血,川芎; 寒,附子; 热,黄连。

清代医家则把引经药的定向、定位作用描述的更为具体,可以是身体的某一局部,甚至是某一穴位。如顾世澄《疡医大全·论诸经向导药随经引使》载: 一切痈疽,须分是何部位,属何经络,用何药向导,施治庶易于奏效也。太阳: 上羌活,下黄柏。阳明: 上白芷、升麻,下石膏。少阳: 上柴胡,下青皮。太阴: 上桔梗,下白芍。厥阴: 上柴胡,下青皮。少阴: 上独活，下知母。蒋示吉曰：用药引经，庶药力直攻患处，如太阳用防风、羌活，阳明用白芷、升麻，少阳用柴胡，太阴用白芍、升麻，少阴用独活，厥阴用柴胡、青皮，佐之以桂。随经者，引经必要之药也。引者，导引也，引领也。如将之用兵，不识其路，纵兵强将勇，不能取胜，如贼入无抵，脚不能入其巢穴，叩之箴簧，此理也。故用引经药，不可不知。太阳经疮疽，生于巅顶之上，必用羌活、藁本、麻黄，在下黄柏。少阳经耳前上用升麻、柴胡，下用柴胡、连翘。阳明经面上用葛根、白芷、黄芩，下用花粉。太阴经中府、云门、尺泽，上用条芩、连翘，下则期门、血海，用苍术、防己。少阴经少冲、少海，上用细辛，下涌泉、照海，用知母。厥阴经中冲、内泽，上用川芎、菖蒲，下大敦、曲泉，柴胡之类。上则言其手经，下则言其足经，当察其此。

然而，在引经报使理论形成的过程中，也有不同见解出现。如清代著名温病学家吴鞠通认为，各种药物都有归经，不须导引。所以他在《医医病书·引经论》中讲："药之有引经，如人之不识路径者用向导；若本人至本家，何用向导为哉？"

（二）研究现状

引经药由于其独特的、可控的定向、定位作用，特别是在方剂配伍中的应用价值，一向为许多医家所重视，但现代对引经报使这一药性理论的研究不多。国家级普通高校十二五规划教材、全国中医药行业高等教育"十二五"规划教材、全国高等中医药院校规划教材（第九版）《中药学》根据引经报使的范围和性质的不同，综合前人的论述，大体把引经药归纳为三类：十二经引经药、病证引经药、局部穴位引经药。

从理论上讲，机体不同的部位、系统，或不同的组织、器官对于药物的敏感性，是可以受到其他药物的影响而发生改变的。合理应用引经药可以提高临床疗效也是毋庸置疑的。有一些学者开展了这方面的研究。

魏托等认为，引经药与现代药理学中所论述的"载体基因"有相同之处。这种特殊的基因可引药直达靶细胞，使药物在病处直接发挥作用。引经理论同时蕴含了现代药理学的载体学说——"靶向给药"[1]。靶向给药系统（targeted drug delivery system，TDDS）的研究是现代药剂学研究热点，TDDS是一类能使药物浓度集中定位于病变部位、组织、器官、靶细胞，甚至细胞内的结构，以便发挥药效[2]。殷健等认为，引经药之所以能定向定位改变其他药物的归经趋向，可能与改变了药物作用靶点的特定受体有关。如青皮注射液能兴奋蟾蜍心脏，可能是其所含的对羟福林兴奋α受体实现的[3]。余文海认为，引经中药中的某些化学成分如桔梗皂苷类、川芎嗪和芳香烃类等许多活性成分均有各自的主动选择性，能主动进入靶点部位，类似于引物、启动子、递质、介质、介导体、转导子、转运体等主动靶向性载体的功能[4]。彭斌认为，引诸药直达病所未必是引经药之作用实质，而调节有病脏腑经络之功能，以利诸药功用更好地在病变部位发挥，从而提高疗效，才是其实质所在[5]。

（三）思考与建议

中药的作用是多元的，其多元性不仅表现在对于疾病的多方位、多靶点调节，还表现在药物配伍应用时彼此之间的生克制化。诚然，药物各有归经，无须引导。但是吴鞠通所说的本人致本家无须向导，似乎也应进一步探讨。比如黄连归经比较多（归心、脾、胃、胆、大肠经），作用也比较广泛。然而，黄连配吴茱萸，善治肝火犯胃之呕吐吞酸；配升麻，善治胃火上攻之牙痛口疮；配木香，善治肠道湿热之泻痢后重；配阿胶，善治心阴不足之烦躁失眠。这就说明，配伍不同的药物，能引导某种药的作用向着某一方面偏重，这是毋庸置疑的。

引经报使作为中药药性之一，目前的当务之急是如何将其规范化、系统化，这对于指导临床应用，提高中药的疗效有着重大意义。

参 考 文 献

[1] 魏托,李艳. 临床中病位辨证和引经药的应用[J]. 辽宁中医药大学学报,2009,11(9):23-24.

[2] Theresa MA, Pieter RC. Drug delivery system: entering the main-stream [J]. Science,2004,303(5665):1818.

[3] 殷健,陈熙春. 从受点学说探讨中药"引经报使"[J]. 中医杂志,2010,51(增2):52-53.

[4] 余文海. 中药引经药中引经化学成分的探讨[J]. 时珍国医国药,2007,18(10):2549-2551.

[5] 彭斌. 引经药的作用实质初探[J]. 河南中医学院学报,2008,23(5):32-33.

九、芳香药性的历史沿革、研究现状与思考

中药的形、色、气、味是传统鉴定药材质量的主要指标。其中之气，是指气臭或气味而言。气臭之中，又以香气最为重要。具有芳香气味的中药为数甚多，古代医药家常称之为芳草、香木等，更多的称其为芳香药。翻阅历代有关文献可以发现，古代医药家对这类药物论述颇多，有人试图以"芳香来解释药物的性质、作用和临床运用规律。这样，如同味可以作为性能一样，香气就不再单纯是鉴定药材质量的指标，而是作为性能来看待了。"[1]

几千年来，中医利用芳香药物的芳香成分，通过按摩、沐浴、外涂、闻香等多种途径，对人体产生祛病和保健作用，称为芳香疗法，用于提神醒脑、辟邪逐秽、除瘟疫、驱蚊虫，还有通经活络、抗皱护肤之功，外伤美容更广泛应用。由于芳香药的一些作用难以用四气五味理论解释药性、说明作用机制，因而又有芳香药性之说。

芳香药在古代早期多用作调香品以辟秽防病，后来由于外来香药不断输入，宋代以后其应用范围日益扩大，对芳香药的药性特点及治疗机制认识不断加深，逐步形成芳香药性理论，使其成为中药药性理论一个重要组成部分，从而发展了中药药性理论[2]。

（一）芳香疗法及芳香药性的历史沿革

芳香药的应用历史，可谓源远流长，历代文献均有不少记载，而且随着历史的发展，它在中药中已占有相当重要的地位。人类社会早期，一些草木被焚烧后，会产生芳香烟雾，自然界一些芳香性物质的气味被人闻吸后会产生一些作用，这可被认为是芳香疗法的最早起源[3]。

酒可能是最早出现的芳香药。一般认为其起源于原始社会的旧石器时代，在新石器时代得以进展，而当时只是用作"媚药"。至奴隶社会，酒已广泛应用，并出现了治病的药酒和祭酒。早在殷商甲骨文中就有熏燎、艾蒸和酿制香酒的记载，这说明至少在三千年以前的商代，我国已有应用芳香药的历史了。至周代就有佩戴香囊、沐浴兰汤的习俗。

在先秦文献中，《山海经》中也记载了芳香药薰草（零陵香）、桂、杜衡、芎䓖（川芎）、蘼芜等。马王堆汉墓出土一批香囊、熏炉，内有辛夷、佩兰、茅香、花椒、肉桂等芳香类药物。这些都说明了当时已有用芳香药物防治疾病、辟秽消毒、清洁环境的风俗习惯。战国时期屈原所著的《离骚》中记载了44种香草，大多可供药用。汉代司马迁所著的《史记》共收载了12种植物药，其中芳香药就占10种。《神农本草经》中芳香性药物也占了10%左右。

从战国到秦汉，芳香疗法从实践逐渐上升为理论的初步探索，如《灵枢·寿夭刚柔》记

载"用淳酒二十升、蜀椒一升、干姜一斤、桂心一斤,凡四种,皆咀,渍酒中。用绵絮一斤,细白布一丈并内酒中"以熨寒病,可见先秦医学实践中即有用芳香药物外治的经验。春秋战国时期,药物学知识又有新的积累,见于文献记载的芳香药物有所增加。《神农本草经》集东汉以前药物学之大成,全书记载药物365种,其中有不少芳香药物,如"菖蒲,味辛温。主风寒湿痹,咳逆上气,开心孔,补五脏,通九窍,明耳目,出声音。久服轻身、不忘、不迷惑、延年。"由于《神农本草经》按四气五味阐述功能,较详细地著述了芳香中药的一般药物性质,为后世运用芳香药物提供了重要依据。

两晋南北朝是我国历史上民族大融合的重要时期,大量少数民族内迁,带来他们芳香疗法的经验。宋人《香品举要》指出:"香最多品,类出交广崖州及海南诸国,然秦汉以前未闻,惟称惠、兰、椒、桂而已。至汉武奢广,尚书郎奏事者,始含鸡舌香,其他皆未闻;适晋武帝时,外国贡异香始此;隋除夜火山烧沉香甲煎不计数,海南诸品毕至矣;唐明皇君臣多有沉檀脑麝,亭阁何多也。"可见,外来香药的批量输入是从晋代开始的。至南北朝时期,更由于西北各族的长期侵入以及南朝与海上交通和海外贸易的发展,中外文化交流大大增多,西域和南海诸国的香药如檀香、迷迭香、苏合香、龙脑香、乳香、沉香等开始较多地输入中土。但这些外来香药一开始并非主要用作治病,而是作为上层统治阶级用作享乐的消耗品,使用方法也多为薰香、佩香、舍香、浴香等。以后,经历代医药家应用于临床发现其药用价值后,即按中医药理论和方法予以论证,开始吸收外来香药纳入自己的药学宝库。故梁代陶弘景的《本草经集注》不但补充了香薷、薰草、艾叶、高良姜、藿香等芳香药物,还收载了沉香、薰陆香、鸡舌香、苏合香等外来香药。但陶氏把从西域来的苏合香误以为是狮子屎,又说这些外来香药"皆合香家要用,不正复入药",说明当时对之还认识不深。

隋唐的统一,中外交流的日益扩大,大量芳香药物的传入,为芳香疗法的发展创造了条件。唐代官修本草《新修本草》补充了许多新发现药物和外来药物,如苏合香、阿魏、安息香、龙脑香等外来香药也正式收入。还纠正陶氏把苏合香误以为是狮子屎的错误。可见此时外来香药已与中药的药性理论融合,认识也较前进步了。五代所撰的《海药本草》可以说是记载外来药物的专著,从今人范行准所辑出的124种药物看,芳香药有50余种,几乎占了一半。这些芳香药大多属于外来香药,如零陵香、艾纳香、茅香、迷迭香、丁香、降真香、乳头香、蜜香龙脑、毗黎勒、薰陆香、没药、安息香、胡椒等。书中记载的芳香药大多作治病之用,也有一部分药物是作为焚烧熏燎之用,以解灾招祥,还有佩戴香药以辟除邪魅的,此外还有一些是作为美容或调味用的。

芳香药很早就已著于医方,并早已有了专著。如汉朝的《汉宫香方》,宋·范晔的《上香方》《杂香膏方》各一卷;其专为宫廷之用者,则有《隋炀帝后宫香药方》。自晋唐以来的医方如《葛氏方》、梁简文帝的《如意方》和无名氏的《灵奇方》《枕中方》、唐代甄权的《古今录验方》以及孙思邈的《千金方》、王焘的《外台秘要》等均有著录。当时这些医方只是将芳香药分为干湿二种,湿香用作焚熏衣物,干香则作末置袋佩之。而上述多数医方书所用的芳香药,大多为本国所产,如瓜子、芎劳、藁本、当归、杜衡、细辛、白芷、桂心、防风、薰草、橘皮、桃花等药物。只有《录验方》《千金方》和《外台秘要》才较多地应用一些海外传入的香药。

宋代,芳香药物的中外交流达到了高峰,我国与印度、越南、阿拉伯等国友好往来,互赠礼物,其中含有大量的芳香药物。"海上丝绸之路"出现了专事海外运输贸易芳香药的"香舫"。《太平圣惠方》中以香药命名之方剂达120首,许多著名的方剂如苏合香丸、安息香丸、木香散、沉香散等均出自宋代。芳香药的大量应用，一方面丰富了中医学的治疗方法，提高了治疗效果。如《局方》创制的苏合香丸、至宝丹、紫雪丹等开窍镇痉方剂多由芳香药组成，使许多过去认为无法治疗的神昏痉厥的危重病人得以及时抢救，并为后世医家对危重病人的治疗总结了经验，奠定了基础。又如基于"芳香之气助脾胃"的认识，将豆蔻、木香、沉香、乳香、香附、甘松香、藿香、砂仁、白术等芳香药广泛应用于脾胃虚弱，中焦气滞的病证，取得较好的疗效，这在《开宝》《图经》《大明》等宋代本草书中记载尤详。另一方面，由于芳香药的盛行，便有人治病时专用芳香药品，出现了滥用现象，如热病、中风也用芳香温燥之品，由于药不对证，有导致病情加重或病人死亡的现象。

元代，在对外经济贸易中，芳香药物仍是主要的商品。明代，随着方药学的兴盛发展，芳香疗法的应用和研究有了长足的进步。如《普济方》中专列"诸汤香煎门"，收集97方，并详细记载方药组成、制作、用法等，较全面地总结了15世纪以来芳香疗法的经验。元代，朝廷还翻译了阿拉伯医学家的医著《回回药方》，打开此书，几乎每个方子都有芳香药的应用。由于中医与阿拉伯医学的密切交往，这就更加促进了芳香药的广泛应用。

明代著名医家李时诊所著的《本草纲目》将植物性芳香药归入草部的芳草类(56种)和香木类(35种)，首次对芳香药做了较为科学的系统归类。不仅数量上较前增多，对芳香药的性能和临床应用也做了详细阐述。其后贾所学辑著的《药品化义》将体、色、气、味、形、性、能、力作为辨药八法，其中之气，即指膻、臊、香、腥、臭。该书不仅论述了五气所入，认为"香气入脾"；又论述了五气所能，认为"香能通气，能主散，能醒脾阴，能透心气，能和合五脏"。"气臭"之说，虽然在《内经》已见萌芽，宋代《圣济经》提出物之气臭与性味应"交取互用"，但系统论述"气臭"学说外把其列入药性理论的第一部本草文献还是《药品化义》。贾氏在所论162种药物中，每种药物都标明了所属何气。其中具香气的药物有45种，占总数的27.8%。

至清代，由于温病学派的出现，使芳香药在临床上的应用更加广泛，如叶天士的《临证指南医案》温病门载有治温病案52例，内有47例用到芳香药。而王孟英的《温热病篇》中，治疗邪在卫表和邪在气分的处方几乎没有一个不用到芳香药的。此外，对厥证的应用也极为广泛，这从吴瑭的《温病条辨》可明显看出。吴氏屡次用紫雪丹、局方至宝丹、安宫牛黄丸治疗神昏惊厥，认为芳香之品能"化秽浊而利诸窍""使闭固之邪热温毒深在厥阴之分者，一齐从内透出，而邪秽自消，神明可复也"。清代以及民国初的一些本草书籍，如《神农本草经百种录》《本草求真》《本草述钩元》《本草正义》等对芳香药的药性均有不少阐发。

综上，芳香药的历史渊源久远，并与外来药的输入有密切的联系，随着历史发展，临床应用范围也日益扩大，目前临床上更是广泛应用。而芳香作为一种药性，也得到了一定的发展，但尚需整理提高[4-5]。

(二)研究现状

1.芳香药物的归经及作用[6-7]　药物的功效与其归经、性味、所偏入脏腑的生理特点有密切的关系。明代贾所学在《药品化义》中系统论述"气臭学说"，并将其列入药性理论。五气指"膻、臊、香、腥、臭"，该书论述了五气所能入，认为"香气入脾"，又论述了五气所能，认为"香能通气，能主散，能醒脾阴，能透心气，能和合五脏。"现行全国统编《中药学》教材将药物按功效分为21类，芳香药物在其中的化湿药、开窍药、温里药、理气药及解表药等14类药中都有分布，具有芳香化湿、悦脾开胃、解表疏邪、开窍通关、行气、通经止痛、祛腐消肿、辟秽防疫等作用。芳香药物大多为温热之品，具辛味，主归脾胃经，气香悦脾、开胃，正如李东垣所述:"芳香之气助脾胃"。其次入肝、肺经,气香能开发胸肺之气,而宽畅胸膈,引诸阳之气而止痛。具有芳香化湿作用的药主要是归脾、胃二经;解表透疹作用的药主要归肺经;活血、理气止痛作用的药主归肝、脾、胃经;具有芳香开窍作用的药归心、脾两经为主。

芳香药物的作用有主要以下几个方面:

(1)辟秽防疫:芳香药有辟除秽浊疫邪之气,扶助正气,抵御邪气的作用,达到辟秽养正,防病治病的目的。古人常用由芳香类药物制作的熏香、炷香、枕香、佩香等方法以防病祛邪,今人燃药香防治感冒流行,都是辟秽防疫的具体应用。从现代药理学解释,可能与其提高免疫功能与抗病原微生物有关。有人曾用高良姜、佩兰、冰片制作香囊,悬挂胸前14天后,呼吸道可分泌较多的IgA,停药后仍能保持较高水平,白术、当归、肉桂、山茱萸、金银花、野菊等芳香药有提高免疫功能的作用;苍术、艾叶等的烟熏剂抗菌和抗病毒效力强。

(2)解表散邪:芳香药以其疏散之性,外走肌表,开宣毛窍,具有芳香疏泄,解表散邪之功,如薄荷、香薷、胡荽等,都是疏散表邪,解除表证的代表药。

(3)悦脾开胃:"土爱暖而喜芳香",故芳香药善入脾胃经,投其所喜,有加强运化,增进食欲,悦脾开胃的功效,如木香、檀香、沉香、丁香及香橼、佛手、甘松等,都是悦脾开胃,用治脾胃气滞、不思饮食的良药;有些药物自身香气不浓,但经炮制炒香后,如炒谷芽、炒麦芽、炒神曲等,同样可以增进悦脾开胃,纳谷消食的功效。

(4)化湿去浊:芳香药能疏通气机,宣化湿浊,消胀除痞,复脾健运,即有化湿运脾之功,如苍术、厚朴、藿香、佩兰、草豆蔻等均为芳香化湿的代表药,主治湿浊中阻,脾失健运,痞满呕吐等病证。以湿阻证的病理模型动物,观察不换金正气散芳香化湿醒脾作用,发现能促使湿阻动物胃酸分泌明显增加,胃壁黏液量增多,胃肠推进运动加快,血浆胃泌素及全血5-HT和5-HJAA、血清钾含量提高并恢复正常水平,证明芳香化湿醒脾的主要内涵在于增强胃肠道的消化、吸收和运动功能。

(5)通窍止痛:芳香药行散走窜,芳香上达,通窍止痛,如辛夷、薄荷、白芷、细辛为上行头目、通窍止痛的代表药,主治鼻塞、鼻渊、头痛及齿痛等病证。

(6)行气活血:芳香药还有疏散气机,透达经络,行气活血,通经止痛,消肿散结作用。如香附、乌药、玫瑰花为芳香疏泄、行气活血、调经止痛的代表药,主治肝郁气滞,月经不调,胸胁胀痛等证;又如乳香、没药、麝香为行气活血、通经止痛、散结消肿的代表药,主治气滞血瘀,心腹诸痛,经闭痛经,癥瘕积聚,痈肿疮毒等证。

(7)开窍醒神:芳香药又有芳香辟秽、开窍启闭、苏醒神志的功效,如麝香、冰片、苏合香、安息香、樟脑等都是芳香开窍的代表药,主治邪蒙心窍,神志昏迷的病证。

也有学者对芳香药的药性功能进行了理论探讨,依据现临床各类病证中芳香药物的使用阐述芳香药的药性功能:①主调理气机;②主升发宣散;③主燥化湿邪;④主解郁兴阳;⑤主辟秽防疫;⑥主去腐消肿[8]。

可见,芳香药性学说,是四气五味学说的补充和发展,也是中药药性理论的组成部分。

2.现代药理研究 芳香药物含一定的化学成分,而这些成分作用于人体的生物效应是比较明显的。如桂枝、肉桂所含的桂皮油有显著的解痉镇痛作用;生姜含有的姜辣素有促进胃液分泌及肠管输运作用;五加皮所含4-甲基水杨酸能够调整人体血压;细辛含有甲基丁香酚,甲基丁香酚有明显的镇痛效果;茵陈所含β-蒎烯,有利胆效果;麻黄、荆芥、薄荷能刺激汗腺分泌,兴奋中枢神经,使皮肤毛细血管扩张,所以在风寒表证广为应用;桂枝、防风、独活、秦艽有解痉或解热镇痛作用,故对痛痹作用明显;生姜、肉豆蔻有促进胃液分泌及肠管蠕动作用,所以在消化不良、胃纳呆滞的脾胃肠道疾病中有良好的辅助疗效;临床发现独活、夜交藤有催眠作用,所以对于顽固性失眠病人疗效确切;淫羊藿具有兴奋性腺、促进精液分泌的作用,对于精液稀薄、精子少或无而导致不育有效;苍术、五加皮、泽泻、人参等有降血糖作用,运用于消渴症有一定疗效;木香、砂仁、肉桂有排出胃肠积气,缓解肠胃痉挛作用,对于胃胀、肠绞痛有疗效;郁金、香附能溶解胆固醇,促进胆汁分泌和胆囊收缩;当归乃妇科良药,所以对妇女痛经疗效明显;川芎能扩张血管,是活血化瘀必不可少的芳香中药;丹参能抗心律失常,对冠心病心绞痛有缓解作用。临床药理分析还发现,芳香药对霉菌、病毒、细菌甚至癌瘤也有杀灭或拮抗作用。

可见,芳香药物作用于人体的生物效应是多方面的。芳香药物在中医学领域已有悠久历史和广泛的应用,从大量临床实践表明,组成的方剂疗效确切,是中医研究很有前景的一类药[9-10]。

芳香开窍药的药理研究主要集中在中枢神经系统和心血管系统,其中寒凉药在神经系统方面研究较多,而温热药则偏重于心血管系统作用的研究,其研究成果为该类药物临床用于缓解感染性疾病、脑血管意外、中毒等引起的神志昏迷、惊厥抽搐、牙关紧闭等症状提供了现代药理学依据。然而回顾文献,众多报道仅单纯是对药物传统功效验证的药理研究,局限于药物有效部位或成分的作用机制,而依据传统中医药理论,与物质基础、整体药性结合研究者甚少。另外,药物之间的研究不平衡,麝香、石菖蒲、冰片研究范围广,资料丰富,而牛黄、苏合香、安息香的资料则相对较少,并缺乏本类药物的分类对比研究,不利于对该类药物的全面认识[11-12]。

中医学认为"心藏神、主神明、主血脉","脑为元神之府",一旦邪气闭阻心窍,清窍被蒙,则神明失用而致神志昏迷、不省人事,其病变范围主要在心。该类药物具有的穿透血脑屏障、兴奋中枢、抗缺氧、脑保护等作用,可能是其"辛香之气"开通闭阻心窍,醒神回苏的主要药效学基础[13]。

(三)思考与建议

芳香药的历史渊源久远,随着历史发展,临床应用范围也日益扩大,目前临床上广泛应用,有专门的芳香疗法。芳香药性学说,是四气五味学说的补充和发展,也是中药药性理论的组成部分。但也存在一些问题:对芳香药物的功效总结、归纳多,但缺乏系统的理论推导和总结归纳;对芳香气味与作用之间的内在联系的机制阐述也不明了;目前芳香药物在美容、养身保健方面应用较多,在治疗疾病的应用方面重视不够;现代研究方面,对挥发性成分的化学和药理研究较多,而对非挥发性的香药研究不多。

建议今后加强对芳香药性的研究,对古今所使用的香药应有系统的理论推导和总结归纳,以指导临床应用及研究;应用现代科学技术,对香药进行筛选,开发具有保健预防、治疗价值的香药及新制剂。

参 考 文 献

[1] 郭金龙,颜正华.芳香药的药理探讨[J].中国中药杂志,1990,15(3):55.

[2] 钟赣生.中药学[M].北京:中国中医药出版社,2012.

[3] 华碧春,杜建.中药芳香外治疗法的源流与应用探讨[J].中医药通报·基础研究.2002,1(4):39-42.

[4] 杜建. 芳香疗法源流与发展[J]. 中国医药学报,2003,18(8): 454-456.

[5] 郭金龙. 芳香药的历史源流考[J]. 中医药学报,1987,(4): 48-50.

[6] 汪激. 芳香性中药的功效及药理特点浅识[J]. 浙江中医学院学报,2002,26(2): 69

[7] 逄冰,刘文科,周强,等. 芳香药物效用探析[J]. 中医杂志,2013,54(9): 1616-1618.

[8] 白甫,吕娟,马颖. 浅析芳香药药效[J]. 陕西中医,2014,35(2): 231-233.

[9] 林慧光. 芳香替代疗法临床应用初探[J]. 贵阳中医学院学报,2002,24(2): 2-4.

[10] 田福林. 论中华医药的精品—芳香中药[J]. 中国民族医药杂志,2004,S1: 143-145.

[11] 张慧,张杰,刘明. 芳香疗法溯源及中药精油的研究进展[J]. 中医研究,2005,18(10): 62.

[12] 曾南,王建,夏厚林,等. 芳香开窍药药理作用研究进展[J]. 中药药理与临床. 2008,24(1): 76-79.

[13] 高晓山. 中药药性论[M]. 北京: 人民卫生出版社,1992: 333-336.

第五章　中药配伍篇　中药配伍的历史沿革、研究现状与思考

从中药的发展史来看,在医药萌芽时代治疗疾病一般都是采用单味药物的形式,后来由于药物品种日趋增多,对药性特点不断明确,对疾病的认识逐渐深化,由于疾病可表现为数病相兼、或表里同病、或虚实互见,或寒热错杂的复杂病情,因而用药也就由简到繁出现了多种药物配合应用的方法,并逐步积累了配伍用药的规律,从而既照顾到复杂病情,又增进了疗效,减少了毒副作用。因此,掌握中药的配伍规律对指导临床用药具有重要的意义。

第一节　中药七情的历史沿革、研究现状与思考

《神农本草经·序例》言:"有单行者,有相须者,有相使者,有相畏者,有相恶者,有相反者,有相杀者,凡此七情,合和视之。"因此,前人将单味药的应用及药物之间的配伍关系,概括为七种情况,称为中药的"七情"。

一、历史沿革

中药的临床应用由简到繁,从单味用药到采用多味药配伍复方的用药形式,经历了漫长的历史进程。早期用药以单味为主,至春秋战国时期《黄帝内经》论述了配伍用药原则,并有了配伍用药的范例,如《素问·腹中论》四乌鲗骨一藘茹丸,治血枯经闭证;《素问·病能论》泽泻饮,用泽泻配白术、鹿衔草治风湿内蕴,筋缓身重的酒风证;《灵枢·邪客》半夏秫米汤,用半夏配秫米,治阴阳失调之失眠证。同时期在长沙马王堆出土的《五十二病方》中可辨认的复方有280余首,其中就有配伍用药。至汉代我国现存最早的本草专著《神农本草经》全面总结了秦汉以来配伍用药经验,在序例云:"药有阴阳配合,子母兄弟,根茎花实,草石骨肉。有单行者,有相须者,有相使者,有相畏者,有相恶者,有相反者,有相杀者,凡此七情,合和视之。当用相须相使者良,勿用相恶、相反者。若有毒宜制,可用相畏相杀者,不尔勿合用也。"全面揭示了中药七情配伍应用的基本规律,奠定了中药配伍应用的理论基础。

汉代张仲景著《伤寒论》创六经辨证,共113方,治外感伤寒证; 又著《金匮要略》立脏腑辨证,撰方262首,治内伤杂病,全面总结了汉代以前丰富的临床经验,提供了辨证论治及方药配伍的重要原则,创立了法度严谨,疗效突出,启迪后人的成功配伍用药方例,被后人奉为经方鼻祖。

两晋南北朝时陶弘景著《本草经集注》,对《神农本草经》七情配伍含义多有阐发,谓相须、相使为“各有所宜,共相宣发”,相畏、相杀为“取其所畏,以相制耳”,相恶、相反为“理性不和,更以成患”,同时又对此提出质疑,“旧方用药,亦有相恶,相反者,服之不为忤”,认为“或有持制者”,但考虑到用药安全,陶氏最终还是认为“虽尔,恐不及用”。陶氏还对“七情药例”进行了整理,多为后世本草继承。

五代韩保昇《蜀本草》系统整理了《神农本草经》七情配伍用药分类数目,被宋·唐慎微《证类本草》及明·李时珍《本草纲目》所载录,即“凡三百六十五种,单行者七十一种,相须者十二种,相使者九十种,相畏者七十八种,相恶者六十种,相反者十八种,相杀者三十六种,凡此七情合和视之。”其中所言“相反者十八种”可能是金元时期十八反歌括“本草明言十八反”的本源。

宋·寇宗奭《本草衍义》对七情中相反相恶又做了进一步分析:“相反为害,深于相恶者,谓彼虽恶我,我无忿心,犹如牛黄恶龙骨,而牛黄得龙骨更良,此有以制伏故也。相反则彼我交仇,必不和合。”至此,配伍用药从理论到实践均已逐步自成体系。

金元时期,医家对中药七情含义多有讨论,常将相畏与相恶、相反相混淆。张子和《儒门事亲》首载十八反歌括,明·刘纯《医经小学》载十九畏歌括,对防止反药同用起到了推广的作用。明·陈嘉谟《本草蒙筌》对中药七情含义综合前人论述进行了系统整理:“有单行者,不与诸药共剂,而独能攻补也,如方书所载独参汤,独桔汤之类是尔。有相须者,二药相宜,可兼用之也。有相使者,能为使卒,引达诸经也,此二者不必同类,如和羹调食,鱼肉葱豉各有宜,合共相宜发足尔。有相恶者,彼有毒而我恶之也,有相畏者,我有能而彼畏之也,此二者不深为害,盖我虽恶彼,彼无忿心,彼之畏我,我能制伏,如牛黄恶龙骨,而龙骨得牛黄更良;黄芪畏防风,而黄芪得防风其功愈大之类是尔。有相反者,两相仇隙,必不可使和合也。如画家用雄黄胡粉相近便自黯,妬(妒)粉得雌则黑,黄雌得粉亦变之类是尔。有相杀者,中彼药毒,用此既能杀除也,如中蛇虺毒,必用雄黄;中雄黄毒,必用防己之类是尔。凡此七情共剂可否,一览即瞭然也。”内容翔实,不言而喻。

明·李时珍《本草纲目》序例上对中药七情配伍规律进行了更为详尽的阐述:“药有七情,独行者,单方不用辅也;相须者,同类不可离也,如人参、甘草,黄柏、知母之类;相使者,我之佐使也;相恶者,夺我之能也;相畏者,受彼之制也;相反者,两不相合也;相杀者,制彼之毒也。古方多有相恶、相反者,盖相须相使同用者,帝道也;相畏、相杀同用者,王道也;相恶、相反同用者,霸道也;有经有权,在用者识悟尔。”《本草纲目》还总结了历代本草中中药七情配伍的药例,列出“相须、相使、相畏、相恶诸药”药例共285条,促进了七情配伍理论及应用的全面发展。

清·严西亭《得配本草》选用《本草纲目》中药物476种,除论明各药主治外,还详述各种不同药物之间的配合应用,拟定得、配、佐、和配伍规律,为临床配伍用药的发展做了贡献,诚如自序所言“得一药而配数药,一药而收数药之功,配数药而治数病,数病乃一药之效,以正为配,故倡而随,以反为配,亦克而生,运用之妙,殆无过此。”今人丁光迪《中药的配伍运用》、梁嵚五《中药配伍应用》、吕景山《施今墨对药临床经验集》等从临床实践不同角度介绍了常用配伍用药“药对”“对药”范例。近代学者从配伍理论、临床、实验、化学成分变化,广泛开展了中药配伍研究,使中药七情研究向更加科学化、客观化发展。

二、医家见解与研究现状

自《神农本草经》提出药物"七情"配伍规律后,历代医家虽然有不同的认识与见解,但比较一致的认识是: 中药七情主要是指配伍关系,表达了药物之间的相互作用。

自秦汉以来,中医治病以复方配伍用药为主要形式,药物之间配合必然产生一定的相互作用,有的可以增进原有的疗效,有的可以相互抵消或削弱原有的功效,有的可以降低或消除毒副作用,也有的合用可以产生毒副作用,或为临床所宜,或为临床所忌,这种作用变化,具有一定的规律可循,这符合《神农本草经》所谓的中药七情合和,是中医配伍用药必须遵循的准则。关于中药七情的现代研究主要采用化学分离分析技术和药理学实验方法,从临床研究、实验研究等方面,从量效关系、化学成分、药物代谢动力学等角度,研究中药七情关系中各药效物质(有效组分和有效成分)间增效、减毒和调节的内在联系。

1. 单行 《本草纲目》称之为"独行",谓"单方不用辅也",即单味药发挥治疗作用,不用辅助其他药物。单行的概念就是指单用一味药来治疗某种病情单一的疾病,对某些病情比较单纯的病证,往往选择一种针对性较强的药物即可达到治疗目的的用药方法。如古方独参汤,即单用一味人参,治疗大失血所引起元气虚脱的危重病证; 清金散,即单用一味黄芩,治疗肺热出血的病证; 再如马齿苋治疗痢疾; 夏枯草膏消瘿瘤瘰疬; 益母草膏调经止痛; 鹤草根芽驱除绦虫; 柴胡针剂发汗解热; 青蒿素治疗各型疟疾; 丹参片治疗胸痹绞痛; 莪术注射液治疗子宫颈癌; 斑蝥素片治疗原发性肝癌等,都是行之有效的治疗方法。但中药成分复杂,药理作用多样,机体的状态不同、药效物质不同,药理作用迥异; 在临床使用时,要注意发挥药效作用的物质和不同组分之间协同、拮抗以及调节的作用。如人参治疗剂量具有强心作用,但大剂量能降低心肌收缩力; 人参三醇有强心、升压的作用,人参二醇具有降血压作用。附子、附子总生物碱具有强心、抗心律失常的作用,附子酯型生物碱是引起心律失常的毒性部分,附子水溶性生物碱是抗心律失常的有效部分。

不同的单行药其产生作用的物质基础不同,有些单行药含复杂的化学成分,是产生多方面作用的物质基础,有些单行药的某一或某一类成分对某一或某几种疾病产生针对性的作用,如独参汤(人参注射液、红参注射液、人参芦皂苷片、人参水提液、人参多糖等)可独立用于休克、心律失常、冠心病、高脂血症、高凝血症、老年人病态窦房结综合征、衰老、白细胞减少症、慢性肝炎、急性肝炎、糖尿病、过敏性鼻炎、性功能障碍、病毒性心肌炎等[1],与其所含的多种人参皂苷、挥发油、有机酸、人参酸、糖类、维生素、微量元素、矿物质、胆碱、麦芽糖酶、转化酶等,具有抗休克、强心、扩张血管、增强人体免疫功能、抗衰老、增强应激能力、抗疲劳、益智等作用,影响垂体—性腺轴、垂体—肾上腺皮质轴、物质代谢等方面密不可分[1]; 而葛根的主要成分葛根黄酮类,具有扩张冠状动脉、抗心律失常、降血压、降血糖、扩张外周血管等作用,故可独立运用于冠心病(葛根素、葛根注射液)、心律失常(葛根素)、高血压(葛根片)、偏头痛(葛根片)等疾病[2]。

现代也有学者认为,单行还包括各药单独取效,互不影响临床效应的两味药物之间的配伍关系。两味药可能为同一患者的病情所需,但是它们之间却不具有增减疗效或毒性的特殊关系,两药合用也不会产生新的治疗效应或毒副效应。此说还需进一步研究。

2. 相须 《神农本草经》最早把相须、相使合并提出:"当用相须相使者良"。《本草经集注》指出:"其相须相使,不必同类……共相宣发也",也是相提并论。只是《本草蒙筌》《本草纲目》才分而述之。《本草蒙筌》谓："有相须者,二药相宜,可兼用也。"《本草纲目》云："相须者,同类不可离也,如人参、甘草、黄柏、知母之类。" 对相须药物配伍后可以增强药效,历代医家均无争议。但相须二药是否必须同类,观点不同,《本草经集注》谓 "不必同类",《本草纲目》提出 "同类不可离也"。然后世诸家认识趋同,即相须配伍的药物必须是同类,所谓同类,包括性能、功效、应用相同或相似。近代认为相须的概念就是指两种性能、功效、应用相类似的药物配合应用,可以增强原有药物功效的配伍方法。如大黄、芒硝相须为用,治疗积滞便秘,尤其以热结便秘为宜。现代研究表明生大黄能刺激肠道,增加蠕动而促进排便;芒硝的主要成分为硫酸钠,在肠中不易吸收,易形成高渗盐溶液,使肠道保持大量水分,容积增大,刺激肠黏膜感受器,反射性地引起肠蠕动亢进而致泻。二药配伍,泻下作用更强。

3. 相使 《神农本草经》《本草经集注》常把相须、相使合并论述,这是由于这两种配伍用药均能增强药效目的是相同的缘故。自《本草蒙筌》谓："有相使者,能为使卒,引达诸经也",《本草纲目》谓:"相使者,我之佐使也",后世医家才分而述之。近代认为相使的概念就是指以一种药物为主,另一种药物为辅,两药合用,辅药可以提高主药功效的配伍用药方法。如黄连配伍木香,治疗湿热泻痢,黄连清热燥湿止痢,木香行气燥湿止痛,相使为用。现代研究表明黄连体外对痢疾杆菌有抑制作用,体内对痢疾杆菌感染致死小鼠有保护作用;黄连、木香配伍,木香能使黄连中盐酸小檗碱的达峰时间提前、血药浓度增加,对14种(株)能够引起感染性腹泻的病原菌有较强的抗菌活性,对在体或者离体胃肠道运动有抑制作用,有一定的抗炎、镇痛作用,其治疗感染性腹泻的范围和强度较好。

4. 相畏与相杀 《神农本草经·序例》云:"若有毒宜制,可用相畏相杀,不尔勿合用也",这是从毒性制约而言。《本草经集注》卷一序录在七情药例中亦谓:"半夏有毒,用之必须生姜,此是取其所畏,以相制耳" 也是从制约毒性而论,然在七情药例中,无毒而相制者亦很多。在金元以后,相畏又常与相恶并论,含有效能受制约之意,如陈嘉谟《本草蒙筌》卷一总论七情谓:"有相畏者,我有能而彼畏之也",其相畏的含义与《神农本草经》有毒宜制原意相悖,却与相恶概念混淆。《本草纲目》"相畏者,受彼之制也",未说明是 "能" 受制,还是 "毒" 受制。然《本草纲目》序例中云 "半夏畏生姜、干姜" 是谓毒性受制,而巴豆条下谓 "巴豆畏大黄","与大黄同用泻人反缓,为其性相畏也",此处明显指功效受到抑制,可见《本草纲目》相畏受彼之制也,"能""毒" 皆制,兼收并蓄。宋以前相畏主要指毒性受制,金元以后多从效能受制论述相畏,与当时出现"十九畏"有关。近代学者讨论相畏,多从制约毒性、烈性或副作用而论,其毒性受制约为 "相畏"。

相畏的概念,就是指一种药物的毒副作用能被另一种药物所抑制,使其减轻或消除。如半夏畏生姜,即半夏的毒副作用被生姜所抑制,生半夏可 "戟人咽喉" 令人咽痛音哑,用生姜炮制后成姜半夏,其毒副作用大为缓和了;甘遂畏大枣,甘遂峻下逐水,戕伤正气的毒副作用被大枣所抑制;熟地畏砂仁,熟地滋腻碍胃、影响消化的副作用被砂仁减轻;常山畏陈皮,常山截疟所引起恶心呕吐的胃肠反应可以被陈皮缓和,这都是相畏配伍的范例。

相杀配伍的概念,就是指一种药物能够消除另一种药物的毒副作用的配伍用药方法。自古以来,相畏、相杀常相提并论,这是从毒性制约情况的不同角度而言。《神农本草经》云:"若有毒宜制,可用相畏、相杀者,不尔勿合用也。"《本草经集注》在七情药例中云:"干姜杀半夏毒。"《本草纲目》谓:"相杀者,制彼之毒也。" 如生姜杀半夏、天南星、莨菪毒;羊血杀钩吻毒;金钱草杀雷公藤毒;麝香杀杏仁毒;绿豆杀巴豆毒;生白蜜杀乌头毒;防风杀砒霜毒等。可见相畏和相杀没有质的区别,是从自身的毒副作用受到对方的抑制和自身能消除对方毒副作用的不同角度提出来的配伍方法,也就是同一配伍关系的两种不同提法。相畏、相杀即是"有毒宜制",主要用于剧毒药的配伍应用,在剧毒药的炮制和中毒解救上还有一定意义。

通过对白芍分别与川乌、细辛、雷公藤配伍研究中缓性减毒机制及现代研究的分析,认为白芍配伍缓性减毒与其"柔、敛、补"药性相关,同时白芍保肝护肝、镇静、抗惊厥、解痉等药理作用,可能是其配伍减毒的现代机制[3]。唐氏等报道黄连及其复方对人鼻咽癌细胞(HNE1)有杀伤作用,黄连单用作用最明显,而与其他药配伍时,其作用稍减弱[4]。附子与甘草、生姜配伍后,乌头碱的含量明显下降,毒性降低[5]。附子生物碱与甘草有效部位(甘草三萜和黄酮部位)配伍能明显降低毒性,协同增强附子的强心作用,提示附子生物碱和甘草有效部位(甘草三萜皂苷和黄酮)是附子甘草配伍减毒增效重要的物质基础[6]。

5. 相恶 《神农本草经》云:"勿用相恶相反者。"将相恶与相反并提。《本草经集注》谓相恶"其主治虽同,而理性不和,更以成患……恐不及不用",主张相恶之药不得同用;同时又谓"相恶者,彼虽恶我,我无忿心,犹如牛黄恶龙骨,而龙骨得牛黄更良,此有以相制伏故也",所谓制伏是指制约降伏,也就是说一种药物能制约降伏另一种药物不利因素时,即便是相恶之药也是可以同用的。李时珍《本草纲目》云,"相恶者,夺我之能也",与《神农本草经》主张一致。近代学者认为相恶配伍的概念,是指一种药物的功效受到另一种药物的牵制使其降低、甚至消失,或认为就是指一种药物能破坏另一种药物的功效。如人参恶莱菔子,莱菔子能削弱人参补气的作用;生姜恶黄芩,黄芩能削弱生姜温胃止呕的作用;沙参恶防己,防己利水伤阴可削弱沙参滋阴生津的作用;白薇恶干姜,干姜温热燥散可削弱白薇凉血解毒的作用;瞿麦恶螵蛸,螵蛸固涩缩尿止遗可削弱瞿麦利尿通淋的作用;鳖甲恶矾石,矾石酸涩燥敛可削弱鳖甲滋阴潜阳、软坚散结之效。近代研究吴茱萸有降压作用,但与甘草同用时,这种作用即消失,也可以说吴茱萸恶甘草。李氏报道大黄能使家兔肠容量显著增加而致泻,巴豆对家兔肠容量无影响,大黄与巴豆混合液则使肠容量明显减少而泻下作用降低。结论为:通过观察巴豆、大黄对肠容量的影响,说明大黄恶巴豆,二药之间存在相恶的配伍关系[7]。吴氏通过观察人参与莱菔子配伍后人参皂苷的煎出量是否减少,研究人参是否恶莱菔子,结果显示:与人参单煎组比较,各人参与莱菔子配伍组人参皂苷 Rg_1 的煎出量均有所减少,其中人参与莱菔子1:1共煎配伍组的煎出量仅为人参单煎时的30.6%,减少最为显著,表明莱菔子具有拮抗人参补虚作用之嫌[8]。以上药例可以作为"相恶"配伍影响原有疗效的部分机制,二药配伍降低疗效,或产生毒性,可能还有其他许多原因,有待今后不断研究总结。

6. 相反 《神农本草经》将相反与相恶相提并论,谓:"勿用相恶、相反者。"《本草经集注》亦言"不用",且谓"相反为害,深于相恶""相反者,则彼我交仇,必不宜合。"后世医家多宗于此,如《本草蒙筌》认为反药"必不使和合"。《珍珠囊补遗药性赋》谓:"共则为害",《本草纲目》谓反药"两不相合"。现代医家多认为反药合用能产生毒性反应或副作用,"相反"配伍的概念也就是两种药物同用能产生或增强剧烈毒副作用的配伍方法。如甘草反甘遂、贝母反乌头。现代毒理学研究表明,甘遂、大戟、海藻、芫花与甘草配伍,半数致死量(LD_{50})下降,毒性增强;实验研究结果表明,配伍前后,药物对实验大鼠呼吸系统均无明显影响,但对循环、消化、神经有不同的损害,可导致实验动物心率加快,丙氨酸氨基转移酶升高,心肌酶谱各指标异常变化,心脏、肝脏、肾脏组织充血、出血,小灶性炎性细胞浸润,细胞组织浊肿变性及空泡样改变。

上述七情配伍除单行外,相须、相使可以起到协同作用,能提高药效,是临床常用的配伍方法;相畏、相杀可以减轻或消除毒副作用,以保证安全用药,是使用毒副作用较强药物的配伍方法,也可用于有毒中药的炮制及中毒解救;相恶则是因为药物的拮抗作用,抵消或削弱其中一种药物的功效,应当尽可能避免使用,但必要时根据实际情况亦可考虑使用,如误服或过服人参而至胀气不舒,则可用莱菔子解除;相反则是药物相互作用,能产生或增强毒性反应或强烈的副作用。一般认为相恶、相反是配伍用药的禁忌。

三、思考与建议

综上所述,中药七情配伍绝不是药物的随意堆砌和随意排列组合,而是在中医药理论指导下,用于疾病治疗的药物的有机组合,其中不少配伍往往又是构成许多复方的主要组成部分。因此,深入研究药物配伍,不仅对提高药效、扩大药物应用范围、降低毒副作用、适应复杂病情、不断发展七情配伍用药理论有着重要意义,同时对开展复方研究、解析组方结构、掌握遣药组方规律也是十分必要的[9]。

历代医家都十分重视药物配伍的研究,除中药七情所总结的配伍用药规律外,两药合用产生与原有药物均不相同的功效是配伍用药的发展,极大地丰富了配伍用药的经验,为临床遣药组方提供了依据。如桂枝配芍药,以成调和营卫、解肌散风的配伍;薄荷配僵蚕以成疏风清热、息风止痉的配伍;菊花配枸杞子,以成滋水涵木、明目退翳的配伍;茵陈配干姜,以成温化寒湿、利胆退黄之配伍;青黛配蛤粉,以成清肝泻肺、化痰止血之配伍;薤白配黄柏,以成化浊导滞、清热燥湿之配伍;地黄配附子,以成阴中求阳、阴阳并调之配伍等。这些都是前人配伍用药的经验总结,是七情配伍用药的发展。产生新疗效的经验配伍,既扩大了适用范围,又适应了复杂病情的需要。

其次,合理的中药配伍之所以能增效、减毒、调控,产生新的治疗作用,与配伍环境关系密切。配伍环境是指中药配伍前后相关作用的因素、条件、空间的总和,分为外环境和内环境。研究中药配伍的配伍环境,就是应用化学原理和药理学方法研究中药的效应物质在配伍环境体系中的来源、积累、分布、迁移、反应、代谢、作用及作用机制。外环境是指中药配伍前后影响药效物质基础与作用机制的因素总和,包括中药的品种、产地、炮制、制剂等影响因素。内环境是指配伍后影响药效物质基础与作用机制的因素总和,包括配伍的不同形式、不同条件、不同的配伍过程发生的物质、化学和生物效应的总和以及药物应用对象的机体和病证状况。如附子与甘草的配伍,附子为单基原植物,不同产地毒性差异较大,毒性物质主要为双酯型生物碱,炮制后双酯型生物碱含量明显降低,久煎有利于双酯型生物碱水解,水解产物为苯甲酸,煎煮超过6小时后,双酯型生物碱基本全部水解,毒性基本消失;配伍甘草,酸性环境改变了毒性成分氮原子的正电效应和空间结构,有利于双酯型生物碱水解成单酯型生物碱;甘草皂苷具有对抗附子酯型生物碱的心脏毒性效应,和甘草酸通过酸性基团结合成盐,改变生物碱的存在形式,发挥协同抑制作用,达到降低双酯型生物碱毒性的目的[10]。

再次,中药剂量比例是药性的基础,也是决定药物配伍后发生药效、药性变化的重要因素。在不同剂量比例情况下,中药的功效也可能不同。赵氏报道黄芩水煎液和黄连水煎液配伍后色谱峰具有加和性,且有新的色谱峰产生;黄芩与黄连配伍为1:2时黄芩苷的含量最高,为1:3时盐酸小檗碱的含量最高[11]。刘氏采用血清药理学方法,制备不同剂量配伍的通脉含药血清,体外检测其对肾小球系膜细胞(GMC)增殖的影响。考察通脉口服液方中黄芪、三七不同剂量配伍对肾小球系膜细胞增殖的影响,筛选其最佳配伍剂量。发现各剂量配比组之间比较,通脉3∶1含药血清抑制作用优于通脉6∶1、1.5∶1含药血清,认为原方黄芪、三七剂量按3∶1配比具有一定的合理性[12]。

虽然中药七情在临床研究和实验研究方面都取得了一些进展,但还存在着以下几个方面的问题:①中药七情的临床研究多个人经验总结,或是文献研究总结。中医流派众多,有些具体药物的配伍关系在中医药学界尚未达成共识,客观上不能完全满足临床配伍用药的需要。②缺乏循证医学做基础的临床大样本研究。③对于中药七情的理解未能灵活、相对来看待。如相恶的概念,高等中医药类规划教材《中药学》将相恶定义为:"两种药物合用,一种药物与另一种药物相作用而致原有功效降低,甚至丧失",并举例:"如人参恶莱菔子,因莱菔子能削弱人参的补气作用。"实际上,清代医家陈士铎就常应用二者配伍治疗虚实错杂病证,现代临床也有二者配伍同用的报道。

根据以上问题提出以下几点建议:①利用拆方等研究手段,探索临床组方用药经验。②采用多中心、大样本临床病例观察,挖掘与验证组方规律。③充分利用现代化学、分子生物学、色谱学等方法和技术对配伍实质进行研究,以揭示中药配伍体外相互作用—化学物质变化—药物与机体相互作用—药理效应变化—毒效变化之间的关联关系,阐释中药配伍的多元作用模式与作用机制,寻找更多的相关现代研究为其提供实验依据,从而进一步丰富中药配伍理论。④进一步丰富和发展中药七情的科学内涵与外延。传统的中药七情配伍理论认为相须、相使配伍为性能功效相类似的药物配合应用,而临床上即使药物不属于同类或没有某些共性的药物配伍使用,也能达到配伍增效的目的,如活血药与行气药的配伍、化痰药与行气药的配伍、收涩药与补益药的配伍等。同时随着现代科学技术手段的发展和应用,研究成果一定程度上揭示了相须、相使配伍也具有解毒作用。因此应该更进一步广义地理解中药七情配伍理论,中药七情中七个方面各自的含义本是固定不变的,但具体到药对中,中药之间的七情配伍关系却可能因多种因素的变化而改变,呈现出相对性。⑤相畏、相杀的配伍过分强调了有毒或无毒。诚然,在应用毒性药或烈性药时必须考虑选用,但是也必须考虑到即使无毒的药物也能产生毒副作用,如补气药易于滞气、凉血止血药易于凉遏留瘀。因此,无毒药物之间的配伍消除毒副作用应该也要考虑在配伍理论中。⑥中药的配伍必须根据中医的核心思想——辨证论治,即使是相须增效的配伍,也是针对特定的病证,并不是所有的相须配伍对于所有的病证都表现为增效,有是证才用是方。⑦自从近代西医传入我国以来,我国医药学家尝试中药与西药配伍合用。清代张锡纯创立著名的"石膏阿司匹林汤",开创了中西医联合使用的先河。中药、西药联合运用防治疾病应用日益广泛,中西药配伍的成药也越来越多,如广泛使用的VC强力银翘解毒片、消渴丸等。由此产生了中西药配合应用可以协同增效,中药能减轻或消除西药的不良反应,中西药合用降低或破坏原有功效,中西药合用会产生或增强毒副作用等情况。

总之,中药之间配伍的研究,是一个非常复杂、艰难但又非常重要、有意义的课题。其研究的目的总离不开提高疗效、降低毒性、节约资源,保证临床安全、合理、有效地用药。但药与药之间,可能在化学成分、药理作用等方面相互影响,此影响又与操作方法、药物来源、实验方法等因素相关,所以在未来的中药配伍研究中,只有严格遵循科学、认真的原则,才能真正使中医的配伍理论及内容得到长足发展。

参 考 文 献

[1] 阴健,郭力弓.中药现代研究与临床应用[M].北京:学苑出版社,1993:1-18,26-27.

[2] 阴健,郭力弓.中药现代研究与临床应用[M].北京:学苑出版社,1993:626-631.

[3] 吴庆光,姚海燕,蓝森麟,等.白芍配伍缓性制毒浅析[J].中药与临床,2012,3(1):36-37.

[4] 唐发清,田道法.黄连及其复方对人鼻咽癌细胞杀伤动力学研究[J].湖南中医学院学报,1995,15(4):41-44.

[5] 吕立勋,赵琳琳,李小娜.附子与干姜、甘草配伍使用后乌头碱含量的变化研究[J].现代中西医结合杂志,2010,19(10):1250-1251.

[6] 王律韵,杨洁红,张宇燕,等.附子与甘草配伍减毒增效的物质基础初探[J].中国中医急症,2011,20(2):248-250.

[7] 李茯梅,段小毛,肖和平."巴豆伍大黄其利反折说"药理研究[J].中医药学刊,2006,24(8):1435-1436.

[8] 吴嘉瑞,张冰,常章富,等.人参与莱菔子配伍后人参皂苷Rg1含量变化研究[J].中国中药杂志,2006,31(1):79-80.

[9] 刘明平,吴庆光.中药复方配伍及有效物质基础研究思路[J].内蒙古中医药,2009,8:63-64.

[10] 彭成.中药药理学[M].北京:中国中医药出版社,2012:27-28.

[11] 赵晓娟,胡律江,郭慧玲,等.相须药对黄芩与黄连分煎液配伍后主要成分含量变化规律研究[J].江西中医学院学报,2009,21(4):46-48.

[12] 刘明平,黄兆胜,吴庆光,等.黄芪、三七不同剂量配伍对肾小球系膜细胞增殖的影响[J].西安交通大学学报(医学版),2009,3:377-379.

第二节　药对配伍的历史沿革、研究现状与思考

中医习惯将两药合用能起到协同作用,增强药效;或消除毒副作用,抑其所短,专取所长;或产生与原药各不相同的新作用等经验配伍,统称为"药对"或"对药"。

药对是中医临床遣药组方常用的配伍形式,其特点是药简力宏,为历代医药学家长期医疗实践的经验总结。最初只是使用单味药,后经过历代医家的不断医疗实践总结,认识到用几味药配合起来治病的效果更好,于是逐渐形成了方剂。"方剂"俗称药方或处方,是在辨证审因决定治法之后,选择合适的药物,酌定用量,按照组成原则妥善配伍而成,是中医临床用药的主要形式和手段,是中医药治疗疾病的优势与特色[1-3]。在中医临床遣药组方上,常常两味药物一起运用,有些源自经方,有些出于时方,两味药物之所以在处方中习用,是由于药对配伍之后,能发生良好的协调作用或较好的制约作用。这种在临床最习用的两味药就是药对,亦称"对药"[4]。

一、历史沿革

药对是历代医家常用的组方形式,是临床遣方用药的精髓部分,浩瀚的中医文献中蕴藏着极其丰富和宝贵的药对应用经验与理论总结。

"药对"之名始见于春秋战国时代的《雷公药对》,李时珍认为是黄帝时雷公所著,北齐徐之才在《雷公药对》的基础上,增修撰成《药对》一书,这2本书均已失传,但在《千金方》《证

类本草》《本草纲目》中仍可见部分内容。"药对"的应用早在《内经》中就有记载,并有气味相合的记述。如《素问·腹中论》的四乌鲗骨一藘茹丸,即是"以四乌鲗骨一藘茹二物并合之"治疗血枯。《灵枢·邪客》的半夏秫米汤治疗胃不和则卧不安证,药对为"置秫米一升,制半夏五合,徐炊"。这两组药对至今仍为临床常用方[5]。

药对理论的形成脱胎于《神农本草经》,《神农本草经》虽未直接提出药对之名,但已有阴阳配合、子母兄弟,并提出"七情和合",从而奠定了药对的理论基础。其序例所云:"药有七情……有单行者,有相须者,有相使者,有相畏者,有相恶者,有相反者,有相杀者。凡此七情,合和视之,当用相须、相使者良,勿用相恶、相反者;若有毒宜制,可用相畏、相杀者;不尔,勿合用也。"即是药对的雏形。同时提出了药有君臣佐使、四气五味等。后世由此对中药配伍理论进行进一步研究,不断丰富了药对的内容。

东汉张仲景虽未直言药对,但对其应用颇有造诣。可贵之处在于临证变通,或取其性,或取其用,或性用兼取,自成条理。《伤寒论》和《金匮要略》之方因其用药法度严谨、配伍精良巧妙而被尊为"方书之祖,医方之经",其中载有的药对很多,以两味药的组方多达40余首。如麻黄与桂枝、附子与干姜、半夏与生姜、茵陈与栀子、柴胡与黄芩等药对,对后世影响深远。又如麻黄与石膏配对,大青龙汤用之,麻杏石甘汤用之,越婢汤亦用之,病证不同,方理各异,药对配伍也各有其理。张仲景对药对的使用非常严谨,即使药对相同,但所用剂量、剂型不同,或者在取材上取生、取干、取汁之不同,其方给予不同的方名以示区别。

南北朝时期,北齐徐之才在《雷公药对》的基础上,增修撰成《药对》一书。以某某为之使、畏某某、恶某某为主要形式,论述了药对的不同作用。其特点在于强调辨证选用药物,正如其序言所说:"虚而劳损,其弊万端,宜应随病加减。"如菊花、卷柏为阳起石、桑螵蛸凡十物使,就是说菊花、卷柏可与阳起石、桑螵蛸等10种药物配对,以适应不同病证的需要[6]。

至唐宋时期,对药对的研究又有了进一步的发展,唐代孙思邈十分重视药对,他在《备急千金要方·大医习业第一》中指出:"凡欲为大医,必须谙《素问》《本草》《药对》、张仲景等诸部经方。"这里把本草、药对、经方三者等量齐观,足见药对是本草学与经方学之间不可缺少的精华。宋朝宋令祺撰《崇文总目辑释》卷三载有《新广药对》三卷。宋代唐慎微所著的《证类本草》,其在序例"诸病通用药"中大量转引了《药对》中君臣佐使等内容。

金元时期,临床医学取得长足发展,临床应用不断创新。张元素在《珍珠囊》中提出六经手足药对:太阳经羌活(手)合黄柏(足);少阳经柴胡(手)合青皮(足);阳明经升麻、白芷(手)合石膏(足);太阴经白芍(手)合桔梗(足);少阴经黄连(手)合知母(足);厥阴经青皮(手)合柴胡(足),对药对多有发挥。另外,张元素关于"相反药对"也有其独特见解,所云"若所谓相反,则各怀酷毒,两仇不共,共则必害事也。然有大毒之疾,又须用大毒之药以劫之。如古方感应丸,用巴豆、牵牛同剂,以为攻坚破积之用;四物汤加人参、五灵脂以治血块;二陈汤加藜芦、细辛以吐风痰,就是对十八反、十九畏药对的巧妙运用。李东垣高徒王好古所著的《汤液本草》,在用药凡例中列出许多药对,如中风发表药对用羌活与防风、风湿诸病药对用羌活与白术、诸风药对用防风与天麻,以及六经头痛药对等,即是对东垣药对的进一步发挥。

明代李时珍《本草纲目》不仅记载了许多药对,还对前人的药对做了不同程度的补充。如对徐氏十剂药对的补充纠正,包括宣剂药对、通剂药对、补剂药对、重剂药对、滑剂药对、湿剂药对等,尚摘引徐之才十剂药对如"生姜合橘皮,通草合防己,人参合羊肉,葶苈子合大黄,麻黄合葛根,磁石合铁粉,牡蛎合龙骨,桑白皮合赤小豆,白石英合紫石英"。并且对易水学派关于药对的内容进行补充说明,如四时药对、各经火药对、各经发热药对等[7]。

清代严西亭编著的《得配本草》每药记载畏恶反使、主治功能和配伍运用等,其中尤以药物的简单适宜配伍最有特色,书名"得配"。药对如怀牛膝条:"得杜仲,补肝;得苁蓉,益肾;配川断肉,强腰膝;配车前子,理阳气。"该书为唐宋以来论述药对最多最详的著作[8]。

近代名医张锡纯乃中西汇通之大家,其临床拟方遣药,精当实效,每有独到见解,尤擅长"对药"的配合,并且擅长将两种相反的药物组配在一起,包括寒药与热药同用、补药与攻药俱行、润药与燥药兼施、通药与涩药并存等多种用药形式,每获良效,既能治病,又无弊端。如张氏自创的秘红丹即是以大黄配肉桂,用以治疗肝郁胃气上逆致吐衄证。方中大黄性寒降胃热,并引胃气下行,故善止吐衄;若胃气逆而无热者,佐以肉桂,降而不寒。两药并用,则寒热相济,性归平和,降胃平肝,兼顾无遗。故临证凡遇吐血者,投以此方,即可奏效,且无留瘀之弊[9-11]。

当今国医大师周仲英、朱良春、张镜人、施今墨、秦伯未等名家在药对应用方面,也有许多独到的见解,临床上常用于疑难杂病的治疗。周老不仅强调药对是组方的基础,并且指出药对配伍不仅是量效之间的累加,同时还能产生质的变化[12]。朱老在长期的临床实践中,创立了辨病与辨证相结合的"药对"临床经验,疗效独特,法度严谨,如用桂枝和附子、土茯苓和萆薢、地龙和僵蚕、补骨脂和骨碎补、黄芪和当归等药对治疗痹证,每获良效[13]。张老更是继承古代医家使用"药对"之遗风,处方习用两药配合,其弟子张存钧更是编写了《张镜人药对口诀》,以便更好地临床应用[14]。施老精于辨证而善用药对,其云:"临证如临阵,用药如用兵。必须明辨证候,详慎组方,灵活用药。不知医理,即难辨证;辨证不明,无从立法;遂致堆砌药味,杂乱无章。"他在遣药组方时,有其独到的见解,常常双药并书,并创制了许多现代药对。吕景山编著的《施今墨对药》收编对药370余对,按照药物的功能和主治分为24类,详细介绍了施今墨先生临床常用对药,包括组成、单味功用、配伍功能、主治病证、常用剂量及临证经验等[15]。秦老在《谦斋医学讲稿》中列举药对97组,其在处方中经常将当归与白芍、苍术与厚朴、半夏与陈皮同用,这种药物的配伍,主要是前人经验的积累,有理有据,为后人遣方用药奠定基础[16]。

在中医药持续发展的今天,采用现代科学技术对药对的深入研究、现代临床对药对的应用实践与基于药对的创新中药的研发等,都将有力地推动药对的发展,并彰显其在中医药领域的地位和作用。

二、药对配伍的临床应用及研究现状

(一)药对的组合规律

顾维明[17]探讨了药对的组成规律,相须配对就是将两种性能功效相类似的药物配合成对应用,可相互增加疗效。相使配对即在性能功效方面有某种共性的药物配合成对,辅药可以提高主药的功效。无论相须还是相使配对均以增强药效为目的。如附子与干姜同属温药,两药配对,可加强回阳救逆作用,有"附子无干姜不热"之说。解表药麻黄、桂枝同用,可加强发汗作用;清热解毒药金银花、连翘同用,可加强清热解毒作用;补气利水的黄芪与利水健脾的茯苓配对使用,茯苓能提高黄芪补气利水的治疗效果。相畏相杀是指配伍之后能够减轻或消除药物的毒性。如乌头性味辛温而有毒,具有祛风除湿、散寒止痛的功效,临床常与白蜜同用，现代研究证实白蜜中含有某些氨基酸，能和乌头碱结合成盐而易溶于水，两药相协，既能提高疗效，又能缓解毒性。再如苍术为燥湿健脾之品，性燥似不宜用之于糖尿病人，而医者认为苍术虽燥湿，但又可益脾阴，配伍玄参以养阴润燥，可制苍术之偏燥，而展其益脾之功，以之相合用治糖尿病，常收到较好效果。徐国龙[18]认为中药药对是以中医药基本理论为依据，以针对一定病证所采用的相应治法为前提，结合中药本身性能及功用组合而成的，并归纳了药对的组成方式为协同配对、相辅配对、相制配对、调节配对、引经配对、特殊配对。

"药对"在中医方剂配伍中具有很强的实践价值和科学规律。大致可分为以下三种形式：

1. 用性味相近或功能相似的两种药物配合使用，相辅而行，互相发挥其特长，从而增强其药效。如麻黄配桂枝，治风寒外感重证，其发汗之力最强；苍术配厚朴，燥湿行气，治湿阻中焦证有效；荆芥配防风，发散风寒，祛风胜湿之功显著；羌活配独活，通治一身上下风湿痹痛；升麻配柴胡，升阳举陷之功加强，用于中气下陷证；黄芪配山药，补气健脾，用于脾气虚证，食少便溏。旋覆花配代赭石，下气平喘，化痰消痞，用治肺气上逆之喘咳，现代用于肝阳上亢之高血压头晕目眩有奇效。三棱配莪术，治血滞经闭腹痛。张锡纯谓："三棱莪术，若治陡然腹胁疼痛，由于气血凝滞者，可用三棱、莪术，不必以补药佐之；若治瘀血过久过坚者，原非数剂所能愈，必以补药佐之，方能久服无弊。"是为善用三棱莪术配伍之典范。

2. 用两种性味功能不同的药物配伍，使之互相补充，扩大应用，从而提高疗效。如木香配黄连，一温一寒，二药相合调升降、理寒热，共同起到行气导滞、燥湿止痢，用治痢疾，里急后重；人参配附子，温补元气之力最强，有应急救脱之功；良姜配香附，疏肝行气，逐寒止痛，治寒凝中焦，胃脘疼痛，其效甚捷。黄柏配苍术，组方"二妙散"以清热燥湿，治疗湿热下注，足膝肿痛。

3. 用性味功能相反的药物相配用，使气血相配，寒热并用，补泻兼施，相反相成，以适应复杂的病证，使之发挥更为理想的疗效。如石膏配麻黄，一寒一温，一清一宣，清宣并进，相反相成，用于肺有郁热而肺气不宣的咳喘最宜；干姜配五味子，一收一散，一开一阖，互补其短，而展其长，利肺气，平喘逆，化痰饮，止咳嗽甚妙；黄连配肉桂，治心肾不交之失眠诸症，李时珍曰其"一冷一热，一阴一阳，阴阳相济，最得制方之妙，所以有成功而无偏胜之害也。"临床上用于治疗神经衰弱之失眠疗效较好。

在现代临床工作中对于"药对"的使用也在不断摸索创新以满足需要。如在临证治疗中常以某一个药物为中心，根据证候需要，合理配伍，组成若干有效的"药对"。其中代表药物附子为"补先天命门真火的第一要药"，其性味辛热，与温补之品合用为常法，与寒凉之药合用为变法，对于寒热错杂之证，用药亦当寒温并用，方可提高疗效。再如附子配黄芩治恶寒发热日久不解。虚人外感后正不胜邪，身热不退，邪难外透，若投辛温发散多易伤阴，予辛凉解表又恐遏阳，唯宜投小柴胡汤和解少阳，少入附子安中托邪，方为两全之法。附子配黄连治湿温后期便溏。湿温后期，发热稽留不退，湿阻中焦，腑气失和导致大便溏泄不实，治疗颇为棘手，此时两药合用，黄连清热燥湿，附子辛热温阳，可鼓舞中阳，透热外出，又可反佐黄连厚肠胃而止泻。附子配石膏治风水、咳喘、疹出难透。《金匮要略》中越婢汤条下有"恶风者加附子一枚"的记载，开后世将石膏附子同用之先河，两药性味功用殊异，但不论时病或杂病，凡本虚标实或寒热夹杂即可巧妙运用。

综上所述，"药对"在临床组方配药中具有重要的实践意义，若中医临床工作者能够在临证治疗中正确选用"药对",既能够用较少药味来适应复杂病情需要,又可调和药物之间的偏性,减少药物毒副作用,更能提高疗效以造福广大患者。

（二）药对临床应用研究

1. 常用药对的研究　在中药复方的临床研究中,一些药对的使用往往比较频繁,称为常用药对。这些常用药对是人们在长期的临床治疗过程中总结得出的,已经形成了一种药物配伍的固定模式。桂枝和甘草是经方中常用的配伍组合,两者配伍,辛甘化阳,临床应用十分广泛,是著名的经方药对[19]。刘萍等通过研究还发现桂枝配伍甘草药对对心律失常、原发性低血压、心肌缺血再灌注损伤等心血管疾病有良好的临床疗效,为更深入的药对配伍规律研究提供线索和依据[20]。麻黄桂枝各半汤出自《伤寒论》,是医圣张仲景创制治疗表郁轻证的方剂,有研究者临床加减用于治疗荨麻疹,取得较好疗效。麻黄桂枝各半汤是扶正祛邪的方剂,现代人生活频率加快,各方面压力增多,运动机会减少,日久这种环境下,逐渐就会造成表虚,抵御外邪之力下降,易患瘾疹,用麻黄桂枝各半汤治疗充分体现了中医整体观念的思想,谨守病机而治之[21]。杨宏博等总结了黄连、吴茱萸药对的临床应用,发现其治疗幽门螺杆菌感染、胃食管反流病、肝胆病、便秘、妊娠恶阻、尿毒症、呕吐、巅顶痛、眩晕、梅核气、重症不寐等症状,均显示出较好的治疗效果,从而也进一步说明了黄连、吴茱萸药对治疗作用谱之广泛[22]。

2. 针对特定疾病的药对研究　对于同一种病证,不同的药物配对往往会取得良好的治疗效果。痛经是妇科常见疾病,尤其是青年女性,痛经的病证一般都具有中医"瘀"的特征。倪建俐等研究了中药复方治疗痛经的用药规律,通过研究发现,当归和川芎、三棱和莪术、乳香和没药、芍药和甘草、柴胡和丹参等药对,都对痛经有着不同的治疗效果[23]。又如哮喘是临床上常见病和疑难病,中医药治疗哮喘历史久远,如麻黄配桑白皮、苏子配葶苈子、细辛配五味子、瓜蒌配杏仁等都有着较好的疗效[24]。

此外,同一单味药,对于配对不同的中药有着不同的临床治疗功能。刘方等在研究辨证论治黄褐斑时,加用了菟丝子与泽泻药对,取得了满意的疗效[25]。而在其他的研究里,菟丝子与补骨脂配对合用,一温一补,温而不燥,补而不腻,阴阳双补又兼固摄,则多用于女子宫寒虚冷、男子精冷遗泄诸症[26]。又如葶苈子配滑石,滑石甘寒滑利,有清热利湿通淋之功,葶苈子辛苦而寒,有清热下气行水之用,两药相伍,可使湿热从下窍而出,小便自利。而葶苈子配桑白皮,葶苈子辛寒,桑白皮甘寒,两者均有泻肺平喘之力,故配伍使用,可用于肺热喘咳之证[27]。

（三）中药药对的研究现状

1. 药对有效成分变化的研究　中药的临床疗效取决于其化学成分,确定药对的化学成分、研究药对与单味药化学成分之间的关系十分重要。谭黎明等定性、定量比较药对金银花与金银藤与其单味药的挥发油组分,结果金银花、金银藤和药对金银花配伍金银藤的挥发油分别定性了44、39和50个成分,定性组分含量分别占金银花、金银藤和药对金银花配伍金银藤挥发油总含量的87.22%、94.54%和90.08%。得出药对金银花配伍金银藤与单味药金银花的共有挥发油组分为32个,与单味药金银藤共有的挥发油组分为33个,三者共有的挥发油组分为25个,药对挥发油出现了10个新的化学成分[28]。李冰心等利用同样的方法分离检测药对陈皮配伍生姜及其单味药陈皮、生姜的挥发油成分,得到药对挥发油组分主要来自于单味药陈皮,而单味药挥发油组分的含量在药对中发生了变化[29]。赵晓娟等在考察黄芩与黄连分煎后两药配伍时主要成分黄芩苷、小檗碱的含量变化规律的研究中，发现水煎液和黄连水煎液配伍后色谱峰具有加和性，且有新的色谱峰产生，主要成分黄芩苷、盐酸小檗碱的相对峰面积有明显变化。得出黄芩与黄连分煎液配伍后主要成分黄芩苷、盐酸小檗碱的含量各有不同的影响，成分含量较高的最佳配伍比例分别是1∶2和1∶3[30]。张文娟等研究经典药对远志与石菖蒲配伍，对单味药材指标成分的影响。采用高效液相色谱（HPLC）法测定远志、石菖蒲及远志与石菖蒲药对远志皂苷元和α-细辛醚的含量，发现远志与石菖蒲配伍后，药对中远志皂苷元的含量显著降低，而α-细辛醚的含量变化不明显，表明配伍使两药中部分成分发生了显著的量的变化，为药物配伍使用提供了实验依据[31]。

2. 药对的药理学研究　运用现代实验技术从药效物质基础、作用机制、临床配伍应用等方面对药对的配伍展开系统而深入的研究，有利于药对功效的发掘，扩大临床用药范围。王欢等观察当归与川芎不同配比（1∶0，2∶1，1.5∶1，1∶1，1∶1.5，1∶2，0∶1）分别经3种制备方法（水提、醇提、先水提后醇提）提取后所得药液对血小板聚集和凝血酶原时间（PT）、凝血酶时间（TT）的影响，探讨当归与川芎药对因配比组方的不同而产生功效的差异性，结果显示归芎药对各组均有一定的抗血小板聚集和抗凝血作用。当归与川芎不同配比药对中1.5∶1对血小板聚集的作用弱于其他配比样品，对PT、TT的影响则是随着当归在药对中比例的增大而增强；3种不同的提取方法中，水提液对血小板聚集作用较弱，醇提液对PT影响较强而对TT影响较弱[32]。李伟霞等观察当归与川芎药对不同配比、不同提取方法对小鼠离体子宫平滑肌收缩活动的影响，并探讨当归与川芎的配对组合规律，结果发现50%醇提、先水提再醇提方法和当归与川芎（1.5∶1，1∶1）配比药对对小鼠离体子宫收缩活动的影响较为显著[33]。叶冰等比较干姜∶细辛∶五味子（1∶1∶1）药对与细辛∶五味子（1∶1）药对对咳喘、急性炎症模型的作用，研究干姜—细辛—五味子药对配伍的药效作用，结果干姜—细辛—五味子药对能显著延长小鼠的咳喘潜伏期，并减少3分钟内的咳喘次数；显著抑制小鼠耳郭炎症肿胀度[34]。单玉等研究苦参、黄芪药对不同提取方法对小鼠免疫功能的影响，结果表明苦参、黄芪乙醇合提提取方法能够促进血清中IL-2的水平和血清溶血素的生成以及增强腹腔巨噬细胞的吞噬功能[35]。周卫等评价少腹逐瘀汤、少腹逐瘀汤减蒲黄五灵脂、蒲黄与五灵脂药对水提物对大鼠急性血瘀模型血液流变性的影响及体外对家兔血小板聚集及凝血酶时间的影响。研究结果表明：少腹逐瘀汤能够明显改善急性血瘀SD大鼠全血黏度，且可以延长TT、凝血酶原时间（PT）和部分活化凝血活酶时间（APTT）；而蒲黄与五灵脂药对在降低全血黏度及体外延长家兔血浆凝血时间方面均优于全方减去蒲黄与五灵脂提取物，提示蒲黄与五灵脂药对与全方减去蒲黄与五灵脂药味配伍可能存在一定的增效作用，为揭示该药对对全方活血化瘀效应的贡献提供了科学数据[36]。

三、思考与建议

1. 药对是连接单味中药与方剂的桥梁　药对是由两味药物配伍组成，因此与单味中药之间有着密切的关系。在中医药漫长的发展历史中，单味药物与药对之间表现出羽翼相协的关系。随着单味药物的出现，相继有了相关药物的配对运用，伴随药物配对运用频率的不断增加，单味中药的应用范围也不断被扩展。因此，可以说单味中药是药对产生的基础，而药对的广泛运用促进了中药新的应用。一般来说，病情比较单纯，选用一味针对性较强的药物即能获得疗效，如妇女血瘀证，张仲景单用红花一味活血化瘀，通经止痛；妇女血虚或血虚兼有瘀滞的月经不调、痛经、经闭轻证,可单用当归治疗。但若病情较重或病情比较复杂,单味药力有限,难以全面兼顾治疗要求;或因有的药物具有毒副作用,单味应用难以避免不良反应,故而常常需要药物配合应用。这种配合应用所形成的药对,其功用一方面以其组成的单味中药的药性和功用为基础,另一方面又表现出药物通过配伍而产生的有别于前者的特殊整体效用,即沈括在《苏沈良方》自序中所言:"有相使者,相反者,有相合而性易者"。如大黄为泻热通便要药,主治实热便秘,然其与最善破血行瘀之桃仁配对,则专入血分,共奏破血积、下瘀血之功,用于治疗瘀热互结之痛经、闭经以及产后恶露不下之少腹疼痛。由此可见,药对虽由两味中药配伍组成,其功用决不是简单的两味中药的药效相加,即前人所言"方之既成,能使药各全其性,亦能使药各失其性。"方剂是在辨证审因、决定治法之后,选择合适的药物,酌定用量、剂型,然后按照组方原则合理配伍,用于防病治病的药物组合。药对与方剂既有相同之处,又有所不同,且两者关系密切。其相同之处在于两者都由单味中药配伍而成,都有自己特定的组成、功用与应用规律。不同之点是药对以"七情和合"为主要配对原则,强调两药之间的配伍关系;方剂则以君、臣、佐、使为主要组方原则,方中药物的配伍强调主次分明,且其应用有特定的剂型、剂量和用法,因此方剂是中药配伍的高级形式。药对与方剂虽有一定区别,但两者又互相联系。很多药对,在临床上实际就是一首独立的小方,如当归补血汤、二妙散、佛手散、二至丸、左金丸、枳术丸等。而一首组成严谨、疗效可靠的方剂,则大多包含若干药对,或以某一药对为主组合而成。如四物汤中便有熟地黄与白芍、当归与川芎、当归与白芍、熟地黄与当归等多个药对。因此可以说,药对既无药性之相对单一,又无方理之相对复杂,既是单味药的深入发展,又可为方剂的起始开端,起到了连接中药与方剂的桥梁作用。药对理论的形成是一个循序渐进,由经验上升为理性认识的过程。而一经形成理论,则必然反过来指导临床用药向前发展。目前,中医药研究已成为世界性课题,其中难题之一就是中医方剂内涵实质的揭示,因为其化学成分过于复杂,不同剂型还有变化,所以从药对入手,既可把单味药研究提升到新的台阶,又能为方剂研究奠定基础,必能收到事半功倍之效[6]。

2. 药对是方剂配伍规律研究的基础和重要切入点 方剂学的形成和发展,很大程度上渊源于药物的配伍,它是组成方剂的基础,掌握药对的配伍应用,特别是二三味药的小方,可以使人悟出方剂的组合规律[14]。药对配伍简单,易于探讨配伍的效应和规律。药对法度严谨,其组成具有一定的规律性,组成方式是两药药性在某种程度上的吻合与制约,如相须配对、相使配对、相畏配对等,具有丰富的内容和奥妙的科学内涵。药对配伍组合的结构特点、配伍效应及其物质基础等研究是方剂配伍研究的基本单元和重要支撑,对于揭示方剂配伍规律及其科学内涵具有引导价值和点面结合的意义。药对配伍理论可在一定程度上说明方剂配伍关系,药对配伍组合及其与方剂配伍的关系研究有助于剖析方剂配伍机理及其治疗疾病的作用机制。近年来,药对配伍研究已成为继拆方试验和正交试验之后方剂配伍规律研究的又一重要研究方向。药对的配伍,不是药物作用的简单相加,而是通过药物之间错综复杂的作用,发挥综合功效。许多方剂的主要功效很可能是由一个或几个药对来承担,其他药可能只是起到辅助作用。尽管这些药对的作用并不能完全代表整个方剂,但可以认为,通过把握方剂中的基本药对,有助于方剂配伍规律的研究。运用现代科技手段从药效物质基础、作用机制、临床配伍应用等方面对药对的配伍展开系统而深入的研究,不仅对理解药对配伍理论具有重要意义,而且对方剂配伍规律的研究具有重要价值。通过揭示药对的配伍规律,阐明其作用机制,寻求发挥最佳作用的配伍比例,从而更好地发挥药物的疗效。另外,还可进一步验证中药的七情配伍关系,为传统的七情配伍理论提供现代的实验依据。另一方面,以药对为基本单元,对确有疗效的方剂进行拆方研究,有助于方剂作用机制的阐明,在临床方面,通过对药对配伍规律的研究,还可为组建新方提供依据[22-23]。因此,药对研究是开展方剂配伍规律研究与科学内涵揭示的重要研究方向和切入点。

3. 药对研究为创新中药提供了思路和有效途径　近年来,药对的研究已逐渐深入,在理论总结、活性成分分析及其药理机制和新剂型开发等方面,已取得了一些成果。许多药对(如当归与黄芪、三七与丹参等)的研究重点已逐渐从配伍"是否有效"向"为什么有效"以及"如何更有效"过渡。但是,目前的研究模式都与单味中药的模式相似,即以相同的方法比较配伍后化学成分及药理作用的变化,不能很好地与中药的配伍理论相对应。因为药对配伍后,其成分之间的相互作用发生在溶出、吸收和代谢等各个环节中,其协同增效、相制减毒的效果正是这些综合作用的体现。故而,药对研究的模式必然要实现从局部到整体的过渡,这才能真正契合中医遣方用药时的思维。再之,从分子水平对配伍机制的阐明,以及新制剂技术在药对开发利用方面的应用尚处在起步阶段,有待进一步提高。药对配伍的理论内核和成分组合机理在本质上与方剂是一致的,如何从理念上突破对药对的研究,是解决方剂组方谜团的基础,也是必经的环节之一。因此,结合现代先进分析技术和前沿药学评价手段对药对进行多角度、深层次的研究,以及基于系统生物学创新思维的整体研究与开发,对药对以及方剂的充分理解和利用是今后研究开发的重点[23]。

药对不是一成不变的,也不是每一首方剂都可使用一个药对。认真学习药对组配方式及其临床应用,无论对于医者还是药物试验人员,都有重要的意义。随着医药学的发展,药对的组配方式还将有很大的发现,在临床方剂中的应用必将取得更大的突破。研究药对有利于进一步了解中药配伍的规律,增进药物的作用和疗效,扩大药物的治疗范围,奠定方剂构成的基础,使之更好地成为沟通中药与方剂的桥梁。并且,研究药对有助于对中药药理及复方药理和药效成分的实验研究,为中药新药的研发提供了一条有效途径。

参 考 文 献

[1] 段金廒,陆茵,陈建伟,等. 方剂现代研究的思路与方法[J]. 南京中医药大学学报,2006,22(1):1.

[2] 唐于平,段金廒,丁安伟,等. 中医方剂物质基础现代研究的策略[J]. 世界科学技术—中医药现代化,2007,9(5):20.

[3] 段金廒,吴勉华,范欣生,等. 中医方药量—效关系科学问题的探讨[J]. 南京中医药大学学报,2010,26(1):1.

[4] 苏庆英. 中医临床常用对药配伍[M]. 北京:中国中医药出版社,2012.

[5] 刘家骅. 药对[M]. 北京:人民卫生出版社,2009.

[6] 滕佳琳. 药对沿革及理论研究概要[J]. 北京中医药大学学报,1995,18(03):33.

[7] 刘家骅. 药对[M]. 北京:人民卫生出版社,2009.

[8] 严洁,施雯,洪炜. 得配本草[M]. 北京:人民卫生出版社,2007.

[9] 叶建红. 张锡纯常用药对特色浅析[J]. 甘肃中医,2001,14(06):64.

[10] 郑彩慧. 张锡纯治喘相反相成的药对配伍浅析[J]. 长春中医药大学学报,2011,27(04):661.

[11] 韶建生,仲润生. 从"药对"探析张锡纯制方特色[J]. 江苏中医,2000,21(10):7.

[12] 周仲瑛. 国医大师周仲瑛[M]. 北京: 中国医药科技出版社, 2011.

[13] 李靖, 高想. 朱良春教授治疗痹证药对举要[J]. 中国实验方剂学杂志, 2011, 17(02): 265.

[14] 陈建德, 洪燕珠. 中药药对的研究进展与思考[J]. 山西中医学院学报, 2007, 8(04): 56.

[15] 吕景山. 施今墨对药[M]. 第4版. 北京: 人民军医出版社, 2011.

[16] 秦伯未. 谦斋医学讲稿[M]. 上海: 上海中医药大学出版社, 1964.

[17] 顾维明. 药对组合的临床应用意义探要[J]. 中医药学刊, 2005, 23(07): 534.

[18] 徐国龙. 试论中药药对组成的原则与方式[J]. 中国中医基础医学杂志, 2002, 8(3): 221-223.

[19] 王胜鹏, 陈美婉, 王一涛. 中药药对的系统研究(Ⅰ)—理论与物质基础研究[J]. 世界科学技术—中医药现代化, 2012, 14(02): 1317.

[20] 姜红玲. 麻黄桂枝各半汤加减治疗荨麻疹60例[J]. 湖南中医药大学学报, 2009, 29(11): 37.

[21] 杨宏博, 肖小河, 赵艳玲, 等. 黄连、吴茱萸药对的研究进展[J]. 中国药房, 2010, 21(15): 1432.

[22] 倪建俐, 张攀, 任福尧. 药对在痛经治疗中的应用规律[J]. 中医杂志, 2010, 51(2): 108.

[23] 朱智慧. 哮喘药对气味配伍浅析[J]. 江西中医药, 2010, 7(10): 12.

[24] 刘方, 李成能, 艾儒棣. 浅析菟丝子与泽泻药对在治疗黄褐斑中的意义[J]. 四川中医, 2010, 28(10): 54.

[25] 郭建生, 陈士伟, 刘敏雯. 臧堃堂运用药对经验[J]. 光明中医, 2011, 26(1): 35.

[26] 马梅芳, 李洁. 葶苈子临床常用配伍药对分析[J]. 中医药临床杂志, 2007, 19(4): 343.

[27] 刘萍, 张丽萍, 王平. 桂枝甘草对药的源流及功效初探[J]. 光明中医, 2010, 25(11): 2120.

[28] 谭黎明, 李晓如. 药对金银花—金银藤与其单味药挥发油组分的比较研究[J]. 中国药学杂志, 2010, 45(6): 416.

[29] 李冰心, 李晓如, 王时荣, 等. 药对陈皮—生姜与其单味药挥发油共有组分的比较分析[J]. 亚太传统医药, 2010, 6(6): 11.

[30] 赵晓娟, 胡律江, 郭慧玲, 等. 相须药对黄芩与黄连分煎液配伍后主要成分含量变化规律研究[J]. 江西中医学院学报, 2009, 21(4): 46.

[31] 张文娟, 郑晓晖, 房敏峰, 等. 经典药对远志—石菖蒲配伍前后指标成分的变化分析[J]. 药物研究, 2009, 18(15): 6.

[32] 王欢, 唐于平, 郭建明, 等. 当归—川芎药对不同配比组方对家兔血小板聚集和凝血功能的影响[J]. 中国实验方剂学杂志, 2010, 16(2): 73.

[33] 李伟霞, 华永庆, 唐于平, 等. 归芎药对对小鼠离体子宫收缩活动的影响[J]. 南京中医药大学学报, 2010, 26(2): 120.

[34] 叶冰, 却翎, 包·照日格图, 等. 干姜—细辛—五味子药对的止咳、抗炎作用研究[J]. 四川中医, 2010, 28(11): 61.

[35] 单玉, 李贺, 董晓茜, 等. 苦参、黄芪药对对增强小鼠免疫功能最佳提取方法的研究[J]. 实用心肺脑血管病杂志, 2010, 18(6): 712.

[36] 周卫, 宿树兰, 刘培, 等. 蒲黄—五灵脂药对在少腹逐瘀汤活血化瘀效应中的贡献[J]. 中国实验方剂学杂志, 2010, 16(6): 179-183.

第六章　用药禁忌篇　中药用药禁忌的历史沿革、研究现状与思考

中药的用药禁忌主要包括配伍禁忌、妊娠禁忌、服药时的饮食禁忌以及病证用药禁忌四个方面。临床使用中药时，为了确保临床疗效、安全用药，避免毒副作用的发生，必须注意中药的用药禁忌。

第一节　中药配伍禁忌的历史沿革、研究现状与思考

中药的配伍禁忌是指某些中药合用会产生或增强剧烈的毒副作用或降低、破坏药效，因而应该避免配合应用，即《神农本草经》所谓"勿用相恶、相反者"。目前医药界共同认可的中药配伍禁忌有"十八反"和"十九畏"，下面分别介绍它们的历史沿革、研究现状与思考。

一、中药"十八反"的历史沿革、研究现状与思考

中药七情中的相反是指某些药物合用会产生或增强药物的毒性或副作用。"十八反"是中药配伍禁忌之一，属于中药七情中相反的范畴。其歌诀"本草名言十八反，半蒌贝蔹及攻乌，藻戟遂芫俱战草，诸参辛芍叛藜芦"是古人临床医疗实践与经验的总结，被医药从业者所熟记。然而，对其"反"与"不反"，历来争议颇多，大多数中医师将其作为配伍禁忌，但也有学者认为，在特定的病理条件下，若辨证准确，合理运用，"十八反"反药组合也能相反相成、治疗沉疴痼疾。

中药"十八反"究竟因何而来？究竟反与不反？目前来看，始终没有确切的答案。下面来追溯一下"十八反"的历史沿革与研究现状。

（一）历史沿革

最早记载中药配伍关系的是《神农本草经》。其序例指出：药"有单行者，有相须者，有相使者，有相畏者，有相恶者，有相反者，有相杀者。凡此七情合和视之，当用相须、相使者良；勿用相恶、相反者；若有毒宜制，可用相畏、相杀者。不尔，勿合用也。"这里提到的七情，即是中药配伍的七种不同情况，最早涉及了中药配伍禁忌理论，提到了"勿用相恶、相反者"。"相反"一词也源于此。

两晋南北朝时期，本草学著作中已有了具体相反药物的记载。如梁·陶弘景在《本草经集注》序列中分列了相反诸药：甘草反甘遂、大戟、芫花、海藻；人参、丹参、玄参、沙参、苦参、细辛、芍药反藜芦；乌头反半夏、瓜蒌、贝母、白及[1]。这些内容与今天的"十八反"歌诀的

内容大致相同,但还没有形成今天朗朗上口的歌诀。

唐、五代时期,"十八反"有了进一步发展。五代后蜀·韩保昇所著的《蜀本草》对《神农本草经》的配伍关系做了统计:"三百六十五种,有单行者七十一种,相须者十二种,相使者九十种,相畏者七十八种,相恶者六十种,相反者十八种,相杀者三十六种。"所谓"十八反"之名,盖源于此。

现存文献中最早专章列举"十八反"完整内容的为北宋·王怀隐《太平圣惠方》卷二"药相反",即"乌头反半夏、栝楼、贝母、白蔹;甘草反大戟、芫花、甘遂、海藻;藜芦反五参、细辛、芍药"共十八种,不包括白及,也未说明五参有哪几种。

至金元时期,才逐渐形成了"十八反"歌诀,便于诵读。南宋·陈衍《宝庆本草折衷》虽首先转引了《经验方》中所载十九反歌诀"贝母半夏并瓜蒌,白蔹白及反乌头;细辛芍药(有白有赤,一作狼毒)五参辈(原注:人参、丹参、沙参、玄参、苦参),偏与藜芦结冤仇;大戟芫花兼海藻,甘遂以上反甘草,记取歌中十九反,莫使同行真个好。"但此歌诀内容较为冗长,在历史上并没有得以广泛流传。后来,张子和《儒门事亲》卷十四中又首先编撰了"十八反"歌诀,即"本草名言十八反,半蒌贝蔹及攻乌,藻戟遂芫俱战草,诸参辛芍叛藜芦。"李东垣《珍珠囊补遗药性赋》中所载十八反歌诀中又将"本草名言十八反"的"名"改为"明"。后世在此基础上又对"十八反"内容做了很多补充,但仍以金元时期的"十八反"歌诀流传最广,沿用至今。

至明清时期,"十八反"歌诀广泛流传,但所涉及的药物内容较之前有明显增加,有关本草著作在收载相反药物时,亦多不囿于十八、十九种之限。如《本草纲目》列举了相反诸药[2]:甘草反大戟、芫花、甘遂、海藻;大戟反芫花、海藻;乌头反贝母、瓜蒌、半夏、白蔹、白及;藜芦反人参、沙参、丹参、玄参、苦参、细辛、芍药、狸肉;河豚反荆芥、防风、菊花、桔梗、甘草、乌头、附子;蜜反生葱;柿反蟹。共载相反药物36种。此外,反藜芦的诸参,最早只提及人参、沙参、玄参、苦参、丹参5种,后来又逐渐扩及党参、西洋参、人参叶等,说法不一,但无论医籍所列举的相反药物如何增减,仍然沿用"十八反"的名称,可见"十八反"已经失去固定数量的含义。

综上所述,今天所传诵的"十八反"歌诀,是宋代才形成的,并非一直伴随中药而生,而所涉及的药味也存有异议,至于"十八反"为什么反?古人未说明,我们也无从考证。但健康所系,性命相关,慎重起见,中药"十八反"一直以来被视为配伍禁忌。《中华人民共和国药典》(以下简称《中国药典》)也将"十八反"列入配伍禁忌之中。其中,《中国药典》1963年版在"凡例"中明确规定:"注明畏、恶、反,系指一般情况下不宜同用。"此后历版《中国药典》均将"十八反"的内容收录在了相关各药的"【注意】"项中,并注明不宜同用。

根据"十八反"歌诀,结合用药禁忌经验,2010年版《中华人民共和国药典·一部》对"十八反"内容进行了完全收录,涉及药物的各类品种,分别记录在相关各药的【注意】项中。其中包括:半夏、法半夏、川贝母、湖北贝母、浙贝母、伊贝母、平贝母、瓜蒌、瓜蒌子、瓜蒌皮、天花粉、白及、白蔹不宜与乌头类药材同用(乌头类药材包括川乌、制川乌、草乌、制草乌、附子);人参、人参叶、西洋参、党参、丹参、玄参、北沙参、南沙参、苦参、细辛、赤芍、白芍不宜与藜芦同用;甘草不宜与海藻、京大戟、红大戟、芫花、甘遂同用。至2015年版《中华人民共和国药典·一部》沿用了此内容。

(二)宜忌争论与研究现状

从古至今,与"十八反"相伴而生,形影不离的就是关于"十八反"究竟反与不反的宜忌争论。

1."忌用"之说　"十八反"作为中药的配伍禁忌,无论是古代医籍,临床报道,还是现代科学研究,都有一些学者认为"十八反"反药组合应当忌用。

正如"十八反"的历史沿革中所述,从《神农本草经》提出"勿用相恶、相反者"到金元时期的张子和《儒门事亲》中朗朗上口的"十八反"歌诀,再到明代著名医药学家李时珍编著的药学专著《本草纲目》,"十八反"反药组合被历代医家屡屡提及,多以"相反"定性,直至现代历版《中国药典》也分别列出了"十八反"反药组合不宜同用。可以说大部分医家均强调了"十八反"应当"忌用"的一面。

从临床的角度来看,大多数临床医生都遵循"十八反"歌诀的内容,认为"十八反"属"忌用"范围。如贾先红氏根据临床实践,总结出甘草与海藻同用不良反应主要表现为腹痛、恶心、呕吐等胃肠道不适的症状,且与患者的年龄、体质、并发症等关系密切[3]。汤友瑞报道,川乌、草乌与贝母、半夏同用治疗风湿痛时患者出现四肢抽搐、全身麻痹、神志模糊的中毒症状,说明反药同用具有增毒的不良作用[4]。

现代药学和药理学实验研究则从另一侧面为"十八反"反药组合的"忌用"提供了一定的科学依据。如刘文龙等运用高效液相色谱和电喷雾质谱法,定量分析了川乌配伍前后双酯型生物碱含量,结果显示生川乌与生半夏、瓜蒌子、全瓜蒌、瓜蒌皮、浙贝母、白及的共煎液中双酯型生物碱含量高于生川乌单煎液[5]。孟宪生等利用UPLC/Q-TOF-MS BPI离子流图谱,分别绘制细辛和藜芦配伍前后的BPI离子流指纹图谱,对图谱中分子离子峰进行分析,从化合物变化幅度看,细辛、藜芦配伍混合煎煮后,细辛中几种化合物的含量变化从54.8%至344.32%,为细辛反藜芦提供了一定科学依据[6]。段金廒等研究表明,海藻能促进大鼠离体回肠和小鼠小肠运动,当与甘草合用后其生物效应受到明显抑制。甘草可能通过对肠管运动的抑制,抑制了海藻"润下""利水"的功效[7]。张艳军等研究表明,法半夏、川贝母、白及与制川乌配伍后可使制川乌的镇痛起效时间延后,白蔹与制川乌配伍后可显著降低制川乌的镇痛效果,因此,降低乌头的镇痛作用或延迟起效时间可能是"半蒌贝蔹及攻乌"反药组合相反的具体表现之一[8]。朱冠秀等研究表明,藜芦与北沙参配伍合煎后显著增加的藜芦中毒性较大的生物碱类成分含量,同时,以急毒实验动物死亡率为指标,南沙参、北沙参与藜芦合用后,毒性明显增大[9]。

2."宜用"之说　虽然关于"十八反"的"忌用"之说在中医药界被普遍认可,但是历代方书、医案中也不乏"十八反"反药组合同用的记载,如《金匮要略》《千金方》《太平圣惠方》《圣济总录》《普济方》等。据统计[10],汉代张仲景《金匮要略》共收集方剂262首,其中含"十八反"反药组合的方剂有4首,即甘遂与甘草同用的甘遂半夏汤,乌头与半夏配伍的赤丸,附子与半夏配伍的附子粳米汤以及附子与栝楼根(天花粉)配伍的栝楼瞿麦丸。唐代孙思邈《备急千金要方》载有方剂5300余首,其中含"十八反"反药组合的方剂10首。宋代《圣济总录》载方近2万首,其中含反药组合的处方58首。明代《普济方》是我国古籍中收载方剂最多的方书,载方达61739首,其中含反药组合的处方366首,明代《证治准绳·疡医》中载13首,清代《疡医大全》中收录14首,等等[11]。而近代的《中医大辞典·方剂学》中收载7500首方剂,分析发现该书收载的方剂中含反药组合的有119首,分布于52部医著中。当代的2010年版《中国药典·一部》收载的1065个中药成方制剂中,也有10个含"十八反"反药组合的中成药品种[12]。2005年版《中华人民共和国药典临床用药须知·中药卷》中收载的1423个中成药品种中,含"十八反"配伍的成方有9个[13];2004年版《国家基本药物中成药制剂品种目录》收载的1260个中成药品种中,含"十八反"配伍的品种有8个[14];《中华人民共和国卫生部药品标准·中药成方制剂》收载的4052个成方制剂中,含"十八反"配伍的品种有43个[15]。可见,历代医药书籍中均有"十八反"反药组合在复方中相反相成的应用。

从临床研究的角度来看,虽然"十八反"属中药配伍禁忌已成为业界公认,但是反药同用的医案也举不胜举。刘连华用海藻玉壶汤加减治疗甲状腺肿大、甲状腺瘤等病38例,经长期服用后症状均有不同程度的改善,最长服药时间近120天,无任何不良反应[16]。李振虎应用唐代孙思邈《千金翼方》中所载"神丹"(由附子、乌头、人参、半夏、茯苓和朱砂6味药组成)进行随证加味治疗慢性乙肝1119例,随着疗程的延长,患者体质与病情大多逐步得到改善,观察2年,结果显效(ALT恢复正常、HBV-DNA、HBeAg、HBsAg均阴转)176例,有效(ALT恢复正常、HBV-DNA、HBeAg、HBsAg仍为阳性)626例,总有效率71.7%。其中肝纤维化改善尤为显著,肝纤维化异常患者733例,经B超检查和肝纤维化指标检测2项均复常者382例,复常率为52.2%[17]。蒲辅周[18]、朱良春等[19]也提出不必拘泥于"十八反",有是病所以用是药。2011年度国家重点基础研究发展计划(973计划)项目的课题六"基于临床应用的中药'十八反'宜忌条件及配伍关系研究"(No.2011CB505306)课题组检索到了含有"十八反"反药组合同用的临床研究文献(1911—2014年)共6644篇,其中"藻戟遂芫俱战草"类1191篇,"半蒌贝蔹及攻乌"类5432篇,"诸参辛芍叛藜芦"类21篇,通过循证医学角度进行数据分析,结果显示"十八反"反药组合在"适宜条件"针对"某些特定疾病"在"特定适用范围"下临床可配伍使用。

从现代药理学研究的角度来看,虽然许多研究资料显示"十八反"反药组合"忌用"有一定的科学依据,但另一方面,有些研究则显示出"十八反"反药组合在某些特定的条件下表现出"不反"。如高晓山等研究表明,制川乌与姜半夏对于似阳盛的实验动物耐高湿能力有明显的抑制作用,对健康动物则影响不显著;此外,其协作单位研究表明,甘遂配甘草、红大戟配甘草、芫花配甘草,对于小鼠实验性炎症、大鼠实验性胸腔渗液都有良好的抑制效果[20]。2011年度国家重点基础研究发展计划(973计划)项目的课题六"基于临床应用的中药'十八反'宜忌条件及配伍关系研究"(No.2011CB505306)课题组的研究也表明,含海藻甘草反药组合的海藻玉壶汤在海藻和甘草特定配比时,可改善甲状腺肿大大鼠甲状腺相关激素水平表达的异常,其中含有海藻、甘草反药组合的海藻玉壶汤原方组较全方去掉海藻或去掉甘草的组别改善效果好。在接近临床剂量下,含甘遂甘草反药组合的甘遂半夏汤全方对癌性腹水实验大鼠增加尿量、降低腹水量等利水方面的作用优于全方去掉其中一味反药或两味反药组[21]。

由此可见,"十八反"究竟反与不反?目前并无统一的结论,还需要对其做长期艰苦、深入细致的研究工作,才能去伪存真,得出准确的结论。在目前现行《中国药典》作为配伍禁忌收载的情况下,"十八反"原则上是不宜同用的,临床用药应采取谨慎的态度,以免发生意外。

(三)思考与建议

综上所述,"十八反"中反药组合同用必曾有其深刻的临床应用教训。自金元时期张子和《儒门事亲》首次记载十八反歌诀流传至今,告诫后人不要再重蹈覆辙。但遗憾的是,沿传甚久的"十八反"歌诀有解无析,"十八反"到底反不反? 为什么反? 怎么反? 始终没有定论。因此,对"十八反"的研究始终未曾停息,到目前为止,主要从临床和实验两个方面进行研究。

临床上,由于"十八反"是中药配伍禁忌的主要内容之一,大多数医生避免将"十八反"反药组合同用,因而对其进行大样本、规范化的临床研究实属不易。目前,临床方面的研究多是从文献的角度,进行回顾性总结,从中挖掘整理"十八反"反药组合的临床安全性评价和配伍应用规律。如杨环等用关联规则和对应分析等数据挖掘方法对《中医方剂大辞典》中含"十八反"甘草与逐水药(甘遂、芫花、大戟)古方进行分析,结果表明甘草与逐水药同方配伍高频药物以温阳、化痰、理血等功效为主; 剂型以膏最多,丸、汤次之; 用法方面外用多于内服[22]。刘佳等检索了1911年1月至2012年4月使用"十八反"中甘草、甘遂反药组合的临床研究文献119篇,其研究结果表明,甘草、甘遂临床同用时多以"生甘草""醋甘遂"的炮制形式、以1∶1的比例、汤剂、口服使用,主要用于治疗内科疾病,但其安全性尚不能确定[23]。

关于"十八反"的实验研究则主要从化学物质基础、药理学、毒理学等方面开展。

从20世纪50年代开始至80年代,主要是对"十八反"个别反药组合的研究。其中研究较多的为"藻戟遂芫俱战草"组反药组合,主要是在兽药领域的应用,实验设计相对较为简单,多以死亡只数来界定反药的毒性。但这些研究已引起了医药学者的普遍关注,也为后来十八反的实验研究提供了借鉴。

20世纪80年代至90年代开始对"十八反"全部反药组合展开了较系统的研究,内容不仅涉及反药组合配伍后的毒理学研究,而且也包括一部分药学和药效学方面的研究,检测指标也趋于多样化[24]。如杨致礼等分别观察了"十八反"反药组合对小白鼠[25]和家兔[26]的毒性作用,从一般体征、病理和组织学检查、血液及生化指标测定几个方面评价了反药组合的毒性。沈光稳[27]和杨安泰等[28]采用发光菌的抑光率来评价"十八反"的毒性。许立等[29]则从影响肝药酶代谢方面初步探讨反药组合的药理学和毒理学变化。凌一揆等[30-31]除了毒理学以外,还从镇痛、止血、镇吐等药效学角度探讨了生川乌和白及、半夏反药组合的作用。

而且,这一时期对十八反的研究逐渐细化,学者们普遍认为十八反是一定条件下的配伍禁忌[24],不同比例、不同剂量、不同制剂方法、不同给药途径、不同剂型[32]都与其毒性密切相关。同时,开始研究在病理条件下应用与在生理条件下应用的不同效果,如王佑之[33]在家兔急性肝损伤条件下研究甘遂与甘草反药组合,认为在此条件下甘草甘遂配伍并不出现明显的刺激作用和毒副反应。

与此同时,对"十八反"反药组合的药学研究逐渐展开。王健等通过查阅文献考证了古今"十八反"药味基原、入药部位、炮制方法的不同之处,强调药材同一性问题[34]; 何国光等用容量分析法和双波长薄层扫描法测定了川乌配贝母后生物碱含量的变化,从指标性成分的角度探讨"十八反"药物的配伍关系[35]。但总体来说,这一时期,物质基础方面的研究还相对薄弱。

20世纪90年代,高晓山提出了"妨害治疗"的观点,认为有的反药组合可能干扰或妨害组合内药物的某些药效; 也有可能在方剂中干扰或妨害方剂的某些药效[36]。这一理论的提出进一步丰富了十八反的内涵,为十八反的研究开辟了一个新的领域。

进入21世纪,对"十八反"的研究向纵深方向发展,药理学和毒理学的关注点多集中在细胞、基因、蛋白等层面。如黄蓓蓓等研究发现,甘草与芫花对P-糖蛋白均有抑制作用,且合用对P-gP抑制作用增强,从而改变空肠黏膜透过性,影响机体对药物的吸收[37]。而"十八反"与肝药酶细胞色素P450关系的研究也进一步深化到基因表达的层面[38],同时开始对其同功酶与"十八反"反药组合毒性关系进行研究。如夏成云等通过研究大戟与甘草配伍对大鼠肝功能和肝脏微粒体中CYP3A2在mRNA水平、蛋白表达及酶活性方面的影响,认为大戟、甘草可能存在基于药物代谢酶机制的相反作用[39]。代方国等通过检测肝脏CYP2E1的表达和活性变化,发现甘遂甘草配伍时,甘草对CYP2E1活性的诱导能力更强,从而导致甘遂的毒性增强[40]。

而药学研究方面,随着科技水平的提高,检测"十八反"反药组合物质变化的手段也趋于多样化。薄层色谱法[41]、高效液相色谱法[42-43]、超高效液相色谱—飞行时间电喷雾质谱技术(UPLC-P-TOFMS)法[6,44]相继运用于"十八反"物质基础的研究中来,甚至有学者尝试分析含反药组合的海藻玉壶汤毒代动力学特征[45]。

2011年以来,国家更加重视"十八反"的研究,科技部国家重点基础研究发展计划(973计划)立了专项"基于'十八反'的中药配伍禁忌理论基础研究"(项目编号2011CB505300),开展了关于"十八反"的系统研究。项目组从理论研究方面,围绕中药配伍禁忌理论关键科学问题和"十八反"中药的临床用药特点,总结形成了中药配伍禁忌的三类作用模式[46]:①表征相反配伍特征的致毒增毒作用模式;②表征相恶/相畏配伍特征的降效减效作用模式;③表征相反/相恶/相畏多元配伍特征的毒效复合作用模式。实验研究方面,创建了符合现代科学认知规律的中药配伍禁忌研究策略与技术平台。更加注重"十八反"配伍药—效—毒之间的联系,更加注重生理、病理条件及不同配伍条件下反药组合的作用。这一时期,更多的现代科技被应用于"十八反"的研究中,采用高分离快速液相色谱串联四级杆—飞行时间质谱(RRLC-Q-TOF-MS)联用技术、电化学技术[47]等对"十八反"反药组合进行物质基础研究,药理毒理方面也进一步从药物代谢酶[48]、细胞毒性[49]等角度展开深入研究。项目组现有的研究结果显示:①"十八反"作为配伍禁忌可能存在致毒增毒作用,也可能存在降效减效作用;②"十八反"是一定条件下的配伍禁忌,不同的配伍剂量、比例、入药方式、炮制品种以及不同的生理、病理状态均会影响反药同用的生物效应。

总之,"十八反"在临床研究和实验研究方面都取得了一些进展,但还存在着以下几个方面的遗憾:

(1)有待于进一步探寻能够客观全面评价"十八反"反药组合毒性的标准指标;

(2)以往研究中的药源品种存在混乱现象;

(3)反药组合的配伍剂量、比例、入药方法、给药途径等影响因素较多,缺乏客观全面的实验设计方法,造成结果可重复性差;

(4)多以单独的反药组合作为研究对象,而临床多以复方应用,没有十分重视反药组合在复方中的研究;

(5)物质基础研究多为体外实验,忽视了生物体内环境(如pH值、肠内菌丛、酶等)对药物成分的影响;

(6)"十八反"反药组合配伍后物质变化与毒效之间的关系缺乏深入细致的研究;

(7)由于伦理学等因素限制,"十八反"反药组合缺乏大样本、规范化的临床同用的系统研究。

根据以上问题提出以下几点建议：

（1）不仅从增毒方面，而且加强减效方面的研究，以期更全面的选择实验指标评估中药"十八反"反药组合的配伍关系；

（2）尽量规范"十八反"研究的实验条件，如药源品种、动物模型、入药方式、给药途径等；

（3）尽量扩大剂量和剂量比例的实验范围；

（4）更多地从体现中医特色的病理生理条件入手开展"十八反"研究；

（5）更多地从符合临床应用特点的复方入手，探讨"十八反"反药组合的宜忌条件与配伍关系；

（6）更多地从体内有效成分的角度去研究"十八反"反药组合；

（7）在保证用药安全的前提下，对已有临床经验和充分临床前研究的含"十八反"反药组合的复方，开展临床研究。

参 考 文 献

[1] 陶弘景. 本草经集注[M]. 上海: 群联出版社, 1955.

[2] 李时珍. 本草纲目（点校本）（江西本）[M]. 北京: 人民卫生出版社, 1993.

[3] 贾先红. 海藻与甘草同用临床不良反应的报道[J]. 新中医, 2012, 44(5): 177-178.

[4] 汤友瑞. 川乌、草乌与贝母、半夏配方不良反应1例报告[J]. 中国中医骨伤科杂志, 1991, 7(3): 43-44.

[5] 刘文龙, 宋凤瑞, 刘志强, 等. 川乌与半夏、瓜蒌、贝母、白蔹、白及配伍禁忌的化学研究[J]. 化学学报, 2010, 68(9): 89-896.

[6] 孟宪生, 康廷国, 叶挺祥, 等. 中药细辛与藜芦配伍化学成分变化的UPLC/Q-TOF-MS研究[J]. 中华中医药学刊, 2010, 28(4): 754-759.

[7] 丁爱华, 华永庆, 洪敏, 等. 海藻与甘草反药组合对大鼠离体回肠收缩及小鼠小肠推进功能的影响[J]. 中华中医药杂志, 2014, 29(1): 87-91.

[8] 赖晓艺, 庄朋伟, 卢志强, 等. "半蒌贝蔹及攻乌"反药组合对制川乌镇痛作用的影响[J]. 天津中医药大学学报, 2014, 33(1): 32-35.

[9] 朱冠秀, 王宇光, 李飞, 等. 采用均匀设计研究南沙参、北沙参配伍藜芦相反的毒性作用规律[J]. 中国中西医结合杂志, 2013, 33(5): 686-690.

[10] 张颖, 苗明三. "十八反"文献与临床研究现状、存在问题及研究思路[J]. 中医学报, 2010, 25(149): 698-713.

[11] 蒋永光, 张学虹, 邹对蓉. "十八反"药方的方药信息量化研究[J]. 上海中医药大学学报, 2008, 22(3): 24-26.

[12] 刘佳, 钟赣生, 王茜, 等. 2010年版《中国药典》一部中含十八反十九畏药对的成方制剂收录情况及临床应用分析[J]. 中国实验方剂学杂志, 2011, 17(4): 213-217.

[13] 王茜, 钟赣生, 刘佳, 等. 《药典临床用药须知·中药卷》（2005年版）中含反药药对成方制剂收载情况与分析[J]. 北京中医药大学学报, 2011, 34(1): 27-30, 72.

[14] 王茜, 钟赣生, 刘佳, 等. 《国家基本药物中成药制剂品种目录》（2004年版）中含反药配伍成方制剂的收载情况及其配伍规律研究[J]. 中华中医药杂志, 2011, 30(5): 1082-1086.

[15] 王茜, 钟赣生, 刘佳, 等. 卫生部药品标准中药成方制剂中含反药药对成方制剂收载情况与分析[J]. 科技导报, 2011, 29(02): 59-64.

[16] 刘连华. 十八反药物合用在中医外科和疼痛科的临床应用[J]. 中国社区医师,2010,12(36): 135.

[17] 李振虎. "神丹" 加味汤治疗慢性乙肝1119例的临床观察[J]. 内蒙古中医药,2006,25(4): 6-7.

[18] 蒲志孝. 蒲辅周轶事[J]. 山东中医杂志,1985,5(2): 29-31.

[19] 朱良春. 朱良春用药经验集[M]. 长沙:湖南科学技术出版社,1998,62-65.

[20] 高晓山. 病、生理条件下中药十八反实验研究的综合报告[J]. 中医杂志,1991,(1): 36-38.

[21] 柳海艳,钟赣生,刘云翔,等. 接近临床应用剂量下甘遂半夏汤加减甘遂甘草反药组合对腹水大鼠利水作用的影响[J]. 中国中药杂志,2014,39(14): 2726-2732.

[22] 杨环,范欣生,尚尔鑫,等. "十八反" 甘草与甘遂、芫花、大戟反药配伍的方剂特点分析[J]. 中华中医药杂志,2013,28(3): 620-623.

[23] 刘佳,费宇彤,钟赣生,等. 十八反中甘草、甘遂临床同用的文献特征分析[J]. 中医杂志,2013,54(21): 1863-1866.

[24] 李建荣. 中药十八反实验研究现状分析及展望[J]. 中国中药杂志,1999,24(12): 757-760.

[25] 杨致礼,王佑之,吴成林,等. 中药十八反在小白鼠上的毒性试验—中药十八反研究报告之一[J]. 甘肃农大学报,1982,(1): 46-52.

[26] 杨致礼,王佑之,吴成林,等. 中药十八反在家兔上的毒性试验—中药十八反研究报告之二[J]. 甘肃农大学报,1986,(4): 9-22.

[27] 沈光稳. 采用发光细菌研究探讨 "十八反" 配伍药物的临床毒性[J]. 中医药研究,1998,14(2): 10.

[28] 杨安泰,张丽英,金彩琪,等. 用发光细菌研究中药 "十八反" [J]. 上海中医药杂志,1989,(6): 1-3.

[29] 许立,孙晓进,王志刚,等. 甘草海藻及其相伍用对小鼠肝药酶的影响[J]. 辽宁中医杂志,1998,25(2): 84-85.

[30] 凌一揆,罗光宇,李玉纯,等. "十八反" 药物相互作用的研究—生川乌反法半夏的初步实验[J]. 上海中医药杂志,1987,(8): 47-48.

[31] 罗光宇,欧春芳,向永臣,等. "十八反" 药物相互作用的研究—川乌反白及的初步试验[J]. 上海中医药杂志,1989,(12): 1-3.

[32] 李居林,段育华,莱萌,等. 浅谈中药十八反实验与剂型的关系[J]. 长春中医学院学报,1995,11(47): 55.

[33] 王佑之,项光华,魏彦明,等. 家兔急性肝损伤条件下甘遂反甘草的实验研究[J]. 甘肃农业大学学报,1989,(3): 66-72.

[34] 王健,薛长松. 十八反研究中的药材同一性[J]. 中医药学报,1999,(1): 63-64.

[35] 何国光,王锦堂,邓伯林. 川乌配贝母后生物碱含量变化的测定[J]. 成都中医学院学报,1987,10(4): 30-32.

[36] 高晓山,陈馥馨,刘林祥,等. 中药十八反的新涵义—妨害治疗[J]. 中国中药杂志,1992,17(12): 754-757.

[37] 黄蓓蓓,李国锋,任非,等. 甘草与芫花对P糖蛋白底物罗丹明123经空肠黏膜透过性的影响[J]. 中国中药杂志,2008,33(21): 21-26.

[38] 王宇光,高月,柴彪新,等. 人参、藜芦合用对大鼠肝P450酶活性及mRNA表达的调控作用[J]. 中国中药杂志,2004,29(4): 366-370.

[39] 夏成云,高月,周京国,等. 大戟配伍甘草对大鼠肝功能及肝脏微粒体中CYP3A2的影响[J]. 中国中医急症,2006,15(9): 1013-1016.

[40] 代方国,罗仁,王宇光,等.甘遂配伍甘草对大鼠肝脏CYP2E1表达及活性的影响[J].第三军医大学学报,
　　　2005,27(8):742-744.

[41] 赵海峰,梁晓,赵锦,等.附子及川贝母合煎薄层指纹图谱研究[J].陕西中医,2010,31(9):1228-1229.

[42] 翁小刚,聂淑琴,黄璐琦.HPLC测"半蒌贝蔹及攻乌"中乌头与其它诸药合煎前后次乌头碱的含量变化
　　　[J].中国药学杂志社,2004,39(1):57-59.

[43] 黄蓓蓓,王春霞,李国锋,等.HPLC法分析甘草芫花合煎液与合并液成分[J].中药材,2008,31(1):152-154.

[44] 王超,王宇光,梁乾德,等.UPLC/Q-TOFMS分析十八反乌头半夏配伍化学成分的变化[J].药学学报,
　　　2010,45(10):1301-1306.

[45] 何敏.海藻玉壶汤及其变方的毒代动力学特征比较研究[D].成都:四川农业大学,2005.

[46] 段金廒,宿树兰,范欣生,等.基于药物相互作用探讨中药七情合和相反/相恶/相畏配伍禁忌作用模式
　　　与机制[J].世界科学技术—中医药现代化,2012,14(3):11-16.

[47] 韩菁.丹参与藜芦"相反"配伍的毒性及其活性成分的电化学研究[D].兰州:兰州大学,2012

[48] 景欣悦,彭蕴茹,王新敏,等.基于药物代谢酶探讨中药"十八反"配伍致毒/增毒机制[J].中国实验方剂
　　　学杂志,2012,18(7):281-285.

[49] 许柳,佟继铭,李平,等.生川乌配不同比例生半夏对乳鼠心肌细胞的毒性作用[J].中国实验方剂学杂
　　　志,2013,19(14):250-255.

二、中药"十九畏"的历史沿革、研究现状与思考

"十九畏"歌诀作为中药配伍禁忌之一,是中医药从业者所熟知的,它首见于明·刘纯《医经小学》(公元1388年):"硫黄原是火中精,朴硝一见便相争,水银莫与砒霜见,狼毒最怕密陀僧,巴豆性烈最为上,偏与牵牛不顺情,丁香莫与郁金见,牙硝难合京三棱,川乌、草乌不顺犀,人参最怕五灵脂,官桂善能调冷气,若逢石脂便相欺,大凡修合看顺逆,炮爁炙煿莫相依。"指出了共19种相畏(反)的药物:硫黄畏朴硝,水银畏砒霜,狼毒畏密陀僧,巴豆畏牵牛,丁香畏郁金,川乌、草乌畏犀角,牙硝畏三棱,官桂畏赤石脂,人参畏五灵脂。但在临床应用中也有部分医家认为"十九畏"并非绝对的配伍禁忌,运用得当也可治疗沉疴痼疾。"十九畏"究竟"反"与"不反"?究竟属于"中药七情"中的何种配伍关系目前在中医学界还存在争议,因此回顾"十九畏"的历史沿革,总结有关"十九畏"的现代研究,以便为今后进一步开展"十九畏"的研究工作厘清思路,探索其实质。

(一)历史沿革

"相畏"一词,早在我国现存第一部本草专著《神农本草经》中就有记载,其最初的含义是毒性受制之义,也即"相畏"是指一种药物的毒性或副作用能被另一种药物降低或消除。凌一揆[1]考证多部医籍,认为自宋代后,开始出现相畏与相恶混淆的情况。李东垣认为"彼所畏者,我必恶之;我所恶者,彼亦畏我",将"相畏"与"相恶"并提,认为二者是互相依存的配伍关系。明清时期,则出现了"相畏""相恶""相反"混用的情况,如《本草蒙筌》中"巴豆畏牵牛"[2]、《雷公炮制药性解》中也是"巴豆畏牵牛"[3],而《本草纲目》[4]和《得配本草》[5]中均是"巴豆恶牵牛"。因此,这一时期对"十九畏"的"中药七情"归属仍存有争议。如明·李时珍的《本草纲目》已分别记载了"十九畏"中的全部反药组合,但未将"十九畏"全部归入中药七情的"相反"范畴,且所涉及的"十九畏"反药组合"相恶"与"相畏"混用;《药鉴》与《得

配本草》中"十九畏"相关反药组合也存在"相畏"与"相恶""相反"混淆不清的现象。为现在"十九畏"作为中药配伍禁忌提供了一定的依据。

自明·刘纯的《医经小学》首载"十九畏"歌诀之后,明·徐春圃的《古今医统大全》、杜文燮的《药鉴》、清·唐宗海的《本草问答》以及成书年代不详的《珍珠囊补遗药性赋》均有"十九畏"歌诀的记载,内容基本一致,仅有文字上的细微差别,《医经小学》《古今医统大全》《药鉴》记载为"蜜陀僧",《珍珠囊补遗药性赋》记载为"密陀僧";《医经小学》《古今医统大全》《药鉴》记载为"京三棱",《珍珠囊补遗药性赋》记载为"荆三棱";《医经小学》《古今医统大全》记载为"砒",《药鉴》《珍珠囊补遗药性赋》记载为"砒霜";《医经小学》《珍珠囊补遗药性赋》《药鉴》记载为"牙硝",《古今医统大全》记载为"芒硝"。但从收载内容来看,均承袭了"十九畏"作为中药配伍禁忌这一学术观点。至明、清以后则普遍认为"十九畏"是中药配伍禁忌内容之一。

综上所述,今天所传诵的"十九畏"歌诀,是明代才形成的,并非一直伴随中药而生,而对"相畏"一词的理解也一度与"相恶""相反"混淆。"十九畏"究竟能不能同用,一直备受争议。但健康所系,性命相关,慎重起见,中药"十九畏"一直以来被视为配伍禁忌。《中国药典》也将其列入配伍禁忌之中。其中,《中国药典》1963年版在"凡例"中明确规定:"注明畏、恶、反,系指一般情况下不宜同用。"此后历版《中国药典》均将"十九畏"的内容收录在了相关各药的"【注意】"项中,并注明不宜同用。

根据"十九畏"歌诀,结合用药禁忌经验,2010年版《中国药典·一部》对"十九畏"内容进行了收录,涉及药物的各类品种,分别记录在相关各药的"【注意】"项中。其中包括:硫黄不宜与芒硝、玄明粉同用,狼毒不宜与密陀僧同用,巴豆不宜与牵牛子同用,郁金不宜与丁香、母丁香同用,三棱不宜与芒硝、玄明粉同用,肉桂不宜与赤石脂同用,人参、人参叶不宜与五灵脂同用。由于2010年版《中国药典》中已经不再收录水银、砒霜、犀角,所以没有反映出"水银畏砒霜,川乌、草乌畏犀角"的相关内容,但传统认为水银与砒霜,川乌、草乌与犀角不宜同用。至2015年版《中华人民共和国药典·一部》沿用了此内容。

(二)宜忌争论与研究现状

从古至今,与"十九畏"相伴而生,形影不离的就是关于"十九畏"究竟反与不反的宜忌争论。

1. "忌用"之说 "十九畏"作为中药配伍禁忌,无论是古代医籍,临床报道,还是现代科学研究,均有一些学者认为"十九畏"中的药物应当作为配伍禁忌。

从文献记载的角度来看,虽然自宋代起,"相畏"的含义备受争议,但明代医书《医经小学》中"十九畏"歌诀首次出现就注明"大凡修合看顺逆,炮爁炙煿莫相依",认为十九畏药对不宜同用。李时珍在《本草纲目》中分别记载了"十九畏"的全部药组,虽未放在"相反"项下,但也明确标注人参畏五灵脂、桂忌石脂、朴硝畏京三棱、丁香畏郁金、巴豆反牵牛等用药禁忌,提示相关药组不宜同用。现代历版《中国药典》也分别列出了"十九畏"药物组合不宜同用。可以说"十九畏"当忌用的一面已被医家们所熟知。

从现代临床的角度来看,大多数临床医生都遵循"十九畏"歌诀和《中国药典》的相关内容,认为"十九畏"属"忌用"范围。武秀峰等[6]报道,丁香与郁金同用出现胃脘疼痛,恶心呕吐,泻下清稀水样便,心悸气短等不良反应。可见,临床上"十九畏"药组同用确实需要谨慎。

现代药学和药理学实验研究也为"十九畏"的"忌用"提供了一些科学依据。如李树帜等通过气相色谱检测结果表明肉桂、赤石脂配伍后可使肉桂挥发油中的桂皮醛溶出量明显降低，为二药合用后镇静、镇痛作用降低或减弱的认识提供了化学依据[7]。唐自明等对水牛角、草乌提取物以薄层层析的方法（目前犀角属于禁用之品，临床以水牛角代之）检测，结果表明二药配伍后，草乌生物碱类成分溶出率降低，表明二药不宜配伍使用[8]。卫仲河等采用三波长反相高效液相色谱法，对比三棱单煎液与三棱芒硝合煎液的物质基础改变，结果显示：三棱与芒硝合煎造成相互作用，导致二者有效成分的含量都减少，药效降低[9]。王红梅等通过小鼠胃排空实验、家鸽镇吐实验等，对比分析丁香单用及与不同品种、不同比例郁金配伍后对胃肠运动的影响，结果显示：桂郁金和绿丝郁金可减弱丁香的药理作用[10]。毛晓健等就狼毒与密陀僧配伍前后做了部分药效学实验，结果表明狼毒、密陀僧均具有镇痛、抗炎、降低脾脏指数等药理作用，狼毒还有升高白细胞含量的趋势。二药合用后能显著降低白细胞数，对抗炎镇痛作用、胸腺及脾脏指数呈现明显的降低趋势。一定程度上证明了二药配伍属"相恶"或"相反"范畴[11]。

2. "宜用"之说　自明清以来，多数医家认为"十九畏"属配伍禁忌，不宜同用。但在文献记载中，却存在不少含"十九畏"药组的方剂，不仅所有的药组都出现过，而且没有记载配伍应用后出现的不良反应。如《备急千金要方》之小金牙散中有乌头、犀角，《太平圣惠方》卷第二十四治大风出虫诸方之"治大风癫，熏出虫方"有水银、砒霜，《太平惠民和剂局方》之如圣胜金铤中有硫黄、朴硝，丁香丸中有巴豆、牵牛子，木香分气丸中有丁香、郁金，《世医得效方》卷之十七之人参芎归汤中有人参、五灵脂，《肘后备急方》之硫黄丸中本有桂，治冷痢则加赤石脂，《惠直堂经验方》之化痞反正膏中有狼毒、密陀僧[12]。2010年版《中国药典·一部》收载的1062个中药成方制剂中，也有8个含"十九畏"反药组合的中成药品种[13]。2005年版《中华人民共和国药典临床用药须知·中药卷》中收载的1423个中成药品种中，含"十九畏"配伍的成方有9个[14]；2004年版《国家基本药物中成药制剂品种目录》收载的1260个中成药品种中，含"十九畏"配伍的品种有14个[15]；《中华人民共和国卫生部药品标准·中药成方制剂》收载的4052个成方制剂中，含"十九畏"配伍的品种有28个[16]，可见，"十九畏"并非绝对的配伍禁忌，临床仍有配伍应用治疗某些疾病。

从临床研究的角度来看，"十九畏"中人参与五灵脂组、丁香与郁金组、官桂与赤石脂组反药同用的相对较多。国医大师朱良春用人参和五灵脂同用治疗气虚血瘀型十二指肠溃疡、慢性萎缩性胃炎取得较好疗效[17]。韩洪采用人参和五灵脂配伍治疗气虚血瘀引起的心绞痛33例，疗效确切，止痛效果迅速，且无一例出现毒副作用[18]。郭效义报道，肉桂与赤石脂配伍治疗小儿虚寒性腹泻效果显著，在临床应用未见不良反应及中毒现象[19]。欧阳菊用等量的丁香与郁金配伍治疗中焦虚寒，肝郁气滞所致胃脘痛32例，疗效较好，且无不良反应[20]。也有报道作为兽药应用未见不良反应的。如张国红等以赤石脂与官桂配伍，采用不同剂型和给药途径，根据病证所需治疗鸡瘟、鹅瘟、鸡白痢、猪白痢、耕牛腹泻等多种肠炎型为主的畜禽疾病，疗效确切[21]。郭显椿用自拟"巴豆通结散"试治马、驴、骡结症共40例，治疗效果明显，未发现毒性反应和副作用[22]。

从现代药理学研究的角度来看，有些研究也显示出"十九畏"药组在某些特定的条件下表现出"宜用"。如梁爱玲等探讨了人参单煎液、五灵脂单煎液及人参、五灵脂不同比例配伍混煎液（1∶1、1∶2、2∶1）对正常小鼠游泳时间、耐寒、耐缺氧时间及胸腺指数、肝糖原含量的影响,结果显示,人参与五灵脂配伍,对人参补气作用的影响表现为相使配伍[23]。王树荣等研究表明,人参、五灵脂合用可明显增加胸腺指数和脾指数,对非特异性免疫功能无明显相畏的影响,且定量分析可见,两药混煎后人参总皂苷粗品及Rg1煎出率明显增高[24]。

由此可见,历来"十九畏"作为配伍禁忌均存在争议。至于"十九畏"究竟属于中药七情中的"相反""相恶"抑或其他配伍关系,目前并无统一的结论,还需要对其做长期艰苦、深入细致的研究工作,才能去伪存真,得出准确的结论。在目前尚无确切科学证据的情况下,"十九畏"原则上是不宜同用的,临床用药应采取谨慎从事的态度,以免发生意外。

(三)思考与建议

"十九畏"首见于明代刘纯《医经小学》,有可能是刘纯个人的临床经验总结,其中十九畏药对同用必曾有其深刻的临床应用教训。但遗憾的是,历代医书中并未对"十九畏"歌诀解析,"十九畏"到底为什么不能同用? 其中的药对同用到底是"相反"还是"相恶"? 始终没有定论。总结以往的研究可以看出,对"十九畏"的研究始终未曾停息,由于"十九畏"歌诀中涉及的药味多属毒性中药,在临床中的应用非常受限,加之传统认为"十九畏"属配伍禁忌,应避免同用,所以对其进行大样本、规范化的临床研究实属不易。文献中经常有"十九畏"中的药对同用的临床个案报道,但样本量很少,较难据此展开系统的文献回顾性评价研究。因此,对于"十九畏"的研究多集中在实验研究方面,主要从物质基础、药理学、毒理学等方面开展。

检索1950年至今的文献报道可以看出,从1950年开始至1979年,对"十九畏"反药组合的研究相当少,且主要是在兽药领域的应用,实验设计相对较为简单,仅以行为学以及死亡只数来界定药物的毒性。

1980年至1989年,医药界学者越来越多的对"十九畏"的实质产生疑问,更多的对"十九畏"药对开展了研究,内容不仅涉及反药组合配伍后的毒理学研究,而且也包括一部分药学和药效学方面的研究。如常敏毅对"十九畏"中丁香郁金、硫黄朴硝、三棱马牙硝、牵牛巴豆霜、狼毒密陀僧、官桂赤石脂、人参五灵脂、犀角草乌八对药物进行了急性毒性实验[25]。有学者通过小鼠抗疲劳游泳实验研究了人参五灵脂配伍对人参补气作用的影响[26,27]。鲁耀邦等通过观察急性血瘀和气虚血瘀大鼠血液流变学的黏、浓、凝、聚状态,发现人参与五灵脂配伍后对血瘀有显著改善作用,在某些方面尚呈协同作用[28]。

1990年至1999年,较全面的对"十九畏"药对的实验研究开展了工作。1992年,高晓山提出了"妨害治疗"的观点,认为有的反药组合可能干扰或妨害组合内药物的某些药效,也有可能在方剂中干扰或妨害方剂的某些药效[29]。这一理论的提出进一步丰富了中药配伍禁忌的内涵。因此,这一阶段的研究不仅涉及毒理学,药效学研究也加快了步伐,检测指标也趋于多样化,同时一部分药学研究也开始展开。

对毒理方面的研究,已不再是简单地以死亡只数来界定,如郭国华等对人参五灵脂配伍的毒性进行了研究,从二者配伍对血液有形成分的影响,对肝肾功能的影响,对心、肝、肾形态学影响,以及对小鼠生长发育的影响几个方面来界定反药的毒性[30]。

药效学方面的研究也扩展到了多个药对,如毛晓健等研究了狼毒与密陀僧配伍的镇痛、抗炎等作用;草乌与犀角配伍的镇痛抗炎及降温作用;丁香与郁金配伍的抗炎、止泻及抗溃疡作用[31-33]。柳仲华等研究了巴豆与牵牛单煎、合煎,以及复方配伍情况下,对兔离体空肠运动的影响[34]。萧庆慈等研究了硫黄与芒硝配伍对小鼠泻下通便作用及镇痛作用的影响[35]。

禹志领等研究了肉桂与赤石脂配伍对小鼠泻下作用和血小板聚集作用的影响[36]。毛小平等研究了三棱与芒硝配伍对小鼠镇痛、肠肌运动方面的影响[37]。

而且,学者们不仅研究"十九畏"药对对生理状态下动物的影响,也开始注意到病理状态下"十九畏"药对对机体的影响,如王天益等采用伤寒、副伤寒甲、乙三联菌苗静脉注射造成家兔高热模型,采用含官桂赤石脂的复方及阴性对照方进行治疗,探讨官桂赤石脂配伍的作用[38]。

与此同时,对"十九畏"药对的药学研究也逐渐展开。王树荣等采用薄层扫描法检测了人参五灵脂混煎对人参总皂苷粗品及Rg1煎出率的影响[24]。唐自明等用薄层层析的方法检测了草乌、水牛角配伍生物碱类成分溶出率的变化[8];采用气相层析法研究了丁香郁金配伍前后挥发油的变化[39]。但受当时学科发展及实验技术所限,药学方面研究还相对薄弱。

进入21世纪,对"十九畏"的研究进一步深化,药理学研究开始涉及多个方面,如王红梅等对不同品种、不同比例的郁金与丁香配伍进行了小鼠胃排空、家鸽镇吐等实验研究,发现郁金的品种及郁金与丁香的比例均影响二者配伍的"相恶"关系[9]。梁爱玲等研究表明,不同比例的人参五灵脂配伍对人参补气作用的影响到也不尽相同[22]。

而药学研究方面,随着科技水平的提高,检测"十九畏"反药组合物质变化的手段也趋于多样化。如刘永刚等采用高效液相色谱法研究了丁香郁金共煎液中有效成分含量的变化[40];刘文粲等采用电感耦合等离子体发射光谱法(ICP-AES)检测了人参与五灵脂配伍的无机元素含量变化[41];张旭等则采用液质联用技术研究了人参与五灵脂配伍对其人参皂苷含量的影响[42]。现代药学检测手段开始在"十九畏"药对配伍的物质基础研究中崭露头角。

综上所述,关于"十九畏"的研究在各方面都取得了一些进展,但还存在着以下几个方面的遗憾:

(1)没有全面、动态的评价"十九畏"配伍毒性;

(2)人参、犀角等中药的相似品、替代品与反药同用是否属于配伍禁忌还有待进一步确定;

(3)反药组合的配伍剂量、比例、入药方法、给药途径等影响因素较多,缺乏客观全面的实验设计方法,造成结果可重复性差;

(4)目前实验多以单独的反药组合作为研究对象,而临床实际情况是多以复方应用,没有十分重视反药组合在复方中的研究;

(5)物质基础研究多为体外实验,没有重视生物体内环境(如pH值、肠内菌群、酶等)对药物成分的影响;

(6)反药组合配伍后物质变化与药理毒理之间的关系缺乏深入细致的研究;

(7)由于伦理学等因素限制,"十九畏"研究缺乏大样本、规范化的临床同用的系统研究。

根据以上问题提出以下几点建议:

(1)注意确定更加全面的评价指标,有条件的话可以动态观察;

(2)注意开展西洋参、党参等相似品种以及水牛角等替代品种与反药同用的配伍研究;

(3)尽量规范"十九畏"研究的实验条件,包括动物病理模型、配伍剂量、比例、入药方式、给药途径等;

(4)更多地从体现中医特色的病理生理条件入手,结合临床应用特点,开展"十九畏"药对及复方的实验研究；

（5）更多地从体内有效成分的角度去研究"十九畏"反药组合；

（6）注意反药组合配伍后物质变化与药理毒理之间的关系，从阐明量-效-毒的角度深入细致的进行研究；

（7）在保证用药安全的前提下，对已有临床经验和充分临床前研究的含"十九畏"反药组合的复方，开展临床研究。

参 考 文 献

[1] 凌一揆,文森荣. 对中药十八反、十九畏的文献考察[J]. 上海中医药杂志,1982,（1）: 24-27.

[2] 陈嘉谟. 本草蒙筌[M]. 北京: 人民卫生出版社,1988,9、253.

[3] 王晋三重订. 珍珠囊补遗药性赋、雷公炮制药性解[M]. 上海: 上海科学技术出版社,1958,9、97.

[4] 李时珍. 本草纲目（点校本）[M]. 北京: 人民卫生出版社,1982,46、102、2053.

[5] 严西亭. 得配本草[M]. 上海: 上海科学技术出版社,1959. 179、229.

[6] 武秀峰,时银英. 丁香、郁金同用出现不良反应1例[J]. 现代中医药,2008,（2）: 3.

[7] 李树帜,唐自明,肖庆慈. 肉桂赤石脂配伍对主要化学成分的影响[J]. 云南中医学院学报,1998,21（02）: 9-10.

[8] 唐自明,李树帜. 草乌、水牛角配伍的化学成分研究[J]. 云南中医学院学报,1998,21（增）: 19-20.

[9] 卫仲河,孟宪生,包永睿,等. HPLC三波长融合法对芒硝三棱相畏物质基础研究[J]. 中药材,2011,34（6）: 914-916.

[10] 王红梅,赵怀舟,张玲. 丁香配伍郁金对胃肠运动影响的药理实验研究（Ⅰ）—丁香与不同品种不同比例郁金配伍[J]. 时珍国医国药,2003,14（9）: 513-515.

[11] 毛晓健,毛小平,萧庆慈. 瑞香狼毒、狼毒大戟与密陀僧配伍的实验研究[J]. 云南中医学院学报,1998, 21（10）: 9-11.

[12] 李群堂,王辉武. 中药"十九畏"历史沿革述略[J]. 实用中医药杂志,2010,26（7）: 505-506.

[13] 刘佳,钟赣生,王茜,等. 2010年版《中国药典》一部中含十八反十九畏药对的成方制剂收录情况及临床应用分析[J]. 中国实验方剂学杂志,2011,17（4）: 213-217.

[14] 王茜,钟赣生,刘佳,等.《药典临床用药须知·中药卷》（2005年版）中含反药药对成方制剂收载情况与分析[J]. 北京中医药大学学报,2011,34（1）: 27-30,72.

[15] 王茜,钟赣生,刘佳,等.《国家基本药物中成药制剂品种目录》（2004年版）中含反药配伍成方制剂的收载情况及其配伍规律研究[J]. 中华中医药杂志,2011,30（5）: 1082-1086.

[16] 王茜,钟赣生,刘佳,等. 卫生部药品标准中药成方制剂中含反药药对成方制剂收载情况与分析[J]. 科技导报,2011,29（02）: 59-64.

[17] 朱良春. 朱良春用药经验集[M]. 长沙: 湖南科学技术出版社,1998,34.

[18] 韩洪. 人参、五灵脂配伍治疗心绞痛33例观察[J]. 北京中医,1997,（1）: 51-52.

[19] 郭效义. 肉桂与赤石脂配伍小议[J]. 福建中医药,1990,21（1）: 58-59.

[20] 欧阳菊. 丁香配郁金治疗虚寒性胃痛32例[J]. 实用中医药杂志,2006,22（2）: 79.

[21] 张国红,罗中强,史春蓉,等. 赤石脂与官桂配伍的临床应用研究[J]. 中兽医医药杂志,1996,（6）: 6-7.

[22] 郭显椿. 相畏药巴豆、牵牛及配伍应用探讨[J]. 青海畜牧兽医杂志,1994,24（1）: 35-36.

[23] 梁爱玲,高铭坚,黎莲珺,等. 人参五灵脂配伍对人参补气作用影响的初步药效学研究[J]. 中华中医药

学刊,2010,28（4）: 729-731.

[24] 王树荣,翟树林,王玉芝,等. 人参、五灵脂合用在药效及有效成分方面的研究. 中国中药杂志,1995,20（10）: 630-633.

[25] 常敏毅. "十九畏"的药理学研究—急性毒性实验[J]. 中药通报,1985,10（12）: 39-41.

[26] 温惠爱. 人参和五灵脂并用的研究[J]. 福建中医药,1981,（4）: 55.

[27] 李向高. 人参和五灵脂并用的试验研究[J]. 特产科学实验,1981,（3）: 38.

[28] 鲁耀邦,唐惕凡,丁果元,等. 人参五灵脂配伍对急性血瘀和气虚血瘀大鼠血液流变学的影响[J]. 中国中西医结合杂志,1995,（S1）: 88-91.

[29] 高晓山,陈馥馨,刘林祥,等. 中药十八反的新涵义—妨害治疗[J]. 中国中药杂志,1992,17（12）: 754-757.

[30] 郭国华,鲁耀邦,宋力飞,等. 人参与五灵脂配伍对实验动物毒性的影响[J]. 中国中药杂志,1994,19（4）: 247-251.

[31] 毛晓健,毛小平,萧庆慈. 瑞香狼毒、狼毒大戟与密陀僧配伍的实验研究[J]. 云南中医学院学报,1998,21（增）: 9-11.

[32] 毛晓健,余涛,毛小平,等. 草乌水牛角配伍的实验研究[J]. 云南中医学院学报,1997,20（3）: 1-7.

[33] 毛晓健,汪均植,毛小平,等. 丁香郁金配伍的药理研究[J]. 云南中医学院学报,1998,21（3）: 1-4.

[34] 柳仲华,王天益,汪明月,等. 巴豆丑牛配伍对兔离体空肠运动的药理实验[J]. 中兽医医药杂志,1998,（1）: 3-5.

[35] 萧庆慈,李云森,毛小平,等. 硫黄芒硝配伍的研究[J]. 云南中医学院学报,1998,21（增）: 3-6.

[36] 禹志领,张广钦,戴岳,等. 肉桂与赤石脂配伍的药理研究[J]. 中国中药杂志,1997,22（5）: 308-312.

[37] 毛小平,旷春梅,肖庆慈,等. 三棱与芒硝配伍的实验研究[J]. 云南中医学院学报,1996,17（1）: 30-35.

[38] 王天益,汪明月,朱玲,等. 病理生理条件下官桂畏赤石脂的实验研究[J]. 中国兽医杂志,1995,21（2）: 35-37.

[39] 唐自明,李树帜. 丁香、郁金配伍的化学成分研究[J]. 云南中医学院学报,1998,21（增）: 14,16.

[40] 刘永刚,白俊杰,翟双庆. 丁香、郁金单煎及共煎液中有效成分含量的变化[J]. 吉林中医药,2011,31（4）: 365-367.

[41] 刘文粲,李莹,孙康健. 人参和五灵脂配伍的无机元素含量测定[J]. 广东微量元素科学,2003,10（9）: 51-52.

[42] 张旭,王丽娜,宋凤瑞,等. 液质联用测定人参与五灵脂、莱菔子配伍的人参皂苷[J]. 分析化学,2007,35（4）: 559-563.

第二节　妊娠用药禁忌的历史沿革、研究现状与思考

　　妊娠用药禁忌是指妇女妊娠期间治疗用药的禁忌,妊娠禁忌药专指妇女妊娠期除中断妊娠、引产外,不能使用的药物。早在《神农本草经》中已有妊娠禁忌中药的记载,妊娠用药禁忌是古人临床医疗实践与经验的总结,然而由于中药成分的复杂性及作用机制的不确定性,古代医家对妊娠用药禁忌认识上存在较大分歧。如部分被列入妊娠禁忌的中药,临床上却用于治疗妊娠病；部分目前已被证实有胚胎毒性作用的药物,未被列为妊娠用药禁忌；对于已列入妊娠用药禁忌的部分中药,在分类上也有较大的出入等。

一、历史沿革

本草学逐渐形成的"妊娠用药禁忌"是几千年临床实践的结晶。早在秦汉时期,《神农本草经》中就载有6种堕胎作用的药物,如牛膝、水银、石蚕、地胆等[1]。牛膝引产早为民间所习知;水银不仅能堕胎,亦能致畸,已为现代科学所证明[2]。后世医家在《神农本草经》关于妊娠禁忌药的基础上,又增加了诸多的妊娠禁忌药。梁·陶弘景《本草经集注·序例·诸病通用药》中专设堕胎药一项,收载41种堕胎药。这些药物多为今天的妊娠禁忌药,但还没有形成妊娠禁忌药的陈述。

至隋唐时期,才形成了"妊娠用药禁忌"。隋·德贞常《产经》中集中列举了妊娠禁忌药82种,这可能是现存文献中直接列述妊娠禁忌药的最早记载。唐·孙思邈《备急千金要方》《千金翼方》中亦强调对孕妇妊娠期的保护,指出孕妇选药选食应避其毒,共记载妊娠禁忌药156种。

至宋金元时期,"妊娠用药禁忌"歌诀开始流传,现存文献中最早出现"妊娠用药禁忌"歌诀的为宋·朱端章《卫生家宝产科备要》中所载"产前所忌药物歌",涉及产前所忌药物78种。宋·陈自明《妇人大全良方》在"候胎门"中专门列举出69种妊娠禁忌药物,其中包含活血破血药、催吐药、剧泻药、毒性较强及药性猛烈的药物等,还编撰成药物禁忌歌:"芫斑水蛭地胆虫,乌头附子配天雄;踯躅野葛蝼蛄类,乌喙侧子及虻虫;牛黄水银并巴豆,大戟蛇蜕及蜈蚣;牛膝藜芦并薏苡,金石锡粉及雌雄;牙硝芒硝牡丹桂,蜥蜴飞生及䗪虫;代赭蚱蝉胡粉麝,芫花薇衔草三棱;槐子牵牛并皂角,桃仁蛴螬和茅根;樘根硇砂与干漆,亭长波流茵草中;瞿麦茴茹蟹爪甲,猬皮赤箭赤头红;马刀石蚕衣鱼等,半夏南星通草同;干姜蒜鸡及鸡子,驴马兔肉不须供;切忌妇人产前忌,此歌宜记在心胸。"[3]元·李杲《妊娠用药禁忌歌》《胎产救急方》及《炮炙大法》等著作中也出现了类似歌诀。这些歌诀方便背诵记忆,历代相传,沿用至今。

至明清时期,"妊娠用药禁忌"有了进一步发展,其所涉及的药物较之前有明显增加。明·李时珍《本草纲目》[4]中设有妊娠禁忌、活血流产、难产、堕生胎、下死胎、滑胎等6类药,共达395种,除去重复药物,余247种,为记载妊娠禁忌药最多的医书。且最早将妊娠禁忌药以专章形式写进本草专著的,亦是李时珍,《本草纲目·序例》专列"妊娠禁忌"一节[4],收载妊娠禁忌药84种,将其按功能分类:泻下通便药、利尿逐水药、催吐化痰药、行血破瘀药、镇痛麻醉药、芳香走窜药、宽中下气药及大热、大毒药,其范围相当广泛。清·程钟龄《医学心悟·药忌》中将宋代歌诀加以增删和简化:"乌头附子与天雄,牛黄巴豆并桃仁,芒硝大黄牡丹桂,牛膝藜芦茅茜根,槐角红花与皂角,三棱莪术薏苡仁,干漆茴茹瞿麦穗,半夏南星通草同,干姜大蒜马刀豆,延胡常山麝莫闻,此系妇人胎前忌,常须记念在心胸。"此歌诀更趋于实用,其中也新增了部分妊娠禁忌药,如大黄、红花、茜根、常山、延胡等。

中华人民共和国成立以来,妊娠用药禁忌的种类、内容有了极大的丰富。1956年,秦伯未等人主张,凡祛瘀通经药、香窜辛热药、峻泻攻利药,影响胚胎发育或子宫出血的药物,均有禁忌之必要。1958年,国家出版了第一部中医概论性著作《中医学概论》,该书将妊娠禁忌药分为禁用与慎用两类。禁用类药为作用峻猛或毒性较强的药物,慎用药包括祛瘀通经、行气、攻下导滞及辛热、滑利等药物,在我国现代高等中医药教育体系中,至今仍遵循此说。1963年版《中国药典》开始就已收录妊娠禁忌中药,将其分为三类:孕妇禁用药、忌用药和慎用药,但从2010年版《中国药典》开始,妊娠禁忌中药划分为两类: 妊娠禁用药和慎用药。由上可知,中药权威书籍已从理论上明确提出了妊娠期禁忌中药的范围与分类。

二、研究现状

古代妊娠用药禁忌主要考虑药物可能引发流产、堕胎等中断妊娠的行为,妊娠禁忌药主要分为禁用与忌用两类,较少提慎用。现代则根据临床实际和药物对孕妇、胎儿损害程度的不同,分为妊娠禁用药与慎用药两类。妊娠禁用药多为毒性强的药、作用峻猛的药以及堕胎作用较强的药;妊娠慎用药则对妊娠的危害相对较小,药性也较为缓和,但也有伤胎之弊,主要包括行气药、活血化瘀药、攻下导滞药、药性辛热的温里药以及性质滑利之品。然而对于具体哪些中药属禁用药,哪些中药属忌用药或慎用药,随着对妊娠用药禁忌概念的逐步剖析以及对中药研究的不断深入,归属也在不断地变化着。

1. 妊娠禁用药　从本草文献记载看,秦伯未等对《金匮要略》《千金方》《经效产宝》《济阴纲目》四书中有关胎前用药做出统计,认为动胎药与安胎药之间古人的界限不很明确,定出妊娠的禁用药物,包括毒剧药、峻泻药和子宫收缩药,如水银、砒霜、巴豆、牵牛、乌头、益母草、川芎、瞿麦、牛膝等[5]。从统计近4个版次的《中国药典·一部》在【注意】项下收载的妊娠禁忌的药材与饮片看,2000年版禁用药26种,分别为: 三棱、土鳖虫、川牛膝、马钱子、巴豆、巴豆霜、水蛭、甘遂、玄明粉、芒硝、芫花、阿魏、附子、京大戟、闹羊花、牵牛子、轻粉、莪术、益母草、猪牙皂、商陆、斑蝥、蜈蚣、雄黄、黑种草子、麝香[6];2005年版禁用药仍为26种[7];至2010年版则大幅调整,禁用药增至38种,其中新增加药味17种,分别为: 丁公藤、干漆、千金子霜、千金子、川乌、马钱子粉、马兜铃、天仙子、天仙藤、朱砂、全蝎、红大戟、红粉、两头尖、草乌、洋金花、罂粟壳,删减药味5种,分别为: 川牛膝、玄明粉、芒硝、附子、益母草[8];2015年版删减了2010年版的红大戟,禁用药计37种[9]。

从现代药理学研究的角度来看,周宁娜等在莪术妊娠禁忌的药理研究中,在正常生理条件下观察莪术水煎液对雌鼠妊娠和生理器指数等作用研究,结果发现莪术可减少正常小鼠怀孕率、增加妊娠小鼠致畸率[10]。毛小平等利用小鼠在正常生理条件下,就蜈蚣对妊娠等药理指标的影响进行研究,结果表明蜈蚣可使小鼠怀孕率降低,致畸率升高[11]。毛晓健等研究发现水蛭及其合剂对怀孕率、胚胎数均降低,且随水蛭剂量的加大,而明显降低[12]。王静秋等对宫内给药终止动物中期妊娠研究发现,复方甘遂制剂2μl、4μl可小鼠胚珠死亡,与85%乙醇对比差异显著;家兔复方组(0.1ml/kg)与生理盐水组比较,差异也较为显著;各组动物左侧对照宫角也均有相当高的胚珠死亡率[13]。萧庆慈等研究表明斑蝥对雌鼠的卵巢重量未见明显影响,但能显著降低怀孕率,提高畸胎率[14]。这些药物的药理学实验研究则为妊娠禁用药提供了一定的现代科学依据。

2. 妊娠忌用药　从本草文献记载看,秦伯未等对《金匮要略》《千金方》《经效产宝》《济阴纲目》四书中有关胎前用药做出统计,定出妊娠忌用药物,包括一般祛瘀通经药和激惹药,如红花、土鳖虫、水蛭、虻虫、斑蝥、大戟、商陆、肉桂、麝香等[5]。从统计近4个版次的《中国药典》在【注意】项下收载的妊娠禁忌的药材与饮片看,2000年版忌用药6种,分别为: 丁公藤、千金子、千金子霜、天仙子、蓖麻油、关木通[6];2005年版未收载关木通,新增了天山雪莲,妊娠忌服药仍为6种[7];至2010年版开始,丁公藤、千金子、千金子霜、天仙子等均归类为妊娠禁用药[8]。

从现代药理学研究的角度来看,林秀珍等[15]用雪莲多糖对己烯雌酚诱发动情期组、动情期组以及非动情期组对大鼠子宫的作用发现,从新疆雪莲中分离出的多糖单一组分对3组大鼠子宫肌条都有明显的兴奋作用。给药后,子宫收缩频率、振幅和张力都增加。对动情期子宫作用明显高于非动情期,这可能是由于雌激素增加了子宫平滑肌对雪莲多糖的敏感性。可见,天山雪莲会引起子宫平滑肌的收缩,为天山雪莲属妊娠禁忌用药提供了一定的药理依据。

3. 妊娠慎用药　从本草文献记载看,秦伯未等对《金匮要略》《千金方》《经效产宝》《济阴纲目》四书中有关胎前用药做出统计,定出妊娠慎用药物,包括一些辛温香窜药、消导药和利尿药,如桂子、半夏、枳实、大黄、山楂、冬葵子、车前子等[5]。从统计近4个版次的《中国药典》在【注意】项下收载的妊娠禁忌的药材与饮片看,2000年版慎用药38种,分别为:三七、干漆、大黄、制川乌、天南星、王不留行、牛膝、白附子、西红花、肉桂、华山参、冰片、红花、苏木、郁李仁、虎杖、卷柏、枳壳、枳实、草乌叶、禹州漏芦、禹余粮、急性子、穿山甲、桃仁、凌霄花、常山、硫黄、番泻叶、蒲黄、漏芦、赭石、瞿麦、蟾酥、片姜黄、制草乌、通草、木鳖子[6];2005年版慎用药仍为38种[7];至2010年版则大幅调整,慎用药增至61种,其中新增加药味19种,分别为:人工牛黄、小驳骨、飞扬草、天花粉、制天南星、天然冰片(右旋龙脑)、牛黄、艾片(右旋龙脑)、芦荟、牡丹皮、体外培育牛黄、金铁锁、乳香、皂矾(绿矾)、没药、苦楝皮、桂枝、黄蜀葵花、薏苡仁;将2005年版的5味禁用药归为慎用药,分别为:川牛膝、玄明粉、芒硝、附子、益母草;将2005年版的慎用药干漆归为禁用药[8];2015年版较2010年版少了芒硝,慎用药共为60种[9]。

从现代药理学研究的角度来看,田新村对近10年国内期刊有关妊娠禁忌药的应用情况进行了统计,目前应用较多的妊娠慎用药依次为枳壳、没药、蒲黄、大黄、牡丹皮、牛膝、益母草、附子等。现代药理研究证明,这些妊娠慎用药多数能兴奋子宫,而不导致胚胎死亡或畸形。如枳壳、枳实对兔在体和离体子宫(未孕、已孕)均有兴奋作用,能使其收缩有力,甚至强直性收缩;没药有显著的止痛作用;蒲黄煎剂对动物在体和离体子宫均有兴奋作用,大剂量时可致痉挛性收缩;大黄能刺激大肠而引起盆腔充血;牡丹皮热浸液对动物子宫有兴奋作用;牛膝水煎剂可使兔未孕或已孕子宫产生兴奋,其总皂苷对晚期、早孕动物子宫兴奋作用最强,如重复给药则兴奋作用减弱或消失;益母草生物碱对多种动物在体或离体、未孕或已孕子宫,都有明显的兴奋作用;附子有较强的镇痛作用[16]。杨守业等亦用生大黄汤剂灌胃妊娠大鼠,结果孕鼠和胎鼠体重均较对照组显著降低,但不引起胚胎死亡和畸形[17]。吴波等在研究牡丹酚对小鼠抗早孕作用中,发现仅给药一次就显示相当高的抗早孕率,说明牡丹酚抗早孕是显著的[18]。张文学等初步探讨了牛膝对小鼠的抗着床作用及其对子宫肥大细胞的影响,结果发现小鼠胚泡着床率明显降低,且子宫肥大细胞数量增多,提示牛膝抗着床与提高子宫内肥大细胞数量密切相关[19]。杨秉炎等通过对肌注天花粉后不同时间取的血液和胎盘组织的研究,发现胎盘合体、滋养层细胞变性坏死,阐明了肌注天花粉首先引起胎盘合体滋养叶细胞坏死,而纤维蛋白阻塞绒毛间隙是合体滋养叶细胞坏死的结果[20]。柳红芳等对妊娠小鼠抗生育实验研究发现,蒲黄水煎液10g/kg、20g/kg对早期、中期妊娠均有较显著的致流产、致死胎的作用,且随着剂量增加作用增强,部分胚胎坏死吸收[21]。胡利民等探讨了合成冰片灌胃小鼠一般生殖毒性无作用剂量为0.75g/kg,而1.5g/kg剂量合成冰片可降低雄性小鼠体质量和生育率,降低F代小鼠生长指数[22]。综上,这些药物的药理学实验研究为妊娠慎用药提供了一定的现代科学依据。

三、思考与建议

综上所述,妊娠期用药越来越受到孕妇和社会的关注。如何对待妊娠用药禁忌,《素问·六元正纪大论》载"黄帝问曰:妇人重身,毒之何如?岐伯曰:有故无陨,亦无陨也。帝曰:愿闻其故何谓也?岐伯曰:大聚大积,其可犯也,衰其大半而止,过者死。"清代名医周学霆《三指禅·胎前全凭脉论》云:"无药不可以安胎,无药不可以伤胎,有何一定之方,有何一定之药也乎?"《中华本草》载:"对于这一类的药性理论过早地贸然否定,不利于中医学的继承发扬,也不利于医疗保健事业,《中华人民共和国药典》收载了部分妊娠药忌,有重要的参考价值,应予肯定。"可见,中国传统医药学中的妊娠用药禁忌学说,实为一份宝贵遗产。随着现代医药学的发展,有关妊娠用药禁忌的研究取得了不少的成果,但也存在着以下几个方面的遗憾:

①历代本草所载妊娠用药禁忌内容不一致、互有出入;②妊娠禁忌药(禁用药、忌用药和慎用药)包含了多种类别药物,如何科学地界定与区分呢?③由于伦理学的因素限制,妊娠用药禁忌缺乏规范化的临床研究;④妊娠禁忌中药作用机制缺乏深入细致的实验研究;⑤如何规范日益增多的妊娠禁忌中药?

根据以上问题提出以下几点建议:

①加强妊娠用药禁忌的文献整理研究。妊娠用药禁忌是我国中医药几千多年来临床实践的总结。尽管历代本草著作所记载的妊娠禁忌中药内容不一致、互有出入,但也为我们提供了难得的临床资料和研究线索。由于中药对妊娠的影响过程是复杂的,因而成为妊娠禁忌的每味中药都需要一个逐渐认识的过程。因此应当系统地对古代、现代妊娠用药禁忌相关文献进行收集、整理、分析和评价,为妊娠用药禁忌的研究提供理论上的支撑。②完善妊娠禁用药、忌用药和慎用药的评判依据。关于妊娠"禁用药""忌用药""慎用药"的理解,"禁用药"可理解为"严格不允许",程度最重,包括禁止、制止等含义;"忌用药"可理解为"有所畏",程度较禁用次之,包括顾忌、畏忌等含义;"慎用药"可理解为"小心思考",程度相对最轻,包括慎重、谨慎等含义[23],但妊娠禁忌药实际包含了不同作用性质、不同毒性、不同成分的多种类别药物,三者含义如何科学界定与区分?明清本草中,除禁用、忌用之外,偶见慎用之说;1963年版《中国药典》将其分为"禁用药""忌用药"和"慎用药"三类;2010年版《中国药典》开始只分为"禁用药""慎用药"两类。这都比一律禁忌有所进步,但还需要进一步提供更为准确的判断依据。③建立妊娠期中药应用安全性评价体系。建议可以参考美国FDA采用的药物对妊娠期危险性分级制度办法,按照我国国情,不仅要建立西药妊娠期用药分级制度,还要建立中药妊娠期用药分级制度,借助妊娠期用药分级制度对妊娠期用药安全性进行评价[24],使临床医师在妇女妊娠期合理地使用中药。④加强妊娠禁忌中药作用机制研究。自古以来对妊娠禁忌中药的使用,大多关注其所产生的流产、堕胎等中断妊娠的后果,中医药在此方面也积累了丰富的临床经验,但近年来对于妊娠禁忌中药的实验研究已广泛涉及妊娠毒理、生殖毒理,乃至遗传毒理等方面。实验结果亦证实妊娠禁忌药不仅涉及中断妊娠的中药,而且还包括了致畸、致突变,以及影响胚胎发育等方面的中药。但从目前研究的状况来看,对妊娠禁忌中药的药理、毒理研究却不够深入。因此,应加强对妊娠禁忌中药作用机制研究,为妊娠用药禁忌的研究提供现代科学的实验依据。⑤不断完善妊娠禁忌用药的范围。由于历代本草著作所记载的禁忌中药内容互不统一、互有出入,随着临床实践经

验的不断积累、实验研究的逐渐深入,应不断地完善妊娠禁忌用药的范畴。如吸收现代临床、实验研究成果,将非传统理论妊娠禁忌药物纳入妊娠禁用药和慎用药的范畴。如文献报道具有致畸作用的药物有地龙、蝉蜕、杜仲、细辛、半夏等[25-28];致染色体突变的药物有板蓝根、茵陈、羌活、槟榔[29-31];具有胚胎毒性的药物青蒿[32],具有增加胎儿高血红素血症的药物猪苓[33]等。妊娠禁忌中药逐渐增多,这将是今后妊娠用药禁忌研究的重要趋势。

综上所述,妊娠用药禁忌的研究应根据古代文献的记载、临床实践经验的积累以及毒理实验研究的进展,进行系统整理,建立安全性评价体系,同时不断完善妊娠禁忌药的范畴,为临床更加安全、合理的使用妊娠禁忌药提供科学依据。

参 考 文 献

[1] 孙星衍. 神农本草经[M]. 北京: 人民卫生出版社,1982.

[2] 孙启明. 我国妊娠药忌的历史沿革与展望[J]. 医古文知识,2002,(2): 34-36.

[3] 陈自明. 妇人大全良方[M]. 扬州: 江苏广陵古籍刻印社,1892.

[4] 李时珍. 本草纲目[M]. 北京: 人民卫生出版社,2003.

[5] 秦伯未,张赞臣,徐福民,等. 妊娠禁忌药的初步整理[J]. 上海中医药杂志,1956,(2): 27.

[6] 国家药典委员会. 中华人民共和国药典[M]. 北京: 化学工业出版社,2000.

[7] 国家药典委员会. 中华人民共和国药典[M]. 北京: 化学工业出版社,2005.

[8] 国家药典委员会. 中华人民共和国药典[M]. 北京: 中国医药科技出版社,2010.

[9] 国家药典委员会. 中华人民共和国药典[M]. 北京: 中国医药科技出版社,2015.

[10] 周宁娜,毛晓健,张洁. 莪术妊娠禁忌的药理学研究[J]. 中医药学刊,2004,22(12): 2291-2292.

[11] 毛小平,陈子均,毛晓健,等. 蜈蚣的部分药理研究[J]. 云南中医学院学报,1999,22(3): 1-3.

[12] 毛晓健,毛小平,萧庆慈,等. 水蛭虫对小鼠妊娠的影响[J]. 云南中医中药杂志,1998,19(5): 34-36.

[13] 王秋静,于晓凤,刘宏雁,等. 复方甘遂制剂宫内给药终止动物中期妊娠及毒性实验[J]. 白求恩医科大学学报,1994,20(5): 461-463.

[14] 萧庆慈,毛小平,赵霞,等. 妊娠禁忌药斑蝥的部分药理研究[J]. 云南中医中药杂志,2000,23(1): 7-10.

[15] 林秀珍,王国祥. 雪莲多糖对离体大鼠子宫的作用[J]. 药学学报,1986,21(3): 220.

[16] 田新村. 浅谈妊娠禁忌药的应用规律[J]. 陕西中医,1991,12(5): 229.

[17] 杨守业,皮晓霞,何民,等. 妊娠禁忌中药的研究思路和方法[J]. 中医药信息,1991,8(2): 36.

[18] 吴波,赵铁栋,关世海. 牡丹酚(paeonol)对小鼠抗早孕作用的研究[J]. 辽宁中医杂志,1980(4): 43-44.

[19] 张文学,杨林松,裴云飞. 牛膝水煎液的抗着床作用及其对子宫肥大细胞的影响[J]. 河南师范大学学报·自然科学版,2003,31(4): 80-82.

[20] 杨秉炎,王世口,庄留琪,等. 天花粉引起胎盘功能与形态的变化[J]. 生殖与避孕,1980,(1): 16-19.

[21] 柳红芳,高学敏. 蒲黄水煎液对小鼠妊娠影响的实验研究[J]. 中药药理与临床,1994,10(2): 26.

[22] 胡利民,姜民,凌霜. 合成冰片对小鼠一般生殖毒性研究[J]. 天津中医药,2005,22(5): 371-374.

[23] 高晓山. 中药药性论[M]. 北京: 人民卫生出版社,1992.

[24] 廖伟坚. 妊娠期中药应用的安全性评价[J]. 中医药临床杂志,2005,17(4): 343.

[25] 肖泓,肖庆慈,毛小平,等. 地龙对妊娠影响之初探[J]. 云南中医中药杂志,2000,21(3): 41-42.

[26] 毛小平,毛晓健,萧庆慈,等. 蝉蜕对生育影响之初探[J]. 云南中医学院学报,2002,25(2): 9-11.

[27] Yin XJ, Liu DU, Wang HC, et al. A study on the mutagenicity of 102 raw pharmaceuticals used in Chinese

traditional medicine[J]. Mutat Res, 1991, 260(1): 73-82.

[28] 龚梅芳,邹季. 三种炮制半夏对妊娠小白鼠致畸作用的再研究[J]. 北京中医,1990,(1): 36-37.

[29] 庞竹林,汤郡,朱蔚云,等. 板蓝根对试验性小鼠遗传毒性的影响[J]. 广州医学院学报,2000,28(3):
41-44.

[30] 张春颖,周钟鸣. 常见中药的致突变性研究进展[J]. 中国中医药信息杂志,2001,8(3): 20-22.

[31] 臧雪冰,胡怡秀,丘丰,等. 槟榔的遗传毒性研究[J]. 实用预防医学,1999,6(4): 265-267.

[32] 李泽琳,杨立新,刘菊福,等. 青蒿脂钠的胚胎毒性[J]. 中国药理学与毒理学杂志,1987,1(4): 267.

[33] 苗明三,杨桂芳. 中药的三致作用[J]. 河南中医药学刊,2002,17(1): 1-3.

第三节 服药时饮食禁忌的历史沿革、研究现状与思考

服药时的饮食禁忌是指服用中药期间对某些食物的禁忌,简称为食忌,也即是平常所说的忌口。《本草经集注》称为服药忌食,《嘉祐补注本草》称服药食忌例,后世方书称为服诸药忌、药食相反、服药禁忌或服药禁物等[1]。几千年来,中医素有"药食同源"的观点,我国现存最早的药学专著《神农本草经》所载365味中药,有不少品种既是药物,又是食物,由此可见药物与食物之间存在着必然的联系。忌口的认识正是在此基础上孕育发展而来。在漫长的生活经历及临床实践中,逐渐认识到全面均衡的饮食对人体生长发育和健康的重要性;同时也意识到,食用某些食物可能会加重患者某些疾病的病情。即便是正常人,如果服用了不当的食物,也可能会导致某些疾病的发生。如《黄帝内经》中即有"高粱之变,足生大疔"的记载,意为过食肥甘厚腻之味,易产生疮痈肿毒。中医历来重视服药时的饮食禁忌,认为是影响中药临床疗效的因素之一。

饮食禁忌既包括病人患病时在饮食上的禁忌,还包括因年龄、体质、季节及地区的不同而需忌服或少服某些食物[2]。

一、历史沿革

中药服药时饮食禁忌的理论源远流长,最早可追溯到两千多年前的秦汉时期。《汉书·艺文志》中记载,早在西汉以前就有专门研究食禁的专书《神农黄帝食禁》,顾名思义,书中就可能包含服药后饮食禁忌的内容[3]。现存最古老的方书《五十二病方》中已有关于服药时应忌讳某些食物的记载。如治"脉"者,方后注:"服药时禁毋食彘肉、鲜鱼。" [4]

我国最早的医学典籍《黄帝内经》将食物分为辛、甘、酸、苦、咸五种味,以食性与五行生克学说、食性与病性、体质的顺逆为主体,对饮食禁忌做了概括性的论述。《素问·藏气法时论》篇记载:"心病禁温食,脾病禁湿食、饱食,肺病禁寒饮者,肾病禁焠热食",《灵枢·五味》篇有云:"肝病禁辛,心病禁咸,脾病禁酸,肾病禁甘,肺病禁苦",这些饮食禁忌都源自于传统的中医理论。

东汉张仲景《金匮要略》中有关饮食禁忌有"禽兽虫鱼禁忌并治"和"果实菜谷禁忌并治"二篇[5],曰:"夫人秉五常,因风气而生长,风气虽能生万物,亦能害万物。如水能浮舟,亦能覆舟。"《金匮要略》把这种思想贯穿到饮食禁忌的论述中,"凡饮食滋味,以养于生,食之有妨,反能为害。"《金匮要略·禽兽虫鱼禁忌并治第二十四》云:"所食之味,有与病相宜,有与身

为害,若得宜则益体,害则成疾,以此致危,例皆难疗。"由此可见注意饮食禁忌在服药期间的重要性。同时将五行相生相克思想贯彻在饮食禁忌的论述中,将五脏、五味与四时联系起来,从整体联系中去认识五味的利弊,提出不同脏腑、不同时间,有不同禁忌的观点。"肝之病,补用酸,助用焦苦,益用甘味之药调之",五脏主时不同,食物禁忌也有不同,"春不食肝,夏不食心,秋不食肺,冬不食肾,四季不食脾",因"春不食肝者,为肝气旺,脾气败,若食肝,则又补肝,脾气败尤甚,不可救……若非王时即虚,以肝补之佳,余脏准此。"对于饮食禁忌也有不少正确的科学认识,如"食肥肉及热羹,不得饮冷水","秽饭、馁肉、臭鱼,食之皆伤人","果子落地经宿,虫蚁食之者,忌食之"等。

晋代葛洪《肘后备急方·卷七》中列杂果菜诸忌项,有"甘草忌菘菜,牡丹忌胡荽,常山忌葱,黄连、桔梗忌猪肉,茯苓忌大醋,天门冬忌鲤鱼"的记载。现存本草中,最早记载服药食忌理论的当推南朝梁代陶弘景所著《本草经集注》[6]。在其服药忌食中有以下内容:"服药,不可多食生胡荽及蒜杂生菜;又不可食诸滑物果实等;又不可多食肥猪、犬肉、油腻、肥羹、鱼脍、腥臊等物",服药"有术,勿食桃、李及雀肉、葫蒜、青鱼酢。服药有巴豆,勿食芦笋羹及猪肉。有半夏、菖蒲,勿食饴糖及羊肉。有细辛,勿食生菜。有甘草,勿食菘菜。有藜芦,勿食狸肉。有牡丹,勿食生葫蒜。有当陆,勿食犬肉。有恒山,勿食葱菜。有空青、朱砂,勿食生血物。有茯苓,勿食诸酢物。"说明前人很早就认识到服用药物时应禁食某些食物。至唐代,我国历史上第一部官修本草《新修本草》全面继承了《本草经集注》中关于服药食忌的内容。

服药食忌不仅见于历代本草中,亦见于部分方书中,且方书的补充内容较多。《伤寒论》桂枝汤方后注明:"禁生冷、粘滑、肉、面、五辛、酒酪、臭恶等物。"乌梅丸方后也有"禁生冷滑物、臭食等"的记载。东汉华佗《华氏中藏经·卷六》五皮散后有"忌生冷油腻硬物"的记载。金代李东垣《内外伤辨惑论·卷中》厚朴温中汤方后注明"忌一切冷物"。唐代孙思邈《千金方》中云:"凡饵药汤,其粥、食、肉、菜皆须大热。熟即宜消,与药相宜。若生则难消,复损药力,仍须少食菜及硬物,于药为佳","凡饵药之人不可食鹿肉,服药必不得力。所以然者,以鹿常食解毒之草,故能制毒散诸药故也。"[7]唐代孟诜《食疗本草》是现存最早的食疗专著,也是历史上第一次用"食疗"二字命名的食疗学专著,是我国早期食疗发展史上内容最全面丰富、收载药用食物品种最多的著作,不仅有食宜、食方的内容,也包含了食忌的内容[8]。

宋代唐慎微《经史证类备急本草》第二卷序例下中有服药食忌的内容,"有藜芦,勿食狸肉。有黄连、桔梗,勿食猪肉。有商陆,勿食犬肉。有半夏、菖蒲,勿食饴糖及羊肉。有天门冬,勿食鲤鱼"等[9]。宋代《太平惠民和剂局方》真人养脏汤方后有"忌酒、面、生冷、鱼腥、油腻"的记载。

明代李时珍在《本草纲目》中全面系统总结整理了历代有关服药食忌的论述,所列药食禁忌数量大大超过前代本草医籍的记载。序例第二卷专门有"服药食忌"篇,中有记载:"凡服药,不可杂食肥猪犬肉、油腻羹鲙、腥臊陈臭诸物。凡服药,不可多食生蒜、胡荽、生姜、诸果、诸滑滞植物。凡服药,不可见死尸、产妇、淹秽等事。""甘草忌猪肉、菘菜、海菜。牛膝忌牛肉。商陆忌犬肉。苍术、白术忌雀肉、青鱼、菘菜、桃、李。威灵仙、土茯苓忌面汤、茶"等。指出了四十九味中药服用时的饮食禁忌。序例第二卷"饮食禁忌"中,记载了六十三种食物食用时的饮食禁忌,如"李子忌蜜、浆水、鸭、雀肉、鸡、獐。枇杷忌热面。绿豆忌榧子。鲤鱼鲊。枣子忌葱、鱼。杨梅忌生葱。慈菇忌茱萸",等等的记载[10]。

清代至今的医药学著作中所列的服药食忌,除略有增补外,基本上未超出《本草纲目》

所论述的范畴。汪昂《医方集解》七宝美髯丹方用法中,有"忌铁器"的记载。《中华人民共和国药典》(2015年版)中两面针的使用注意项下有"忌与酸味食物同服"的记载[11]。

综上所述,在服药期间,一般应忌食生冷、油腻、腥臭、有刺激性、不宜消化的食物。同时根据病情的不同,饮食禁忌也应有不同。热性病应忌食辛辣、油腻、煎炸、生姜、辣椒、大蒜、酒等辛热的食物;寒性病应忌食生冷的食物或冰冷的饮料等;胸痹患者应忌食肥肉、脂肪、动物内脏及烟酒等;肝阳上亢者应忌食辣椒、花椒、胡椒、大蒜、白酒等辛热助阳之品;脾胃虚弱者应忌食油炸黏腻、不易消化或易加重脾胃负担的食物;肾病水肿者应忌食盐过多和酸辣太过的刺激性食物;疮疡、皮肤病患者、过敏性哮喘、鼻炎、湿疹、荨麻疹等应忌食鱼、虾、蟹等腥膻发物及辛辣的刺激性食物;外感表证患者应忌食油腻的食物。

此外,文献中还有记载,甘草、苍耳、吴茱萸、黄连、胡黄连、桔梗、乌梅忌猪肉;仙茅、牛膝忌牛肉;半夏、菖蒲忌羊肉;牡丹忌蒜、胡荽;荆芥忌驴肉;鳖甲忌苋菜;常山忌生葱、生菜;地黄、何首乌忌葱、蒜、萝卜;丹参、茯苓、茯神忌醋及一切酸;土茯苓、使君子忌茶;薄荷忌蟹肉;紫苏、天门冬、朱砂、龙骨忌鲤鱼;麦门冬忌鲫鱼;附子、乌头、天雄忌豉汁、稷米;蜜反生葱、柿反蟹等,均可作为服药时饮食禁忌的参考。

二、研究现状

纵观古今文献,中医药的饮食禁忌并非随心所欲,而是遵循一定的原则[12]。一是根据中医辨证论治的原则进行禁忌,《素问·至真要大论》"寒者热之,热者寒之""虚则补之,实者泻之",《神农本草经》序例"疗寒以热药,疗热以寒药",参照疾病病机性质与饮食的寒热补泻作用,来进行合理使用。如寒证忌生冷,热病忌辛辣,虚证忌攻伐消克,实证忌补虚固涩,等等。二是遵循五行的生克规律。《灵枢·五味》篇就指出关于饮食的五禁忌,"肝病禁辛,心病禁咸,脾病禁酸,肾病禁甘,肺病禁苦。"中医按照食物的性味、功能,将须忌口的食物主要分为六类,辛辣类,如胡椒、辣椒、花椒、生姜等;生冷类,如梨子、西瓜、苦瓜、萝卜、冷饮等;发物类,包括牛肉、狗肉、公鸡肉、韭菜等;海腥类,包括鱿鱼、虾、蟹、贝类等;油腻类,如油炸和烧烤食物、动物内脏、猪油等;其他类,如食盐、酱油等咸品,白糖、红糖、龙眼、甘蔗等甜品。

随着现代生物化学、药物化学、临床药学、营养卫生学等的发展,药物忌口问题越来越得到人们的重视,相继有《日常饮食百忌》[13]《食物相克与饮食宜忌》[14]《食物药物相宜相克大全》[15]《中药与食物的相宜相克》[16]等书籍的出版,再次增补了这部分的内容。

王佐德等对《本草纲目》中收载的服药食忌进行初步的分类,大致分为肉类、血类、菜类、鱼类、米类、面类、其他七类,认为服用某些药物时不可同时食用某些食物。并从以下几个方面进行分析,一是从药物的性味看,有些食物的性味与某些药物的性味相反,两者同用会产生拮抗而相禁忌,如茯苓忌醋及一切酸,茯苓为甘淡渗利之品,醋及酸为酸味,有收涩之性,两者同用,茯苓的甘淡渗利之性受到酸涩的抑制。二是从药物的升降浮沉看,服用与药物的升降浮沉性质相反的食物,由于彼此的牵制作用而达不到用药的目的,如紫苏忌鲤鱼,鲤鱼性沉降而利水消肿、下气通乳,紫苏辛散升浮而长于发表,两者同用会影响紫苏的升散之性。三是从药物的作用看,药物与食物的作用发生对立,同时服用则会降低药物的功效。如半夏、菖蒲忌饴糖,半夏、菖蒲苦燥化湿,饴糖味甘易助湿留邪,同用会减低药物燥化湿邪的作用[17]。

夏庆梅对湿疹与饮食禁忌的相关性做了临床分析,指出56例湿疹患者中,痊愈的20例在治疗过程中均严格按照要求忌口；显效的25例中，有5例未严格忌口，造成病情反复，忌口后疗效显著；有效的10例中，4例因未严格忌口而使病情加重；无效1例，素喜食辛辣[18]。毛得宏等对食物不耐受所致支气管哮喘的饮食禁忌干预进行疗效观察，结果表明，对于食物不耐受所致支气管哮喘，采用饮食干预后，哮喘的发作程度明显减轻，部分患者可达到治愈的目的，且患者发病几率及严重程度与进食过敏食物量有相关性，干预组与对照组在哮喘发病防治疗效方面差异性上有统计学意义[19]。

有学者指出服药期间不能食用的某些食物[20]，也包括酒水、牛奶、饮料、盐、酱、醋等[21]。如服用驱虫药鹤草酚忌食油性食物，因油脂可促进其吸收引起中毒。

不仅服用中药有饮食禁忌，服用西药也有饮食禁忌[22]。如含钙的片剂、针剂不宜与菠菜、苋菜、杏子、草莓同用，因后者含草酸较多，易形成草酸钙沉淀影响吸收。这些食物也不宜与硫酸亚铁、含铁制剂同用，以免生成难吸收的草酸铁。服用麻醉镇痛止咳药如吗啡、可待因等，忌食桃仁、杏仁、白果、亚麻仁、枇杷仁等含氰苷的食物，后者可加重上述药物的中枢抑制作用，严重者可导致呼吸衰竭，甚至死亡。在使用麻黄碱、阿托品、黄连素等生物碱药物时也不宜饮茶，以免生物碱与鞣酸生成沉淀而阻碍吸收。服用黄连素时忌服珍珠粉，因为珍珠粉中的角蛋白可水解生成多种氨基酸，拮抗黄连素的抗菌作用。服用链霉素、庆大霉素等氨基糖苷类药物时不可多食咸肉、奶油、动物油等高脂类食物，以免因促进药物排泄而降低疗效。酒类与安眠药同用可增强毒性，严重时可导致昏迷不醒。酒类与阿司匹林同服，可增加药物的不良反应，诱发胃出血的危险。服用痢特灵、利福平时也不宜饮酒，药物可增加人体对乙醇的敏感性，同时增加药物的毒性，引起恶心、呕吐、腹痛、腹泻等。服用维生素C时，不宜食猪肝，因猪肝中含有的丰富微量元素铜，能使维生素C氧化为去氢抗坏血酸，使维生素C失去效用。服用优降宁等降压药时，不宜吃动物肝脏、奶酪、鱼、巧克力、香蕉、豆腐、牛肉等，否则可引起血压升高，甚至发生高血压和脑出血。服用可的松等肾上腺皮质激素、格列本脲等降糖药时忌食大枣、蜂蜜等含糖食物，因为可的松类药可升高肝糖原，与大枣、蜂蜜同用会使血糖更高；大枣、蜂蜜会降低格列本脲类降糖药的疗效[23]。

服药时饮食禁忌的缘由，前人有不少的论述，归纳起来主要为四点[24]：一是诱发药物的不良反应。古代服用矿石类药物过久，会出现各种慢性中毒或并发症、继发症，称为金石发动；一般自发诸症称为发，由其他药物或食物诱发则称为动；药物可促使其发动，食物亦可。二是影响原有疗效。《千金方》有云："凡饵药之人不可食鹿肉，服药必不得力，所以然者，以鹿常食解毒之草，是故能制毒散诸药故也。"三是加重病情。如《本草经集注》云："有牡丹，勿食生葫蒜。"《范汪方》注云："一日勿食葫，病增。"《膳夫经》注云："二日勿食蒜，病增。"四是导致新的病证。如《本草纲目》云："（使君子）忌饮热茶，犯之即泻。"《本草衍义》云："（莱菔根）服地黄、何首乌人食之，则令人髭发白。"

三、思考与建议

历代文献中，对于服药食忌，大多只言其忌，而不言其所以然，或只言其有何危害，而不言其为何危害。也许部分是前人的经验所谈，也许部分是偶然巧合事件。由于大多缺乏具体例证，又无实验报道，要判断其记载的科学性，还有大量的工作要做。既不可全盘的否定，也不可盲从。

在现代研究中，已有学者做了一些实验研究，从生物化学、药物化学、营养卫生学等角度,对古代文献中的服药食忌知识进行了验证。

历代医药学家均重视强调服药时的饮食禁忌。服用中药时若不注意饮食禁忌,易产生物理或化学的变化,如沉淀、分解、中和等,轻者使疗效减低或消失,重者使药物的毒性增加,出现各种不良反应或中毒反应,使病情加重,或延误病情,甚至导致死亡。

总之,服药食忌理论源远流长,来源于人们生活实践和临床实践的经验总结,有其一定的科学性,是中医药理论的组成部分,对保证药物疗效、减轻毒副反应的发生有着重要的临床指导意义,也是确保临床用药安全有效的措施之一,应给予足够的重视,全面深入地对食物成分与药物作用机理进行认真研究。在临床中,使用中医的辨证思维方式来选择适宜的食物,避免食用某些禁忌的食物,对于确保临床用药的安全有效具有重要的现实意义。

参 考 文 献

[1] 高晓山. 中药药性论[M]. 北京: 人民卫生出版社,1992.

[2] 曹瑛. 忌口探要[J]. 中国民间疗法,2000,8(8): 42-43.

[3] 吴嘉瑞,常章富. 中药服药食忌探悉[J]. 中国执业药师,2006,(8): 25-26.

[4] 马王堆汉墓帛书整理小组. 五十二病方[M]. 北京: 文物出版社,1979.

[5] 范景田.《金匮要略》饮食禁忌思想及防治方法举隅[J]. 中医药学报,1989,(5): 15-17.

[6] 陶弘景. 本草经集注(辑校本)[M]. 北京: 人民卫生出版社,1994.

[7] 孙思邈. 千金方[M]. 北京: 中国文史出版社,2003.

[8] 方晓阳,付邦红.《食疗本草》中食物禁忌之分类研究[J]. 时珍国医国药,2001,12(9): 835-837.

[9] 唐慎微. 证类本草[M]. 北京: 中国医药科技出版社,2011.

[10] 李时珍. 本草纲目(校点本)[M]. 北京: 人民卫生出版社,1982.

[11] 国家药典委员会. 中华人民共和国药典(2015年版一部)[M]. 北京: 中国医药科技出版社,2015:169.

[12] 邓运明,王晓跃. 亦谈中医饮食禁忌[J]. 江西中医药,2011,42(6): 12-14.

[13] 胡晓林,韩露. 日常饮食百忌[M]. 北京: 中国集邮出版社,1988.

[14] 董三白,周琳坤. 食物相克与饮食宜忌[M]. 北京: 中国轻工业出版社,1991.

[15] 孟昭泉. 食物药物相宜相克大全[M]. 北京: 金盾出版社,2009.

[16] 欧阳荣. 中药与食物的相宜相克[M]. 长沙: 湖南科学技术出版社,2008.

[17] 王佐德,朱昌柏.《本草纲目》服药食忌初探[J]. 时珍国医国药,1995,6(4): 4-5.

[18] 夏庆梅. 湿疹与饮食禁忌的相关性临床分析报告[J]. 天津中医药,2006,23(3): 257.

[19] 毛得宏,肖顺琼,陶红,等. 饮食禁忌干预对食物不耐受所致支气管哮喘疗效观察[J]. 中国中医急症.
    2010,19(4): 575.

[20] 鲍玉洁. 服药食忌浅析[J]. 临床合理用药,2012,5(28): 6.

[21] 王雪丽,于红. 服用西药的饮食注意事项[J]. 中国医学创新,2009,6(21): 140.

[22] 田瑞杰. 吃西药时该注意的饮食禁忌[J]. 中国卫生产业,2012,9(1): 60.

[23] 骆文香,张银娣. 药物代谢中的肝细胞色素P450[J]. 药学进展,1999,4(23): 27-33.

[24] 雷载权,张廷模. 中华临床中药学[M]. 北京: 人民卫生出版社,1998:142.

第七章 用量用法篇 中药用量用法的历史沿革、研究现状与思考

中药临床使用时需强调其安全性与有效性,而中药的用量与用法是影响临床安全性与有效性的重要因素之一,因此有必要对中药用量与用法的古今文献进行分析总结,以利于中药学的发展与临床使用。

第一节 中药用量的历史沿革、研究现状与思考

中药的用量即中药的剂量,在中药的范围里,用量是指依据中医药理论及传统经验为达到一定治疗作用所应用的药量。中药的用量是保证中药安全性和有效性的重要因素,与药性、药效直接相关,对于临床疗效具有很大的影响。并且就中医药的传承而言,自古就有"中医不传之秘在于量"的说法,因此对于中药用量的历史发展沿革、现代的研究情况有必要进行梳理,以利于对中药用量的清楚认识。

一、历史沿革

1. 历代本草中中药用量的变化 我国现存最早药物学专著《神农本草经》未明确规定每味中药的具体用量,但根据三品分类提出"多服""久服""不可久服",上品药"主养命以应天,无毒,多服久服不伤人",中品药"主养性以应人,无毒有毒,斟酌其宜",下品药"主治病以应地,多毒,不可久服"。

其后的本草中具体药物提到用量,《新修本草》云:"葛根⋯⋯生者捣取汁饮之,解温病发热。其花并小豆花干末,服方寸匕,饮酒不知醉。南康、庐陵间最胜,多肉而少筋,甘美。水杨叶,嫩枝,味苦,平,无毒。主久利赤白。捣和水绞取汁,服一升,日二,大效。"《本草拾遗》云:"淬铁水⋯⋯主小儿丹毒,饮一合。"《本草纲目》:"黄芪⋯⋯小便不通。用黄芪二钱,加水二碗,煎成一碗,温服。小儿减半。"

也有本草在具体药物的附方中列出具体的用量。《海药本草》载:"琥珀,温,主止血,生肌,镇心,明目,破癥瘕气块,产后血晕闷绝,儿枕痛等,并宜饵此方。琥珀一两,鳖甲一两,京三棱一两,延胡索半两,没药半两,大黄六铢,熬捣为散。空心酒服三钱匕,日再服校量,神验莫及。"

近现代的各种中药学著作、教材等在编写中将具体中药用量作为必备的体例写入书中,以供参考使用。

2. 中药用量的计量变化　在中药学发展的不同历史时期曾用长度、容量、数量、重量等多种计量方法表示中药的用量[1]。

（1）长度单位：古代常用长度单位有寸、尺。其进制是10寸为1尺。中药以长度计量，主要是在汉（主要是东汉）、晋方中应用。但是在不同历史时期长度单位的尺寸长短不同，而且药材的宽度、厚度等存在差异，因此对于同一种药物，长度相同，其实际重量可能存在较大差异。因此用长度做中药的计量单位，不够准确，随着历史发展，长度在中药剂量表示中渐趋消失。

（2）容量单位：古代曾经用勺、合、升、斗、斛表示中药用量，其进制为：10勺为1合，10合为1升，10升为1斗，10斗为1斛（南宋曾改5斗为1斛）。唐以后的方书中，用容积表示剂量的渐少。

（3）数量单位：多用个、枚、把、撮、片、团等表示。早期的中药数量是粗略的计数，可能是具体中药个体数目或估量。但是由于药材质量不同，大小有别，因此以数量作为计量单位，很难保证中药用量的相对稳定，因此应用较少，但现代临床仍有一些在用，如"生姜三片"。

（4）拟量单位：以实物比拟重量或容积。陶弘景《本草经集注》残卷中记载的丸剂的拟量单位为：细麻（胡麻）；1大麻=3细麻；1胡豆（青斑豆）=2大麻=6细麻；1小豆（赤小豆）=3大麻=9细麻；1大豆=2小豆=6大麻=18细麻=16黍；1梧子=2大豆=4小豆=12大麻=36细麻=32黍；1弹丸=1蛋黄=10梧子=20大豆=40小豆=120大麻=360细麻=320黍。据朱颜编《中国历代医用度量衡考》所载，常见于古代文献中的拟量标准体积为：粟大：0.0025ml；黍大：0.015ml；小豆大：0.07ml；大豆大：0.22ml；梧子大：0.25ml；枣核大：0.65ml；枣大：6ml；鸡子黄大：10.6ml；鸡子大：40.56ml。根据《中国历代医用度量衡考》所载上述体积换算：大豆大约为3小豆大，或15黍大；梧子大约为1.1大豆大，或3.5小豆大，或16.6黍大。估计的拟量单位本身是不准确的。从拟量的容积到法定的量制，又存在着不准确的成分。

（5）估量单位：古代散剂、液体状药物采用特制量具或日用器皿做容量的估量。包括散剂、液体或黏稠流动药物及重量的估量。

散剂估量，多用匕、钱、刀圭等特制量具量取。散剂的估量单位有方寸匕、钱匕、字、刀圭、撮等。匕：原指勺、匙之类的食具。方寸匕是依古尺一寸见方所制的药匙，抄散取不落为度，即1方寸匕。钱匕即以钱为匙首，抄散取不落为度，即1钱匕。字：原指药末覆盖钱匕一字抄取之量。刀圭：圭，原为礼器，总体长方，如笏，一端有尖，称圭角。刀圭系量取药末的专用量具，形状像刀头的圭角，端尖锐，中低凹。以刀圭抄取的量称一刀圭，一刀圭约为方寸匕的1/10。撮：为三指撮的简称。原指散剂药末，以三指并拢所能取的量。

液体或黏稠流动药物估量，常用杯、盏、钟、碗等作为估量标准。不同历史时期容量数据出入较大，准确性较差。

重量估量，如《本草经集注》曰："云干姜一累者，以重一两为正……甘草一尺者，重二两为正。云某草一束者，以重三两为正。云一把者，重二两为正。"估量具有不准确性，因此估量在古代有用，现代少见。

（6）重量单位：古代药量衡制基本上分两类：宋以前用古制，即药称，亦即唐代的小称；宋以后则统一用国家规定的衡制，直到清代。唐小称与新莽称接近，行至五代末。宋以前的方书剂量，除特别标明大斤两者外，都可按每两14g计。宋以后至民国初年，可按每两37g计。

民国年间至中华人民共和国成立初期曾用市称：每市斤为500g，每斤16两，每两为31.25g。1956年6月25日国务院命令，市称改为十进制，每斤为10两，每两为50g，但中药调剂仍用每斤为16两的衡制。直至1984年2月27日国务院颁布《关于在我国统一实行法定计量单位的命令》，1986年7月1日起实施1984年6月9日国家计量局公布的《中华人民共和国法定计量单位使用方法》，全国才改为按十进制市称调配中药。

目前中药的计量单位都采用重量单位作为中药计量的主要单位。

3. 中药用量的分类　中药多组成复方，并制成一定剂型使用，因此中药的用量应包括单味药的常用有效量、方剂中各药的相对用量以及药物的实际利用量。

（1）单味药常用有效量：是指干燥饮片在汤剂中，成人一天内服的常用有效量。这是临床确定单味药用量时的参考依据。其确立是来源于古代医家长期临床用药经验的积累，是一种经验剂量。目前各类《中药学》专著、教材中具体药物项下均有用量，供临床医生参考。《中华人民共和国药典·一部》具体药物项下规定了用量，这是国家颁布的法典，具有权威性、科学性和实用性，临床医生用药时必须遵循其用量的规定。

（2）方剂中各药相对用量：在方剂中，单味药的剂量还涉及对其他药物作用的影响，以及与其他药物配合后产生共同效应的需要量。在方剂中调整各药的用量，则整个方剂的功用及主治病证都可能发生改变。

（3）药物实际利用量：由于药材质量、炮制、剂型、制剂、服法等多种因素的影响，同一味药，相同用量，其实际利用量有可能不同。如相同用量的丹参，作汤剂与作丸散剂时其脂溶性成分的实际利用量是不同的。如相同用量的大黄，生品与酒炙品，其泻下成分的实际利用量是不同的。

4. 影响中药用量的因素　中药用量的确定不是单一因素决定的，而是受到药物自身、临床应用、患者具体情况、医生经验等多种因素的影响。

（1）药物方面

药物毒性：毒性中药的其有效剂量与中毒剂量较为接近，因此对于有毒中药应将用量严格控制在安全范围内，宜从小剂量开始，逐渐加量，一旦病情好转后，应当立即减量或停服，中病即止，以确保用药安全有效。无毒中药的用量根据临床需要，其变化幅度可稍大。

药材质量：药材质量优质者，药力较强用量可小；药材质量较差者，药力不足，用量可酌情加大。

药材质地：花、叶类质轻的药用量宜轻；金石、贝壳类质重的药用量宜重。

药物气味：药性平和，作用温和，药味较淡的药，用量可稍重；药性较强，作用强烈，药味较浓的药，用量则宜轻。

（2）应用方面

配伍情况：同一药物单味药应用时用量可较大；而在复方中配伍应用时用量可较小。同一药物在复方中作主药时，较其作辅药时为大。

剂型与给药途径：多数药物作汤剂时有效成分不能完全溶解，用量一般较之作丸、散剂时的服用量为重。同一药物内服的剂量较其外用时小。

用药目的：中药具有多功效，而对于同一药物，要发挥不同的功效，其用量也有差异。因此临床用药时，由于用药目的不同，同一药物的用量可能不同。如槟榔，6~15g发挥消积、行气、利水功效；60~120g发挥驱杀姜片虫、绦虫功效。

（3）患者方面

年龄大小：由于小儿身体发育尚未健全，老年人气血渐衰，对药物的耐受力均较差，用量应低于青壮年的用药量。

性别：一般药物，男女用量差别不大。但妇女在月经期、妊娠期，用活血化瘀、通经药用量不宜过大。

体质强弱：体质强壮者，用量可重；体质虚弱者，用量宜轻。

病程长短：新病者，用量可稍重；久病体虚者，用量宜轻。

病势轻重：病急病重者，用量宜重；病缓病轻者用量宜轻。

职业、生活习惯：体力劳动者的腠理，一般比脑力劳动者的腠理致密，在使用发汗解表药时，对体力劳动者用量可重于脑力劳动者。如平素喜食辛辣热物者，应用辛热药物时，用量可稍大，反之则宜小。

（4）医生经验：由于中药临床应用具有传承性和经验性，因此临床中药的用量还与医生的学术流派及用药经验有很大的关系，不同的学术流派的用药理论和用药用量存在差异。对于同一药物，不同的医生的药量是有差异的。

（5）其他因素：中药的用量还受到季节、气候，以及患者居处的自然环境等方面因素的影响。如人在高温环境下容易出汗，用发汗解表药时，夏天用量宜轻，冬天用量宜重；温热地区用量宜轻，寒冷地区用量可稍重，等等。

二、中药用量的研究现状及存在问题

1. 对临床处方用量的分析研究　目前有较多的学者对临床各专科及不同地区处方中药用量进行分析、统计。如对中山大学附属第一医院11083张中药处方中中药饮片用量进行了统计分析，发现各专科处方和各药物用量有一定规律可循，中药常用量为6g、9g、12g、15g、20g、30g，儿科专科处方的用量多在1g、2g、3g、4g、5g、6g、9g、10g、12g、15g、20g范围，且以3g、6g、9g、12g为最多，超过20g以外的较少[2]。通过对内科临床汤剂269882张处方中饮片用量的区间进行分析，结果表明：大多数药物的临床常用区间集中在（3-6）、（9-12）、（12-15）、（18-21）4个区间，充分说明中药用量集中在几个区间内，具有明显的非正态分布特征。临床处方中，各个用量点比较离散，但多数集中在3,6,10,12,15,20,30等几个用量上，其中，以10g最为多见，超过1/3的处方数。大多数药物以上几个用量的百分率之和超过80%。传统使用的钱、两为单位，多数临床医生按1钱等于3g进行近似换算，故临床多出现3g、6g、9g、12g、15g、30g的用量。而多数医生将3钱的量换算成10g应用，古之用量3钱为常用量，所以今之临床用量也以10g最为多见[3]。有学者对河南、上海、北京三个医院的处方用量进行了比较，结果表明处方用量有增大趋势，北京的用量与河南、上海比较则显得较小，上海用药味多、量大[4]。有学者对中药用量有普遍增大趋势的原因进行了探讨，提出超出《中国药典》用量的主要原因有产地、季节、加工炮制、患病群体的体质差异、药物之间的相互作用、管理不规范等方面，并提出了相应建议[5-7]。

2. 中药用量与用法相关性研究　中药的不同煎煮时间也与用量密切相关。通过实验和临床研究显示，细辛用量单用末不可大剂量，而入汤剂则可加大剂量，并延长煎煮时间[8-10]。有学者对石决明应用剂量、粉碎度、中药饮片用量调研分析及其标准研究煎煮时间与煎出量的关系进行观察比较，提出石决明在每剂药中的最大用量应不超过8g，加大剂量，煎出量不再增加[11]。有学者应用EDTA滴定法,对煅珍珠母、煅牡蛎、煅瓦楞子的用量及煎煮方法进行了实验研究,表明珍珠母用量以不超过16~20g为宜,牡蛎用量以不超过35g为宜,瓦楞子最大用量也以不超过16~20g为宜,并指出了相应的最佳粉碎度和煎煮时间[12]。

3. 中药用量现存的问题

(1)临床实际用药量与《中国药典》用量存在差异:据相关文献报道,临床实际中药量范围与《中国药典》用量存在一定差异[13-19]。对中医内科临床处方269882张进行分析,涉及药物300味,其中与《中国药典》规定用量不相符合的药物有155味,超过50%。从重点分析的药物来看,《中国药典》规定的用量范围与临床实际用量范围存在很大的差距,如北沙参,符合《中国药典》规定的4.5~9g不到1%,实际用量80%以上在5~20g[3]。有学者对10762张处方进行统计,选取处方中50味药的临床实际用量与《中国药典》规定剂量进行了比较,完全符合率只有26%[15]。研究者在全国不同区域,18个省市,21家医院,收集中医内、外、妇、儿科门诊内服汤剂处方共434603张,统计分析结果表明,分析的300味药物中,与《中国药典》规定用量不相符合的药物有155味,超过50%[17-19]。

(2)中药用量存在不规范的现象:《中华人民共和国药典》《中华本草》《中药学》统编教材等权威的中药学书籍中记载的同一药物用量存在一定的差异,因此导致中药的临床用量的不规范。

(3)超大剂量用药现象:从古至今中药用量存在超大剂量用药的问题。但是超大剂量用药,必须建立在丰富临床经验的基础上,不能盲目随意地使用。

三、思考与建议

1. 制定中药用量的规范标准　中药的用量关系到中药使用的安全性和有效性。但是中药的用量,多根据传统经验确定,存在用量随意性大等缺点,难以保证中药的安全性和有效性。

可以通过对古方中中药用量进行分析,结合现代临床使用量及药效实验的结果综合制定较为统一的中药用量的规范标准,使《中国药典》《中华本草》《中药学》统编教材及中药学专著中的中药用量达到相对统一[20-22]。

2. 重视中药量效关系的研究　中药的用量在一定剂量范围内,随着剂量的增加,疗效也会相应提高。但当剂量超过一定限度,不仅疗效不会再提高,反而可能出现毒副效应,疗效下降或出现相反效应。因此对于中药量效关系的研究具有重要意义。

中药量效关系的研究包括:单味药的不同剂量的效应差别,尤其对于多功效药物其不同功效的量效差别值得重点研究;药物配伍后量效差异,包括相须、相使、相恶、相畏、相杀、相反等不同配伍关系的研究;复方中的中药用量的量效研究等。

3. 中药用量与用法、炮制、入药部位相关性研究　临床中药用量与相应的用法关系密切。同一药物入煎剂与入散剂的用量是完全不同的。尤其对于某些传统认为有毒的中药,不同的用法对其用量有很大的影响。

炮制对中药的用量也有很大的影响,同一药物不同的炮制方法,其功效存在差异,相应的用量也不同。

不同的入药部位对药物用量有很大的影响。细辛有"细辛不过钱,过钱就危险"之说,细辛用量不得超过3g。《中国药典》规定细辛用量为1~3g。然而历代本草和医书中记载的细辛,其入药部位为根部,入药时加工炮制要除去非药用部位,即细辛的地上部分(苗、叶)和根头部的根茎。现行《中国药典》规定细辛以全草入药,而入药时细辛茎叶占较大比例,但细辛根的药用有效成分比茎叶高,因此现细辛有效成分自然比从前有所下降。现代临床有报道细辛用量已达到12~15g,也未见相关不良反应报道,因此不同的入药部位,用量有差异[23]。

4. 对中药超大剂量的研究 中药的超大剂量的应用经过临床实践的检验,尤其是在一些疑难病症的治疗中发挥重要作用,具有实用价值,需要进一步研究,得出明确的量效关系,从而为临床用药提供参考。

5. 中药用量的安全性研究 中药的用量与其安全性有密切的关系。因此,在当今临床中医处方用量增大的情况下,加强中药安全性的实验研究,显得尤为重要。

6. 中药用量的文献研究 对历代古方中的中药用量结合不同时期的度量衡制度,进行统计、分析,从而得出具体药物不同的历史时期的用量范围,用于汤剂的用量范围、用于散剂的用量范围或用于丸剂的用量范围等。由此分析出药物在历代文献的应用范围,为当今临床用量标准的制定提供依据和参考。

对于当代文献,包括各种中医药期刊发表的方药剂量以及当代名医名家临床医案记载的方药剂量等,可以对这些方剂中出现的中药用量进行统计、分析,从而得出当代文献中药物应用的用量范围,为制定中药用量标准提供参考。

参 考 文 献

[1] 雷载权,张廷模. 中华临床中药学[M]. 北京: 人民卫生出版社,1998,143.

[2] 黄红中,伍杰雄,邓雪梅. 11083张汤剂处方中的中药用量分析[J]. 安徽中医临床杂志. 2003,15(6): 515-516.

[3] 唐仕欢,杨洪军,黄璐琦. 中医临床处方饮片用量调研报告(内科)[J]. 中国中药杂志. 2008,33(19): 2257-2262.

[4] 程先宽,韩振蕴,陈志刚,等. 不同地区医院处方与经方药味、用量比较[J]. 世界科学技术—中医药现代化,2006,8(2): 44-47.

[5] 宋小军. 部分中草药用量与中国药典差异的探讨[J]. 中成药,2002,24(9): 707-709.

[6] 杨晓君,严永琴,李健,等. 临床中药用量趋大的原因及对策[J]. 现代中医药,2003,2:12-13.

[7] 刘露. 中医处方中饮片用量为何超量使用[J]. 现代医药卫生,2004,20(19): 2037.

[8] 吕志杰,石文成. 细辛用量考究[J]. 河北中医学院学报. 1994,9(3): 31-32.

[9] 廖建萍. 中药细辛用量之探讨[J]. 湖南中医药导报,1996,2(6): 39-40.

[10] 朱学慧,田慧敏. 细辛入药剂量、煎煮时间及品种对汤剂疗效影响[J]. 天津药学,1999,11(3): 35-36.

[11] 林小明,刘彦青. 石决明用量用法的实验研究[J]. 时珍国医国药,2004,15(2): 92-93.

[12] 马爱华,陆晓和. 珍珠母、牡蛎、瓦楞子的煎煮方法与用量研究[J]. 山东中医药大学学报,1997,21(6): 456-459.

[13] 贺宏波. 中药用量研究进展[J]. 辽宁中医药大学学报. 2013,15(10): 210-213.

[14] 黄红中,伍杰雄,邓雪梅,等. 11083张汤剂处方中的中药用量分析[J]. 安徽中医临床杂志,2003,15(6): 515.

[15] 范丽霞. 我院中药处方用量与用法调查分析[J]. 哈尔滨医药,2000,20(4): 64.

[16] 程先宽,韩振蕴,陈志刚,等. 不同地区医院处方与经方药味、用量比较[J]. 世界科学技术—中医药现代化,2006,8(2): 44.

[17] 杨洪军,唐仕欢,黄璐琦,等. 中医临床处方饮片用量调研报告(儿科)[J]. 中国中药杂志,2008,33(20):

2395-2400.

[18] 杨洪军,唐仕欢,黄璐琦,等. 中医临床处方饮片用量调研报告(外科)[J]. 中国中药杂志,2008,33(21):
2549-2553.

[19] 唐仕欢,杨洪军,黄璐琦,等. 中医临床处方饮片用量调研报告(妇科)[J]. 中国中药杂志,2008,33(22):
2697-2701.

[20] 周超凡,林育华. 对编写《中国药典》2005年版一部的建议[J]. 中国中药杂志,2002,27(4): 317.

[21] 周超凡,林育华.《中国药典》2005年版药材饮片中的若干问题及改进建议[J]. 中国中药杂志,2005,30
(19): 1556.

[22] 黄璐明,杨洪军,唐仕欢. 中药用量标准研究的思路与方法[J]. 中医杂志,2009,50(7): 651-654.

[23] 丁莉. 中药用量存在的问题探讨[J]. 中医药临床杂志,2004,16(6): 542-543.

第二节　中药用法的历史沿革、研究现状与思考

中药用法是指中药的应用方法。其范围十分广泛,主要包括中药的给药途径、应用形式、煎煮方法和服药方法等。自从有了中药,就有了中药的用法。在中医药漫长的发展长河中,中药用法也随之不断发展,至今已具有丰富的内容。

一、历史沿革

关于中药用法的最早记载,可以追溯到秦汉时期,中医四大经典著作中,不乏中药用法的阐述。如《素问·至真要大论》言:"主病之谓君,左君之谓臣,应臣之谓使,非上下三品之谓也。"又谓:"君一臣二,制之小也;君一臣三佐五,制之中也;君一臣三佐九,制之大也。"是对中药配伍用法的阐述。再如《素问·五常政大论》曰:"治热以寒,温而行之;治寒以热,凉而行之。"是对中药服法的记载。

东汉·张仲景著《伤寒论》,全书共载方113首,用药84味。给药途径有口服给药、直肠给药与灌肠疗法。用药形式,口服的有汤剂、丸剂、散剂、酒剂、滋膏剂、露剂等剂型;外用供皮肤用的有软膏剂、硬膏剂、散剂、丹剂、涂擦剂、浸洗剂、熏剂等;还有供体腔使用的栓剂、药条、酊剂等。尚载有先煎、后下、冲服、烊化、兑入等中药的特殊入药方法,以及分服、温服、顿服等服药方法,并对煎药用水、药后调摄等均有阐述。

现存最早的本草专著《神农本草经》序例部分多处言及中药用法。例如:"药有君臣佐使,以相宣摄合和,宜用一君、二臣、三佐、五使。又可一君,三臣,九佐使也。""药有阴阳配合,子母兄弟,根茎花实,草石骨肉。有单行者,有相须者,有相使者,有相畏者,有相恶者,有相反者,有相杀者,凡此七情,合和视之。当用相须相使者良,勿用相恶相反者。若有毒宜制,可用相畏相杀者,不尔,勿合用也。"此言中药的调剂与配伍用法。再如:"药性有宜丸者,宜散者,宜水煮者,宜酒渍者,宜膏煎者,亦有一物兼宜者。亦有不可入汤酒者。并随药性,不得违越。"此言应根据中药的性能选择适宜的剂型。另如:"病在胸膈以上者,先食后服药。病在心腹以下者,先服药而后食。病在四肢血脉者,宜空腹而在旦。病在骨髓者,宜饱满而在夜。"此言服药时间。

魏晋南北朝时期,陶弘景所著《本草经集注》对《本经》所载中药用法多有阐发。例如

针对《本经》所言应根据中药的性能选择适宜的剂型,陶氏指出:"本说如此。又疾有宜服丸者,宜服散者,宜服汤者,宜服酒者,宜服膏煎者,亦兼参用,察病之源,以为其制耳。"从疾病角度说明不同的疾病各有适宜的剂型。在收载《本经》服药时间原文后,增加了"又有须酒服、饮服、温服、冷服、暖服。汤有疏、有数,煮汤有生、有熟,皆各有法,用者并应详宜之。"同时,还收载"合药分剂料治法",详论中药剂量、加工炮制、制剂、煎煮法等,使中药的用法内容更为丰富。

明代著名医药学家李时珍之鸿篇巨著《本草纲目》收载《神农本草经》序例原文,并博引魏晋以降后世众多医药大家之论述,著个人之见解,使中药用法理论与知识臻于完善。

明代以前的综合性本草著作,其编撰方式绝大多数是以《神农本草经》为核心,采用层层包裹加注释的方法辑录而成,对中药用法的记载和阐述多见于序例部分。明·李时珍之《本草纲目》,每一味药以"标名为纲,列事为目",分释名、集解、正误、辨疑、修治、气味、主治、发明、附方、附录10个项目详细论述,在写作方法上虽有很大的进步,但中药用法仍未能在药物部分单列成项。将药物分项阐述,并设中药"用法用量"专项,则是现代本草著作才开始出现。当今,不论是《中华人民共和国药典》《中华本草》以及各类中药学教材等主流本草著作,还是其他各种中药学书籍,都设有"用法用量"专项,介绍中药的用法用量知识,使中药用法这一中药应用中的重要知识在中药的描述中有了其应有的地位。

二、研究现状

现代关于中药用法的研究探讨主要有以下几方面:

(一)文献研究

主要是对医药书籍中的中药用法进行研究探讨。例如:常氏[1]从给药途径、应用形式、煎煮方法等方面将《伤寒论》中有关中药的用法予以总结,强调张仲景不仅是我国伟大的医学家,也是伟大的药学家,其《伤寒论》不仅在医学上有着杰出的造诣,在药学方面也有着突出的贡献,对于现代临床及药学研究颇有深意。董氏等[2]通过对《伤寒论》中汤剂的煎法、服法、用药量、服药后的调养和禁忌等进行探讨,认为《伤寒论》对汤剂的煎煮和用法的论述,具有科学的认识及较长时间的实践检验,故《伤寒论》中汤剂的煎煮和用法有极其重要的现实意义,医药工作者切莫忽视其在疾病治疗中的作用。牛氏等[3]探讨了《理瀹骈文》中内服方的外用法,从书中共整理出熨摩外用方164个,广泛用于内妇儿科疾病。外用部位以胸腹背为常用部位,还有颈项、胸、腹、背、全身、脐、四肢、手足心足背、气海、齿、心、目、头顶、腰、乳、面、胃脘、命门、期门、足三里等穴部。外用法有擦、抹、熨、摩等。

(二)对《中国药典》所载中药用法的商榷

《中国药典》是国家记载药品标准、规格的法典,具有高度的权威性和规范性,因此,每版《中国药典》的内容都会受到高度关注。时氏[4]对1990年版《中国药典》中的人参、芦荟、阿魏、鸡内金、海金沙、葶苈子、滑石粉、蒲黄、番泻叶、鳖甲等10种中药材的用法提出了改进意见。俞氏、翁氏等为使《中国药典》更趋规范和完善,分别对2000年版《中国药典》一部中一些中药在用法与用量项下一些内容存在的不妥或不足之处,提出商榷[5-6]。白氏等对2005年版《中国药典》一部中药用法中煎煮法与入药剂型存在的若干问题予以分析并提出建议[7]。周氏等对2010年版《中国药典》中药用法用量项下的特殊煎法类别及药物进行统计分析,为更好地指导实践操作及中药的相关标准完善提供参考[8]。

（三）中药用法对毒效的影响探讨

李氏等认为：炮制与用法是影响中药临床疗效的重要因素，净制是保证中药纯净度的重要措施，切制与中药药效成分的溶出密切相关，炮制可调整药性、减毒、增效，给药途径、给药次数和间隔时间等方面都会影响中药的作用。熟悉影响药物作用的诸多方面，才能发挥药物的最大功能[9]。牛氏等认为：中药用法包括配伍、给药途径、用量、剂量、给药次数、施用面积、煎服方法等方面，这些方面都是影响中药毒性的因素，并举例进行阐述[10]。文氏等通过对中药制剂、剂量、给药途径、服药时间等方面的应用分析，说明中药功效受用药方法的影响。用药方法的不同，药物功效则发生变化。要保证药物的临床治疗效果，就必须采用合理的用药方法[11]。赖氏探讨地方习惯性中药用法对其临床疗效的影响，以改变中药用药习惯前的患者为对照组，改变用药习惯后的患者为对照组，每组各95例，均由同一医师接诊。观察组患者在开具处方时注明炮制方法，对照组在开具处方时不注明炮制方法。观察2组治疗效果，结果：观察组满意率为94.74%明显高于对照组的82.11%，差异有统计学意义（$P<0.05$）。结果表明：同一种中药不同来源会有不同的治疗效果；采用适宜的炮制方法，可降低药物的偏性，从而提高药效[12]。姜氏等用不同煎煮时间与温度对大黄煎出成分总蒽醌进行测定，结果显示：大黄煎煮15分钟，其总蒽醌（泻下有效成分）含量最高，与传统认为大黄不能久煎，久煎泻下作用减弱是一致[13]。陈氏采用正交试验，探讨苦杏仁的最佳煎煮条件，以苦杏仁活性成分苦杏仁苷含量为考察指标，对苦杏仁药材的煎煮条件进行优选。结果表明：以8倍于生药重量的水，浸泡30分钟，煎煮10分钟为佳。实验结果与《中国药典》规定的苦杏仁入汤剂宜后下相符[14]。

（四）对中成药、中药处方用法的调查分析

彭氏等为了保证临床使用中药注射剂的安全性，规范中药注射剂说明书中"用法用量"项内容，方便临床正确操作、使用。收集、整理了某三甲医院2005—2006年度使用不同厂家生产的中药注射剂37种46份说明书。对46份说明书中"用法用量"项，按临床使用要求，分别比较给药途径、每次用量、每日用药次数、稀释剂名称、使用浓度、使用疗程、滴注速度共7个方面的内容。结果为：8份（17.39%）中药注射剂说明书中"用法用量"项内容完整，缺1项者10份（21.74%），缺2~3项者22份（47.83%），缺4项及4项以上者6份（13.04%）。彭氏根据调查结果认为：中药注射剂说明书中"用法用量"项内容亟待规范、完善[15]。闽氏对22种中药注射剂药品说明书中有关用法用量等内容进行分析，发现中药注射剂药品说明书中用法用量等内容表述不规范，如药品装量规格、肌注所用剂量、药物的主要成分、用法用量等。由此建议生产企业要统一规范药品说明书中用法用量内容书写；跟踪药品在临床使用情况，并据此定期修正其药品说明书的有关内容，为临床使用提供安全有效的用药信息[16]。魏氏等调取北京积水潭医院中药房《中成药使用说明书汇编集》，以国家食品药品监督管理局[2006]283号文件《中药、天然药物处方药说明书撰写指导原则》"用法用量"项的相关规定项作对照，对297份口服中成药说明书"用法用量"项，从给药途径、给药方式、用药次数、给药时间、用药剂量可控、计量方法可操作、疗程、规定期限8项做调查，进行对比分析，结果发现"用法用量"项存在问题颇多。于是指出：中成药说明书"用法用量"项规范化问题亟待解决，希望引起药品生产、监管相关部门的高度重视，为患者安全、有效地用药提供保证[17]。任氏等认为：中成药的疗效与剂量、服药时间、次数等方面有着直接的关系，必须从临床角度予以研究和重视，以免由于剂量、用法的不妥而影响疗效和增加不应有的毒副反应，使中

成药能更适用于临床的需要,更好地造福于人类[18]。姜氏等认为:临床应用中成药时,其用法用量基本固定,并没有依据个体情况调整给药剂量,这种用药方法不符合个体化治疗的理念。对介绍中药上市后用法用量再评价的现状、意义,以及人体群体药代动力学在中药上市后用法用量再评价中的应用予以介绍。提出人体群体药代动力学可为临床个体化用药提供数据支持,从而实现中药上市后用法用量再评价[19]。范氏对其所在医院1999年7月至2000年6月间10762张处方进行统计,选取处方中50味药的临床实际用量与药典规定剂量进行了比较,并统计了《中国药典》标明特殊用法的10种中药的临床处方标明情况。结果发现:50种中药的临床实际用量与《中国药典》规定剂量相去甚远,完全符合率只有26%,这说明《中国药典》规定的常用量与临床实际用量不完全一致[20]。

三、思考与建议

综上所述,中药用法历史悠久,历代中医药著作均有阐述;现代对中药用法更为重视,将其内容抽出,与用量合并成项加以记载。今人对中药的用法与疗效、毒副作用的关系等做了有益的理论探讨与临床调查分析,提出了科学的、合理的建议;对中成药、中药处方的正确应用比较关注,进行了大量的用法用量分析,为临床安全合理应用中成药、中药提供了有价值的参考依据。

与此同时,也发现一些问题,主要表现在:局限于文献研究,且研究的文献数量不多;仅从某一角度对中药用法与毒效的关系做肤浅的探讨,在理论上缺乏新意;对临床用药现状分析比较简单,仅限于发现问题、告知注意的水平;缺乏对中药用法的系统研究,对中药用法的实验研究很少,因此,难以对中药用法的科学内涵做出合理阐释。

针对此现状,对中药用法进行系统地、深入地研究显得非常有必要。建议从文献研究、实验研究、临床研究等各方面开展中药用法的系统研究。

文献研究方面:宜对中药用法作全面的回顾性研究,将秦汉以后中医药著作中有关中药用法的内容整理出来,加以梳理、分类,提炼出前人对中药用法的经验总结与学术见解,为实验研究与临床研究提供借鉴参考。

实验研究方面:需开展中药用法的药效研究、机制研究、活性成分研究,为中药用法提供药效学基础与物质基础;开展中药用法与药性关系的实验研究,为中药用法提供说理依据,使中药用法的合理性与科学内涵得到清晰的阐释,推动中药用法的学术进步。对于中药剂型、中药给药途径、中药配伍、中药用量、中药煎煮方法、中药服药时间等与药效的关系也非常有必要做深入的实验研究,以利于为临床提供有价值的参考依据。

临床研究方面:应该以病证为基础,加强中药剂型、中药给药途径、中药配伍、中药用量、中药煎煮方法、中药服药时间等与疗效相关性的临床观察,确定病证基础下的中药适宜用法,为提高临床疗效服务。

参 考 文 献

[1] 常爱萍.《伤寒论》中有关中药的用法[J]. 中医文献杂志,2006,(3):12-14.

[2] 董利,刘立国.《伤寒论》中汤剂的煎煮和用法[J]. 中医药研究,2002,18(2):4-5.

[3] 牛敬平,朱长刚.《理瀹骈文》中内服方的外用法[J]. 中医杂志,1998,39(12):759.

[4] 时霄霄. 对1990年版中国药典一部10种中药材用法的改进意见[J]. 中国中药杂志,1993,18(4):251.

[5] 俞金芳. 对《中国药典》2000年版中中药用法与用量项下一些内容的商榷[J]. 中国药师,2002,5(1): 55.

[6] 翁雪萍,李惠敏. 对中国药典2000年版部分中药材用法与用量的商榷[J]. 中国药品标准2003,4(1): 17.

[7] 白晓菊,杨洪军. 2005年版《中国药典》一部中药用法若干问题分析及建议[J]. 中国中药杂志,2009,34(5): 1998-2000.

[8] 周园龙,周永刚,魏玮,等. 对2010版《中国药典》特殊煎法的分析[J]. 东南国防医药,2013,15(6): 555,576.

[9] 李凤玲,窦立新,潘传魏. 中药炮制和用法对药物作用的影响[J]. 时珍国医国药,2004,15(8): 536.

[10] 牛继红,常章富. 中药用法对药物毒性的影响[J]. 首都医药,1999,6(6): 42.

[11] 文昌凡,何忠莲. 中药用法与功效的关系[J]. 成都中医药大学学报,1998,21(4): 7-9,13.

[12] 赖日明. 地方习惯性中药用法对其临床疗效的影响[J]. 临床合理用药,2013,6(2上): 45-46.

[13] 姜海艳,李明辉,方建军. 时间与温度对大黄煎出成分的影响[J]. 内蒙古中医药,2001,(5): 42.

[14] 陈慧红. 用正交试验探讨苦杏仁煎煮条件对苦杏仁苷含量的影响[J]. 中国医院药学杂志,2000,20(11): 698.

[15] 彭学清,周述香. 46份中药注射剂说明书中 "用法用量" 项调查[J]. 中医药导报,2007,13(8): 69,75.

[16] 闽慧群. 对22种中药注射剂药品说明书的用法用量分析[J]. 海峡药学,2008,20(8): 172-173.

[17] 魏娜,许保海,张蕊. 我院297份口服中成药说明书 "用法用量" 项调查分析[J]. 中国医院用药评价与分析,2011,11(6): 566-567.

[18] 任玉庆,施亚珍. 中成药剂量用法与疗效分析[J]. 时珍国医国药,1998,9(4): 361-362.

[19] 姜俊杰,谢雁鸣. 基于人体群体药代动力学的中药上市后用法用量再评价[J]. 中国中药杂志,2011,36(20): 2811-2812.

[20] 范丽霞. 我院中药处方用量与用法调查分析[J]. 哈尔滨医药,2000,20(4): 64.

第八章 功用篇 中药的药性功用发微与病证用药

本篇的中药药性功用发微部分,重点介绍常用中药古今已有一定的应用基础,但现行《中国药典》及中医药行业统编《中药学》教材未加以收载的功效主治,同时选择一些本科阶段中药学教学大纲未要求的常用中药的品种、产地、炮制、药性等与其功用相关的难点、疑点、热点问题加以介绍或讨论。而病证用药部分,主要是按照本科统编《中药学》教材的药物分类,结合该类药物主治病证用药的特点,介绍解表药、清热药、泻下药、祛风湿药等二十一类中药所主治的临床各科病证的辨证用药规律。

第一节 解 表 药

一、药性功用发微

(一)麻黄温通心阳

麻黄始载于《本经》,列为中品。张仲景《伤寒论·辨少阴病脉证并治》述"少阴病,始得之,反发热,脉沉者,麻黄附子细辛汤主之",为素体阳虚,复感风寒之证而设。《金匮要略·惊悸吐衄下血胸满瘀血病》13条:"心下悸者,半夏麻黄丸主之",为水饮致悸的治法。两方均用麻黄温阳,一则解表,一则治悸,后人在此基础上,重麻黄发越阳气之功,用于治疗阳虚之心病,而在现行《中药学》教材的功效中则无温阳之记载。

历观本草对麻黄的论述,不乏其温阳之描述。《本经疏证》论麻黄言:"栽此物之地,冬不积雪,为其能伸阳气于至阴中,不为盛寒所凝耳……能彻上彻下,彻内彻外,故在里则使精血津液流通,在表则使骨节肌肉毛窍不闭,在上则咳逆头痛皆除,在下则癥坚积聚悉破也。"尤在泾在《伤寒贯珠集》中论麻黄"轻以去实,辛以散寒,温以行阳。"《本草经解》:"麻黄气温,秉天春和之木气,入足厥阴肝经;味苦无毒,得地南方之火味,入手少阴心经。"《日华子本草》称麻黄"通九窍,调血脉。"《神农本草经百种录》认为麻黄"轻扬上达,无气无味,乃气味中之最轻者。故能透出皮肤毛孔之外,又能深入凝痰积血之中,凡药力所不能到之处,此能无微不至,较之气雄力厚者,其力更大。"而清代邹润安《本草疏证》也说麻黄"通心阳,散烦满"。仲景用麻黄,在《伤寒论》中出现14次,《金匮要略》出现18次,除却两书重叠者,共计29首方中得到应用,其作用主要有发汗、消肿、平喘、止咳、止痛、退黄六种,认为阳气乃人身之根本,发越阳气则是麻黄作用之核心[1]。

实验研究显示,麻黄具有中枢兴奋作用,其主要成分麻黄碱可兴奋大脑皮质中枢、皮层下中枢、呼吸中枢及血管运动中枢[2-3];对心脏有兴奋作用,使心肌收缩力增强,心输出量增加;使冠脉、脑、肌肉血管扩张,血流量增加[4]。此外,麻黄中的麻黄果多糖有抗凝血、改善血液流变性作用[5-6]。这些研究成果为麻黄温通心阳提供了合理的客观依据。

临床应用报道,麻黄有温通心阳作用。《外台秘要》引范汪方"通命丸",即以麻黄为君药疗心腹积聚寒中,痛及心胸胁下急绕痛。当代著名医家赵锡武擅长用麻黄治疗水气上逆、心阳不振之心悸、气短、动则喘促、夜间不能平卧之证。在其医案中,治疗充血性心力衰竭5例,用麻黄者竟达4例。使用特点有二:其一为小剂轻投,一般为4.5g左右,与仲景创半夏麻黄丸,缓以用之意合;其二是必配附片,扶持真阳,引阳气上达,以暖心火,实乃升阳泄水之举。今日临床多用麻黄与附子、细辛等配伍治疗多种心脏疾病。如刘秀坤等用麻黄附子细辛汤加减治疗缓慢性心律失常48例,有效率达95.8%[7];吉利等用麻黄附子细辛汤加减治疗缓慢性心律失常40例,有效率达87.5%[8];刘小锋等用麻黄附子细辛汤加味治疗病窦综合征致缓慢性心律失常41例,取得满意疗效[9];张福平用麻黄附子细辛汤治缓慢型心律失常56例,有效率达92.9%[10];姬光华等以麻黄汤为基本方,治疗缓慢型心律失常50例,总有效率86%[11];范秀凤等用麻黄附子细辛汤加味治疗窦性心动过缓45例,总有效率达91.1%[12];殷晓莉等用麻黄附子细辛汤加味治疗房室传导阻滞100例,有效率达80%[13]。缓慢性心律失常,在内科疾病中属难治性疾病,它包括窦性心动过缓、窦房结功能障碍、病态窦房结综合征、窦房传导阻滞等。其病因多因冠心病、心肌炎、心肌病、风心病或迷走神经张力过高所引起。缓慢性心律失常在中医虽无此病名,但其临床表现属心悸、胸痹、怔忡等范畴,病机不仅为阳气不足,关键在阳气不宣,心脏搏动缓怠无力、迟缓,麻黄可发越阳气,振奋心阳。可见麻黄温通心阳的作用在临床上得到了应用。

综上所述,麻黄能温通心阳,且多生用,剂量在5~10g,或小量以丸缓图,常配伍益气、温阳之品而收功。

参 考 文 献

[1] 王雪茜,赵琰,张晓瑜,等. 王庆国教授师法仲景拓展运用麻黄之经验撷英[J]. 世界中医药,2015,10(5):740-743.

[2] 李琴,李宝华. 比较麻黄碱和阿朴吗啡的中枢兴奋作用[J]. 中国药理学报,1991,12(5):468-474.

[3] Kim B Y, Cao L H, Kim J Y. Common responses in gene expression by Ephedra herba in brain and heart of mouse[J]. Phytother Res,2011,25(10):1440-1446.

[4] 吴雪荣. 麻黄药理作用研究进展[J]. 中国中医药现代远程教育,2010,8(5):173.

[5] 邱丽颖,王书华,吕莉,等. 麻黄果多糖的抗凝血机制研究[J]. 张家口医学院学报,1999,16(1):3-4.

[6] 陈文梅,何基渊. 中药麻黄、夏枯草、乌贼骨对抗急性血瘀证形成的实验研究[J]. 北京中医药大学学报,1997,20(3):39-41.

[7] 刘秀坤,赵建军. 麻黄附子细辛汤加减治疗缓慢性心律失常48例[J]. 实用中医内科杂志,2005,19(2):156-157.

[8] 吉利,张玥. 麻黄附子细辛汤加减治疗缓慢性心律失常临床研究[J]. 辽宁中医杂志,2015;42(5):986-988.

[9] 刘小锋,李登科. 麻黄附子细辛汤加味治疗病窦综合征致缓慢性心律失常41例[J]. 陕西中医,2008,29(7):842.

[10] 张福平.麻黄附子细辛汤加味治疗缓慢型心律失常56例临床观察[J].河北中医,2007,29(9):811.

[11] 姬光东,牛振华.麻黄汤治疗缓慢型心律失常50例[J].中医药学报,2002,30(1):31-32.

[12] 范秀凤,杨颢.麻黄附子细辛汤加味治疗窦性心动过缓45例[J].陕西中医,2005,26(7):618-619.

[13] 殷晓莉,金兴玉.麻黄附子细辛汤加味治疗房室传导阻滞100例分析[J].中医药学刊,2005,23(5):735.

(二)细辛不过钱古今用

细辛始载于《本经》,列为上品。但宋代陈承的《本草别说》谓:"细辛,若单用末,不可过半钱比,多即气闷塞,不通者死。"明朝李时珍的《本草纲目》在引陈承之说时,将原文的"不可过半钱比"改为"不可过一钱",于是"细辛不过钱"成了临床用药的戒律。在《中华人民共和国药典》和《中药学》统编教材历来刊行细辛剂量多遵此说,水煎服用量均在1~3g,散剂每次宜0.5~1g,但目前细辛临床用量超出此范围的剂量应用时有报道。

历观名医用细辛,重用者不乏其数。明末清初的张志聪在《本草崇原》中记载:"细辛……岂辛香之药而反闭气乎?岂上品无毒而不可多服乎?"张氏对细辛的用量提出不同的看法,认为细辛为辛香之药,上品无毒,可以多服。早在东汉时期,医圣张仲景在《伤寒论》和《金匮要略》中应用细辛的方剂有22首,其用量少则2两,多则为3两,折算为现在的计量单位,约为9g,折算根据为《伤寒论讲义》,其载:"一两折合一钱(3g)"。张仲景在丸药中用细辛则多为3g左右。唐代孙思邈"独活寄生汤"中用细辛二两,载附子散入汤剂,细辛用量6两,水煎分二次服。宋代《太平惠民和剂局方》之加减三五七散,细辛用至1斤8两,水煎分二次服。明代《证治准绳》之滑氏补肝汤,用细辛3两,水煎分两次服。清代陈士铎在《石室秘录·完治法》中有两张治疗头痛的方子,分别用细辛五钱和一两。从以上资料可以看出,古代名医处方中就有重用细辛的先例。现今临床应用中细辛用量超量者有过之而无不及。

从目前临床应用来看,有重用细辛取得疗效者。从临床报道来看,重用细辛每日30~160g入复方煎服,治疗类风湿关节炎100例,疗效显著[11];用辽细辛15~40g治疗慢性鼻炎、慢性支气管炎及缩窄性心包炎等,未发现不良反应及日后蓄积中毒现象[2-3]。细辛用量不小于12g,配伍治疗坐骨神经痛100例疗效颇佳[4];也有每日用细辛10~15g治疗多种疼痛、咳逆上气及病态窦房结综合征等疗效俱佳[5-7];用细辛15g配伍于复方中用于治疗头痛三个月,500例患者的总效率达92.8%[8]。

从现代药理研究看,细辛的主要成分为挥发油。细辛挥发油中主要成分为甲基丁香酚(60%)、黄樟醚(8%)以及细辛醚(2%)等,其中甲基丁香酚为主要有效成分,具有麻醉镇痛作用;黄樟醚为有毒成分[9]。研究表明细辛挥发油有致动物呼吸中枢麻痹作用[10],对中枢神经系统初呈兴奋现象,继而陷入麻痹状态,过量服用可导致死亡[11];将其掺入饲料中,两年后28%的大鼠出现肝癌[12]。用细辛挥发油长期喂食动物,可致肝、肾脂肪变,肾功损害,甚至诱发肝癌[13];细辛研末冲服4~5g后,就会出现胸闷、恶心、呕吐等毒副作用,这也是"细辛不过钱"的依据。研究还发现,产于辽宁新宾、清源、桓仁、本溪、凤城及吉林、黑龙江等七个地区的辽细辛,大多含有马兜铃酸[14]。而马兜铃酸具有肾毒性,大量或长期服用含马兜铃酸的中药或中成药,可导致慢性肾衰竭[15]。可见大量和长期应用细辛致中枢抑制、肾毒性和致癌性是显而易见的。

细辛用量是遵前人之说,还是据临床疗效而定,与我们正确认识细辛密切相关。如何把握细辛用量,正确认识细辛的用药部位、品种、煎煮时间,对指导临床用药大有裨益。

1. 从古今药用部位的变迁看细辛用量　细辛之名,源于《本草图经》"其根细而味辛,故名细辛,二八月采其根,阴干用。"从药材描绘和采集时间上不难看出古代细辛仅以须根而入药。如《本草衍义》云:"细辛用根",《雷公炮炙论》认为"拣去双叶"。细辛的传统用药部位是根,历代本草均有明确记载。据调查,20世纪50年代初期我国仍只用其根,后来由于细辛资源减少,地上部分逐渐也一起作细辛入药。历史上细辛多是药用根部,全草是1950年后才开始作细辛药用[16],2000年版《中国药典》明确规定其用"干燥全草"。2005年版《中国药典》规定其药用部位为"根及根茎"。研究表明细辛各部位均含挥发油,其含量是根＞全草＞叶,黄樟醚含量也是根＞全草＞叶[17],且细辛挥发油90%以上存在于根系中[18]。药用部位的不同,其药性常有差异,古今细辛用量不同可能与其药用部位的变迁有一定关系。

2. 细辛品种的影响　《中国药典》规定细辛商品为华细辛和辽细辛。我国有细辛属植物41种(包括7个变种,1个变型)[19],其中绝大多数以"土细辛"(指除华细辛、辽细辛及汉城细辛以外的细辛属植物,即非正品细辛)在各地混作细辛使用[20]。品种不同,挥发油含量也不同,毒性亦不同。如《中华本草》载辽细辛全草含挥发油2.5%,华细辛全草含挥发油2.6%,汉城细辛全草含挥发油1.0%。而其他非正品细辛也有较大差别,土细辛的挥发油含量仅为0.5%,细辛的有效成分及毒性成分均来自于挥发油,这些非正品细辛的使用,必然会导致细辛用量的过大。

3. 根与全草与用量、剂型及煎煮时间的关系　细辛全草经不同时间煎煮后,其煎液中挥发油含量随煎煮时间增加而降低。用细辛根研末吞服,与用全草煎煮相比,在相同剂量情况下,根中挥发油含量几乎是全草煎煮10分钟后的3倍。所以,要达到相同的疗效,汤剂的用量至少应增加到散剂的3倍。而"用末"与"水煎"是有很大差别的,其用药剂量截然不同。研究表明,细辛煎煮30分钟后,煎汁还保持一定量的有效成分甲基丁香酚,而有毒成分黄樟醚的含量已大大降低,不足以引起中毒。煎剂的用量即使是散剂的4倍、12倍,也不致引起不良反应,可见"细辛不过钱"之说,系指散剂而言[17]。

综上所述,细辛不过钱,用于散剂吞服,应当谨遵古训;而用于汤剂,经配伍应用,通过临床辨证用药,可适当增大剂量,且需注意煎煮时间不得少于半小时。但为了安全起见,临证用药还是应当遵循《中国药典》所记载的细辛用法用量。

参 考 文 献

[1] 冯恒善. 重用细辛治疗类风湿性关节炎100例分析[J]. 河北中医,1984,(1):16-17.

[2] 周玉朱. 重用细辛举隅[J]. 安徽中医学院学报,1985,(3):32-33.

[3] 项济华. 对细辛毒性和用量的探讨[J]. 江苏中医药,1986,(10):38-40.

[4] 李述文. 细辛治疗坐骨神经痛[J]. 中医杂志,1993,34(7):39.

[5] 刘尚延. 细辛真的不过钱吗？[J]中药通报,1983,(4):38.

[6] 刘逢臣. 细辛用量与剂型的关系[J]. 中成药研究,1983,(2):41.

[7] 李介鸣,李引,焦增绵,等. 以细辛为主辨证论治病窦综合征14例观察[J]. 中西医结合杂志,1984,(5):299.

[8] 杨国祥,金建民. 临床比较中药学[M]. 昆明:云南科技出版社,1997:39.

[9] 肖崇厚. 中药化学[M]. 上海:上海科学技术出版社,1988.

[10] 刘逢臣. 细辛用量与剂型的关系[J]. 中成药研究,1983,（2）: 41.

[11] 杨丽娜,鞠俭奎. 细辛用量研究探讨[J]. 辽宁中医药大学学报,2010,12（1）: 194-195.

[12] 孙建宁. 中药药理学[M]. 北京: 人民卫生出版社,2006:20.

[13] 徐晓玉. 中药药理学[M]. 北京: 人民卫生出版社,2005:187.

[14] 吴艳蓉. 不同产地细辛中马兜铃酸的痕量检测[J]. 中药研究与信息,2005,7（1）: 9.

[15] 李泽民. 警惕含马兜铃酸中药引起肾脏损害[J]. 药品评价,2005,2（2）: 142.

[16] 蔡少青,王璇. 中药细辛的本草考证[J]. 北京医科大学学报,1997,（3）: 233.

[17] 王智华,洪筱坤. 从细辛根末与全草煎剂所含挥发油及黄樟醚的测定分析论细辛用量与剂型的关系[J]. 上海中医药杂志,1987,（9）: 2.

[18] 周长征,杨春澍,柳树林. 中药细辛的质量检测[J]. 基层中药杂志,1998,（3）: 22.

[19] 平静,王均宁,张成博. 细辛中毒及预防的研究分析[J]. 中国药物警戒,2012,9（6）: 350-353.

[20] 周祯祥. 细辛古今研究与临床应用[M]. 北京: 人民卫生出版社,2011:24.

（三）桑叶治消渴

桑叶始载于《神农本草经》,附于桑根白皮之下。本品性味甘苦寒,归肝、肺经。功能疏散风热,清肺润燥,平抑肝阳,清肝明目。主治风热感冒、温病初起; 肺热咳嗽、燥热咳嗽; 肝阳上亢之头痛眩晕; 风热或肝火上攻之目赤涩痛,以及肝肾不足之视物昏花。

桑叶,《本经》只言其"主除寒热出汗",并未言及止消渴。《食疗本草》始言:"桑叶: 炙,煎饮之止渴,一如茶法。"《本草纲目·第三十六卷》:"时珍曰: 桑叶乃手、足阳明之药,汁煎代茗,能止消渴。"并引《胜金方》治"小儿渴疾: 桑叶不拘多少,逐片染生蜜,线系蒂上,绷,阴干。细切,煎汁日饮代茶。"之后则有本草随之附和,如《本草备要》:"代茶止消渴。"

以中医学观点分析,桑叶能清肺润燥,故对消渴证（尤其是上消）的治疗有所裨益。但也有观点认为,其补肝肾之功是不容忽略的。如《本草新编》大赞桑叶补肝肾之功:"桑白皮,味甘而辛,气寒,可升可降,阳中阴也。入手太阴肺脏。助元气,补劳怯虚羸,泻火邪,止喘嗽唾血,利水消肿,解渴祛痰。刀刃伤,作线缝之,热鸡血涂合可愈。桑叶之功,更佳于桑皮,最善补骨中之髓,添肾中之精,止身中之汗,填脑明目,活血生津,种子安胎,调和血脉,通利关节,止霍乱吐泻,除风湿寒痹,消水肿脚浮,老男人可以扶衰却老,老妇人可以还少生儿。"中医学对消渴病的病机基本认识就是肺脾（胃）肾功能失调,津液输布障碍。桑叶能润肺益肾,无疑对消渴病的治疗是有益无害的。

现代研究显示,桑叶中提取的总多糖,对四氧嘧啶诱导的小鼠糖尿病模型有显著的降血糖作用,并能提高小鼠的耐糖能力,降低血中胰岛素水平[1]。进一步研究证实,桑叶中的多糖组分和生物碱组分均能有效降低四氧嘧啶糖尿病小鼠血糖,并能促进其肝糖合成,增加肝糖原[2]。除降血糖之外,桑叶还有降血脂、抗动脉粥样硬化、抗氧化及清除自由基等作用[3],这对间接控制糖尿病的发展有着重要的意义。

总之,古人对桑叶治消渴已有一定的认识,现代研究也表明其有降血糖作用。虽然降血糖和治消渴不能完全等同,但毕竟糖尿病与消渴证的关联度较高。然而,古今临床应用桑叶治疗消渴证并不普遍,值得我们今后进一步深入研究,使得物美价廉的中药资源得到充分的开发利用。

参 考 文 献

[1] 陈福君,卢军,张永煌. 桑的药理研究——桑叶降血糖有效组分对糖尿病动物糖代谢的影响[J]. 沈阳药科大学学报,1996,13(1):24.

[2] 杨雨,欧阳臻,常钰,等. 桑叶不同组分降血糖作用研究[J]. 食品科学,2007,28(8):454-456.

[3] 欧阳臻,陈钧. 桑叶的化学成分及其药理作用研究进展[J]. 江苏大学学报(自然科学版),2003,24(6):39-44.

(四)关于"柴胡劫肝阴,葛根竭胃汁"

柴胡与葛根都是临床常用中药,二者均能宣散表邪而治外感发热;升举清阳而治清阳不升。柴胡又能疏肝解郁;葛根又能升阳止泻、生津止渴。"柴胡劫肝阴,葛根竭胃汁"是清·叶天士《临证指南医案·幼科要略·疟门》从明代天启年间张司农(张鹤腾)《治暑全书》中引用的。《治暑全书》原著鲜有人知。有学者称[1],查阅《治暑全书》全文未见有"柴胡劫肝阴,葛根竭胃汁"之句。然而就叶天士的名气,不论这两句话出自何处,其在中医界的影响还是很大的。

其实叶氏原文并未明说这两句话的出处,其论治小儿暑疟时谓:"疟因暑发居多。方书虽有痰食寒热瘴疬之互异,幼稚之疟,都因脾胃受病。然气怯神弱,初病惊痫厥逆为多,在夏秋之时,断不可认为惊痫。大方疟症,须分十二经,与咳症相等。若幼科庸俗。但以小柴胡去人参,或香薷、葛根之属,不知柴胡劫肝阴,葛根竭胃汁,致变屡矣。"王孟英《温热经纬》中说道:"柴葛之弊二语,见林北海《重刊张司农治暑全书》,叶氏引用,原非杜撰。"同时,王氏对此观点非常赞同:"幼科一见发热,即以柴葛解肌,初不究其因何而发热也。表热不清,柴葛不撤,虽肝风已动,瘛疭已形,犹以风药相虐,亦不甚乎?此叶氏以有劫肝阴、竭胃汁之切戒也。"之后,杏林群英对此观点有拥戴者,有质疑者,有折中者。

首先,与叶氏持有相同观点的医家大有人在。如张景岳《景岳全书·本草正》称:"柴胡之性,善泄善散,所以大能走汗,大能泄气,断非滋补之药。凡病阴虚水亏而孤阳劳热者,不可再损营气,盖未有用散而不泄营气者,未有动汗而不伤营血者。营即阴也,阴既虚矣,尚堪再损其阴否?"李梴《医学入门》认为柴胡对于"元气下绝,阴火多汗者,误服必死。"缪仲淳《本草经疏》云:"柴胡性升而发散,病人虚而气升者忌之。呕吐及阴虚火炽炎上者,法所同忌。疟非少阳经者,勿入。治疟必用柴胡,其说误甚!"张山雷《脏腑药式补正》论及柴胡,认为其为治伤寒少阳主药,治温病万不可误用。"若以概治温病及杂病中肝胆各证,则无不火上添油,其祸翘足可待。然金元明人,皆不知此中界限。妄引仲师成法,无不误用。此柴葛解肌等方之后所以毒铺四海也。"直至现今,有举临床实例支持此观点者[2-3],也有用现代实验研究来证实此观点者[4-5]。

而对此观点持怀疑乃至否定态度者也不乏其人。如徐灵胎在叶氏书中"柴胡劫肝阴"句下批注云:"此说何来?此老终身与柴胡为仇,何也?"其实,早在叶天士之前的医家对柴胡是否"劫阴"就有不同看法。如寇宗奭《本草衍义》云:"《本经》并无一字治劳,今人治劳方中鲜有不用者。呜呼!凡此误世甚多。"李时珍针对此说发表见解,其《本草纲目》云:"劳有五劳,病在五脏。若劳在肝、胆、心及包络胃有热,或阳气下陷,则柴胡乃引清气,退热必用之药。惟劳在肺肾者,不用可尔。然东垣言诸有热者,宜加之,无热则不加。又言诸经之疟,皆以柴胡为君。十二经疮疽,须用柴胡以散结聚。则是肺疟,肾疟,十二经之疮,有热者则可用之矣。但要用者精思病原,加减佐使可也。寇氏不分脏腑经络,有热无热,乃谓柴胡不治劳乏,一概摈斥,殊非通论。"当代有学者则直接提出"柴胡不劫肝阴"[6],"柴胡'劫阴'之说,是乎值得怀疑"[7];葛根"无竭胃汁之弊"[8],甚至有学者指出:"葛根非但不会'竭胃汁',反而还有生胃阴的功效"[9-10]。而陈道权则认为:"柴胡之劫肝阴,非专指柴胡药味而言,是指整个小柴胡汤而言;葛根之竭胃汁,亦非专指葛根药味而言,乃指整个葛根汤而言。何以得知,试观小柴胡汤,本为少阳和解之剂,方中有姜、夏之辛燥,参、枣之甘温,只能和解半表半里之邪,而不可施之于肝热阴虚之证,否则定是劫阴无疑。而葛根汤,乃为太阳发表之方,其中有麻、桂之辛温,解肌而发汗,用之于邪火伤胃之病,当有竭汁之虞。由是观之,二家之言,是指小柴胡汤与葛根汤可知,不是指柴胡与葛根药味明矣。"[11]

现代中医学者对此观点持折中态度者为多。如有学者认为,所谓"柴胡劫肝阴",实际上是指柴胡应用不当,辨证不准确,病本无郁或疏泄太过、阴血不足、阳不潜藏而再用大剂柴胡升散之,则阳气更浮,肝气更旺,阴血再伤,则就"劫肝阴"了。若辨证准确,用之合理,则万无伤阴之虑。可见"柴胡劫肝阴"之过在于医而不在于药[12]。也有学者认为,柴胡是否"劫肝阴",除了辨证施药外,还与其品种(如南软北硬)、炮制(如醋制缓其疏散之性)、用量(小量则疏通,大量则宣散)、配伍(常配白芍一散一敛)有关,必须多方面加以剖析,才能得出合乎实际的结论[12-13]。夏理彬认为:"柴胡的主要作用为升少阳清气,但每易引动肝阳,进一步损及肝阴,如果其人肝阴不虚,肝阳不亢者,用之亦不致伤阴而有所禁忌。""至于水亏木旺之体,而又有肝气郁滞,不得不用疏泄或病涉少阳须依其引经,不妨于潜摄抑降方中,略参少量柴胡,藉作辅佐响导,如滋肾生肝饮,耳聋左慈丸等,亦无不可。"[14]罗元恺先生认为:叶氏此语,是针对小儿暑疟的用药而发,原非概论柴胡、葛根之性能。只是针对当时许多医生在治疗温病时滥用柴胡、葛根之时弊进行纠偏而说的。唯因此而致后人不大敢使用,影响柴葛所能发挥的应有疗效,这一点可能是叶天士所始料不及的[15]。

总之,中药的应用重在辨证。如果脱离了辨证用药的基本原则,任何药物都有可能产生不良后果。用药不当,人参也是鸠毒;用之得当,砒霜也可活人。岂止是"柴胡劫肝阴,葛根竭胃汁"那么简单?!

参 考 文 献

[1] 李春花,刘少琼,罗辉.柴胡劫肝阴考辨[J].四川中医,2011,29(6):37-38.

[2] 李志伟,王著军,董化峰.误用柴胡注射液致急性低血钾症[J].临床误诊误治,16(1):65.

[3] 袁万英,杨小英.柴胡制剂致胃痉挛1例[J].甘肃中医,2005,18(3):21.

[4] 孙蓉,黄伟,李素君,等.关于"柴胡劫肝阴"的源流发展与初步实验研究[J].中国药物警戒,2009,6(10):577-580.

[5] 杨倩,孙蓉.柴胡挥发油致大鼠肝毒性氧化损伤机制的实验研究[J].中药药理与临床,2010,26(5):59-60.

[6] 王君霞,赵瑞珍.柴胡不劫肝阴[J].江西中医药,2010,41(8):13.

[7] 李建华.柴胡劫阴说的质疑[J].陕西中医学院学报,1988,11(1):56.

[8]《中医杂志》编辑部编.中医百家言[M].山西:山西科学教育出版社,1987:185.

[9] 张胜,秦竹,熊洪艳,等."葛根竭胃汁"辨析[J].四川中医,2009,27(3):42-43.

[10] 蔺焕萍,郜红."葛根竭胃汁"辨[J].四川中医,2011,29(11):50-51.

[11] 陈道权.柴胡劫肝阴葛根竭胃汁之我见[J].江西中医,1961(3):32.

[12] 谢旭善."柴胡劫肝阴"小议[J].山东中医杂志,1994,13(4):181.

[13] 俞宜年.柴胡劫肝阴说史略[J].辽宁中医杂志,2008,35(4):608.

[14] 夏理彬.关于柴胡劫肝阴的初步探讨[J].上海中医药杂志,1963,(9):10-12.

[15] 罗元恺.对"柴胡劫肝阴、葛根竭胃汁"的评议[J].湖北中医杂志,1982,(1):32-33.

二、病证用药

(一)感冒

解表药主要具有发散表邪作用,用治外感表证。风邪虽为六淫之首,但在不同的季节中,往往随时气侵入,如冬季多属风寒,春季多属风热,夏季多夹暑湿,秋季多兼燥气。表证因四季受邪不同,体质不同,临床表现不同,现分述如下:

1. 风寒感冒 治以辛温解表法。

(1)风寒感冒轻证:症见恶寒发热,无汗,头痛,四肢酸痛,鼻塞,流清涕,咽痒,咳嗽声重,吐痰清稀,舌苔薄白,脉浮。治宜发散风寒,解表宣肺。方用荆防败毒散(《摄生众妙方》)加减。常用荆芥、防风、羌活、独活、川芎、柴胡、桔梗、前胡、枳壳、紫苏叶、细辛、葱白等。

(2)风寒表实证:症见恶寒发热,无汗而喘,头痛身痛,脉浮紧。治宜发汗解表,宣肺平喘。方用麻黄汤(《伤寒论》)加减。常用麻黄、桂枝、苦杏仁、甘草等。

(3)风寒表虚证:症见发热头痛,汗出恶风,干呕,舌苔薄白,脉浮缓。治宜解肌发表,调和营卫。方用桂枝汤(《伤寒论》)加减。常用桂枝、生姜、白芍、大枣等。

(4)风寒夹湿证:症见恶寒,身热不扬,头痛如裹,肢节酸重疼痛。治宜解表散寒,祛风除湿。方用羌活胜湿汤(《内外伤辨惑论》)加减。常用羌活、防风、藁本、独活、川芎、蔓荆子等。

2. 风热感冒 治以辛凉解表法。

风热表证:症见发热重微恶风,汗出不畅,头痛目赤,咳嗽咯痰黄稠,咽喉红肿作痛,口干欲饮,鼻流浊涕,苔薄白微黄,脉浮数。治宜辛凉解表,宣肺止咳。方用银翘散(《温病条辨》)加减。常用金银花、连翘、薄荷、牛蒡子、荆芥、淡豆豉、桔梗、竹叶等。

若见咳嗽,身热不甚,口微渴,病由风热犯肺,肺失清肃所致者,治宜疏散风热,宣肺止咳。方用桑菊饮(《温病条辨》)加减。常用桑叶、菊花、苦杏仁、桔梗、连翘、薄荷、芦根等。

3. 夏季感冒 治以清暑解表法。

(1)暑热表证:症见身热口渴不甚,但头目不清,昏眩微胀,舌淡红,苔薄白。治宜祛暑清热。方用清络饮(《温病条辨》)加减。常用扁豆花、西瓜翠衣、金银花、荷叶、丝瓜络、竹叶等。

(2)暑湿表证:症见恶寒发热,头痛身重,无汗,胸闷,腹痛吐泻,舌苔白腻,脉浮。治宜解表散寒,化湿和中。方用香薷散(《太平惠民和剂局方》)加减。常用香薷、厚朴、白扁豆、藿香、佩兰、紫苏叶等。

(3)暑温夹寒证:症见恶寒发热,无汗头痛,口渴面赤,胸闷不舒,舌苔白腻,脉浮数。治宜祛暑解表,清热化湿。方用新加香薷饮(《温病条辨》)加减。常用香薷、金银花、连翘、厚朴、白扁豆、荷叶、青蒿、滑石、甘草等。

4. 秋季感冒　治以轻宣外燥法。

（1）外感温燥证：症见发热，微恶风寒，烦热口干，唇鼻干燥，咳呛咽干，舌红少津，脉数。治宜轻宣温燥。方用桑杏汤（《温病条辨》）加减。常用桑叶、苦杏仁、浙贝母、淡豆豉、南沙参、玉竹、梨皮等。

（2）外感凉燥证：症见恶寒无汗，头微痛，咳嗽痰稀，鼻塞咽干，苔白，脉弦。治宜轻宣凉燥。方用杏苏散（《温病条辨》）加减。常用苦杏仁、紫苏叶、前胡、桔梗、枳壳、半夏、陈皮、茯苓等。

5. 虚人感冒　治以扶正解表法。

（1）气虚外感证：症见恶寒发热，无汗，头痛鼻塞，兼见倦怠无力，气短懒言，舌淡苔白，脉浮无力。治宜益气解表。方用参苏饮（《太平惠民和剂局方》）加减。常用人参、紫苏叶、葛根、前胡、枳壳、木香、桔梗、橘红、甘草等。

（2）阳虚外感证：症见恶寒发热，无汗，头身痛，兼见形寒肢冷，面白声微，舌淡苔白，脉浮无力。治宜助阳解表。方用麻黄附子细辛汤（《伤寒论》）、再造散（《伤寒六书》）加减。常用麻黄、细辛、附子、人参、桂枝、羌活、防风、川芎、细辛、煨生姜、大枣等。

（3）阴虚外感证：症见恶寒发热，头痛，兼见干咳少痰，手足心热，心烦，口渴，咽干，舌红，脉细数等。治宜滋阴解表。方用加减葳蕤汤（《通俗伤寒论》）加减。常用玉竹、白薇、葱白、淡豆豉、薄荷、桔梗、鲜生地黄等。

（4）血虚外感证：症见头痛身热，微寒无汗，面色不华，唇甲色淡，心悸头晕，舌淡苔白，脉细等。治宜养血解表。方用葱白七味饮（《外台秘要》）合四物汤（《太平惠民和剂局方》）加减。常用生地黄、麦冬、葱白、淡豆豉、葛根、生姜、当归、川芎等。

（5）产后外感证：症见产后恶寒发热，头痛身痛，无汗，或咳嗽流涕，苔薄白，脉浮等。治宜养血祛风，散寒解表。方用荆防四物汤（《医宗金鉴》）加减。常用荆芥、防风、紫苏叶、川芎、当归、白芍、熟地黄等。

6. 小儿感冒　治以解表化痰、解表消食、解表镇惊法。

（1）感冒夹痰证：小儿外感兼见喘咳痰鸣，舌苔厚腻，脉象浮滑，偏于风寒者，治宜辛温解表，佐以宣肺化痰。方用荆防败毒散（《摄生众妙方》）、三拗汤（《太平惠民和剂局方》）加减。常用荆芥、防风、羌活、独活、柴胡、桔梗、前胡、紫苏叶、麻黄、苦杏仁、紫苏子、白芥子、莱菔子等。偏于风热者，治宜辛凉解表，佐以清肺化痰。方用银翘散（《温病条辨》）、桑菊饮（《温病条辨》）加减。常用金银花、连翘、薄荷、牛蒡子、桑叶、菊花、淡豆豉、桔梗、苦杏仁、芦根、桑白皮、胆南星、天竺黄等。

（2）感冒夹食证：小儿外感兼见嗳腐吞酸，吐泻食少消化不良者，治宜解表消食。方用保和丸（《丹溪心法》）加减。常于解表药中加入神曲、麦芽、莱菔子、陈皮等。

（3）感冒夹惊证：小儿外感兼见惊痫夜啼，睡卧不宁，舌尖红赤，脉弦者。治宜解表镇惊。方用银翘散（《温病条辨》）、天麻钩藤饮（《中医内科杂病证治新义》）加减。常于解表药中加用天麻、钩藤、僵蚕、地龙等。

（二）伤风鼻塞

治以宣肺通窍法。

1. 外感风寒证　症见鼻塞声重，鼻内肌膜肿胀，喷嚏频作，涕多清稀，恶寒重，发热轻，舌淡苔薄白，脉浮紧。治宜辛温通窍，疏散风寒。方用通窍汤（《古今医鉴》）加减。常用麻黄、白芷、防风、羌活、藁本、细辛、苍耳子、辛夷等。

2. 外感风热证　症见鼻塞气热，鼻内肌膜红肿，喷嚏，涕黄黏稠，发热，恶风，头痛，咽痛，舌红苔薄黄，脉浮数。治宜辛凉通窍，疏散风热。方用银翘散（《温病条辨》）加减。常用金银花、连翘、薄荷、桔梗、牛蒡子、野菊花、苍耳子、辛夷等。

（三）鼻渊

治以通窍化浊法。

1. 肺经风热证　症见鼻流浊涕，涕黄或黏白而量多，不闻香臭，兼见恶寒发热，眉棱骨痛，咳嗽痰多，舌质红，苔薄黄，脉浮数等风热表证。治宜芳香通窍，疏风清热。方用苍耳子散（《济生方》）加减。常用苍耳子、辛夷、细辛、白芷、薄荷、菊花、蔓荆子、葛根、黄芩、鱼腥草等。

2. 胆腑郁热证　症见鼻涕黄浊黏稠如脓样而量多，有臭味，鼻内肌膜肿胀红赤，头痛剧烈，兼见发热，口苦，咽干，目眩，烦躁易怒，舌红苔黄，脉弦数。治宜利湿通窍，清泄胆热。方用龙胆泻肝汤（《兰室秘藏》）、奇授藿香丸（《医宗金鉴》）加减。常用苍耳子、白芷、鹅不食草、藿香、龙胆、黄芩、柴胡、栀子、猪胆汁、泽泻、车前子、木通等。

3. 脾胃湿热证　症见鼻涕黄浊而量多，鼻塞，不闻香臭，鼻内肌膜红肿胀痛，头痛较剧，兼见头晕，头重，体倦，食欲不振，舌红苔黄腻，脉滑数。治宜化浊通窍，清利湿热。方用黄芩滑石汤（《温病条辨》）加减。常用苍耳子、白芷、辛夷、藿香、黄芩、滑石、通草、茯苓、猪苓、豆蔻等。

（四）麻疹不透

治以解表透疹法。

某些解表药又有发汗解表，宣毒透疹之功，可用治表邪外束，麻疹不透之证，常用荆芥、薄荷、牛蒡子、蝉蜕、升麻、葛根、浮萍等药。方用升麻葛根汤（《太平惠民和剂局方》）、宣毒发表汤（《痘疹仁端录》）、竹叶柳蒡汤（《先醒斋医学广笔记》）加减。若高热烦渴者，可配天花粉、芦根等清热生津药同用；若疹点紫黯成片，血热毒盛者，可配合红花、紫草、地黄、牡丹皮等凉血解毒、化瘀消斑药同用；若咽喉肿痛者，可配桔梗、山豆根、板蓝根等解毒利咽药同用。

（五）疮疡初起有表证者

治以解表消疮法。

某些解表药又有解散肌表毒邪、透表消疮之功，可用于治痈疽疮疡初起兼见恶寒发热等表证，即《内经》所谓"汗之则疮已"，方用荆防败毒散（《摄生众妙方》）加减。如疮疡初起，红肿热痛，毒邪在表，头痛少汗，恶寒轻，发热重，见有风热表证者，常用薄荷、牛蒡子、荆芥配金银花、连翘、野菊花、牡丹皮、赤芍等同用；若疮疡初起，头痛无汗，恶寒重，发热轻，见有风寒表证者，常用荆芥、防风、羌活、白芷配川芎等同用。

第二节　清　热　药

一、药性功用发微

（一）石膏味甘的讨论

石膏是临床常用的一味矿物中药，首次收载石膏的《神农本草经》言其"味辛，微寒"，但《神农本草经》之后的《本草经集注》《新修本草》《证类本草》《汤液本草》《本草蒙筌》《本经逢原》等不少古代本草及现代的《中华本草》《中药大辞典》、统编教材《中药学》等均将石膏的五味中增加了"甘"味。有学者提出自《神农本草经》起,本草著作中开始标注药物的五味,这一时期本草著作将药物五味视为药物的自然属性之一,主要以口尝的方式作为药味的判别手段,兼有少量的五行属性反推。但由于口尝药味受到口尝者主观感受、药物的品种、产地、采摘季节等诸多因素的影响,初期本草著作对于药味的标注差别甚大[1]。因此,2015年版《中华人民共和国药典·一部》记载石膏的性味是"甘、辛,大寒",遵循了《神农本草经》之后不同时期的代表性本草对石膏的五味记载。但也有部分本草仍沿用《神农本草经》对石膏的五味记载,只有"辛"味,如明代的《本草纲目》和《本草原始》,清代的《本草经解》《神农本草经读》和《长沙药解》,可见不同历史时期医家对石膏五味的认识存在一定的差异。

中药的五味是药性理论的重要内容之一,五味不仅仅是药物味道的真实反映,更重要的是对药物作用的高度概括,是通过长期的临床实践观察,不同味道的药物作用于人体,产生不同的反应和获得不同的治疗效果,从而总结归纳出的理论。那么石膏的"甘"味与其功效或临床应用有何联系呢?根据五味理论,味甘"能补能和能缓",即具有补益、和中、调和药性和缓急止痛的作用。2015年版《中华人民共和国药典·一部》记载石膏的功能与主治是清热泻火,除烦止渴,用于外感热病,高热烦渴,肺热喘咳,胃火亢盛,头痛,牙痛。这些描述看起来与甘味药的作用无相关之处,但是《本草原始》记载石膏"解肌发汗,止消渴烦逆,缓脾益气",《本草集要》中言石膏"清金制火润肺,解肌出汗,缓脾益气,止渴生津",《本草备要》也有类似记载,即石膏"清热降火,发汗解肌,缓脾益气,生津止渴",《医学衷中参西录》记载石膏"透表解肌,外感实热,解气分热,发越郁火,清头面热郁止痛,益脾除湿。"上述几处本草文献中均提到了"缓脾益气"或"益脾",在古代本草中记载有"缓脾"之功的药物还有白术、茯苓、甘草、大枣、饴糖、竹叶、大麻仁等。按照《内经》"湿生土,土生甘,甘生脾"以及"五味所入,甘先入脾"的理论,"甘能入脾,以补脾之不足",应是甘能缓脾的主要原理。《本草害利》对石膏药性的阐述为"寒能清热降火,辛能发汗解肌,甘能缓脾,生津止渴。"《本草备要》《本草从新》中也有石膏"甘能缓脾益气,生津止渴"的记载。现代也有学者认为,石膏味甘,能补能缓,配伍补益药鼓舞正气,透邪外散。但石膏本身不具备补益作用[2]。

参 考 文 献

[1] 张卫."五味"理论溯源及明以前中药"五味"理论系统之研究[D]. 中国中医科学院,2012.

[2] 王凤霞. 石膏的药性功效及临床应用文献整理研究[D]. 北京中医药大学,2015.

(二)关于夏枯草治疗失眠的讨论

夏枯草为唇形科植物夏枯草 *Prunella vulgaris* L.的干燥果穗,具有清肝泻火、明目、消肿散结之效,常用于治疗目赤肿痛、瘰疬、瘿瘤、乳痈、乳癖、乳房胀痛等。然而关于夏枯草治疗失眠的临床应用在现行《中药学》教材中则鲜有记载。古代文献对夏枯草治疗失眠有少量散在的记载,如清代的《重庆堂随笔·卷下》记载夏枯草"微辛而甘,故散结之中,兼有和阳养阴之功。失血后不寐者,服之即寐,其性可见矣。"现代药理研究表明,夏枯草醇提物及其氯仿萃取部位和醋酸乙酯萃取部位均能明显减少小鼠自主活动次数,增加阈下剂量戊巴比妥钠致小鼠睡眠只数,延长阈上剂量戊巴比妥钠致小鼠睡眠时间,具有明显的镇静、催眠作用[1]。

《类证治裁·不寐》言:"阳气自动而之静,则寐;阴气自静而之动,则寤;不寐者,病在阳不交阴也。"故调整阴阳,使营卫循行有序是治疗失眠症的关键之处。清代的《本经续疏·卷六》提出夏枯草临床治疗失眠常与半夏同用,书中夏枯草项下记载:"又称其治失血后不寐,仿半夏汤意,代以夏枯草,半夏仅能导阳入阴,此又能使阳从阴化也。"清代的《重订灵兰要览》谓:"不寐之证,椿田每用制半夏、夏枯草各五钱,取阴阳相配之义,浓煎长流水,竞覆杯而卧。"《医学秘旨》曰:"盖半夏得阴而生,夏枯草得阳而长,是阴阳配合之妙也。"《冷庐医话·卷三》"不寐"中记载一病案:"偶从杭城沈雨溥书坊购得《医学秘旨》一册,有治不睡方案云:余尝治一人患不睡,心肾兼补之药,遍尝不效,诊其脉,知为阴阳违和,二气不交,以半夏三钱,夏枯草三钱,浓煎服之,即得安睡,仍投补心等药而愈。盖半夏得阴而生,夏枯草得至阳而长,则阴阳配合之妙也。书系抄本,题曰西溪居士著,不知何许人,识以俟考。"上述文献从阴阳相配角度,对夏枯草配伍半夏治疗失眠进行了解释。

夏枯草配伍半夏治疗失眠在现代临床应用中也常常可见,施今墨用药以对药著称,提出半夏得至阴之气而生,夏枯草得至阳之气而长,二药伍用,和调肝胆,平衡阴阳,交通季节,顺应阴阳而治失眠[2]。朱良春盛赞此配伍之佳,认为"盖半夏得阴而生,夏枯草得阳而长,是阴阳配合之妙也。"夏枯草既能补养厥阴血脉,又能清泄郁火,《秘旨》言此方之适应证:"当是郁火内扰,阳不交阴之候也",并谓:"若加珍珠母30g入肝安魂,则立意更为周匝,并可引用之治疗多种肝病所致之顽固失眠。"[3]王康锋等人在论述半夏、夏枯草合用治疗失眠时,认为夏枯草禀纯阳之气,能使浮散的卫气收于阳分,半夏得阴而生,又可把卫气从阳分引入阴分,二药配合,共同恢复营卫如环无端的正常循行,促使人体睡眠昼夜节律的重建[4]。

综上所述,夏枯草、半夏配伍,可交通阴阳,顺应了天地自然阴阳盛衰的自然规律,起到治疗失眠的效果。

参 考 文 献

[1] 赵江丽,吴向阳,仰榴青,等.夏枯草镇静与催眠作用的初步研究[J].时珍国医国药,2009,20(2):443-444.

[2] 吕景山.施今墨对药[M].北京:人民军医出版社,1996:210.

[3] 朱良春.朱良春用药经验[M].朱步先,等整理.上海:上海中医学院出版社,1989:8-9.

[4] 王康锋,张洪斌,张立娟.半夏、夏枯草合用治疗失眠的理论探讨及临床应用[J].中医药学刊,2006,24(3):484-485.

(三)黄连止消渴

黄连始载于《本经》,被列为上品,但未提及其能止消渴。最早提出黄连止消渴的是《名医别录》:"(黄连)微寒,无毒,止消渴。"自后历代对黄连止消渴的认识趋于一致,并在具体应用上予以发挥。《新修本草》指出黄连止消渴的疗效与其产地有关:"(黄连)蜀道者粗大节平,味极浓苦,疗渴为最";《外台秘要》则强调消渴者应重用黄连:"消渴者倍黄连";《本草纲目》提出黄连治消渴适宜的炮制方法:"治消渴,用酒蒸黄连。"

黄连止消渴的应用形式,包括单用、复方、药膳等。如《本草备要》以单味黄连治疗消渴:"(黄连)燥湿开郁,解渴,单用能治消渴。"在复方的应用中,除了配伍以外,也非常注重剂型的选择应用。如《千金翼方》治消渴不长肌肉等,用黄连配伍黄芩、大黄为蜜丸服,即三黄丸;《太平圣惠方》用黄连配伍麦冬、天花粉等为末治消渴不止,即麦门冬散;《丹溪心法》的消渴方治消渴以黄连配伍天花粉、生地等搅拌成膏服。而食疗方面，如《肘后方》用黄连末纳入猪肚以治消渴小便多。

现代对黄连的止消渴功用不仅予以肯定，而且多有发挥。如有学者倡导消渴病从脾论治，以黄连泻热而运脾止消渴[1]；有学者称黄连为"消渴圣药"，善于重用黄连治消渴，对其量、效、毒之间的关系有独到见解[2]。

黄连止消渴与消渴的发病机制有关。《内经》提出"嗜食肥甘、中满内热"是消渴的核心病机；刘河间、张子和在三消理论的基础上，明确提出"三消当从火断"，倡导三消燥热学说；现代《中医内科学》认为消渴的病机是机体阴津亏损，燥热偏盛，并认为消渴与西医的糖尿病相似。对于消渴的治疗历来主张以清热泻火、养阴生津为要。黄连性味苦寒，归心、脾、胃经，功善清热燥湿、泻火解毒，尤善解脾胃湿热、清泻胃火，对于消渴不但药至病所，直折火势，更善治消谷善饥的中消[3]。

实验研究表明，黄连中的黄连素能改善糖脂代谢及胰岛素抵抗、保护胰岛B细胞、具有明显的抗炎活性，从实验上也验证了黄连治疗消渴的机制[4]。

需指出的是黄连止消渴受多种因素的影响：①适应证：作为黄连止消渴的主要成分，黄连素能降糖的主要作用是改善胰岛素抵抗，不能刺激胰岛素分泌，因此更适用于以胰岛素抵抗为主要表现的肥胖2型糖尿病患者。②配伍：常配伍黄芩、大黄等以增其疗效，同时能防止黄连导致便秘；多与天花粉、麦冬等药相伍以泻火养阴、生津润燥；长期用药者，配伍白芍、乌梅等以易于入口并防其苦寒伤胃。③剂量：在肥胖2型糖尿病初期黄连用量宜大；血糖平稳期可予中剂量；胃肠病变时剂量宜小。④剂型：血糖较高者，以汤剂为主；血糖平稳期以丸剂或片剂为主[2]。

黄连止消渴的功用虽然古今得到认同并有所发展，但仍存在着一些有待研究的问题：黄连为苦寒之性明显的药物，一般在临床上难以多用、久用，而消渴为慢性消耗性的病证，必须坚持长期用药甚至终身服药。如何通过剂型、用量、配伍等手段来解决这一矛盾？其次，目前对于黄连止消渴的研究主要集中在黄连的主要有效成分黄连素上，但黄连的运用并不等于黄连素，临床上应用黄连也多为复方。因此应当重视研究黄连在治疗消渴时的配伍规律。

参 考 文 献

[1] 郭祖文，赵奇焕. 颜德馨运用黄连经验[J]. 辽宁中医杂志，2013，40（4）：642-644.

[2] 王松，赵林华. 仝小林教授谈黄连的量效毒[J]. 世界中医药，2014，9（10）：1325-1330.

[3] 陈湘君. 中医内科学[M]. 上海：上海科学技术出版社，2013：314-314.

[4] 李佳川. 基于本草知识的酒蒸黄连"止消渴"系统研究[D]. 成都：成都中医药大学，2011：10-205.

（四）黄芩逐水

黄芩的逐水功效始载于《神农本草经》："味苦，平。主治诸热，黄疸，肠澼泄痢，逐水，下血闭，恶疮，疽蚀，火疡。"直至清代以前的历代医家都认同黄芩的"逐水（利水）"作用，并应用于具体病证的治疗。如《名医别录》言黄芩："利小肠，女子血闭、淋露下血"；《千金方》单用黄芩水煎服，用于治疗热结膀胱，小便淋沥涩痛；《普济方》运用含有黄芩的方剂治疗水肿、石水等；《景岳全书》指出黄芩治"热蓄膀胱，五淋涩痛"；《本经疏证》言："黄芩主诸热，黄疸，肠澼、泄痢，逐水。"但自清代以后至今，黄芩的逐水功效则疏于记载和传承。

现代虽没有明确黄芩的逐水功能,但在临床上时有通过配伍应用于与水湿有关的病证。如将黄芩与其他利尿通淋药配伍,治疗湿热蕴结之急、慢性肾盂肾炎、泌尿系感染、腹水、泄泻、痢疾等疾病。实验研究表明黄芩主要成分黄芩苷能明显减轻脑水肿程度,对大鼠感染性脑水肿有治疗作用[1];减轻缺血再灌注时肾脏的肿胀程度,降低组织水肿及损伤[2];黄芩苷具有明显的排钠利尿作用[3]。

黄芩的逐水功效与其作用途径有关。①清肺热而逐水:肺为水之上源,主通调水道。黄芩性味苦寒,归于肺经,通过清泻肺热、清解湿热而逐水,可用于湿热为患的淋证、水肿等证。正如《本草经解》所说:"肺司水道,热则肺失清肃之令,而水道不通,水因而蓄焉。黄芩清肺,则气化下及膀胱,而水下逐矣。"②利小肠而逐水:小肠为受盛之官,泌清别浊。若湿热、水湿下注小肠则导致"淋证"。《名医别录》明确指出黄芩能"利小肠",《神农本草经便读》认为黄芩"逐水者,逐肠中之水",《本草经疏》解释黄芩"苦寒能除湿热,所以小肠利而水自逐,源清则流结也",这些论述都表明黄芩能清利小肠湿热、通利肠中水湿而逐水。③入血分而逐水:津液与血同源异流,生理上相辅相成,病理上相互影响,有"血不利则为水"之说,出现瘀水交阻之水肿。黄芩入血分,《本经》即言其能"下血闭",现代实验研究发现黄芩能影响血液凝结而被认为具有一定的活血功效[4],可用于瘀水交阻之水肿。

应当说明的是,黄芩"逐水"的功效与其所治病证、配伍有关。主要应用与热相关的湿热、水湿病证,而正虚、寒湿所致的水肿、淋证、泄痢则当慎用;黄芩虽有逐水功效,但"势单力薄",须配伍车前子、萹蓄、瞿麦、泽泻等以治疗水肿、淋证,配伍葛根、黄连、芍药等治疗泄泻痢疾。

黄芩逐水功效古有论述与应用,清代以后几近失传。究其原因与气候变化而致产地变迁,人工种植以及应用范围的变化等因素有关。同时,现代对于黄芩逐水功效的研究多以黄芩的单一成分黄芩苷等为研究对象而并非黄芩全药。因此,应在古人论述的基础上,从临床和实验研究黄芩逐水的实质、应用范围、配伍规律、作用机理。

参 考 文 献

[1] 朱彩云. 黄芩苷对大鼠感染性脑水肿的作用[J]. 中国中西医结合杂志,1998,18(1): 71-73.

[2] 杨学青,黄力. 中药治疗高血压研究进展[J]. 中日友好医院学报,2002,16(5): 328-331.

[3] 张金存. 黄芩苷对大鼠肾脏缺血再灌注损伤的保护作用的实验性研究[D]. 唐山: 河北联合大学,2011.

[4] 苑艺蕾,汪娜. 黄芩"逐水"功效的文献学考证[J]. 中医药信息,2014,31(6): 41-43.

(五)苦参治疗心律失常

苦参首载于《神农本草经·卷二·中经》:"味苦,寒。主治心腹结气,癥瘕,积聚,黄疸,溺有余沥,逐水,除痈肿,补中明目,止泪。"虽未明确提出用于心悸、怔忡的治疗,但指出了其能治疗"心腹结气"。《别录》则提出苦参能"养肝胆气,安五脏,定志益精,利九窍,除伏热肠澼,止渴,醒酒,小便黄赤,疗恶疮下部䘌,平胃气,令人嗜食",不但扩大了苦参的应用范围,更是明确了其对五脏、精神活动的调节和治疗作用。徐灵胎、陈修园强调了苦参在心经病证中的应用,徐灵胎在《神农本草经百种录》指出:"此以味为治也,苦入心,寒除火,故苦参专治心经之火,与黄连功用相近";陈修园在《神农本草经读》中也说:"此以味为治也。苦入心,寒除火,故苦参专治心经之火。"可见苦参治疗心系病证,古已有之。

自20世纪60年代起,临床上常有应用苦参治疗心律失常的报道[1-4],特别是近三十年来,苦参在心律失常中的应用更加广泛。心律失常是现代医学中多种心血管疾病常见的症状,包括心律不齐、各种早搏、房颤、房扑、心动过速等,可以归属于中医的心悸、怔忡的范畴。

临床上虽然有应用单味苦参治疗心律失常的报道,但更多的是复方配伍应用,如常配伍红花、炙甘草、丹参、麦冬、红枣等[5]。也有以天王补心丹、归脾汤、炙甘草汤等治疗心悸、怔忡的古代名方加味苦参治疗心律失常的[6],均取得较为满意的疗效。在应用苦参治疗心律失常时,有几点值得注意:苦参的用量普遍较大,一般在10~40g之间[7],也有主张用量在30~60g之间,但儿童用量不宜超过15g[8];疗程较长,多在30天以上,有的多达60~80天。一般认为对房性早搏、房室交界性早搏、室性早搏效果较好[9],或各种快速型心律失常效果好[10],而对心房扑动、心房纤颤效果最差[6]。

现代实验研究也显示苦参具有较好的抗心律失常的作用。其抗心律失常的主要有效成分主要为苦参碱、氧化苦参碱、槐果碱、槐胺碱、槐定碱等,这些成分对心脏具有负性频率、负性自律性和负性传导的作用[11]。研究发现苦参总碱、苦参碱、氧化苦参碱、槐果碱、槐定碱、槐胺碱、苦豆碱等均可拮抗乌头碱、冠脉结扎、氯仿-肾上腺素等诱发的多种室性心律失常;苦参碱能通过对L型Ca^{2+}电流和Ca^{2+}超载的抑制达到控制哇巴因致的心律失常的作用[12];氧化苦参碱可能通过减少L型钙通道电流I_{Ca-L},增加瞬时外向钾电流I_{to}以及抑制内向整流钾通道I_{K1}缩短动作电位时间(APD)从而达到抗心律失常的作用[13]。

虽然目前临床上应用苦参治疗心律失常已较普遍,且实验研究也已得到证实,但仍存在着一些问题值得重视和研究,主要是:①病证类型:从苦参的药性而言,以心经热证为主,而心律失常多表现为心的气血阴阳虚损,而目前的应用则将其应用为心律失常的对症用药;②剂量、剂型、疗程:目前应用苦参治疗心律失常仍以汤剂为主,且应用剂量较大,疗程也较长。由此引发的问题是,苦参为苦寒较重的药物,特别是苦味很重,多用、久用有伤肾、败胃之虞。自古就有"苦参伤肾"之说,如沈括在《梦溪笔谈》中记载:"(括)苦腰重,久坐不能行,有一将佐曰:此乃病齿数年,用苦参揩齿,其气味入齿伤肾所致也",认为长期用苦参揩齿会伤肾导致腰重;《本经逢原》在论述苦参功用时也说:"苦寒之性直入心肾,内有湿热者,足以当之。始得之,则有辅阴祛邪之力,清热明目之功,湿热既去而又服之,必致苦寒伤肾,腰重脚弱在所不免。"因此,在长期应用苦参治疗心律失常时避免其伤肾的隐患是不能小视的;③配伍:如何应用苦参在治疗心律失常时能顾及证型,避免"伤肾",很重要的一点就是配伍。如有人提出应用苦参配伍大枣矫味以缓和药性等。

参 考 文 献

[1] 赵茂清. 苦参治疗心律失常[J]. 中医杂志, 1995(9): 518.

[2] 李家庚. 李培生辨治心律失常的经[J]. 中医杂志, 1995(11): 653-655.

[3] 孙光远. 苦参治疗心律失常及白细胞减少症[J]. 中医杂志, 1995(8): 454.

[4] 李玲孺. 第十三讲心律失常的中医治疗[J]. 中医药通报·王琦讲坛, 2014(1): 3-10.

[5] 何燕. 苦参有抗心律失常作用[J]. 中医杂志, 1995(8): 454.

[6] 陈鼎祺. 以苦参为主治疗心律失常疗效观察[J]. 中医杂志, 1995(8): 453.

[7] 夏建德. 苦参治疗病毒性心肌炎、心律不齐[J]. 中医杂志, 1995(9): 517.

[8] 陈乃表. 苦参治疗室性早搏[J]. 中医杂志, 1995(9): 518.

[9] 陈可冀. 中西医结合防治老年心血管病[J]. 北京: 人民卫生出版社, 1990: 158.

[10] 石德新. 苦参治疗快速型心律失常[J]. 中医杂志, 1995; (8): 453.

[11] Dai S, Chan MY. The antiarrhythmic effects of Sophora flavescens Ait. in rats and mice[J]. Am J Chin Med, 1986, 14: 119-123.

[12] Zhou YH, Wu Y, Deng L, et al. The alkaloid matrine of the root of Sophora flavescens prevents arrhythmogenic effect of ouabain[J]. Phytomedicine, 2014, 21: 931-935.

[13] Cao YG, Jing S, Li L, et al. Antiarrhythmic effects and ionic mechanisms of oxymatrine from Sophora flavescens[J]. Phytother Res, 2010, 24: 1844-1849.

(六)连翘止呕

连翘始载于《本经》，被列为下品，为临床常用的清热解毒药。其能止呕治吐，在我国历代本草专著和现行《中药学》教材中鲜有记载。

连翘止呕之功，首见于日本汉医学家汤本求真所编著之《皇汉医学》[1]一书。该书连翘之医治效用条下载有"牛山治套曰: 大人小儿呕吐不止，可用连翘加入任何药方之内。此家传之大秘密也，口授心传，非其人则勿传。"书中尚载有治验一则: "生生堂治验曰: 某氏儿二岁，患惊风瘛后，犹吐乳连绵不止，众医为之伎穷。及先生诊之，无热，而腹亦和，即作连翘汤使服，一服有奇效。"案后附方一首，有剂量用法。即连翘汤方: 连翘三钱，以水一合，煎取半合。温服。在日本人香月牛山先生所著之《药笼本草》一书中对于连翘止呕也有记载: "治吐乳，不问攻补之药中必加连翘一味。阅古今诸本草，无治吐乳之言，然贯通诸说，则有此理。夫连翘，少阳、阳明、少阴之药，如吐病皆属炎上热火，故用之以泻心火，解肝胆郁热，除脾胃湿热，清利胸膈滞气，则吐乳自止。不啻治小儿吐乳，治大人呕吐及胎前恶阻，应手而有效。"

实验研究结果提示，连翘对多种原因导致的恶心呕吐均具有良好的抑制作用。如: 连翘煎剂灌胃能抑制家鸽静脉注射洋地黄酊或犬皮下注射阿朴吗啡引起的呕吐，可减少呕吐次数，延长洋地黄所致呕吐的潜伏期，其镇吐效果与注射氯丙嗪2小时后作用相仿，其镇吐作用可能是抑制延髓的催吐化学感受区之故[2]。对于化疗药物顺铂和硫酸铜导致的大鼠异食癖，连翘的水提液和醇提液也有较好的抑制作用[3]。

呕吐是临床常见的一个症状，可独立存在，也可伴发于多种疾病之中。从临床应用来看，连翘可用于多种呕吐。有学者[4-7]对临床运用连翘治疗呕吐的经验进行了总结: ①用于呕吐无年龄、性别及病程长短之限，成人小儿均可; ②凡是呕吐不论胃热、胃寒、胃阴不足、脾胃虚弱、食积、湿热、痰浊、寒热夹杂以及醉酒者，经适当配伍均有良效。证属胃热或湿热者，尤为适宜; ③既可单用浓煎，亦可配入复方，或攻或补，皆宜; ④治小儿吐乳不止，基本用量为9g，成人可用至15~20g。

综上所述，临床应用和实验研究均显示连翘能止呕，可用于多种原因的呕吐，且成人、小儿均宜，单用或配入复方水煎内服均可。但连翘是否具有止呕作用，还有待于进一步的研究与证实。

参 考 文 献

[1] 汤本求真. 皇汉医学[M]. 北京: 人民卫生出版社, 1956: 198.

[2] 周济桂, 傅定一, 何洁虹. 中药镇吐作用的初步探讨[J]. 天津医药杂志, 1960, 2(2): 131-134.

[3] 聂克. 呕吐动物模型的研究进展及评价[J]. 中国药理学通报,2007,23(4):555-557.

[4] 张忍. 连翘止呕谈[J]. 湖南中医杂志,1986,(2):29.

[5] 张喜奎. 杜雨茂运用连翘之经验[J]. 中国医药学报,1990,5(1):49-51.

[6] 何运强. 巧用连翘治呕吐[J]. 山西中医,2001,17(2):41.

[7] 刘武. 酒醉呕吐不止验方[J]. 云南中医中药杂志,1987,8(5):24.

（七）生地黄补血

地黄始载于《神农本草经》,为玄参科植物地黄的块根。秋季采挖,鲜用或烘焙至八成干。切片,鲜用或生用,前者习称"鲜地黄",后者习称"生地黄"。生地黄性味甘寒,归心、肝、肾经。具有清热凉血,养阴生津的功效。主治热入营血,血热出血,热病口渴,肠燥便秘,阴虚发热,阴虚消渴。

《医方集解》曰:"生地、玄参北方之药,补水所以制火,取其既济之意也。"《古方选注》曰:"生之来谓之精,以生地、玄参填下之药定其精。"简而言之,其功用在于滋肾水,养心血,清虚热,使神得养,心神不为虚火所扰而神安悸定。

生地黄不但养阴清热,且能补血。如内热消渴,干地黄与天花粉、葛根、麦冬等配以滋阴清热止渴,如《直指方》天花散;心阴不足、心火偏亢之惊悸、心烦不眠与黄连、朱砂配伍以滋阴清心安神,如朱砂安神丸;血虚气弱、血不养心之心动悸、脉结代则配伍人参、甘草、麦冬以滋阴养血定心,如炙甘草汤。

从实验研究看生地黄具有促进造血的功能:地黄多糖能刺激正常小鼠和快速老化模型小鼠骨髓CFU-S、CFU-CM、CFU-E和BFU-E的增殖和分化,升高外周白细胞,具有促进造血功能的作用。生地黄能明显增强血虚小鼠骨髓粒系造血祖细胞的生成能力,并能升高外周血白细胞数[1]。生地黄具有刺激骨髓,增加红细胞、血红蛋白、血小板的作用。

从临床研究看,生地黄具有滋阴补血的功效,且用量多较大。比如炙甘草汤中,生地黄的用量达到1斤以滋阴补血,充脉养心,与炙甘草四两的用量比例为5:2;《摄生秘剖》中天王补心丹中生地黄的用量重达四两之多,下滋肾水,上养心血。而方中滋阴养血、补心安神药当归、五味、麦门冬、天门冬、柏子仁、酸枣仁用量每味仅为1两。此二方都突出了生地黄的滋养阴血的功效。故《本草经疏》中称之为"补肾家要药,益阴血之上品。"

综上所述,生地黄是否具有补血作用,还有待于进一步的研究与证实。

参 考 文 献

[1] 崔瑛,房晓娜,王会霞,等. 地黄不同炮制品补血作用研究[J]. 时珍国医国药,2009,20(1):20-21.

（八）生地黄通血痹

生地黄为甘寒滋补通利之品,《神农本草经》指出本品有两大功效:一是益阴血,主"伤中……填骨髓,长肌肉";二是通血脉,"主折跌绝筋……逐血痹……除寒热积聚、除痹",《名医别录》又谓"破恶血"。徐之才《药对》的按语谓:"生地黄乃新掘之鲜者,为散血之专药。"《开宝本草》云生地黄"破恶血……通血脉……主妇人崩中血不止及产后血上薄心闷绝,伤身胎动下血,胎不落,堕坠,瘀血,留血,衄鼻,吐血,皆捣饮之。"《本草经疏》曰:"荣血滞则为恶血,生地黄能行血,故破恶血。"《本经疏证》云:"地黄本经主治,首举伤中逐血痹,即继填骨髓,长肌肉,续绝筋。夫痹者,闭而不通也,随其血之不通而为病……逐者,俾其流通者也。"《本草蒙筌》谓生地黄为"疗伤折金疮要药"。张璐曰:"鲜者统领他药,共襄破宿生新之功。"

历代本草文献对生地黄活血祛瘀论述虽多,但亦有不少对生地黄内服是否有活血祛瘀功效持怀疑态度,认为生地黄能滋阴养血生津,故具黏腻之性,不利于血之流通。此外,生地黄性寒,清热凉血止血,易有血凝积瘀之害。这些存疑极大地限制了生地黄活血化瘀功效的运用,近代也几乎没有本草和中药学专著总结生地黄活血化瘀的功效。

生地黄虽滋阴养血生津,但并非黏腻滞血之品,而是"滑利流通"之品,历代本草对此论述不少,如《药性赋》谓"生地黄泻脾土之湿热",《本草发挥》曰其"去诸湿涩……阴中微阳,酒浸上行"。《本草分经》曰"生地……兼能行水"。《神农本草经百种录》:"生者尤良。血贵流行,不贵滋腻,故中古以前用熟地者甚少……盖地黄专取其性凉而滑利流通,熟则腻滞,不凉全失其本性矣。"近代不少学者[1-2]用大剂量生地黄为主治疗痹证,即为其"滑利流通"之性的运用。当代名医姜春华用大剂量生地黄(90g以上)为主药配伍治疗类风湿关节炎颇有效验。自古以来民间就有人用重剂生地黄炖猪蹄治疗风湿性关节痛及坐骨神经痛等与瘀血阻滞有密切相关的疾病。生地黄用于治类风湿和风湿性关节炎之所以有效,还与其配伍有关。一般抗风湿药性多偏燥,用后易伤阴血,有些副作用,而生地黄独不然,故配伍使用,可以取长补短,相得益彰,有大量生地黄制约,不必虑麻、桂、羌活、川乌之燥烈。痛痹日久,也多伤阴,单用温燥风药也有弊端,在大量温里通阳药中,加配伍性凉的生地黄,有利无弊。

实验研究证明:生地黄能明显改善血瘀证大鼠血液流变学相关指标,具有改善微循环的作用。其治疗后血液中的全血黏度、血浆黏度、血细胞比容、纤维蛋白原含量较治疗前有显著性差异,且与活血化瘀作用疗效确切的丹参相比无显著性差异,从而通过实验证实了生地黄有活血化瘀、改善微循环的作用[3]。观察中药生地黄对慢性血瘀模型大鼠血浆内皮素(ET)水平的影响,生地黄可通过抑制血管内皮细胞ET的释放而发挥抗血瘀作用[4]。

血得温则行,遇寒则凝,寒凉之品有血凝积瘀之害,但这主要是针对血的生理特性或寒凝血瘀证而言,并非寒凉之品必滞血和必无活血之功。如牡丹皮、赤芍、丹参俱是寒凉之品,都能清热凉血而止血,但亦都能活血祛瘀。可见,寒凉之品亦能活血,药性寒凉之品活血化瘀功效主要用于血热瘀滞、瘀热互结证,若是寒凝血瘀证自是不宜使用,生地黄亦然。生地黄寒凉入血,清血分之热,热不再煎熬血液,则瘀滞易解;加之其能养阴血生津液,热邪去,阴血充,血行畅,其养阴血和清热凉血功效非但不碍其活血之功,反有相辅相成之用。

综上所述,生地黄是否具有通血痹作用,还有待于进一步的研究与证实。

参 考 文 献

[1] 贝润甫. 著名老中医姜春华治疗某些疑难杂志症的经验[J]. 上海中医药杂志,1983,(12):4.

[2] 李凤霞. 大剂量生地黄为主治痹证[J]. 河南中医学院学报,2004,19(3):57.

[3] 赵润生,张一昕,苗冬雪,等. 生地黄对血瘀模型大鼠血液流变性的影响[J]. 中药药理与临床,2006,22(3)123-124.

[4] 许红,宋长春,张一昕,等. 生地黄对血瘀证模型大鼠血浆内皮素水平的影响[J]. 河北中医药学报,2008,23(2):5-6.

（九）玄参补肾

玄参为玄参科植物玄参的根,始载于《神农本草经》"味苦,微寒,无毒。主腹中寒热积聚,女人产乳余疾,补肾气,令人目明。"本品味甘、苦、咸,性微寒,归肺、胃、肾经,具有清热凉血,解毒散结,滋阴降火的功效。主治温病热入营血,痈疽疮毒,咽喉肿痛,瘰疬痰核,阴虚发热,内热消渴,肠燥便秘。

玄参味甘的记载多见于明清至今,如《景岳全书》《玉楸药解》《药品化义》《医学衷中参西录》《中华本草》均有记载。《景岳全书》中记载"味苦甘微咸,气寒。此物味苦而甘,苦能清火,甘能滋阴。以其味甘,故降性亦缓。"《神农本草经读》记载:"元参主产乳余疾者,以产后血脱,则阴衰而火无所制,治之以寒凉,既恐伤中;加以峻补,又恐拒隔,惟元参清而微带补,故为产后要药。"认为玄参作为肾脏要药,具有降性缓和、凉润滋肾、微带补性等甘味药的特点。李时珍在《本草纲目》中也提到"肾水受伤,真阴失守,孤阳无根,发为火病,法宜壮水以制火,故玄参与地黄同功。"也提及玄参的补肾作用。《药品化义》言其:"凡治肾虚,大有分别,肾之经虚则寒而湿,宜温补之;肾之脏虚则热而燥,宜凉补之。独此凉润滋肾,功胜知柏,特为肾脏君药。"

《医学衷中参西录》中提到:"以玄参与柏实、枸杞并用,以治肝肾虚而生热,视物不了了者,恒有捷效也。"由此可见玄参可用于目疾,有滋肾养肝以明目之功。

从实验研究看,玄参具有增强免疫功能,保护肝肾的作用。可抗炎、解热、降血糖、保肝等;可软坚散结,多治癥瘕积聚、瘿瘤等证,可抗肿瘤;具补益和中,可滋养补虚,止痛,用于免疫功能低下。玄参的有效成分哈巴俄苷为其"补肾"功效的物质基础之一,可以起刺激免疫活性成分作用[1]。玄参中含有的苯丙素苷有保肝作用。研究发现苯丙素苷对D-氨基半乳糖造成的肝细胞损伤有明显的保护作用[2],且能抑制肝细胞凋亡。抗肝损伤细胞凋亡可能与其调控肝细胞凋亡相关基因有关。玄参多糖类成分具有抗疲劳的作用[3]。动物实验证实小鼠皮下注射哈巴俄苷能使受抑制的免疫功能恢复,阴虚+哈巴俄苷组小鼠基本无阴虚组消瘦、躁动等阴虚症状,由此推断哈巴俄苷为玄参"滋阴"功效的物质基础之一[4]。

从临床应用来看:玄参具有滋水涵木的功效,适用于肝肾不足的消渴,尿浊。对于中气虚弱,下元不固,清浊不别之膏淋尿浊,配伍苍术疗效更佳。玄参性柔润,具有养阴、滋肾、降火的作用;苍术性刚燥,能健脾胃,除湿滞。两药伍用,刚柔相济,润燥相兼,使燥湿无伤脾阴,益脾无碍祛湿,具有较缓和的益脾气,敛脾精,止淋浊之功。玄参味甘,"能补",可补益滋阴,"益水滋肝木",与潞党参合用,治疗"真阴亏损,舌干无津,胃液消耗,口苦懒食"。玄参通过合理的配伍,可用于肝肾不足的消渴及尿浊膏淋。此外,民间常用玄参、猪肝,烹炖后佐餐食以疗目涩昏花,有养肝明目之效,适用于肝阴不足之眼目干涩昏花及夜盲等症。

综上所述,玄参是否具有补肾作用,还有待于进一步的研究与证实。

参 考 文 献

[1] GARG H S. 凯氏玄参中抗肝病毒性和免疫刺激成分环烯醚萜苷类[J]. PhytotherRes,1994,8(4):224-228.

[2] 孙奎,姜华. 玄参中苯丙素苷对肝细胞损伤保护作用的研究[J]. 药学实践杂志,2002,20(4):234-235.

[3] 王珲,陈平,张丽萍,等. 玄参多糖成分抗疲劳活性的研究[J]. 武汉植物学研究,2009,27(1):118-120.

[4] 谢丽华,刘洪宇,钱瑞琴,等. 哈巴苷与哈巴俄苷对阴虚小鼠免疫功能及血浆环化核苷酸的影响[J]. 北京中医药大学学报(医学版),2001,33(3):283-284.

（十）玄参活血化瘀、通利血脉

《名医别录》谓玄参"主暴中风……血瘕下寒血，除胸中气，下水，止烦渴，散颈下核、痈肿、心腹痛、坚癥，定五藏。"《药性论》曰玄参"能治暴结热，主热风头痛，伤寒劳复，散瘰瘤瘰疬。"《本草正义》言及玄参"疗胸膈心肺热邪，清膀胱肝肾热结。疗风热之咽痛，泄肝阳之目赤，止自汗盗汗……味又辛而微咸，故直走血分而通血瘀。"汪昂《本草备要》云玄参治瘰疬结核是因其"寒散火，咸软坚"。

实验研究方面，玄参总黄酮具改善微循环及毛细血管通透性作用。玄参醚、醇、水提取物均能显著抑制血小板聚集性、降低PAI-1活性，具有抗血小板聚集、增强纤维蛋白溶解活性作用[1]。玄参乙醇提取物能明显增加离体兔心冠脉流量、耳灌流量，对氯化钾和肾上腺素所致兔主动脉血管痉挛有一定缓解作用[2]。玄参提取物具有非内皮依赖性血管舒张作用，可能与影响血管平滑肌上钾通道，阻断钙通道，调节细胞内钙离子浓度相关[3]。

临床研究显示：静注以玄参为主的增液注射液，可改善微循环与毛细血管通透性[4]。以玄参为君药的脉络宁注射液具扩张血管、改善微循环、增加血流量、抑制血小板聚集等作用。在临床上可改善急性胰腺炎微循环障碍[5]。玄参有祛瘀之功，将其鲜品捣碎外敷治疗跌打扭伤肿痛，12小时痛消肿退[6]。以玄参为主组方，辨证论治闭塞性周围动脉硬化及血栓性静脉炎疗效显著[7]。

玄参味苦性寒凉，具清热泻火、滋阴解毒功效，可抗炎、解热、降血糖、保肝等；味咸寒，能下，能软，可软坚散结，多治癥瘕积聚、瘿瘤等证，可抗肿瘤；味甘，"能补、能和"，可滋养补虚，止痛，用于增强免疫功能。同时具有"凉血"与"活血"双重功效：玄参具抗血小板聚集、促纤溶、改善微循环等"活血"的药理作用，从中医的角度来理解，玄参活血化瘀治癥瘕、瘿瘤、瘰疬的作用与其味咸而软坚散结有关。玄参为苦甘咸寒之品，从中药药性理论分析，具有咸味而能散结的药物均称软坚散结。其清热散结不同于软坚散结，清热散结是指具有清火热，又能散郁结，治疗瘰疬、痰核、瘿瘤，这些药物主要有夏枯草、贝母、连翘等。玄参可以清热散结，但由于其具咸味，所以说玄参能软坚散结，通利血脉。综上所述，玄参是否具有活血化瘀、通利血脉之功，还有待于进一步的研究与证实。

参 考 文 献

[1] 倪正,蔡雪珠,黄一平. 养阴生津提取物对大鼠血液流变性、凝固性的影响[J]. 中国微循环,2002,6(5): 312-313.

[2] 龚维桂,钱伯初,许衡钧,等. 玄参对心血管系统药理作用的研究[J]. 浙江医学,1981,3(1): 11-14.

[3] 李亚娟,刘云,华晓东,等. 玄参提取物舒张血管作用及机制研究[J]. 上海中医药杂志,2014,48(1): 68-73.

[4] 林毅宏. 增液注射液的制备及临床试用[J]. 福建中医药,1984,(6): 49-51.

[5] 李建武. 脉络宁改善急性胰腺炎微循环障碍的临床研究[J]. 齐鲁护理杂志,2005,11(8): 1157-1158.

[6] 彭才圣. 玄参外用治疗跌打扭伤肿痛[J]. 中医杂志,2010,51(3): 249.

[7] 张太华. 以玄参为主治疗周围血管疾病[J]. 中医杂志,2010,51(5): 441.

（十一）地骨皮补阴

地骨皮始载于《本经》，被列为上品。《名医别录》谓："主风湿，下胸胁气，客热头痛，补内伤大劳嘘吸,坚筋,强阴,利大小肠,耐寒暑。"这是关于地骨皮补益强阴功效的最早记载。然而,关于地骨皮的这一功效在现行《中药学》教材中则鲜有记载。

从药材来源看,地骨皮与枸杞子同出一源,一为根皮一为果实,皆具甘味,均入肝肾。《本草新编》云:"二药同是一本所出……枸杞子益阳而兼益阴,地骨益阴而不能益阳也。""地骨皮益肾生髓,不可少用而图功。"

从本草文献看,地骨皮既有"清泄"之功,亦具"滋润"之性。如《本草述钩元》云:"地骨皮,能裕真阴之化源,而不伤元阳……须知此味不兼养血,却专以益阴为其功;虽能除热,却不以泻火尽其用。"《本草纲目》谓:"枸杞之滋益不独子,而根亦不止于退热而已……世人但知用黄芩、黄连苦寒以治上焦之火,黄柏、知母苦寒以治下焦阴火,谓之补阴降火,久服致伤元气。而不知枸杞、地骨,甘寒平补,使精气充而邪火自退之妙,惜哉!"《本草汇言》言:"骨中火热为眚,煎熬真阴,以地中之骨皮,甘寒清润,不泥不滞,非地黄、麦冬同流。"可见,地骨皮能清能润,有养阴之功。

从实验研究看,有报道多糖是其活性成分[1]。地骨皮多糖的含量为2.94%~7.49%,对环磷酰胺引起的白细胞降低有明显的对抗作用,即升白作用[2]。地骨皮水煎剂对正常小鼠脾细胞产生白细胞介素-2(IL-2)有抑制作用;对环磷酰胺所致小鼠脾细胞IL-2生成减少有显著提高作用[3]。可以说,本草中记载的地骨皮"益精气,凉血,坚筋骨,补正气,治虚劳"等功效与增强人体免疫功能有关[4]。

从临床应用看,古今有用地骨皮治阴虚为本、燥热为标之消渴,及肝肾阴虚、虚火内扰证。如《千金方》以地骨皮配麦冬,治虚劳口中苦渴;《圣济总录》地骨皮饮以地骨皮配瓜蒌根、芦根、麦门冬,治消渴日夜饮水不止;《圣惠》地骨皮饮子重用地骨皮,治"肾中虚热,虽能食,小便数多,渐加瘦弱";《证治准绳》清骨散用治肝肾阴虚,虚火内扰证。今有用枸杞根、生地黄、甘菊花酿酒(地骨酒)以壮筋骨,补精髓[5];殷氏重用地骨皮50g治消渴病收效颇佳[6];国医大师张琪对《太平惠民和剂局方》清心莲子饮方解时,明确指出地骨皮滋阴[7]。

综上所述,地骨皮是否具有补阴之功,可用于肺阴不足及肝肾阴虚之证,还有待于进一步的研究与证实。

参 考 文 献

[1] 黎雪如,戴寿芝,王慕娣. 枸杞对免疫功能影响的探讨[J]. 中华微生物学与免疫学杂志,1984,4(6):395.

[2] 王强,徐国钧,张志华,等. 枸杞及地骨皮多糖对小鼠免疫系统的作用[J]. 中药药理与临床,1993,(3):39-40.

[3] 熊晓玲,李文. 部分扶正固本中药对小鼠脾细胞IL-2产生的双向调节作用[J]. 中国实验临床免疫学杂志,1991,3(4):37-40.

[4] 刘洪超,郭庆梅,周凤琴. 地骨皮的功效考证与现代药理学研究比较[J]. 山东中医药大学学报,2009,33(6):533-534.

[5] 国家中医药管理局《中华本草》编委会. 中华本草[M]. 上海:上海科学技术出版社,1999.

[6] 殷养国. 地骨皮治疗糖尿病经验浅谈[J]. 青海医药杂志,1992,3:4.

[7] 阮亦,王建楠,刘龙. 张琪运用清心莲子饮经验体悟[J]. 中国中医药信息杂志,2015,1(22):98-99.

二、病证用药

清热药主要具有清解里热作用,用治里热证。中医认为温、热、火三者同一属性,统称为热。故火热为病甚为多见,如外感六淫,可入里化热;五志过极,脏腑偏盛,亦可化火,导致里热偏盛。里热证因发病原因的不同、病情发展变化的阶段不同,以及患者体质的差异,临床表现不同,治疗也各异。现分述如下:

1. 温热病 热入卫分宜疏散风热,热入气分宜清热泻火,热入营分宜透营转气,热入血分宜清热凉血。

(1)热入卫分证:症见发热重、微恶风,头痛目赤,口干欲饮,咽喉红肿作痛,鼻流浊涕,苔薄黄,脉浮数。治宜疏散风热。方用银翘散(《温病条辨》)加减。常用金银花、连翘、薄荷、牛蒡子、荆芥、桑叶、菊花、淡豆豉、桔梗等。

(2)热入气分证:症见高热、口渴、汗出、烦躁,甚则神昏谵语,脉洪大。治宜清热泻火,除烦止渴。方用白虎汤(《伤寒论》)加减。常用石膏、知母、栀子、芦根、天花粉、竹叶、鸭跖草等。

(3)热入营分证:症见身热夜甚,心烦不寐,甚者神昏谵语、斑疹隐隐,舌绛而干,脉细数。治宜清泄营热为主,佐以清气分热之品。方用清营汤(《温病条辨》)加减。常用生地黄、玄参、水牛角、金银花、连翘、竹叶等。

(4)热入血分证:症见舌色深绛,吐血衄血,尿血便血,斑疹紫黯,躁扰不安,甚或昏狂。治宜清热凉血,解毒散瘀。方用犀角地黄汤(《温病条辨》)加减。常用生地黄、玄参、牡丹皮、赤芍、水牛角、紫草、升麻、大青叶、板蓝根等。

2. 脏腑火热证 治以清脏腑热。

(1)热邪壅肺:症见咳嗽喘急,甚则鼻煽气灼,皮肤蒸热,日晡尤甚,舌红苔黄,脉细数。治宜清泻肺热,止咳平喘。方用泻白散(《小儿药证直诀》)加减。常用桑白皮、地骨皮、黄芩、白茅根、连翘、牡丹皮、薄荷、桑叶、菊花等。

(2)胃火上炎:症见牙痛牵引头痛,面颊发热,其齿恶热喜冷;或牙龈肿痛溃烂;或牙龈出血;或唇舌颊腮肿痛;或见口臭,口舌干燥,舌红苔黄,脉滑大而数。治宜清胃凉血。方用清胃散(《兰室秘藏》)加减。常用石膏、知母、黄连、生地黄、牡丹皮、侧柏叶、白茅根、茜草、牛膝、大黄等。

(3)心经热盛:症见心烦失眠,面赤口渴,意欲冷饮;或口舌生疮,糜烂疼痛;或心热移于小肠,见小便赤、涩、灼、痛,舌尖红绛,脉数有力。治宜清心养阴,利尿通淋。方用导赤散(《小儿药证直诀》)加减。常用栀子、竹叶、木通、黄连、黄芩、生地黄、牡丹皮、麦冬等。

(4)肝胆实火:症见胁肋灼痛,头晕胀痛,面红目赤,口苦咽干,耳聋耳肿,阴肿阴痒,筋痿阴汗,小便淋浊,带下黄稠,舌红苔黄,脉弦数。治宜泻肝胆实火,清肝胆湿热。方用龙胆泻肝汤(《医方集解》)。常用龙胆、黄芩、黄连、栀子、大黄、地骨皮、滑石、木通、车前子、泽泻、薏苡仁等。

3. 热毒泻痢 治以清热解毒止痢法。

(1)湿热泄泻:症见腹痛而泻,泻下急迫,或泻而不爽,粪色黄褐而臭,肛门灼热,心烦口渴,小便短赤,舌苔黄腻,脉濡数或滑数。治宜清热利湿。方用葛根芩连汤(《伤寒论》)加减。常用黄芩、黄连、葛根、银花炭、茯苓、木通、车前子等。

（2）湿热痢：症见腹痛，里急后重，下痢赤白，稠黏秽臭，肛门灼热，小便短赤，苔腻微黄，脉滑数。治宜清热燥湿，调气行血。方用芍药汤（《伤寒论》）加减。常用黄芩、黄连、大黄、芍药、甘草、当归、木香、槟榔、银花炭等。

（3）疫毒痢：症见发病急骤，痢下鲜红，甚则下脓血，高热烦渴，头痛烦躁，腹痛剧烈，里急后重，甚则谵语嗜睡，舌质红绛，苔黄燥，脉滑数。治宜清热凉血解毒。方用白头翁汤（《伤寒论》）加减。常用白头翁、黄连、黄柏、秦皮、黄芩、银花炭、赤芍、牡丹皮、地榆、贯众、羚羊角、鲜地黄等。

（4）急喉痹：症见咽痛较剧，吞咽时更甚，痰涎多，言语塞涩，咽喉梗塞感。检查见咽部及喉核红肿，腭垂肿胀，喉底滤泡肿大，双颌下有核，压痛。全身症状表现为壮热，口渴多饮，头痛剧，痰黄黏稠，大便秘结，小便短黄，舌红苔黄，脉数有力等。治宜清热解毒，消肿利咽。方用清咽利膈汤（《喉症全科紫珍集》）加减。常用金银花、连翘、栀子、玄参、黄芩、山豆根、射干、大黄、芒硝等。

（5）丹毒：症见起病急，初起往往先现怕冷高热、头痛、胃纳不香、骨节酸楚、便秘溲赤、苔薄白或薄黄、舌质红、脉洪数或滑数等全身痒状；继则皮肤先为小片红斑，迅速蔓延成界限清楚之片状红疹，颜色鲜红，并稍隆起于皮肤，压之退色，放手后即刻恢复；严重的红肿处可伴发大小不等的水疱、瘀点或紫癜。治宜清热解毒，凉血散瘀。方用普济消毒饮（《东垣十书》）加减。常用连翘、板蓝根、大青叶、青黛、射干、山豆根、马勃、玄参、黄芩、黄连、薄荷、牛蒡子、升麻、柴胡、僵蚕、桔梗、甘草等。

（6）痄腮：症见初起往往先壮热烦躁，食欲不振，恶心呕吐，头痛，口渴饮水，继之一侧或两侧腮部漫肿、胀痛、坚硬拒按，咽红肿痛，咀嚼困难，舌质红苔黄，脉滑数。治宜清热解毒，软坚散结。方用清胃解毒汤（《痘疹传心录》）加减。常用青黛、升麻、黄连、黄芩、石膏、牡丹皮、生地黄等。

（7）疔疮：症见初起患处四周坚硬，顶部多有一粟米样脓头，或痒或麻，以后逐渐红肿热痛，肿块不大但多根深坚硬，形如钉丁之状。治宜清热解毒，泻火散结。方用五味消毒饮（《医宗金鉴》）、黄连解毒汤（《外台秘要》）加减常用金银花、连翘、野菊花、蒲公英、紫花地丁、蚤休、拳参、栀子、黄连、黄芩、黄柏等。

（8）外痈：外痈初期症见在患处皮肉之间突然肿胀不适，光软无头，很快结块，表皮嫩红、灼热疼痛；日后逐渐扩大，变成高肿坚硬。此证轻者无全身不适，经治疗后肿硬变软而消散；重者可有恶寒发热、头痛泛恶、舌苔黄腻脉象洪数等。治宜祛除毒邪，疏风清热，活血化瘀。方用仙方活命饮（《校注妇人良方》）加减。常用金银花、赤芍、天花粉、白芷、防风、当归尾、皂角刺、穿山甲、乳香、没药、贝母、陈皮等。

（9）肺痈：治以清热解毒，化瘀排脓法。

1）初期：症见恶寒发热，咳嗽，咯白色黏沫痰，痰量由少渐多，胸痛，咳时尤甚，呼吸不利，口干鼻燥，苔薄黄或薄白，脉浮数而滑。治宜清肺解表。方用银翘散（《温病条辨》）加减。常用金银花、连翘、芦根、竹叶、桔梗、甘草、牛蒡子、荆芥、淡豆豉、薄荷、生石膏、黄芩、杏仁、川贝母、前胡、桑皮、冬瓜子、枇杷叶、瓜蒌皮、郁金等。

2）成痈期：症见身热转甚，时时振寒，继则壮热，汗出烦躁，咳嗽气急，胸满作痛，转侧不利，咳吐浊痰，呈黄绿色，自觉喉间有腥味，口干咽燥，苔黄腻，脉滑数。治宜清肺化瘀消痈。方用苇茎汤（《千金备急要方》）和如金解毒散（《景岳全书》）加减。常用芦根、薏苡仁、桃仁、冬瓜仁、蒲公英、紫花地丁、红藤、鱼腥草、金荞麦、黄芩、黄连、栀子、金银花、桑白皮、瓜蒌、射干等。

3）溃脓期：症见咳吐大量脓血痰，或如米粥，腥臭异常，有时咯血，胸中烦闷而痛，甚则气喘不能卧，身热，面赤，烦渴喜饮，苔黄腻，质红，脉滑数或数实。治宜排脓解毒。方用加味桔梗汤（《医学心悟》）加减。常用桔梗、生甘草、金银花、黄芩、天花粉、知母、鱼腥草、败酱草、牡丹皮、栀子、薏苡仁、浙贝母、白及、藕节、白茅根、三七等。

（10）乳痈：治以清热解毒，化瘀排脓法。

1）初期：症见乳房肿胀疼痛，皮肤微红或不红，肿块或有或无，乳汁分泌不畅，伴有恶寒发热、头痛、胸闷不舒，舌苔薄黄或黄腻，脉象弦数等。治宜疏肝清热、通乳消肿。方用瓜蒌牛蒡汤（《医宗金鉴》）加减。常用瓜蒌、牛蒡子、蒲公英、金银花、连翘、牡丹皮、赤芍、黄芩、半边莲、白芷、贝母、丹参、当归、青皮、橘皮、白蒺藜、夏枯草、乳香、没药、皂角刺、穿山甲、柴胡、路路通、王不留行、芒硝等。

2）成脓期：症见肿块逐渐增大皮色焮红，疼痛加重，壮热不退，口渴喜饮，舌苔黄，脉弦数，已有化脓趋势。若壮热，疼痛十余天不见减轻，硬块中央变软，按之有波动感时，是属成脓阶段；位于乳房深部（乳房后位）的乳痈，常需穿刺确诊。若脓液穿入乳管，有时脓液可从乳窍中流出。治宜清热解毒，托里透脓为主。方用透脓散（《外科正宗》）加减。常用黄芪、当归、穿山甲、皂角刺、白芷、天花粉、漏芦、川芎等。

3）溃后期：症见破溃出脓后，一般热退，肿消痛减，逐渐愈合。若溃破后，脓出不畅，肿痛不减，身热不退，属脓液波及其他乳络，而成"传囊"之变。亦有破溃后，乳汁从疮口溢出，形成乳漏，愈合较慢。溃后热退身凉，肿痛逐渐消退。治宜排脓托毒。方用四妙汤（《外科精要》）加减。常用金银花、玄参、当归、甘草等。

（11）肠痈：治以清热解毒，化瘀排脓法。

1）初期：症见腹痛始于上腹部或绕脐痛，后至右下腹天枢穴附近，有局限性压痛，不同程度腹皮挛急。伴轻度发热、恶心、纳差、便干、尿黄、苔白厚腻、脉弦滑或滑数；若湿热内蕴，气滞血瘀者，宜行气祛瘀、通腑泄热。方用大黄牡丹汤（《金匮要略》）加减。常用大黄、牡丹皮、赤芍、芒硝、冬瓜子、延胡索、桃仁等。

2）酿脓期：症见腹痛加剧，右下腹明显压痛，反跳痛，腹皮挛急较重，甚则全腹，右下腹可触及包块。伴壮热不退、恶心呕吐、纳呆、便秘、尿赤、苔厚腻而黄，脉洪数。治宜通腑泄热、解毒透脓。方用大黄牡丹汤（《金匮要略》）加减。常用大黄、牡丹皮、败酱草、红藤、蒲公英、赤芍、芒硝、冬瓜子、瓜蒌仁、延胡索、桃仁等。

3）溃脓期：症见脓成不能局限者，腹痛自右下腹扩展到全腹，腹皮挛急，全腹压痛、反跳痛，腹胀，恶心呕吐，大便次数增多，小便频数，甚则腹部膨胀，转侧闻水声，时时汗出，肌肤甲错，二目下陷，口干而臭，舌红，苔黄燥，脉细数。治宜通腑排脓、养阴清热。方用大黄牡丹汤（《金匮要略》）、薏苡附子败酱散（《金匮要略》）加减。常用大黄、牡丹皮、芒硝、冬瓜子、瓜蒌仁、薏苡仁、附子、败酱草、红藤、蒲公英、地榆、生地黄、麦门冬、玄参等。

（12）毒蛇咬伤：治以活血祛风，清热解毒，凉血止血。

1）风毒证：症见局部伤口无红、肿、痛，仅有麻木感，全身可见头晕，眼花，嗜睡，严重者呼吸困难，四肢麻痹，张口困难，眼睑下垂，神志模糊甚至昏迷，舌红，苔薄白，脉弦数。治宜活血通络，祛风解毒。方用活血驱风解毒汤（经验方）加减。常用七叶一枝花、半边莲、当归、川芎、红花、威灵仙、白芷、防风、僵蚕等。

2）火毒证：症见局部伤口肿胀疼痛，常有水疱、血疱、瘀斑，严重者局部组织坏死，全身可见恶寒发热，烦躁，咽干口渴，胸闷心悸，大便干结，小便短赤或尿血，舌红，苔黄，脉滑数。治宜泻火解毒，凉血活血。方用龙胆泻肝汤（《医方集解》）合五味消毒饮（《医宗金鉴》）加减。常用龙胆、黄芩、栀子、泽泻、木通、车前子、野菊花、蒲公英、紫花地丁、紫背天葵等。

3）风火毒证：症见局部红肿较重，一般多有创口剧痛，或有水疱、血疱、瘀斑、瘀点或伤处溃烂，全身可见头晕眼花，恶寒发热，胸闷心悸，恶心呕吐，大便秘结，小便短赤，严重者烦躁抽搐，甚至神志昏愦，舌红，苔白黄相兼，后期苔黄，脉弦数。治宜清热解毒，凉血息风。方用黄连解毒汤（《外台秘要》）合五虎追风散（《晋南史全恩家传方》）加减。常用黄连、黄芩、黄柏、栀子、蝉蜕、天南星、天麻、全蝎、僵蚕等。

4）蛇毒内陷证：误治、失治后症见高热，烦躁不安，惊厥抽搐，甚至神昏谵语，局部伤口由红肿突然变为紫黯或紫黑，肿势反而消减，舌红绛，脉细数。治宜清营凉血解毒。方用清营汤（《温病条辨》）加减。常用生地黄、玄参、水牛角、金银花、连翘、竹叶、黄连、丹参、麦冬等。

4. 阴虚发热　治以清虚热，退骨蒸法。

（1）温邪伤阴，邪伏阴分：症见夜热早凉，热退无汗，舌质红绛，脉细数。治宜清退虚热。方用青蒿鳖甲汤（《温病条辨》）加减。常用青蒿、知母、生地黄、牡丹皮、鳖甲等。

（2）阴虚发热，骨蒸劳热：症见骨蒸潮热，午后发热，手足心热，虚烦不眠，盗汗，舌红少苔，脉细数。治宜清透热邪、滋肾填阴。方用清骨散（《证治准绳》）加减。常用青蒿、地骨皮、银柴胡、胡黄连、知母、秦艽、鳖甲等。

第三节　泻　下　药

一、药性功用发微

（一）关于大黄止血功效的讨论

大黄"止血"之说，源于汉·张仲景《金匮要略》，云："心气不足，吐血、衄血，泻心汤主之。"对于方中大黄之用，历代论述甚详。如《本草衍义补遗》云，此乃"本经（心经）之阳亢甚无辅，以致血妄行飞越，故用大黄泄去亢甚之火，使之平和，则血归经而自安。"《血证论》云："大黄一味，既是气药，又是血药。止血而不留瘀，尤为妙药。"《医学衷中参西录》认为方中"降胃止血之药，以大黄为最要。"以上诸家所论，说明泻心汤是治疗血证之良方，方中大黄能泻火（凉血）、行瘀，可使火降血止，瘀去血安，而奏止血之效。

现代临床常用于体内外多种出血，内服外用皆宜。如焦氏等[1]用单味大黄粉（或片），每次3g，每日2~4次，直至血止。治疗上消化道出血1000例（一律不用其他止血药），止血（以大便隐血转阴为止）有效率为97%，平均止血时间2.1天，平均大黄用量19.1g。研究结果显示，大黄治疗上消化道出血，具有止血迅速、疗效卓著等特点，且优于西药一般止血药，其应用亦不受虚证、实证的影响[2-3]。因此，有研究认为，大黄可作为急性上消化道出血的首选药物[4]。鉴于单味大黄的止血效果为局部止血的作用，故临床应用当以连续分次服用效果较好[5]。金氏[6]用大黄酚制剂治疗一般和难止的损伤与手术等创面渗血，止血效果满意。一般少量渗血的新鲜创面出血,常可在2分钟内止血,明显较单用纱布压迫止血为优;用于渗血量稍多的创面,大多可在5~15分钟内止血;对一些难止的创面出血,可于3~7天内止血。

大量的实验研究证实[7],单味大黄有广泛的止血作用。①全身作用:大黄能提高血浆渗透压,产生相当于血液稀释疗法的止血作用。②局部作用:能使血管通透性减低及局部血管收缩而止血;抑制胃蛋白酶,对胃黏膜有保护作用,从而有助于止血;抑制上消化道的运动,从而减少了出血部位的机械损伤,有利于血小板在血管破裂处凝聚;大黄内含有促凝固性物质及钙离子,有促进血液凝固的作用。此外,大黄对上消化道的运动呈抑制效应,可减少出血部位的机械性损伤,亦有利于血小板在血管破裂处凝集而止血[8]。大黄内含大黄素,能使结肠中段、远端平滑肌收缩,促使排便,祛除瘀血,以促使血液及淋巴循环,有利于血管平滑肌收缩而止血[1]。

由于大黄既能凉血、化瘀,又有止血功效,故对于血热有瘀之出血证最为适宜。亦正因为如此,大黄的止血功效通常被其凉血、化瘀所淹没,未能得到彰显。须知凉血、化瘀、止血三者是并列的功效,又相互关联。其中,大黄用于体内外多种出血,都是大黄止血功效的具体应用和疗效所在,与其凉血、化瘀等功效没有必然的内在联系,更不为其限制,说明大黄具有直接止血功效。若仅从凉血、化瘀的角度来诠释大黄的止血机制是远远不够的,至少是不全面的,更不符合临床用药的实际。

参 考 文 献

[1] 焦东海,朱长明,马玉华,等. 单味大黄治疗上消化道出血监护指标的探讨——附1000例分析[J]. 陕西中医,1983,4(6):9-11.

[2] 洪广祥. 大黄粉治疗上消化道出血的探讨[J]. 新中医,1983,(5):56-57.

[3] 焦东海,刘春堂,舒鸿年,等. 对上消化道出血虚证能否应用大黄止血的探讨[J]. 中医杂志,1980,21(1):36.

[4] 周祯祥,郝建新,柯新桥. 急性上消化道出血属气血亏虚者能否应用大黄[J]. 中医杂志,1994,35(1):54.

[5] 李锐,和心依,肖燕,等. 单味大黄应用治疗上消化道出血分析[J]. 时珍国医国药,2013,24(11):2697.

[6] 金庆丰. 大黄酚制剂用于创面止血[J]. 中医杂志,1992,33(1):5-6.

[7] 焦东海,朱长明. 单味大黄活血止血作用的实验研究[J]. 中成药研究,1983,(4):30-31.

[8] 孙爱贞,王惠芳,郭瑞新,等. 单味大黄止血机理的初步研究[J]. 上海中医药杂志,1982,(4):49.

(二)关于芒硝基原的讨论

消石、朴消皆始载于《神农本草经》,并作为两个品种皆列为上品,并谓消石"一名芒消"。而芒消入药,始于《名医别录》,名曰:"生于朴消"。由于"芒消"名称相同,从而导致本草文献记载的混乱,以致芒消名实难辨。

《本草经集注》云:"按《神农本经》无芒消,只有消石,名芒消尔。后名医别载此说,其疗与消石正同,疑此即是消石。"陶隐居对芒消是否为消石,持不肯定观点。《新修本草》云:"今炼粗恶朴消,淋取汁煎炼作芒消,即是消石。《本经》一名芒消,后人更出芒消条,谬矣。"认为芒消就是消石,否认同名异物之说。《开宝本草》对此提出了质疑,认为"唐注以此为消石同类,深为谬矣。"《本草图经》也对时弊提出了批评,曰:"今医方家所用,亦不复能究其所来,但以未炼成块,微青色者为朴消;炼成盆中上有芒者为芒消,亦谓之盆消;其芒消底澄凝者为消石。"《本草衍义》云,朴消"是初采扫得,一煎而成者,未经再炼治";芒消"生于朴消。

乃是朴消以水淋汁,澄清,再经煎炼减半,倾木盆中,经宿,遂结芒有廉棱者";消石是"再煎炼时已取讫芒消凝结在下如石者";英消是"消之精英者,其味甘,即马牙消也。"寇宗奭认为:"四物本出于一物。由此煎炼,故分出精粗,所以其用亦不相远。"尽管如此,关于诸消(尤其是芒消和消石)的基原问题仍然混乱不清。

明·李时珍力排众议,认为"诸消,自唐晋以来,诸家皆执名而猜,都无定见。"他在《本草纲目》中明确指出:"此物见水即消,又能消化诸物,故谓之消。生于盐卤之地,状似末盐,凡牛马诸皮须此治熟,故今俗有盐消、皮消之称。煎炼入盆,凝结在下,粗朴者为朴消,在上有芒者为芒消,有牙者为马牙消。神农本经止有朴消、消石,名医别录复出芒消,宋嘉祐本草又出马牙消。盖不知消石即是火消,朴消即是芒消、马牙消,一物有精粗之异尔。诸说不识此,遂致纷纭也。"故将朴消、芒消、牙消一并论述,不仅明确了芒消的来源,而且指出了诸消的区别。

由斯观之,《名医别录》所谓"芒硝"是朴消的炼制品,而《神农本草经》所谓"芒硝"是硝石的异名。二者同名异物,功用有别,不能混为一体。《中国药典》(2015年版)将芒硝的基原确定为含硫酸盐类矿物芒硝族芒硝经精制而成的结晶体。

(三)芦荟美容护肤

芦荟首载于《药性论》。为百合科植物库拉索芦荟*Aloe barbadensis* Miller叶的汁液经浓缩的干燥物。芦荟应用于临床治疗皮肤疾病有着悠久的历史。如唐代诗人刘禹锡在其医书《传信方集释》中就记载了自己曾用芦荟治癣的经验:"余少年曾患癣,初在颈项间,后延上左耳,遂成湿疮……偶于楚州,买药人教用卢会一两,研,炙甘草半两,末,相和令云,先以温浆水洗癣,乃旧干帛子拭干,便以二味合和傅之,立干便差,神效。"在历代本草著作中也不乏类似的记载。如《本草图经》记载:"治湿痒,搔之有黄汁者。"《本草蒙筌》记载:"癣发颈间,同甘草研匀敷效。"《本经逢原》记载:"同甘草为末,治头项顽癣甚效。"《生草药性备要》谓能"敷疮疥,去油腻。"《植物名实图考》载其"治汤火灼伤"。诸如此类,为后世美容护肤积累了经验。

现代临床报道和药理研究表明,芦荟在皮肤病的治疗和在美容护肤方面均具有较好的效果。从临床报道看[1-2],芦荟可用于治疗痤疮、黄褐斑、皮肤瘙痒症、银屑病、皮肤皲裂、过敏性皮炎、静脉炎、带状疱疹、真菌性皮肤病、放射性皮炎、皮肤溃疡等多种皮肤病,且毒副作用小。在美容护肤方面具有多种作用[3-5]。①保湿。芦荟中的多糖物质与氨基酸构成了天然的保湿剂,可以补充皮肤中的水分,恢复胶原蛋白的功能,防止面部皱纹,保持皮肤光滑,富有弹性。②防晒、抗辐射。芦荟中的天冬氨酸和丝氨酸有利于皮肤代谢,可以有效地阻止阳光中长波紫外线对皮肤的伤害与氧化,促使表皮细胞的还原,从而提高皮肤对紫外线的抗辐射能力。③美白。芦荟能够抑制黑色素形成的关键酶酪氨酸酶的活性,防止皮肤色素沉着,保持皮肤白皙。④延缓皮肤衰老。芦荟中所含的芦荟苷及多种维生素具有清除氧自由基的作用,能延缓皮肤衰老。此外,芦荟还具有调节水油平衡、清洁皮肤、保持大便通畅等作用。

随着人们对芦荟认识和研究的不断深化,尤其在美容护肤方面的广为使用,以芦荟为主要原料配制的按摩膏、面霜、面膜等各种品种不断增加,深受人们的青睐,其开发和利用的前景良好。

参 考 文 献

[1] 潘苗苗,刘学华.芦荟在皮肤科的临床应用研究[J].中医药信息,2011,28(3):136-138.

[2] 杨顶权,白彦萍,吴荣国,等.芦荟在皮肤科临床的应用[J].北京中医,2007,26(12):799-802.

[3] 胡云,杨方美,胡秋辉,等.芦荟生物活性成分及功能研究新进展[J].食品科学,2003,24(6):158-161.

[4] 石宇,李德如,阎国富.芦荟在皮肤美容中的应用研究进展[J].中国中西医皮肤性病学杂志,2007;6(2):131-133.

[5] 李丽丹.中草药美白及有效成分的研究进展[J].中国药业,2010,19(20):82-83.

[6] 陈浩宏.现代美容医药学研究生发药物研究[J].现代中西医结合杂志,2004,13(10):1261-1262.

（四）关于火麻仁药用部位与毒性的讨论

关于火麻仁的基原植物古今认识趋同,即为桑科大麻属植物大麻*Cannabis sativa* L。而早期文献中对本品的药用部位并未严格区分,致使麻蕡、麻子、麻仁三者混淆不清。

《神农本草经》首记麻蕡,并将麻子附于麻蕡条下,说明麻蕡与麻子是有区别的。但历代本草对此多有阐述,令人莫衷一是。如《名医别录》载"此麻上花勃勃者",当指麻花。《本草经集注》载"麻蕡即牡麻,牡麻则无实",当为雄株大麻。《新修本草》谓"蕡即麻实,非花也",当为大麻的果实。《救荒本草》载"牡麻雌者为苴麻,花曰麻蕡",当为雌麻的花。《本草纲目》认为,麻蕡"此当是麻子连壳者",即为连壳麻子。纵观诸家所论,著名本草学家尚志钧等[1]考证认为,麻蕡应是大麻科植物大麻*Cannabis sativa* L.雌株的花或花序,也可能包括幼嫩的果实或果序。至于《本草经集注》称麻蕡为大麻雄株,《新修本草》和《本草纲目》释麻蕡为麻子都是不妥的。

麻子与麻仁是有区别的,不能混用。研究认为[1],经加工脱壳后的大麻果实称麻仁(大麻仁、火麻仁),连壳果实称麻子(大麻子、火麻子)。现代研究表明[2-3],大麻的主要毒性成分为Δ^9-四氢大麻酚,其主要毒性是致幻作用。大麻果皮中含有Δ^9-四氢大麻酚,质量分数为17.5μg·g^{-1},但种仁中不含有Δ^9-四氢大麻酚。这与《本草拾遗》所云麻子能"令人心欢"和《本草纲目》所载"大麻壳有毒而仁无毒"是一致的。说明麻子有毒,而麻仁是无毒的,临床务必区分使用。

自古以来,临床多用"麻仁"而不用"麻子"。如《伤寒论》麻子仁丸明确提出用"麻子仁"。《中国药典》(2015版)在火麻仁的饮片【炮制】项中强调要"除去杂质及果皮"。《卫生部关于进一步规范保健食品原料管理的通知》(卫法监发[2002]51号)将火麻仁列入附件一"既是食品又是药品的物品名单"之中,进而说明火麻仁是一味药性平和,安全无毒,药食两用之品。

参 考 文 献

[1] 刘晓龙,尚志钧.《神农本草经》麻蕡的本草考证[J].江西中医药,1992,23(5):40-41.

[2] 郭宇姝,冯建林,刘勤,等.GC-MS法测定火麻中Δ^9-四氢大麻酚的含量[J].中国药房,2008,19(3):201-202.

[3] 张岗,郭江宁,毕开顺.高效液相色谱法测定火麻仁油中Δ^9-四氢大麻酚的含量[J].沈阳药科大学学报.2003,20(4):269-270.

二、病证用药

泻下药主要适用于大便秘结,由于泻下药分类不同,作用有别,适应证各有不同,现分述如下:

便秘 治以泻下通便,补虚通便法。

1. 热结便秘 症见不恶寒,反恶热,潮热,谵语,矢气频转,大便不通,手足濈然汗出,腹满按之硬,舌苔焦黄起刺,或焦黑燥烈,脉沉实。治宜峻下热结,泄热通肠。方用大承气汤(《伤寒论》)加减。常用大黄、芒硝、枳实、厚朴等。

2. 冷积便秘 症见脘腹冷痛,大便秘结,手足厥逆,脉弦紧。治宜温里散寒,通便止痛。方用大黄附子汤(《金匮要略》)、三物备急丸(《金匮要略》)加减。常用大黄、附子、细辛、干姜、巴豆等。

3. 气滞便秘 症见大便干结,肠鸣矢气,腹中胀痛,胸胁满闷,嗳气频作,食少纳呆,舌苔薄腻,脉弦。治宜顺气导滞。方用六磨汤(《证治准绳》)加减。常用大黄、槟榔、枳实、木香、乌药、陈皮等。

4. 食积便秘 症见脘腹胀满,疼痛拒按,嗳腐吞酸,厌食,大便秘结,舌苔厚腻,脉滑。治宜消食导滞。方用枳实导滞丸(《内外伤辨惑论》)加减。常用枳实、大黄、神曲、黄芩、黄连、泽泻、白术、茯苓、莱菔子、槟榔、厚朴等。

5. 肠燥便秘 症见大便干结,小便短赤,身热口干,舌红苔黄,脉滑数。治宜润肠通便。方用麻子仁丸(《伤寒论》)加减。常用麻子仁、大黄、苦杏仁、蜂蜜、枳实、厚朴、白芍等。

6. 气虚便秘 症见粪质并不干燥,虽有便意,但临厕努挣乏力,便难排出,汗出气短,便后乏力,面白神疲,肢倦懒言,舌淡苔白,脉弱。治宜补气润肠。方用黄芪汤(《金匮翼》)加减。常用黄芪、火麻仁、蜂蜜、陈皮等。

7. 血虚便秘 症见大便干结,面色无华,心悸气短,失眠多梦,健忘,口唇色淡,舌淡苔白,脉细。治宜养血润燥。方用润肠丸(《沈氏尊生书》)加减。常用火麻仁、桃仁、当归、生地黄、枳壳等。

8. 阳虚便秘 症见大便干或不干,排出困难,小便清长,四肢不温,腹中冷痛,得热则减,舌淡苔白,脉沉迟。治宜温阳通便。方用济川煎(《景岳全书》)加减。常用肉苁蓉、当归、牛膝、升麻、泽泻、枳壳等。

9. 阴虚便秘 症见大便干结,如羊屎状,形体消瘦,头晕耳鸣,两颧红赤,心烦少眠,潮热盗汗,腰膝酸软,舌红少苔,脉细数。治宜滋阴通便。方用增液汤(《温病条辨》)加减。常用生地、玄参、麦冬、天冬、知母、黑芝麻、桑椹、火麻仁、柏子仁、瓜蒌仁等。

第四节 祛风湿药

一、药性功用发微

(一)羌、独活分治上、下半身风湿痹痛理论探究

羌活、独活始载于《神农本草经》,被列为上品。羌活首见于"独活"项下,列为别名,曰独活"一名羌活"。《本草经集注》首次从产地形态上将二者区分,至唐《药性论》才将羌活、

独活分列两条。传统认为，二者均有祛风湿，止痛，解表之功。但羌活性较燥烈，发散力强，常用于风寒湿痹，痛在上半身者；独活性较缓和，发散力弱，多用于风寒湿痹，痛在下半身者。现就其分治上、下半身风湿痹痛的理论探究如下：

从本草文献看，《本经》将羌活与独活视为同一种药物，故功用相同，"主风寒所击，金疮止痛，奔豚，痫痉，女子疝瘕。"《本草经集注》亦认为二者"为用亦相似而小不如。"《新修本草》云"疗风宜用独活，兼水宜用羌活"，提出二者的功用有所不同。朱丹溪则明言："独活、羌活均能祛风燥湿者也，然而表里上下气血之分也，各有所长。羌活气雄入太阳，外行皮表而内达筋骨，气分之药也；独活气细入少阴，内行经络而下达足膝，血分之药也。"明确羌、独活性味有气雄、气细之分，归经有太阳、少阴之异，主治病位有表里上下气血之别。《雷公炮制药性解》亦载："羌活气清属阳，善行气分……独活气浊属阴，善行血分。其功用与独活虽若不同，实互相表里，用者审之。"《药性纂要》亦谓："川羌活，走太阳经，治风……独活，走下部，行水而治疮疡。"

而对其分治理论阐释颇为详细者，当推张山雷的《本草正义》，载"然二者形色既异，气味亦有浓淡之殊，虽皆以气胜，疏导血气为用。通利机关，宣行脉络，其功若一。而羌活之气尤胜，则能直上顶巅，横行支臂，以尽其搜风通痹之职，而独活止能通行胸腹腰膝耳。颐之师门，恒以羌活专主上部之风寒湿邪，显与独活之专主身半以下者截然分用，其功尤捷。"又"惟古时羌活独活，未尝分别，故古书以独活通治内外上下诸证，凡头面肢体，无一不在独活范围之内。自宋以来，则羌活别为一条，而芳香之气，尤为浓郁，则彻上旁行，合让羌活占其优胜，而独活之味较厚，则以专治腰膝足胫等证。"

从临床应用看，羌、独活作为祛风湿、止痛之品，诸医家大多根据上述理论，临床分治上下半身风湿痹证。如李勇[1]治疗痹证初起，依据患者患病的不同部位，合理应用羌活、独活两药，并且主张应重用，多以30g以上，取其散寒除湿，宣通气血，通利关节筋脉之意。杨瑛[2]则将其作为痹证"引经药"，引导药物直达病所，肩肘等上肢关节疼痛，加羌活、白芷等祛风通络止痛；膝踝等下肢关节疼痛，加独活、牛膝等通经活络，祛风止痛等。

可见，羌活、独活虽功效相同，然因其气味浓淡之殊，归经气血之异，而有表里上下之别，故能分治上下半身风湿痹痛。

参 考 文 献

[1] 李勇. 痹证初起重用羌活、独活治疗体会[J]. 中医临床研究,2012,16:75.
[2] 杨瑛. 痹证"引经药"[J]. 实用中医内科杂志,2014,29(4):64-65.

（二）威灵仙消骨鲠作用及临床应用

威灵仙始载于《新修本草》，本品性味辛咸温，主归膀胱经，具有祛风除湿、通络止痛、消骨鲠之功，用治风湿痹痛、疼痛证、皮肤病及诸骨鲠咽。《圣济总录》最早记载用威灵仙"治鸡鹅骨鲠"，继《本草纲目》将其作用扩大为"治诸骨哽咽"以来，威灵仙的消骨鲠作用及临床应用进一步完善。

从本草文献看，威灵仙的消骨鲠作用，古方大多单用或与砂糖、醋煎温服。如《圣济总录》用"赤茎威灵仙五钱，井华水煎服"。《本草纲目》记载："治诸骨鲠咽。威灵仙一两二钱，砂仁一两，沙糖一盏。水二钟，煎一钟。温服。"《生草药性备要》云："治折伤，诸般骨哽。"《药品化义》

载:"亦能软骨。"现代医家多从性味解释,本品味辛能宣壅通滞,味咸具软坚散结、消骨鲠作用,用于诸小骨刺鲠咽,吐之不出,咽之不下者。可见,威灵仙的消骨鲠作用实与其咸能软坚功效相关。

从现代研究看,威灵仙醋浸液对鱼骨刺有一定软化作用,并使咽及食道平滑肌松弛,增强蠕动,促使骨刺脱落。威灵仙有效成分可使咽部或食道中下段局部平滑肌痉挛得以松弛,且增加其蠕动而使梗于咽或食道之诸骨下移[1]。威灵仙根煎剂给麻醉犬灌服,可使食道蠕动节律增强,频率增加。人骨鲠后,咽部或食道上段局部痉挛收缩,服用本品后即松弛,同时增加蠕动,使骨刺松脱[2]。其对鱼刺鲠喉作用可能是:①威灵仙的某种成分直接作用于平滑肌,使兴奋性增强,由节律收缩变蠕动,促使鱼刺排出;②鱼刺鲠咽使局部挛缩,应用威灵仙后,通过其抗组胺作用,使局部松弛,蠕动改变,从而使鱼刺易于松脱而排出[3]。

从临床应用看,威灵仙的软坚消骨鲠作用,可用治诸骨鲠喉、咽喉炎、食管炎、骨刺增生、顽固性呃逆等。如《福建药物志》治诸骨鲠咽,用威灵仙9~15g,草果、白蔹各9g,水煎调醋频服;或威灵仙、盐肤木各等量,研末,每次9~15g,醋、开水各半,慢慢送服。张慧慧等[4]以威灵仙为主药治疗慢性咽炎,观察组56例采用威灵仙为主药,且用量较大达90g,辅以天冬、菊花、北沙参等组方治疗,7天为1个疗程,治疗2个疗程后评价临床疗效。结果:观察组56例中,痊愈39例,有效15例,无效2例,治愈率69.6%,总有效率为96.6%。马朝斌[5]采用自拟复方威灵仙汤(威灵仙15g,鹅管石15g,急性子6~10g,苏梗10g等)治疗急慢性食管炎49例,临床治愈31例,显效11例,有效6例,无效1例,临床治愈率63.27%,总有效率97.96%。《当代中国名医验方大全》中的治骨刺方(足跟疼痛)用威灵仙、苏木屑、香樟木各30g,藏红花10g,将四味药加水浸泡,再煎煮取汁,稍浓缩,然后加入米醋搅匀,盛于盆内备用。用时将药温热、浸泡患处,每日1~2次,每次15分钟。连用7天为1疗程,一般3个疗程即可痊愈或明显减轻。由此可见,威灵仙不仅有祛风湿、通经络等功效,还有软骨的作用。其用此以治跟骨骨刺,或许是从此得到启发[6]。张卫国等[2]用威灵仙治疗顽固性呃逆,是在偶然治疗骨鲠时发现其对呃逆疗效明显,运用其治疗多种原因引起的顽固性呃逆均取得了较好疗效。究其原因,威灵仙性味苦温,入肝、脾二经。入肝经活血通络,化瘀止痛,搜风解痉。入脾经燥湿化痰,软坚散结。湿化筋脉舒畅,胃和降有序,则呃逆止。且威灵仙能治疗骨鲠,并不是使骨刺软化,而是使食道平滑肌松弛。明白了此机制,威灵仙能治疗呃逆,也就不难理解了。

参 考 文 献

[1] 刘寿山. 中药研究文献摘要(1962—1974年)[M]. 北京:科学出版社,1979.

[2] 张卫国,邢燕,赵立军. 威灵仙治疗顽固性呃逆[J]. 中医杂志,2011,52(13):1155.

[3] 王道成. 威灵仙汤剂治疗鱼刺鲠咽39例效果观察[J]. 交通医学,1993,(2):109.

[4] 张慧慧,金银芝,张红萍. 威灵仙为主药治疗慢性咽炎的临床疗效观察[J]. 内蒙古中医药,2014,33(12):35.

[5] 马朝斌. 复方威灵仙汤治疗急慢性食管炎49例临床观察[J]. 江苏中医药,2011,43(8):44-45.

[6] 孟景春. 威灵仙擅治足跟疼痛[J]. 江苏中医,1996,17(10):36.

(三)威灵仙通行十二经与祛风湿、通络止痛特点关联分析

威灵仙始载于《新修本草》。《本草纲目》释名曰:"威言其性猛也,灵仙言其功神也",本品又名能消(《开宝本草》),铁脚威灵仙(《本草纲目》)。现行《中药学》教材描述为:本品辛

散温通,性猛善走,既能祛风湿,又能通经络而止痛,为治风湿痹痛之要药。凡风湿痹痛,肢体麻木,筋脉拘挛,屈伸不利,无论上下皆可应用。可见,其性猛善走的作用特点,与其祛风湿、通络止痛是息息相关的。

从本草文献看,威灵仙通行十二经的记载,古已有之。如《海上集验方》载其"去众风,通十二经脉"。《开宝本草》言其"主诸风,宣通五脏"。《药品化义》曰:"灵仙,性猛急,善走而不守,宣通十二经络。"李东垣称其"可升可降,阴中阳也"。朱丹溪云:"威灵仙属木,治痛风之要药也,在上下者皆宜服之,尤效。其性好走,亦可横行。"《本草汇言》亦有:"大抵此剂宣行五脏,通利经络,其性好走,亦可横行直往。追逐风湿邪气,荡除痰涎冷积,神功特奏。"可见,威灵仙因其性猛善走,可升可降,为风药之宣导善行者,与风邪之善行数变特性类似,全身上下无处不至。因有祛除诸风之功,故能通行十二经脉,宣通五脏。用于风湿痹痛,尤宜于风邪偏盛,拘挛掣痛,游走不定者。

《药品化义》则指出:"以此疏通经络,则血滞痰阻,无不立豁……以此佐他药宣行气道。"《本草正义》谓:"威灵仙,以走窜消克为能事,积湿停痰,血凝气滞,诸实宜之。"《本草从新》又谓其"行气……能宣疏五脏。"说明清代以前对威灵仙行气活血、通脉止痛之功已有一定认识。《现代实用中药学》载:"为利尿、通经药,有镇痛之效。"提示威灵仙除祛风湿之功外,尚有行气活血,通络止痛,消痰逐饮之效。且其性味辛微苦温,辛能散风逐邪,苦能燥湿除痰,温能通络止痛。故能疏通血滞痰阻,消散癖积癥块。除用治风湿痹痛外,还可用于跌打伤痛、癥瘕积聚、噎膈痞积等证。

从临床应用看,威灵仙因具通利之性,临床广泛用于呼吸、消化、心血管、皮肤、五官、结石、肿瘤、小儿肺炎、哮喘、扁桃体炎等各科疾病[1-3]。现代研究证实,威灵仙有镇痛、解热、利胆、降血压、降血糖、抗肿瘤、兴奋肠管平滑肌、抗病原微生物等作用。有学者认为威灵仙既能温通心阳,活血利水、祛瘀止痛、散风疗痹,又能宣利肺气、软坚化痰,为治肺心病、血管病之佳品。应用本品的指征,一是心阳不足,瘀血阻滞所致的心痛、紫绀、肝脾肿大、水肿、畏寒、脉涩结代,舌质紫黯或有瘀斑点;二是痰浊郁肺,咳喘痰多、胸胁胀闷;三是风痰瘀血痹阻经脉的中风偏瘫、风湿痹痛、瓣膜病、周围血管病等,凡是风湿痰瘀痹阻经脉脏腑的种种见症,只要符合上述指征,皆可使用[4]。威灵仙辛能散邪,温能泄水,苦能破坚,性极快利,通经达络,无处不到,诚风药中之善走者也,故其可散爪甲皮肤痒痛,治疗过敏性紫癜以及急慢性荨麻疹、小儿湿疹等多种皮肤病[3]。

参 考 文 献

[1] 张桂菊,齐军华.张湘屏教授应用威灵仙经验[J].山东中医药大学学报,1999,23(2):122-123.

[2] 胡烈.威灵仙临床新用[J].中国临床医生,2001,29(1):49-50.

[3] 甄小芳,侯林毅.陈昭定主任医师对威灵仙临床应用的体会[J].中国中医急症,2011,20(4):563-564.

[4] 雷玉林.威灵仙破血利水、强健心阳[J].中医杂志,1992,(7):6.

(四)川乌、草乌、附子功用区分及毒性比较

乌头、附子始载于《本经》,被列为下品。乌头为毛茛科植物乌头Aconitum carmichaeli Debx.的干燥母根,或同属植物北乌头A.kusnezoffii Reichb.等的块根。前者称川乌头,后者称草乌头。因"形如乌鸟之头,故谓之乌头"(《本草经集注》)。附子为毛茛科植物乌头

*Aconitum carmichaeli Debx.*子根的加工品,因其附乌头而生,如子附母,故名。由于三者科属相同,故性味功效与毒性亦有相似之处,现就其功用及毒性作一比较。

1. 功用区分　川乌头与草乌头,在明代以前多统称为乌头。至《本草纲目》始明确区分,曰:"乌头有两种,出彰明者即附子之母,今人谓之川乌头是也;其产江左、山南等处者,乃《本经》所列乌头,今人谓之草乌头者是也。"川乌,性味辛、苦,热,有大毒。具祛风除湿,温经止痛之功,用于风寒湿痹、心腹冷痛、寒疝作痛、跌扑伤痛、麻醉止痛等。《本经》云:"主中风,恶风洗洗出汗,除寒湿痹,咳逆上气,破积聚寒热",初步确立其祛风除湿的主要效用。后世在此基础上有所发展,突出强调其温经止痛作用。如《药性论》谓其:"气锋锐,通经络,利关节,寻蹊达径而直抵病所。"《药类法象》载"治风痹血痹,半身不遂,行经药也。"《纲目》则称其"治头风喉痹,痈肿疔毒。"草乌与川乌功能主治基本相同,但二者均无附子回阳救逆之功。正如《药性切用》所言:"川乌头,即附子之母。气味轻疏,善祛风寒湿痹,不能如附子有顷刻回阳之功,痹证气实者姜汁炒或生用。寒疾宜附子,风疾宜乌头。"临床认为,草乌药力猛烈,毒性也较大,故一般用于外敷镇痛;作表面麻醉,多用生草乌;一般酌量用于内服止痛,多用制川乌[1]。

附子,辛、甘,大热,有大毒。具回阳救逆、补火助阳、散寒止痛之功,用于亡阳虚脱,肾、脾、心诸脏阳气虚弱,寒湿痹痛等。《本经》谓其"主风寒咳逆,邪气,温中,金创,破癥坚积聚,血瘕,寒湿踒躄,拘挛、膝痛不能行步。"其功用记载大多与乌头类似,亦有祛风除湿,温经止痛之功。至宋代始有人称它有峻补作用,并且已有"贵人"专购附子为服饵之说。金元时期的中医温补派始创附子有补右肾命门的学说,并托李东垣之名大加宣扬。《本草纲目》谓其"治三阴伤寒,阴毒寒疝,中寒中风,痰厥气厥,小儿慢惊,风湿麻痹,肿满脚气,头风,肾厥头痛,暴泻脱阳"等,并明确指出:"乌附毒药,非危病不用,而昔人之补剂,用为常药,岂古今运气不同耶?"《景岳全书》言其"大能引火归源,制伏虚热,善助参、芪成功,尤赞术、地建效。无论表证里证,但脉细无神,气虚无冗,所当急用。"至此,附子的功用描述臻于完善。

2. 毒性比较　乌头、附子毒性很强,且古代文献载其药性大致相同。如《吴普本草》均为"甘,有毒";《别录》均为"甘,大热,有大毒";《药性论》则云"味苦、辛,大热,有大毒"。临床多因用量过大,炮制不当或用生品,煎煮时间过短,或服生品药酒,配伍不当等而致中毒。中毒症状以神经系统和循环系统为主,其次是消化系统。炮制既能保证疗效,又可降低毒性。现代乌头药材主要有水煮、蒸、干热和加辅料,如黑豆甘草煮、生姜豆腐煮等炮制方法,其中蒸法和干热法既能使剧毒的生物碱转化成毒性较低但生物活性仍较强的生物碱,又能避免传统炮制方法在炮制过程中有效成分的流失[2]。

川乌的化学成分主要为生物碱,其中主要为剧毒的双酯型二萜类生物碱,如乌头碱、中乌头碱、次乌头碱等。乌头碱毒性最强,其毒性概括为箭毒样作用和乌头碱样作用,中毒最突出最严重的是对心脏的损害。草乌的化学成分类似川乌,含剧毒双酯类生物碱,如中乌头碱、次乌头碱、乌头碱等。一般以中乌头碱或次乌头碱为主要成分。草乌的毒性大于川乌,毒理主要是刺激神经系统,特别是迷走神经系统和感觉神经系统,先兴奋后抑制,对心肌尚有直接作用,可因呼吸或心肌麻痹而死亡。附子亦含双酯型二萜类生物碱,而且具有强烈毒性,其中以乌头碱毒性最强,能麻痹呼吸中枢和血管运动中枢。经炮制之后,毒性较大的乌头碱类生物碱水解成毒性较小的苯甲酰基乌头原碱类生物碱,进而分解为毒性更小的乌头原碱类生物碱[3]。

总之，川乌、草乌和附子大辛大热，可驱下焦之阴霾，而复上焦之阳气。总结三者的同中之异，毒性方面，草乌＞川乌＞附子；功用方面，草乌、川乌祛风散寒，止痛优于附子[5]，但附子还善于回阳救逆、补火助阳。

参 考 文 献

[1] 黄小龙，陈明. 川乌、草乌和附子治疗痹证探讨[J]. 中国中医基础医学杂志，2014，20(1)：113-114，121.

[2] 邱启雄. 乌头药材的炮制研究进展[J]. 海峡药学，2009，21(12)：104-106.

[3] 刘成基，苏孝礼，曾诠. 国外中药炮制研究[J]. 中药材，1990，13(5)：25.

[4] 张凤玲，白红宇. 论川乌、草乌、附子的功效异同[J]. 北方药学，2011，8(10)：73.

（五）蕲蛇的"毒"性探微

蕲蛇，原名白花蛇，首载于《雷公炮炙论》，言其"治风……引药至于有风疾处。"蕲蛇之名最早出现于《本草纲目》，作为白花蛇的释名之一，云"花蛇，湖、蜀皆有，今惟以蕲蛇擅名。"本品性味甘咸温，有毒，主归肝经。近代本草总结其有祛风湿，通经络，定惊止痉，祛风止痒，攻毒等功用。然而，对蕲蛇之"毒"，诸医家却有不同见解。

从本草文献看，《开宝本草》言其"味甘、咸，性温，有毒"；《本草纲目》云："然今蕲蛇亦不甚毒……故入药独取蕲产者也。"《本草经疏》谓："味虽甘咸，性则有大毒也。"明确记载其"毒"性有"有毒"和"大毒"之分。《本草图经》更有："然有大毒，头尾各一尺尤甚，不可用，只用中段。干者以酒浸，去皮、骨，炙过收之，不复蛀坏。其骨须远弃之，不然刺伤人，与生者殆同。"《本草原始》亦有类似记载："用中段者，以酒浸去皮骨炙过，其骨刺须远弃之，伤人毒与生者同也。"可见，古代即言明蕲蛇入药需去除头尾，或酒浸去皮骨。

从加工炮制看，蕲蛇为蝰科动物五步蛇的干燥体。多于夏秋捕捉，剖腹除去内脏，洗净。目前，《中国药典》多沿用古代的三种炮制法：①蕲蛇：去头、鳞，切成寸段。②蕲蛇肉：去头，用黄酒润透后，除去皮骨，干燥。③酒蕲蛇：取蕲蛇段，加黄酒拌匀，闷透，置锅内，用文火加热，炒至黄色，取出，干燥。可见，蕲蛇在加工炮制过程中，均去掉头部。蕲蛇头部有毒腺，炮制一般去掉毒性较强的头部，药物非大毒之品，内服外用一般比较安全，仅个别过敏体质患者出现过敏反应[1]。故除去头部能消除毒性，并用酒制入药。酒制一可增强祛风除湿，活血通络作用；二可矫臭去腥，利于服用；三可防腐，便于贮存。

从现代研究看，蕲蛇主要含3种毒蛋白：AaT-Ⅰ、AaT-Ⅱ、AaT-Ⅲ，由18种氨基酸组成。并含透明质酸酶、出血毒素、出血因子、阻凝剂等。蛇体主含蛋白质、脂肪、氨基酸等。蛇的中性脂肪为甘油三油酸酯。肌肉中含有精胺、蛇肉碱、Δ-羟基赖氨酸等，以及硬脂酸、棕榈酸、胆甾醇等。蛇毒为乳白色半透明的黏稠液体。毒液中含有多种酶类，主要含凝血酶样物质、酯酶及三种抗凝血活酶[2]。蕲蛇有剧毒，主要是循环毒。但若经过去毒处理，亦可变害为利，发挥良好的抗凝、抗血栓、镇痛等作用。蛇毒口服毒性较低，可能与蛇毒对胃肠黏膜的穿透性较差，或被胃肠消化液所破坏，或小量吸收经肝脏而灭活有关[3]。有研究蕲蛇粗毒口服给药对小鼠的急性毒性作用，为评价其安全性提供实验依据，发现在实验剂量范围内，蕲蛇粗毒口服安全，但其长期毒性还有待进一步观察[4]。

综上可知，蕲蛇虽属毒蛇之类，其蛇毒确有剧毒，然传统中医所用并非其蛇毒，亦非蛇毒所在之头部，实乃除去头、鳞、骨、内脏之蕲蛇肉，故其"毒"性应另当别论。

参 考 文 献

[1] 陈治水. 白花蛇酒剂外用致接触性皮炎[J]. 中国中药杂志,1989,14(8):52.

[2] 张瑞冬. 蕲蛇临床应用的理论研究[D]. 杭州:浙江中医药大学,2011:13.

[3] 覃公平. 中国毒蛇学[M]. 第2版. 南宁:广西科学技术出版社,1998:646.

[4] 谢珊. 蕲蛇粗毒的经口急性毒性实验[J]. 江西中医学院学报,2012,24(5):80-81.

(六)木瓜舒筋与化湿之间的关系探讨

木瓜,性味酸温,归肝、脾经。始载于《名医别录》,谓其"主湿痹邪气,霍乱大吐下,转筋不止。"明确指出湿痹和吐泻转筋为其主治证候。《食疗本草》单用木瓜煮烂,研作浆粥状,用其外敷裹痛处,治腰膝筋急痛。后世医家多以其具有舒筋活络、和胃化湿之功,主治风湿痹痛,肢体酸重,筋脉拘挛,脚气水肿,吐泻转筋等。然对其舒筋与化湿之间的关系却未作深入探讨。

从本草文献看,木瓜有和胃化湿,止呕止泻,柔肝舒筋等功效。如《食疗本草》言木瓜"主呕哕风气。又吐后转筋,煮汁饮之甚良。"《日华子本草》云其"止吐泻,奔豚,及脚气水肿,冷热痢",首载木瓜有止吐泻之功。《本草从新》载:"和脾理胃,敛肺伐肝,消食止渴",《药性切用》言:"醒脾祛暑,和胃发汗",提出木瓜有醒脾和胃,祛暑消食之效。《本草纲目》云:"木瓜所主霍乱吐利转筋、脚气,皆脾胃病也,非肝病也。肝虽主筋,而转筋则由湿热、寒湿之邪袭伤脾胃所致,故转筋必起于足腓,腓及宗筋兼属阳明",详细阐明筋虽为肝所主,然转筋之证乃因湿邪伤于脾胃,木瓜因理脾除湿,故能舒筋以治转筋、脚气,并指出转筋应属阳明为患。同时,又进一步阐释"木瓜治转筋,非益筋也,理脾而伐肝也,土病则金衰而木盛,故用酸温以收脾肺之耗散,而藉其走筋以平肝邪,乃土中泻木以助金也,木平则土得令而金受荫矣。"说明木瓜通过理脾伐肝而达调理脾胃以化湿,柔肝缓急以舒筋之目的。

《本草经疏》则谓:"木瓜温能通肌肉之滞,酸能敛濡满之湿,则脚气湿痹自除也。霍乱大吐下、转筋不止者,脾胃病也,夏月暑湿饮食之邪,伤于脾胃则挥霍撩乱,上吐下泻,甚则肝木乘脾,而筋为之转也。酸温能和脾胃,固虚脱,兼入肝而养筋,所以能疗肝脾所生之病也。"提出木瓜因其性温而通,味酸能收,通滞祛湿,敛固虚脱,入脾能和中,入肝而养筋,故能调理肝脾而治肝脾所生之病。吐泻转筋之证乃肝脾不和所致。木瓜善于化湿和胃,舒筋和脾,且味酸略兼生津作用。湿浊化,中焦调和,则吐泻可止;津液生,筋脉得养,则转筋自愈。

《景岳全书·本草正》亦谓:"用此者用其酸敛,酸能走筋,敛能固脱,得木味之正,故尤专入肝益精走血。疗腰膝无力,脚气,引经所不可缺,气滞能和,气脱能固。以能平胃,故除呕逆,霍乱转筋,降痰,去湿,行水。以其酸收,故可敛肺禁痢,止烦满,止渴。"可见,木瓜具有酸敛温通之性,酸能入肝走筋,敛能固脱养筋,温能通滞舒筋,且兼化湿理脾之功,故能治湿痹筋脉拘挛及吐泻转筋之证,其理自明。

从临床应用看,木瓜为风湿痹痛所常用,痹证湿胜、筋脉拘挛者尤佳;又为治因湿浊伤中、脾胃不和之吐泻过多而致的筋脉挛急转筋之要药。如《普济本事方》木瓜煎,即以本品配以乳香、没药、生地,治筋急项强,不可转侧。《仁斋直指方论》木瓜汤治吐泻转筋,即以木瓜配小茴香、吴茱萸等同用。夏瑞莲[1]在用实脾散治疗水肿病人后提出应用木瓜的几点体会,指出木瓜"性味涩酸,称其化湿利湿,能治水肿,则当仔细玩味,多方理解。此种水肿,实指局部表现,笔者一直误认为全身性水肿。临床经验缺乏,不解实脾、导水二方用意。至此,方知其为转筋而设也。盖利水过多,或腹泻呕吐,挥霍体液,皆可导致转筋。木瓜汤已明言其适应证;六和汤之所主,亦属暗含此意;实脾、导水之用木瓜,既可防转筋之弊,又可作监制之药,而非为利水之用也。"可供参考。

参 考 文 献

[1] 夏瑞莲,夏雨滋. 木瓜的临床应用当议[J]. 湖南中医杂志,1994,10(5): 54.

(七)秦艽各品种通络止痛,清虚热,清湿热功效比较评价

秦艽始载于《本经》,被列为中品,谓其"主寒热邪气,寒湿风痹,肢节痛,下水,利小便。"性味苦、辛、平。主归胃、肝、胆经。有祛风湿,止痹痛,清湿热,退虚热之功。用治风湿痹证,中风半身不遂,湿热黄疸及骨蒸潮热,小儿疳积发热等证。然因品种较多,故对其各品种之间的功效作一比较评价。

从本草文献看,秦艽作为传统常用中药,历代本草皆有收载。如《名医别录》云:"疗风,无问久新,通身挛急。"《珍珠囊》载:"去阳明经风湿痹,仍治口疮毒。"《本草求真》言:"除肠胃湿热,兼除肝胆风邪,止痹除痛。"然有学者考证,历代本草所载秦艽原植物只有一种,称大叶秦艽(*Gentiana macrophylla* Pall.),通称为秦艽[1]。粗茎秦艽则始载于藏医药书《四部医典》,有祛风湿,止痹痛,清湿热,和血舒筋,利尿的功效[2]。可见,古代文献对秦艽品种未有明确记载,且对其功效描述亦大致相同。

从药物基原看,2015年版《中国药典》规定秦艽的基原包括龙胆科植物大叶秦艽(*Gentiana macrophylla* Pall.)、麻花秦艽(*G.straminea* Maxim.)、粗茎秦艽(*G.crassicaulis* Duthie ex Burk.)和小秦艽(*G.dahurica* Fisch.)4种。有学者考证后认为,从历代有代表性的本草所收载的秦艽形态特征及产区分析,其原植物应是龙胆科龙胆属植物秦艽或称大叶秦艽一种,以地处黄土高原腹地的陕西、甘肃两省为地道产区[3]。粗茎秦艽主产我国西南,小秦艽主产我国西北、华北大部,麻花秦艽主产青藏高原和甘肃的小部分地区[4]。此外,管花秦艽、西藏秦艽、中亚秦艽和天山秦艽等常作为上述四种秦艽的近缘种而被当做地习方用品种[1]。

从现代研究看,秦艽主要含龙胆苦苷、当药苦苷、当药苷,还含有大量龙胆碱。药理研究证实其具有抗炎、镇静、镇痛、解热、调节免疫、抗肝损伤、抗菌、降血压和利尿消肿等作用[5]。秦艽中的主要成分龙胆苦苷对热和化学刺激引起的疼痛反应有明显的镇痛作用,对急、慢性炎症反应均有一定的抑制作用[6]。关于秦艽的药理药效已有许多文献报道,但不同种之间药理药效活性的比较所见报道很少。崔景荣等[7]于1992年对《中国药典》所收录的4种秦艽进行了抗炎和镇痛作用的比较,结果表明4种秦艽都有一定的抗炎和镇痛作用,其中以粗茎秦艽作用明显。赵兵等[8]对大叶秦艽、小秦艽和麻花秦艽3种源药材的抑菌效果进行了初步研究,结果表明3种秦艽药材对大肠杆菌和金黄色葡萄球菌均有抑制作用,且均以大叶秦艽最强;对枯草芽孢杆菌有明显抑制作用,其中麻花秦艽最强。姚佳等[8]比较六种秦艽甲醇提取物抗炎镇痛活性,结果显示粗茎秦艽对由于腹腔注射冰醋酸引起急性腹膜炎而产生持久的疼痛刺激的镇痛效果最好,达乌里秦艽对热刺激引起的疼痛缓解效果最好,大叶秦艽对二甲苯引起的炎症反应抑制效果最佳,而麻花秦艽对棉球诱导的慢性炎症反应的抑制率最高。

综上可知,虽然古代文献对秦艽各品种的功效描述相近,但通过对其化学成分和药理作

用进行对比研究发现,其化学成分和药理作用确实存在一定的差异,故临床应用亦当区别对待。

参 考 文 献

[1] 郭伟娜,魏朔南. 秦艽的生物学研究[J]. 中国野生植物资,2008,27(4):1-5,10.

[2] 梁晋如,朱砂,张新新,等. 粗茎秦艽的研究概况及展望[J]. 中药材,2012,35(3):495-499.

[3] 权宜淑. 中药秦艽的本草学研究[J]. 西北药学杂,1997,12(3):113-114.

[4] 陈千良,石张燕,张雅惠,等. 小秦艽化学成分研究[J]. 中药材,2011,34(8):1214-1216.

[5] 李永平,李向阳,王树林,等. 秦艽提取物抗病毒的药效学实验研究[J]. 时珍国医国药,2010,21(9):2267-2269.

[6] 陈雷,王海波,孙晓丽,等. 龙胆苦苷镇痛抗炎药理作用[J]. 天然产物研究与开发,2008,20:903-906.

[7] 崔景荣,赵喜元,张建生,等. 四种秦艽的抗炎和镇痛作用比较[J]. 北京医科大学学报,1992,24(3):225-227.

[8] 赵兵,赵婷,高昂,等. 3种秦艽药材提取物的抑菌作用比较[J]. 西北大学学报,2012,42(6):971-974.

[9] 姚佳,曹晓燕,王喆之. 6种秦艽镇痛和抗炎活性的比较[J]. 现代生物医学进展,2010,24(10):4612-4616.

(八)豨莶草炮制后补益肝肾功效辨析

豨莶草始载于《新修本草》,载其"主热蜃,烦满不能食……主金疮,止痛,断血,生肉,除诸恶疮,消浮肿。"《本草纲目》云:"生捣汁服则令人吐,故云有小毒。九蒸九曝,则补人去痹,故云无毒。"故有谓豨莶草炮制后有补益肝肾作用。全国统编《中药学》(第九版)教材亦谓:豨莶草"生用性寒,宜于风湿热痹;酒制后寓补肝肾之功,常用于风湿痹痛,筋骨无力,腰膝酸软。"现就豨莶草炮制后的补益肝肾之功,探其究竟。

从本草文献看,已有豨莶草补益之功的记载。如《本草品汇精要》称其"补虚,安五脏,生毛发,明眼目,乌髭发,壮筋力。"《分类草药性》亦云:"明目,黑发,滋阴养血。"可见,其"补虚"之功主要在于滋补肝肾,明目壮筋,生发乌发。再如《本草图经》言:"治肝肾风气,四肢麻痹,骨间疼,腰膝无力者,亦能行大肠气……兼主风湿疮,肌肉顽痹。"《履巉岩本草》言:"医软瘫风疾,筋脉缓弱"。可知,豨莶草具补肝肾,强筋骨,祛风湿之效。

从生用、熟用看,《本草纲目》有"生用则性寒,熟则性温"之说。《本草述》云:"凡患四肢麻痹,骨间疼,腰膝无力,由于外因风湿者,生用,不宜熟;若内因属肝肾两虚,阴血不足者,九制用,不宜生。"《本草便读》中亦载:"一经制炼,则转为甘温,于祛风逐湿之中,有补益肝肾之功矣。"故医家多谓豨莶草有"生寒熟温,生泻熟补"之特点,生用苦寒,清热解毒,善化湿热,祛风止痒,适用于痹证偏湿热者,及风疹、湿疹、痈疮肿毒、皮肤瘙痒等。酒蒸制后其性微温,祛风湿、强筋骨力强,并具有补肝肾的作用,用于治疗中风偏瘫、风湿痹痛、腰膝酸软无力等[1]。

现代研究证实,豨莶草生品和炮制品在抗特异性炎症和抗免疫性炎症方面具有明显的抑制作用,并显示出炮制品有更好的活性,初步说明了生品和炮制品在抗炎和抗风湿方面具有不同的临床意义。至于在活血镇痛、补益等方面的比较有待进一步的研究来揭示。豨莶草炮制品对佐剂性关节炎炎症具有明显的抑制作用,明显好于生品;炮制品和生品对角叉菜胶引起的炎症具有明显的抑制作用,两者无明显的差异[2]。

然也有持不同意见者,如《本草通玄》云:"豨莶,苦寒之品,且有毒,令人吐,以为生寒熟温,理或有之,以为生泻熟补,未敢尽信,岂有苦寒搜风之剂,一经蒸煮,便有补益之功耶。"究其原因,"古人所谓补者,盖以邪气去则正气昌,非谓其本性能补耳。"提出豨莶草生用苦寒有小毒,制后微温无毒,但总为祛邪之品,称其有补益之功,乃言过其实。故若用于虚证,当与补肝肾、益气血之品配伍。

从炮制方法看,《证类本草》首载其炮制应用:"九蒸九曝,不必大燥,但取蒸为度,乃熬捣为末,治中风。"《本草正》则云:"善逐风湿诸毒,用蜜酒层层和洒,九蒸九曝,蜜丸空心酒吞,多寡随宜,善治中风口眼歪斜,除湿痹,腰脚酸软麻木。"明确指出豨莶草的炮制方法是九蒸九曝法,有不用辅料者,亦有加蜂蜜为辅料者,但用不用辅料,蒸制之后都是用以治疗中风、湿痹及腰膝酸软。《本草述钩元》亦云:"至蒸曝既久,则活血祛风之性未改,而温养之力更加,甚益元气。"故可认为[3]豨莶草酒蒸九次后,可矫臭矫味,转寒为温,在祛风除湿之中更有补益肝肾之功。适用于肝肾虚而又犯风邪湿气患者,既可使邪风去,又可使肝肾能较好地恢复功能,并且可以久服长服。

从临床应用看,古方用其治风寒湿痹,腰膝酸痛,中风痿痹及病风脚弱等,多用酒蒸之法炮制后入药。如《活人方汇编》豨莶散:"治风、寒、湿三气着而成痹,以致血脉凝涩,肢体麻木,腰膝酸痛,二便燥结,无论痛风,痛痹,湿痰,风热,宜于久服,预防中风痿痹之病:豨莶草不拘多寡,去梗取叶,晒干,陈酒拌透,蒸过晒干,再拌再蒸,如法九次,晒燥,为细末,贮听用,蜜丸,旱空心温酒吞服四、五钱。"现代医家大多持相同意见,如已故山东名医刘献琳教授善用豨莶草治疗更年期综合征,认为更年期综合征本在肾而标在肝,肝肾乙癸同源,肝肾同治亦即标本同治。豨莶草入肝、肾二经,生用苦寒清肝经虚热而通络;制用取黄酒与蜂蜜等量烊化拌匀后合豨莶草置蒸笼内蒸闷后,苦寒之性则转为甘温,寓有补益肝肾之效,作用和缓,具祛邪不伤正之特点。故主张生制并用[4]。

综上所述,豨莶草酒蒸炮制后,具有性温通利,补益肝肾之功效。

参 考 文 献

[1] 胡慧华. 豨莶丸的配方优化及治疗实验性膝骨性关节炎的药效、机理探讨[D]. 北京: 北京中医药大学,2006.

[2] 胡慧华,汤鲁霞,李小猛. 莶草生品和炮制品抗炎、抗风湿作用的实验研究[J]. 中国中药杂志. 2004,29(6): 542-545.

[3] 胡慧华. 豨莶草入药部位、炮制历史沿革的考证[D]. 中华中医药学会第五届中药炮制学术会议论文集,81-88.

[4] 杨丁友. 豨莶草善治更年期综合征[J]. 中医杂志,2001,42(4): 200-201.

（九）雷公藤药性寒温辨

雷公藤始载于《本草纲目拾遗》,具有祛风除湿、活血通络、消肿止痛、杀虫解毒功效,临床用于风湿顽痹、麻风、顽癣、湿疹、疥疮、疔疮肿毒等。现代药理研究表明,雷公藤具有较强的抗炎、镇痛、抗肿瘤、抗生育、免疫抑制和免疫调节作用,用治类风湿关节炎、狼疮性肾炎、强直性脊柱炎、各型肾炎、肾病综合征、银屑病性关节炎等风湿免疫性疾病。然而,本草文献对其药性的描述,却大相径庭,众说纷纭,以致引发争议。

从本草文献看,大多数文献记载其药性寒凉,如《浙江药用植物志》述其"苦、寒,有大毒。"《广西本草选编》载其"性寒"。《全国中草药汇编》曰其"苦、辛,凉。"全国统编《中药学》

教材(第九版)描述为"苦、辛,寒,有大毒。"《福建药物志》则相反,述其性味"辛、微苦,温,有大毒。"由此可见,其味苦、辛已成共识,但其性属寒属热至今还存在着争议。

从现代研究看,现代对雷公藤药性的探讨文献报道较少,主要集中在从雷公藤的临床疗效和患者用药后出现的毒副反应中归纳总结。如曲瑰琦[1]从雷公藤为主辨证治疗肾脏疾病的疗效中观察、探索到雷公藤的功效、性味、毒副作用及归经、主治。从其临床疗效看雷公藤有明显缓解蛋白尿作用,说明其有补肾固精、破瘀功效。该药"破瘀",有行血作用,故味辛;该药在缓解蛋白尿同时,浮肿亦随之消失,表现有燥湿作用,故味苦;该药有补肾纳气固精功效,其性应温,归肾经。再从不良反应看,1例有口干症,1例有鼻干、眼涩,说明雷公藤具有热致伤津的特点,故其性温。由此总结雷公藤的药性为味辛、苦,性温,归肾经。李振彬[2]从时间医学角度探讨雷公藤的药性,以《内经》用药规律理论("用寒远寒,用热远热"等)为指导,对住院服用雷公藤制剂患者出现毒副反应的季节变化进行统计分析,发现使用雷公藤后毒副反应的出现具有显著的季节变化,其出现率以夏季最高(年节律)、中午12时最高(昼夜节律),即均在阳时。由此推断:雷公藤药性温热。周祖山[3]在临床中观察到雷公藤对寒热不同病证均具有调节作用,即双向调节作用,故认为它具有"寒、热"二气的药性。

从实验研究看,目前尚无对雷公藤药性进行实验研究的相关报道。李德平[4]认为通过药理机制研究可以验证药性理论,比如说雷公藤能明显缓解痹病的红肿热痛,那就证明它性凉,当然这点还得反复验证,这就是药性理论研究和机制研究相联系相结合的对方,即对它们的研究应看到双方,互有彼此,对其药理机制的研究不能停留在西医西药的模式,而忽略中药药性。

参 考 文 献

[1] 曲瑰琦. 从医疗实践谈雷公藤药性[J]. 陕西中医,1992,13(3):133.

[2] 李振彬. 从时间医学角度探讨雷公藤的药性——兼论中药药性的研究方法[J]. 辽宁中医杂志,1992,1:39.

[3] 周祖山. 雷公藤的研究与临床应用[C]. 全国有毒中药在风湿病治疗中的应用与研究进展学习班讲义,2010:88.

[4] 李德平,翟华强,曹炜,等. 雷公藤的药性文献回顾及其作用机制研究进展[J]. 中国实验方剂学杂志. 2012,18(13):299-303.

二、病证用药

(一)痹证

祛风湿药主要具有祛除肌肉、筋骨、关节、经络间风湿寒热邪气作用,用治风湿痹证。因寒热病邪性质迥异,故痹证的临床表现与治疗各异。现分述如下:

1. 风湿寒痹 治以祛风除湿,散寒止痛法。

(1)风邪偏盛之行痹(风痹):症见肢体关节疼痛游走不定,痛无定处,关节屈伸不利,或见恶风发热,苔薄白,脉浮。治宜祛风除湿,通络止痛。方用防风汤(《宣明论方》)加减。常用威灵仙、蕲蛇、乌梢蛇、金钱白花蛇、两面针、路路通、海风藤、穿山龙、丝瓜络等。

(2)湿邪偏盛之着痹(湿痹):症见肢体关节疼痛重着不移,酸痛或有肿胀,肌肤麻木不仁,阴雨寒冷可促使发作,苔白腻,脉濡缓。治宜祛风胜湿,散寒止痛。方用薏苡仁汤(《类证治裁》)、蠲痹汤(《医学心悟》)加减。常用独活、木瓜、蚕沙、桑枝、松节、八角枫、海桐皮、青风藤等。

（3）寒邪偏盛之痛痹(寒痹)：症见肢体关节疼痛较剧，痛有定处，遇寒痛增，得热则减，关节不可屈伸，局部皮色不红，触之不热，苔薄白，脉弦紧。治宜祛风散寒，温经止痛。方用乌头汤(《金匮要略》)加减。常用川乌、草乌、附子、桂枝、徐长卿、细辛、丁公藤、伸筋草、闹羊花、雪上一枝蒿、昆明山海棠等。

2. 风湿热痹　治以祛风除湿，清热止痛法。

症见关节疼痛，局部灼热红肿，痛不可触，关节活动不利，可累及一个或多个关节，伴发热恶风，口渴烦闷，苔黄燥，脉滑数。治宜祛风除湿，清热消肿，通络止痛。方用白虎加桂枝汤(《金匮要略》)合宣痹汤(《温病条辨》)加减。常用石膏、知母、桂枝、秦艽、防己、雷公藤、络石藤、老鹳草、豨莶草、臭梧桐等。

3. 痰瘀痹阻证　治以化痰行瘀，蠲痹通络法。

症见关节肿大、僵硬、变形、刺痛，关节肌肤紫黯、肿胀，按之较硬，肢体顽麻或重着，屈伸不利，或有硬结、瘀斑，面色黯黧，眼睑浮肿，或胸闷痰多，舌质紫黯或有瘀斑，舌苔白腻，脉弦涩。治宜化痰行瘀，蠲痹通络。方用双合汤(《回春》)合桃红饮(《类证治裁》)加减。常用桃仁、红花、当归、川芎、白芍、茯苓、半夏、陈皮、白芥子、竹沥等。

4. 风湿久痹，肝肾不足　治以祛风除湿，强筋壮骨法。

症见痹证日久不愈，肌肉瘦削，腰膝酸软，关节屈伸不利，或畏寒肢冷，阳痿、遗精，或骨蒸劳热，心烦口干，舌质淡红，舌苔薄白或少津，脉沉细弱或细数。治宜祛风除湿，滋补肝肾，强筋壮骨。方用独活寄生汤(《备急千金要方》)加减。常用独活、桑寄生、杜仲、牛膝、肉桂、川芎、当归、干地黄、五加皮、狗脊、千年健、鹿衔草、石楠叶、秦艽、防风、细辛等。

（二）痿证　治以清湿热，益胃阴，补肝肾，通经络，强筋骨法

1. 肺热津伤证　症见发病急，病起发热，或热后突然出现肢体软弱无力，皮肤干燥，心烦口渴，咳呛少痰，咽干不利，小便黄赤，大便干燥，舌质红，苔黄，脉细数。治宜清热润燥，养阴生津。方用清燥救肺汤(《医门法律》)加减。常用麦冬、阿胶、生石膏、桑叶、苦杏仁、炒胡麻仁、炙枇杷叶、人参、生甘草等。若身热未退，高热口渴有汗，可重用生石膏，加金银花、连翘、知母；若咳嗽痰多，加瓜蒌、桑白皮、川贝母；咳呛少痰，咽喉干燥加桑白皮、天花粉、芦根；若身热已退，兼见食欲减退、口干咽干较甚，宜用益胃汤加石斛、薏苡仁、山药、麦芽。

2. 湿热浸淫证　症见起病较缓，逐渐出现肢体困重，痿软无力，尤以下肢或两足痿弱为甚，肢体微肿，手足麻木，扪及微热，喜凉恶热，或发热，胸脘痞闷，小便赤涩热痛，舌质红，舌苔黄腻，脉濡数或滑数。治宜清热利湿，通利经脉。常方用四妙丸(《成方便读》)合加味二妙散(《丹溪心法》)加减。用苍术、黄柏、牛膝、薏苡仁、萆薢、防己、蚕沙、木瓜等。若湿邪偏盛，胸脘痞闷，肢重且肿，加厚朴、茯苓、枳壳、陈皮；夏令季节，加藿香、佩兰；热邪偏盛，身热肢重，小便赤涩热痛，加忍冬藤、连翘、蒲公英、赤小豆；湿热伤阴，兼见两足焮热，心烦口干，舌质红或中剥，脉细数，可去苍术，重用龟甲，加玄参、山药、生地黄；若病史较久，兼有瘀血阻滞者，肌肉顽痹不仁，关节活动不利或有痛感，舌质紫黯，脉涩，加丹参、鸡血藤、赤芍、当归、桃仁。

3. 脾胃虚弱证　症见起病缓慢，肢体软弱无力逐渐加重，肌肉萎缩，神疲肢倦少气懒言，纳呆便溏，面色㿠白或萎黄无华，面部浮肿，舌淡苔薄白，脉细弱。治宜补中益气，健脾升清。

方用参苓白术散(《太平惠民和剂局方》)合补中益气汤(《内外伤辨惑论》)加减。常用人参、白术、山药、白扁豆、莲子、甘草、大枣、黄芪、当归、薏苡仁、茯苓、砂仁、陈皮、升麻、柴胡、神曲等。若脾胃虚弱者,易兼夹食积不运,当结合运化,导其食滞,酌佐麦芽、山楂、神曲;气血虚甚者,重用黄芪、党参、当归、阿胶;若气血不足兼有血瘀,唇舌紫黯,脉兼涩象者,加丹参、川芎、川牛膝。

4. 肝肾亏损证 症见起病缓慢,渐见肢体痿软无力,尤以下肢明显,腰膝酸软,不能久立甚至步履全废,腿胫大肉渐脱,眩晕耳鸣,舌咽干燥,遗精或遗尿,或妇女月经不调,舌红少苔,脉细数。治宜补益肝肾,滋阴清热。方用虎潜丸(《丹溪心法》)加减。常用狗骨、牛膝、熟地黄、龟甲、知母、黄柏、锁阳、当归、白芍、陈皮、干姜等。若病久阴损及阳,阴阳两虚,症见神疲、怕冷、阳痿早泄,晨尿频而清,妇女月经不调,脉沉细无力,不可过用寒凉以伐生气,去黄柏、知母,加淫羊藿、鹿角霜、紫河车、附子、肉桂;若症见面色无华或萎黄,头昏心悸,加黄芪、党参、何首乌、龙眼肉、当归;若腰脊酸软,加续断、补骨脂、狗脊补肾壮腰。

5. 脉络瘀阻证 症见久病体虚,四肢痿弱,肌肉瘦削,手足麻木不仁,四肢青筋显露,肌肉活动时隐痛不适,舌萎不能伸缩,舌质黯淡或瘀点、瘀斑,脉细涩。治宜益气养营,活血行瘀。方用圣愈汤(《医宗金鉴》)合补阳还五汤(《医林改错》)加减。常用人参、黄芪、当归、川芎、熟地黄、白芍、川牛膝、地龙、桃仁、红花、鸡血藤等。

第五节 化 湿 药

一、药性功用发微

(一)厚朴祛风湿止痛

厚朴始载于《神农本草经》,被列为中品,谓其"味苦,温。主中风,伤寒,头痛,寒热,惊悸,气血痹,死肌,去三虫。"

对本经所言多效用之机理,明·缪希雍《本草经疏》释为:"厚朴,主中风,伤寒头痛、寒热,气血痹、死肌者,盖以风寒外邪,伤于阳分,则为寒热头痛;风寒湿入腠理,则气血凝涩而成痹,甚则肌肉不仁,此药辛能散结,苦能燥湿,温热能祛风寒,故悉主之也。"但皆以燥湿、温散作为解释似乎有难免牵强之处,其他本草亦有不同见解。《本草经集注》"治腹痛",《药性论》泛称"止痛",《日华子本草》云:"主调关节"。古代含厚朴复方治疗痹病35首,治疗各种疼痛34首[1],提示厚朴有祛风湿止痛之功。

从临床应用看,厚朴可治疗关节、肌肉、筋骨不利。如厚朴煎液治肌强直,取单味厚朴9~15g,加水分煎2次,顿服,一般在服药后1小时即可使肌强直的症状得到改善,疗效可维持5~6小时,以后改用厚朴粉口服,每次1.5~3g,一日三次,疗效较好,无副作用[2]。某重症肌无力患者,口服地塞米松、氯化钾、地巴唑等西药10天无效,改用藿朴夏苓汤治疗后,服药16剂即获效[3]。

从实验研究看,厚朴能抗炎镇痛。采用甩尾法、醋酸扭体法观察不同姜制厚朴的镇痛作用,通过二甲苯所致小鼠耳郭肿胀和冰醋酸致小鼠毛细血管通透性增加的研究来探讨各样品的抗炎作用。结果表明,厚朴各剂量组、各炮制品均表现有显著或极显著性延长小鼠甩尾潜伏期、减少醋酸扭体反应次数及抑制醋酸所致小鼠腹腔毛细管通透性增加作用,生厚朴及不同姜制厚朴各剂量组均能显著或极显著抑制二甲苯所致小鼠耳肿胀。厚朴生品和不同姜制厚朴均表现出抗炎镇痛作用[4]。采用小鼠甩尾实验和热板实验测定不同提取工艺条件下厚朴提取液的镇痛作用,结果表明3种厚朴提取物均能延长小鼠的甩尾痛阈和热板痛阈[5]。

总之,现代研究虽有一些相关报道,但厚朴是否具有祛风湿止痛作用的药效学与临床应用的研究尚待进一步深入,应系统评价、论证。

参 考 文 献

[1] 姜开运,梁茂新. 厚朴潜在功用的发掘与利用[J]. 天津中医药大学学报,2015,34(6): 321-324.

[2] 钱可久. 厚朴治疗肌强直[J]. 中医杂志,1985,(6): 19.

[3] 陈德骥. 藿朴夏苓汤治疗痿证[J]. 四川中医,1987,(5): 13.

[4] 钟凌云,霍慧君,祝婧,等. 不同姜制厚朴抗炎镇痛作用实验研究[J]. 中药材,2012,10(10): 1576-1579.

[5] 张慧敏,任虹,何瑶,等. 厚朴不同提取工艺对小鼠镇痛作用的影响[J]. 成都大学学报: 自然科学版,2013,32(3): 235-237.

(二)厚朴祛风解表

有关厚朴的祛风解表作用,现行《中国药典》与全国统编教材《中药学》未加记载。

从本草文献看,《金匮要略》厚朴麻黄汤,方中厚朴五两、麻黄四两、杏仁半升,主治"咳而脉浮者"。从症状和方药运用来看,其病机为风寒束表,寒饮入肺,用厚朴似为辛温宣肺解表而设。厚朴七物汤中厚朴半斤、桂枝二两、枳实五枚、大黄二两,主治里积腹满兼中风表证而致表里皆热者。厚朴的应用似乎也有解表之意,但桂枝的用量似嫌不足。这似乎可以印证厚朴确有《神农本草经》提出的"主中风、伤寒、头痛、寒热"等治疗作用[1]。

从实验研究看,用K-B纸片扩散法,100%厚朴浸出液滤纸片对金黄色葡萄球菌、白色葡萄球菌、伤寒杆菌、甲型链球菌、乙型链球菌均有明显抑制作用[2]。以甲型流感病毒(H1N1)滴鼻感染小鼠,建立小鼠病毒性肺炎模型,并以黄连香薷饮全方及拆方组合进行给药治疗。结果表明,香薷单味药、黄连—厚朴药对和黄连香薷饮全方均具有显著的抗H_1N_1的作用[3]。

从临床应用看,香朴感冒软胶囊(香薷、厚朴、黄芩等)为新研制的6类新药,适用于暑天暑湿感冒及胃肠型感冒[4]。

综上所述,厚朴是否具有祛风解表作用,还有待于进一步的研究与证实。

参 考 文 献

[1] 柏正平,刘俊. 中药应用讲记[M]. 北京: 人民军医出版社. 2013,3: 165.

[2] 王志强,纰伟,刘现兵,等. 厚朴体外抑菌作用[J]. 时珍国医国药,2007,18(11): 276.

[3] 吴巧凤,宓嘉琪. 黄连香薷饮抗流感病毒作用的拆方研究[J]. 中华中医药学刊,2014,32(9): 2057-2059.

[4] 韩亮,冯毅凡,李卫民,等. 香朴感冒软胶囊质量标准研究[J]. 中成药,2006,28(1): 41-44.

(三)厚朴宁心安神

《神农本草经》首载厚朴"主惊悸",《名医别录》用以"除惊"。古代含厚朴复方虽仅有7首用于霍乱心烦、心虚、虚劳惊悸[1],但已体现出本草所记与方剂所用彼此呼应。

采用悬尾实验、强迫游泳实验、开野实验、糖水偏好实验,研究厚朴酚对慢性温和刺激抑郁模型小鼠的抗抑郁作用。结果表明,厚朴酚具有显著的抗抑郁作用[2]。采用高架十字迷宫法研究厚朴活性成分和厚朴酚的5个衍生物的抗焦虑作用,得到了2个明显抗焦虑活性的化合物,为发现新型抗焦虑先导化合物奠定基础[3]。

从临床研究看,将192例产后抑郁症患者随机分成研究组(用半夏厚朴汤合并西酞普兰系统治疗)和对照组(单用西酞普兰系统治疗),共治疗4周,采用汉密尔顿抑郁量表、汉密尔顿焦虑量表、不良反应量表评定疗效。结果:半夏厚朴汤合并西酞普兰可有效、快速治疗产后抑郁症患者的抑郁及焦虑症状,疗效优于单用西酞普兰[4]。

综上所述,厚朴是否具有宁心安神作用,还有待于进一步的临床与实验研究来证明。

参 考 文 献

[1] 梁茂新,黄会生《普济方》数据库管理系统(软著登字第0002781号)[M]. 北京: 中华人民共和国版权局,1998.

[2] 傅强,马占强,杨文,等. 厚朴酚对慢性温和刺激所致抑郁小鼠的抗抑郁作用研究[J]. 中药药理与临床, 2013,29(2): 47-51.

[3] 崔帅,张剑,黄建梅,等. 和厚朴酚衍生物的合成及其抗焦虑活性研究[J]. 西北药学杂志,2015,30(3): 279-282.

[4] 洪丽霞,陈麟,张艳,等. 半夏厚朴汤合并西酞普兰对产后抑郁症疗效的对照研究[J]. 精神医学杂志, 2012,25(1): 45-47.

二、病证用药

化湿药主要适用于湿浊内阻中焦,脾为湿困,运化失职而引起的一系列病证。夏季暑气盛,湿气也较重,湿热合而伤人,多出现暑湿和湿温等证。因其病变部位关键在脾胃,病因属湿邪为患,故可用芳香化湿药来治疗。

(一)暑湿证

治以解表化湿法。

多由夏季贪凉饮冷,外感风寒,内伤暑湿所致,症见恶寒发热,头痛,胸腹满闷,脘腹疼痛,呕吐恶心,肠鸣泄泻,舌苔白腻等。治宜解表化湿,理气和中。方用藿香正气散(《太平惠民和剂局方》)加减。常用藿香、佩兰、香薷、砂仁、豆蔻、白扁豆、紫苏叶、白芷、生姜、厚朴、半夏、白术、茯苓等。

(二)湿温证

治以化湿清热法。

多由湿热病邪抑郁肌表,脾胃受伤,运化失常,湿邪停聚,阻遏气机所致,症见头痛恶寒,身体重痛,身热不扬,胸闷脘痞,苔白腻,脉濡缓。治宜宣畅气机,清利湿热。方用藿朴夏苓汤(《医原》)、三仁汤(《温病条辨》)加减。常用藿香、厚朴、半夏、豆蔻、淡豆豉、苦杏仁、猪苓、赤苓、薏苡仁、泽泻、滑石、通草、竹叶等。

(三)呕吐

治以降逆止呕法。

1.外邪犯胃证 多由风寒,或夏令暑湿秽浊之邪,侵犯胃腑,浊气上逆所致,症见猝然呕吐,伴发热恶寒,头身疼痛,胸脘满闷,苔白腻,脉濡缓。治宜疏邪解表,芳香化浊。方用藿香正气散(《太平惠民和剂局方》)加减。常用藿香、紫苏叶、厚朴、半夏、陈皮、茯苓、大腹皮等。

2. 肝气犯胃证　多由恼怒伤肝,肝失条达,横逆犯胃,胃气上逆而致,症见呕吐吞酸,嗳气频繁,胸胁闷痛,舌边红,苔薄腻,脉弦。治宜疏肝和胃,降逆止呕。方用半夏厚朴汤(《金匮要略》)合左金丸(《丹溪心法》)加减。常用半夏、厚朴、紫苏梗、生姜、茯苓、黄连、吴茱萸等。

3. 饮食停滞证　多由饮食过多,或过食生冷油腻不洁食物,损伤脾胃而致,症见呕吐酸腐,脘腹胀满,嗳气厌食,得食愈甚吐后反快,大便秽臭或溏薄或秘结,苔厚腻,脉滑实。治宜消食化滞,和胃降逆。方用保和丸(《丹溪心法》)加减。常用神曲、山楂、莱菔子、茯苓、陈皮、半夏、连翘等。

4. 痰饮内阻证　多由脾失健运,痰饮内停,胃失和降而致,症见呕吐多为清水痰涎,脘闷不食,头眩心悸,苔白腻,脉滑。治宜温化痰饮,和胃降逆。方用小半夏汤(《金匮要略》)合苓桂术甘汤(《金匮要略》)加减。常用半夏、生姜、茯苓、桂枝、白术、甘草等。

5. 脾胃虚寒证　多由脾胃虚弱,中阳不振,运化失常而致,症见饮食稍有不慎即易呕吐,时作时止,面色㿠白,倦怠乏力,口干而不欲饮,四肢不温,大便溏薄,舌质淡,脉濡弱。治宜温中健脾,和胃降逆。方用理中丸(《伤寒论》)加减。常用人参、白术、干姜、甘草、砂仁、半夏、陈皮、吴茱萸等。

6. 胃阴不足证　多由胃热不清,耗伤胃阴,胃失濡养,气失和降而致,症见呕吐反复发作,或时作干呕,口燥咽干,似饥而不欲食,舌红少津,脉多细数。治宜滋养胃阴,降逆止呕。方用麦门冬汤(《金匮要略》)加减。常用麦冬、半夏、粳米、太子参、石斛、北沙参、天花粉、竹茹等。

某些芳香化湿药还具有芳香辟秽、芳香截疟等作用,可用治瘟疫、瘴疟等。如温疫或疟疾,邪伏膜原证,症见憎寒壮热,或一日三次,或一日一次,发无定时,胸闷呕恶,头痛烦躁,舌边深红,舌苔垢腻,或苔白厚如积粉,脉弦数者,治宜祛湿化痰,辟秽化浊。方用达原饮(《温疫论》)加减。常用槟榔、草果仁、厚朴、知母、白芍、黄芩、甘草等。

总之,使用芳香化湿药必须根据湿邪内阻性质及兼证的不同,结合芳香化湿药的药性特点,准确选择药物,适当配伍相应的药物,才能取得良好的治疗效果。

第六节　利水渗湿药

一、药性功用发微

(一)薏苡仁抗癌

薏苡仁为禾本科薏苡属植物薏苡*Coix lachrym a-jobi* L.的干燥成熟种仁,具有利湿、健脾、清热、排脓的功效,素有"滋补保健之王"的美誉[1],《本草纲目》称其为上品养心药。近代早期的药理研究实验结果表明:薏苡仁具有解热、镇痛、镇静作用,对离体心脏、肠管、子宫有兴奋作用。从20世纪60年代开始,中外学者陆续报道了薏苡仁的抗肿瘤、免疫调节、降血糖血钙、降压、降脂减肥、抗疟原虫、抗病毒及抑制胰蛋白酶、诱发排卵等多方面的药理活性[2],其中以薏苡仁的抗肿瘤作用研究最为深入,并已开发成制剂,如从薏苡仁中提取的抗肿瘤制剂康莱特注射液（KLT），对多种肿瘤具有明显的抑制作用。

《药性论》谓薏苡仁"煎服之破毒肿"。现代临床实验证实：薏苡仁在体内外有明显的抗肿瘤作用，其杀伤癌细胞的功能接近化疗西药，在预防和治疗癌症方面均有较好的效果[3-4]。薏苡仁中抗肿瘤活性成分众多，其抗肿瘤功效是通过多靶点、多途径、多层次，由多种机制协同作用而实现的。薏苡仁可通过破坏肿瘤细胞的DNA来抑制其分裂增殖[5-7]，诱导肿瘤细胞的凋亡[8-9]，抑制肿瘤细胞的转移[10]，抑制肿瘤血管的形成[11-12]，调节机体免疫系统功能[13]。

薏苡仁不仅在体内外实验中证实具有抗肿瘤功效，而且在临床应用中也得到了肯定，可应用于治疗食管癌、胃癌、结肠癌、直肠癌、胰腺癌和肝癌等消化道肿瘤[14,15]，宫颈癌[16,17]，肺癌[18-20]。

肿瘤的发生发展是多因素、多阶段的过程，中药抗肿瘤也必然是多环节、多靶点作用的结果。目前对抗肿瘤确有疗效的中药的研制仍是肿瘤学研究的热点和难点。中药含有的化学成分繁多，其物质基础是活性物质群，这个活性物质群是一个有序的整体，通过作用于多个靶点，经过多种途径的整合而发挥药效作用。薏苡仁作为"药食同源"的中药，对多种肿瘤具有良好的预防和治疗效果，在临床上已被广泛应用。康莱特注射液（KLT）就是运用现代科学技术从薏苡仁中提取分离的一种抗癌活性化合物——薏苡仁油，经天然乳化剂压乳化后制成的可供动静脉使用的注射针剂，已被临床证实能够有效地抑杀癌细胞和抗癌细胞转移。随着国内外对薏苡仁物质基础的不断深入研究，先后筛选出了除薏苡仁油之外的众多抗肿瘤活性组分，如薏苡仁酯、甘油三酯类及其脂肪酸残基、多糖类成分等。

为使薏苡仁不断适应肿瘤的复杂病情，充分发挥自身抗肿瘤作用，有必要对其开展进一步研究。将中药多组分、多靶点、多途径的作用特点与抗肿瘤作用关联起来，加强薏苡仁中抗肿瘤活性组分之间合理有效地配伍研究，寻求新的更明确的肿瘤作用靶点，使薏苡仁中多种成分/组分通过多种机制相互协调作用，对抗肿瘤产生更好的疗效。

参 考 文 献

[1] GaoW W, Zhao YJ, He CN. Survey of research on germplasm resources of Coix L. in China [J]. Chin Tradit&Herb Drugs, 2006, 37(2): 293-295.

[2] Zhang JM, Yang JS, Zhao YJ, et al. Progress report in chemical constituents and pharmacological activities of Coix[J]. Chin Pharm J, 2002, 37(1): 8-11. 2006, 37(2): 293-295.

[3] Jiang WZ, Xu ML, Su RB, et al. Evaluation of the accessory anti-tumor effect of adlay processing food[J]. J Heal&Science, 2000, 2(2): 113-122.

[4] 李大鹏. 康莱特注射液抗癌作用机理研究进展[J]. 中药新药与临床药理, 2001, 12(2): 122.

[5] 肖立峰, 张天虹, 刘江涛, 等. 中药薏苡仁酯作用喉癌Hep2细胞的体外研究[J]. 哈尔滨医科大学学报, 2004, 38(3): 252-253, 262.

[6] Wang M, Jiang Z. Effect of coixenolide on adhesion, invasion and metastasis of gastric carcinoma BGC-823 cells in vitro[J]. Journal of Practical Oncology, 2010, 25(3): 284-288.

[7] Bao Y, Yuan Y, Xia L, et al. Neutral lipid isolated from endosperm of Job's tears inhibits the growth of pancreatic cancer cells via apoptosis, G2/M arrest, and regulation of gene expression[J]. J Gastroenterol Hepatol, 2005, 20(7): 1046-1053.

[8] Chang H C, Huang YC, Huang W C. Antiproliferative and chemopreventive effects of adlay seed on lung cancer

in vitro and in vivo[J]. J Agric Food Chem, 2003, 51: 3656-3660.

[9] Bao Y, Xia L, Jiang H, et al. Effects of coix seed extract on apoptosis and ultrastructure of human pancreatic cancer cells[J]. Chinese Journal of Gastroenterology, 2005, 10(2): 75-78.

[10] 李毓,胡笑克,吴棣华,等. 薏苡仁酯对人鼻咽癌细胞裸鼠移植瘤的治疗作用[J]. 华夏医学, 2003, 16 (1): 1-3.

[11] 冯刚,孔志庆,黄冬生,等. 肿瘤防治研究[J]. 肿瘤, 2004, 31(4): 31-32, 248.

[12] 姜晓玲,张良,徐卓玉,等. 薏苡仁提取液对血管生成的影响[J]. 肿瘤, 2000, 20(4): 313-314.

[13] 苗明三. 薏苡仁多糖对环磷酰胺致免疫抑制小鼠免疫功能的影响[J]. 中医药学报, 2002, 30(5): 49.

[14] 张明发,沈雅琴. 薏苡仁油抗消化系肿瘤的基础和临床研究[J]. 中国执业药师, 2011, 8(08): 19-23.

[15] 崔应珉,车文生,徐羽. 重用薏苡仁防治消化道肿瘤[J]. 中医杂志, 2011, 52(03): 251-252.

[16] 郭永红. 李光荣教授治疗宫颈癌前病变及宫颈癌的经验[J]. 中华中医药杂志, 2013, 28(10): 2967-2969.

[17] 陈锐. 庞泮池宫颈癌治验[J]. 中国社区医师, 2012, 28(13): 19.

[18] 张明发,沈雅琴. 薏苡仁油治疗肺癌的临床研究进展[J]. 中国执业药师, 2012, 28(15): 16.

[19] 陈锐. 郑苏谋肺癌治验[J]. 中国社区医师, 2012, 28(15): 16.

[20] 董翠兰,李静. 薏苡仁辅助治疗肺癌[J]. 中医杂志, 2011, 52(03): 252.

（二）香加皮、五加皮及刺五加的区别

香加皮、五加皮和刺五加都是临床常用中药,三者名称相似,现在很多文献和应用将三者混淆,而实际上其存在许多不同之处。2015年版《中国药典》明确三者的不同药物来源: 香加皮为萝藦科植物杠柳*Periploca sepium* Bge.的干燥根皮: 性味辛、苦,温; 有毒。归肝、肾、心经。功能利水消肿,祛风湿,强筋骨。用于下肢浮肿,心悸气短; 风寒湿痹,腰膝酸软。五加皮为五加科植物细柱五加*Acanthopanax gracilistylus* W.W.Smith的干燥根皮: 性味辛、苦、温、归肝、肾经。功能祛风除湿,补益肝肾,强筋壮骨,利水消肿。用于风湿痹病; 筋骨痿软,小儿行迟,体虚乏力; 水肿,脚气肿痛。刺五加为五加科植物刺五加*Acanthopanax senticosus*(Rupr.et Maxim)Harms的干燥根和根茎或茎: 性味辛、微苦,温,归脾、肾、心经。功能益气健脾,补肾安神。用于脾肺气虚,体虚乏力,食欲不振; 肺肾两虚,久咳虚喘; 肾虚腰膝酸痛; 心脾不足,失眠多梦[2]。需要说明的是,古人常说的“宁得一把五加,不用金玉满车”,是指五加皮,但现代有人错误将其形容是刺五加。

现代药理研究表明,香加皮: ①对心血管系统的影响: 杠柳皮醇提取物对离体蛙心和在位蛙心都有强心作用,剂量过大时使蛙心停止收缩。使在位猫心血压上升,心脏收缩力增强,衰竭之猫(心肺装置)分钟输出量增加。对兔、猫有升压作用; ②对中枢神经系统的影响: 杠柳皮乙醇提取物对小白鼠无镇静作用,杠柳酊、杠柳溶液对小白鼠均表现为中枢兴奋,表明此作用可能由其挥发性成分引起; ③毒性作用: 香加皮强心作用很强,用量过多易中毒; ④其他作用: 香加皮还有抗癌、抗炎、杀虫、利尿作用。五加皮: ①抗炎作用: 主要通过减少炎症介质的释放及抑制其致炎作用[3]; ②镇静、镇痛作用: 细柱五加皮醇浸膏对阈下戊巴比妥钠产生协同作用,使小鼠睡眠时间明显延长。其正丁醇提取物及短梗五加醇提物均能提高痛阈,具有明显镇痛作用[3]; ③抗疲劳、抗应激作用: 细柱五加总皂苷可延长小鼠游泳时间、热应激存活时间和常压耐缺氧时间[3]。此外,五加皮可以促进核酸的合成,降低血糖、性激素样作用及抗肿瘤作用,还有一定的抗溃疡、保肝作用[4]。刺五加: ①免疫活性: 刺五加多糖具有多种生物活性,它能促进T淋巴细胞、B淋巴细胞、自然杀伤细胞等细胞的功能还能诱

导白介素、干扰素、肿瘤坏死因子等产生。刺五加多糖能引起小鼠的免疫功能增强,改善正常及免疫抑制小鼠免疫器官的细胞数目及体视学参数。Setinmann等[5]研究发现五加苷B、E及二者的混合体,刺五加的乙醇提取液都能诱导和促进白介素IL-1和IL-6产生,表明刺五加苷B、E及其提取物具有一定的免疫增强作用;②抗肿瘤作用:刺五加有抗癌作用,而刺五加苷类化合物和多糖为其主要的抗癌活性成分。利用刺五加皮制备的水提物能明显抑制腺癌细胞colon26-M3.1肺转移,刺五加皮水提物的这个作用可能由于其能活化巨噬细胞和自然杀伤细胞[6];③对中枢神经系统的作用:刺五加能影响中枢神经的兴奋及抑制过程。陈剑峰等[7]体外实验研究表明刺五加皂苷可以上调缺氧损伤性运动神经元的细胞活性,能明显降低缺氧引起的运动神经元细胞损伤。Tohda等[8]报道刺五加的醇和水提取物都可以明显提高Aβ(25-35)损伤的大鼠神经元的修复能力,并能促进大鼠神经突触的重建。刺五加皂苷能明显促进大鼠海马脑片长时程增强效应,刺五加也可能会提高大脑的学习、记忆能力[9]。刺五加提取物具有较好的神经保护作用,能明显保护由1-甲基-4-苯基-1,2,3,6四氢吡啶和鱼藤酮诱导的大鼠帕金森氏症引起的多巴胺能神经元流失[10,11];④抗衰老作用:刺五加能发挥防止脑衰老及增强记忆的作用,因其能促进单胺类介质的释放,调节改善神经系统,促进脑内DNA、RNA和蛋白质的生物合成,明显降低神经细胞乳酸脱氢酶的活性,提高衰老神经细胞活力,进而能有效延缓神经元细胞的衰老[12]。

临床上香加皮可用于治疗风寒湿痹、腰膝酸软,其更长于利水,用于治疗水肿、小便不利。香加皮不宜用酒浸泡服用,因其用量难以确定或控制,加之乙醇的作用会加重强心苷对心脏的毒性,造成心脏收缩力增强、血压升高、心律失常。五加皮在《神农本草经》《名医别录》《本草纲目》等文献中均记载为无毒,具有补益强壮的功用,药性缓和,可以长期服用。由此可推论,古代文献记载的应当是南五加皮。其既善祛风寒湿邪,又能补肝肾、强筋骨,为治疗风寒湿痹、筋骨软弱或四肢拘挛之要药,还能利水,可治水肿、脚气浮肿。此外,五加皮在骨折、肥大性腰椎炎、腰椎管狭窄症等骨科疾患方面也有应用[4]。刺五加的临床应用广泛,如治疗神经退行性疾病、神经衰弱、忧郁症、性更年期整合症等神经系统疾病。另外还可以治疗肿瘤患者放化疗引起的白细胞减少,减少放化疗带来的痛苦,对风湿性关节炎、心脏病、心绞痛、高血脂、低血压、糖尿病及预防性急性高原反应等都有治疗和预防作用。刺五加对中枢性疾病及各种代谢免疫性疾病、抗肿瘤、增强免疫力等具有重要临床意义[13]。

参 考 文 献

[1] 王竹金,陈登奏. 五加皮、易混品香加皮及刺五加的鉴别[J]. 海峡药学,2005,17(4):110-111.

[2] 国家药典委员会.《中华人民共和国药典·一部》(2015年版)[S]. 北京:中国医药科技出版社,2015.

[3] 侯家玉. 中药药理学[M]. 北京:中国中医药出版社. 2002:83-84.

[4] 高学敏,钟赣生. 临床中药学[M]. 河北:河北科学技术出版社. 2006:416-417,455.

[5] Steinmann GG, Espeerster A, Joller P. Immunophamracological in vitro effects of Eleutherococcus senticosus extarets[J]. Azrneimit teforschung,2001,51(1):76-83.

[6] Yoon T J, Yoo Y C, Lee S W, et al. Anti-metastatic activity of Acanthopanax senticosus extract and its possible immunological mechanism of action[J]. Journal of ethnopharmacology,2004,93(2):247-253.

[7] 陈剑峰,张烽. 刺五加皂苷对体外培养大鼠脊髓运动神经元缺氧损伤的保护作用[J]. 第二军医大学学报,2006,27(2):173-177.

[8] Tohda C, Ichimuar M, Bai Y, et al. Inhibitory effects of Eleutherococcus senticosus extracts on amyloid beta (25-35)-induced neuritic atrophy and synaptic loss[J]. J Pharmacol Sci, 2008, 107(3): 329-339.

[9] 顾晓苏,顾永健,施建生,等. 刺五加皂苷对大鼠海马脑片长时程增强效应的影响[J]. 江苏医药,2005,31(5): 373-374.

[10] Fujikawa T, MiguChi S, Kanada N, et al. Acanthopanax senticosus harms as a prophylactic for MPTP-induced Pakrinson's disease in rats[J]. J Ethnophamracol, 2005, 97(2): 375-381.

[11] Xuzhao LI, Shuainan ZHANG, Kexin WANG, Shumin LIU, Fang LU. iTRAQ-based quantitative proteomics study on the neuroprotective effects of extract of Acanthopanax senticosus harm on SH-SY5Y cells overexpressing A53T mutant α-synuclein[J]. Neurochemistry International, 2014, 72: 37-47.

[12] 潘永进,顾永健,顾小苏,等. 刺五加皂苷对培养神经元拟衰老反应的观察[J]. 中国现代医学杂志, 2002, 12(21) 42-44.

[13] 贾照志. 刺五加的主要功效及临床应用[J]. 医学信息,2011,7: 3316-3317.

（三）木通品种的讨论

木通始载于《神农本草经》,采用"通草"之名,曰:"通草,味辛平,除脾胃寒热,通利九窍血脉关节,今人不忘,一名附支,生山谷。"《吴普本草》曰:"通草,一名丁翁,一名附支,生石城山谷。"《名医别录》曰:"通草,一名丁翁。生石城及山阳,正月采枝,阴干。"《本经》中的通草到唐末宋初已分成木通和通草。唐代苏颂云:"俗间所谓通草乃通脱木也,而古方所用通草皆今之木通。"明代刘文泰《本草品汇精要》已将木通和通草分述:"木通,蔓生,藤蔓大如指,每节有二三枝,枝头五出叶。""通草,植生,一名通脱木,生山侧,茎高五七尺,叶似蓖麻,心空有瓤,轻虚正白……生江南。"[1]

木通的种类繁多,古代以木通科植物木通*Akebia quinata*(Thumb.)Decne、三叶木通*Akebia trifoliate*(Thunb.)Koidz.或白木通*Akebia trifoliate*(Tunb.)Koidz.var.*australis*(Diels)Rehd.的干燥藤茎入药。川木通为毛茛科植物小木通*Clematis armandii* Franch. 或绣球藤*Clematis Montana* Buch.-Ham.的干燥藤茎,而关木通为马兜铃科东北马兜铃*Aristolochia manshuriensis* kom.的藤茎[2]。近代以来,木通的主流商品一直是马兜铃科的关木通及毛茛科的川木通,而古代正品木通逐渐淡出主流市场,仅在当地自产自销。

随着关木通肾毒性事件的不断发生,药用木通的品种引起人们的关注[3-5]。关木通在清代以前本草未见记载,其作为木通应用可能源于功效引申。宋《图经本草》中收载天仙藤,李时珍谓其能"疏气活血",并介绍了陈自明的《妇人良方》,用天仙藤来治疗妊娠水肿,可使小便利,气脉通,肿渐消。吴仪洛《本草从新》曰:"天仙藤,一云青木香藤。青木香藤即为马兜铃藤。"清末民国初医家张锡纯云:"其味实甚苦"。实际上指出关木通与其他品种区别。由此开始,马兜铃藤亦以利小便的功效著称,同科的东北马兜铃也被说成有利水功能的木通,其大多数产于东北三省,故取名为关木通,近代使用最广泛[6]。2000年以前的《中国药典》多有收载,至2004年国家药监局为了保证用药安全,已正式下文停用关木通的药用标准。

无论是古代,抑或是近代,木通异物同名品甚多,究其原因无外乎由药材形态和功效类同而起。李时珍说:"有细细孔,两头皆通,故名通草,即今所谓木通也。"因此凡是藤茎有细孔,两头皆通者均有被称木通之可能,故加强木通的品种考证及应用讨论、强调正品药源供应、规范临床用药、保证安全用药,无疑具有重要的意义。

参 考 文 献

[1] 黄和平,黄璐琦,王键等.木通基源考证、药用沿革与资源[J].中成药,2013,11(35):2488-2490.

[2] 郑立红,李淑莉.三种木通的鉴别研究[J].中国中医基础医学杂志,2014,10(20):1410-1411.

[3] 赵剑宇,颜贤忠,彭双清.利用代谢组学技术研究中药关木通的肾毒性作用.世界科学技术—中医药现代化,2007;5(9):54-60.

[4] 丁晓霜,梁爱华,王金华,等.关木通及其马兜铃总酸对小鼠肾脏毒性的研究[J].中国中药杂志,2005,13(30):1019-1022.

[5] 薛翔,任进.龙胆泻肝丸、关木通、三叶木通及五叶木通的小鼠体内毒性比较[J].毒理学杂志,2007,4(21):302-303.

[6] 马红梅,张伯礼.不同科属木通比较[J].中国中药杂志,2002,6(27):412-418.

(四)枳椇子解酒作用的研究

枳椇子始载于《新修本草》,云:"以木为屋,屋中酒则味薄",其为解酒毒、醒酒醉的常用药物,《雷公炮炙论》载:"弊算淡卤,如酒沾交",意思是说:甑中用的算,能够淡盐味,就像酒沾到了交加枝(即枳椇子)变成水味一样,这是枳椇子解酒的较早记载。从文献记述中可见,酒中毒为枳椇子的重要临床指征,说明了枳椇子的解酒作用。

《本草纲目》谓:"枳椇木高三四丈,叶圆大如桑柘,夏月开花,枝头结实,如鸡爪形……嚼之味甘如蜜。"《本草拾遗》云:"止渴除烦,去膈上热,润五脏,利大小便,功用如蜜。"《食疗本草》载:"昔有南人修舍用此木,椇有一片落在酒瓮中,其酒化为水味。"《蜀本草》亦载:"木近酒能薄酒味"。明代《医方考》载"枳枸子(俗呼鸡距子),门外植枳枸木者,门内造酒,必不熟,屋内有此木作柱亦然。"清代的《本草备要》载:"屋外有枳椇树,屋内酿酒多不佳。"《本草便读》载:"倘屋外植此木,屋内酿酒均致败坏,物性相制如此。"又如明代的《证治准绳》载:"解酒毒无如枝矩子之妙,一名枳椇……赵以德治酒人发热,用枝矩子而愈,即此也。"《滇南本草》载其"解酒毒"。清代的《本草从新》载:"枳椇子,润,解酒。甘平。止渴除烦,润五脏,解酒毒。"《本草述钩元》载:"鸡距子,其树枳椇……嚼之味甘如蜜。气味甘平。止渴除烦,去膈上热,润五脏,利大小便,止呕逆,解酒毒。"《本草便读》载:"枳椇子,服食甘平解酒毒,渴烦涣散助津生,肺胃双收,醇醪尽败。枳椇子即鸡距子,味甘,性平。入脾胃,生津液,解渴烦,专解酒毒。"《医碥》载:"解酒毒,枳椇子最妙。"《重庆堂随笔》载:"解烧酒毒,浓煎枳椇子汤灌。"可见枳椇子甘润五脏,入脾胃经,有解酒毒的功效。

从实验研究看,枳椇子有解酒和保肝的功效,枳椇子可以减轻酒精引起的大鼠肝脏脂肪变性及炎症细胞浸润[1],拮抗细胞脂质过氧化,稳定细胞膜[2],抑制星状细胞活化[3],促进乙醇经ADH代谢,增强肝脏乙醇脱氢酶活性[4],抑制乙醇诱导的肌松作用[5];枳椇子提取物能够对抗酒精对中枢神经系统的损害,表现为能够缩短急性酒精中毒小鼠的昏睡时间,减少因小量饮酒致中枢神经系统兴奋而引起的自主活动数,改善共济失调症状,改善学习记忆能力,能够有效地降低血液中乙醇含量,增加肝中乙醇脱氢酶活性[6]。这些研究成果为临床合理解释枳椇子解酒毒之效用提供了客观的实验依据。

从临床应用看,枳椇子入煎剂的常用量为10~15g,可治疗急、慢性酒精中毒。用于饮酒过多,酒醉呕吐,烦热口渴,有解酒毒、止渴除烦之功。

总之,中医学认为"醇酒之性,大热大毒""酒性喜升,气必随上,痰郁于上,溺涩于下""过饮则伤神耗血,损胃烁精,动火生痰,发怒助欲,致生湿热诸病",说明酒具湿热之性,易化火生痰,上扰清窍。而枳椇子性味甘平,具有清热除烦,通利小便之功,通过给酒毒以出路,达到解酒醒神之效。

参 考 文 献

[1] 汤银红,丁斌如.枳椇子水提物对乙醇脱氢酶活性的影响[J].中药药理与临床,2004,20(2):24.

[2] 文为,张洪,叶丽萍.枳椇子对CCl4大鼠肝纤维化预防肝组织病理变化的影响[J].云南中医学院学报,2004,27(4):23-26.

[3] 张洪,叶丽萍.枳椇子对实验性肝纤维化Ⅰ、Ⅲ型胶原的影响[J].广东药学院学报,2005,21(5):44-46.

[4] 梁赅,詹莉,王晖,等.人参和枳椇子对小鼠乙醇急性中毒保护作用及机制研究[J].医学新知杂志,2006,16(2):82-84.

[5] Yoshikawa M, Murakami T, Ueda T, et al. Bioactive constituents of Chinese natural medicines. Ⅲ. bsolute stereostructures of new dihydroflavonols, hovenitins Ⅰ, Ⅱ and Ⅲ, isolated from hoveniae semen fructus, the seed and fruid of Hovenia dulcis Thunb. (Rhamnaceae): inhibitory effect on alcohol-induced muscular relaxation and hepatoprotective activity [J]. Yakugaku Zasshi, 1997, 117(2): 108-118.

[6] 陈绍红.枳椇子解酒的文献整理和药效学研究[M].硕士论文,2004.

二、病证用药

利水渗湿药适用于水湿停蓄体内所致的水肿胀满、小便不利,及湿邪为患或湿热所致的诸证,如淋证、尿浊、黄疸、脚气肿痛、湿温、腹泻等。利水渗湿药由于药性各异,作用机制与部位不同,在治疗水肿、淋证、脚气、尿浊、黄疸、癃闭等病中,具体应用也各不相同。

(一)水肿

治以利水消肿。

1. 阳水

(1)风水相搏证:症见眼睑浮肿,四肢全身浮肿,皮肤光泽,按之凹陷易复。伴有发热,咽痛、咳嗽,舌苔薄白,脉浮或数。治宜散风清热,宣肺行水。方用越婢加术汤(《金匮要略》)加减。常用麻黄、生石膏、白术、浮萍、泽泻、茯苓、连翘、白茅根、苏叶、防风、桂枝、前胡、杏仁等。

(2)湿毒浸淫证:症见眼睑浮肿,延及全身,皮肤光亮,尿少色赤,身发疮痍,甚则溃烂,恶风发热,舌质红,苔薄黄,脉浮数或滑数。治宜宣肺解毒,利湿消肿。方用麻黄连翘赤小豆汤(《伤寒论》)合五味消毒饮(《医宗金鉴》)加减。常用麻黄、连翘、赤小豆、苦杏仁、桑白皮、金银花、野菊花、蒲公英、紫花地丁、紫背天葵等。

(3)水湿浸渍证:症见下肢先肿,逐渐肢体浮肿,下肢为甚,按之没指,不易恢复。伴有胸闷腹胀,身重困倦,纳少泛恶,尿短少,舌苔白腻,脉濡缓。治宜健脾化湿,通阳利水。方用五皮散(《中藏经》)合胃苓汤(《世医得效方》)加减。常用桑白皮、陈皮、大腹皮、茯苓皮、生姜皮、白术、茯苓、苍术、厚朴、猪苓、泽泻、肉桂、葶苈子等。

(4)湿热内蕴证:症见浮肿较剧,肌肤绷急,腹大胀满,胸闷烦热,气粗口干,大便干结,小便短黄,舌红,苔黄腻,脉细滑数。治宜分利湿热。方用疏凿饮子(《世医得效方》)加减。常用商陆、牵牛子、槟榔、秦艽、大腹皮、茯苓皮、生姜皮、泽泻、木通、椒目、赤小豆等。

2. 阴水

(1)脾阳虚衰证:症见面浮足肿,反复消长,劳后或午后加重,脘胀纳少,面色㿠白,神倦乏力,尿少色清,大便或溏,舌苔白滑,脉细弱。治宜温阳散寒、健脾利水。方用实脾饮(《济生方》)加减。常用附子、干姜、草果、白术、茯苓、炙甘草、大腹皮、茯苓、木瓜、木香、厚朴、人参、黄芪、桂枝、泽泻等。

(2)肾阳衰微证:症见全身高度浮肿,腹大胸满,卧则喘促,畏寒神倦,面色萎黄或苍白,纳少,尿短少,舌淡胖,边有齿印,苔白,脉沉细或结代。治宜温肾助阳,化气行水。方用加味肾气丸(《济生方》)合真武汤(《伤寒论》)加减。常用肉桂、附子、生地、山茱萸、山药、茯苓、泽泻、丹皮、白术、茯苓、车前子、生姜、白芍、牛膝、菟丝子、补骨脂、炙甘草、丹参、人参、蛤蚧、五味子等。

(3)瘀水互结证:水肿延久不退,肿势轻重不一,四肢或全身浮肿,以下肢为主,皮肤瘀斑,腰部刺痛,或伴血尿,舌头紫黯,苔白,脉沉细涩。治宜活血祛瘀,行气利水。方用桃红四物汤(《医宗金鉴》)合五苓散(《伤寒论》)加减。常用桃仁、红花、当归、赤芍、川芎、丹参、益母草、凌霄花、路路通、桂枝、附子、茯苓、泽泻、车前子等。

(二)淋证

实证治宜清利,虚证治宜补益。

1. 热淋　症见小便短数,灼热刺痛,溺色黄赤,少腹拘急胀痛,或有寒热、口苦、呕恶,或有腰痛拒按,或有大便秘结,苔黄腻,脉濡数。治宜清热利湿通淋。方用八正散(《太平惠民和剂局方》)加减。常用车前子、滑石、木通、萹蓄、瞿麦、大黄、栀子、甘草、大黄、枳实、柴胡、黄芩、白茅根等。

2. 血淋　症见小便热涩刺痛,尿色深红,或夹有血块,疼痛满急加剧,或见心烦,苔黄,脉滑数。治宜清热通淋,凉血止血。方用小蓟饮子(《济生方》)合导赤散(《小儿药证直诀》)加减。常用小蓟、生地黄、蒲黄、藕节、木通、竹叶、栀子、滑石、当归、甘草、三七、琥珀粉等。

3. 气淋　症见小便涩滞,淋沥不宣,少腹满痛,苔薄白,脉多沉弦。治宜利气疏导。方用沉香散(《金匮翼》)加减。常用沉香、橘皮、当归、白芍、石韦、滑石、冬葵子、王不留行、青皮、乌药、小茴香、红花、赤芍、川牛膝、甘草等。

4. 石淋　症见尿中时夹砂石,小便艰涩,或排尿时突然中断,尿道窘迫疼痛,少腹拘急,或腰腹绞痛难忍,尿中带血,舌红,苔薄黄,脉弦或带数。治宜清热利湿,通淋排石。方用石韦散加减(《证治汇补》)。常用石韦、冬葵子、瞿麦、车前子、滑石、金钱草、海金沙、鸡内金、芍药、甘草、小蓟、生地黄、藕节、蒲公英、黄柏、大黄等。

5. 膏淋　症见小便混浊如米泔水,置之沉淀如絮状,尿道热涩疼痛,舌红,苔黄腻,脉濡数。上有浮油如脂,或夹有凝块,或混有血液。治宜清热利湿,分清泄浊。方用程氏萆薢分清饮(《医学心悟》)或膏淋汤(《医学衷中参西录》)加减。常用萆薢、石菖蒲、黄柏、车前子、小蓟、藕节、白茅根等。

6. 劳淋　症见小便不甚赤涩,但淋沥不已,时作时止,遇劳即发,腰酸膝软,神疲乏力,舌质淡,脉虚弱。治宜健脾益肾。方用无比山药丸(《太平惠民和剂局方》)加减。常用山药、茯苓、泽泻、熟地、山茱萸、巴戟天、菟丝子、杜仲、牛膝、五味子、肉苁蓉等。

(三)尿浊

实证治宜清热利湿,虚证治宜培补脾肾、固摄下元。

1. 湿热下注证　症见小便混浊或夹凝块,上有浮油,或带血色,或夹有血丝、血块,或尿道有涩热感。口渴,苔黄腻,脉濡数。治宜清热化湿。方用程氏萆薢分清饮(《医学心悟》)加减。常用萆薢、石菖蒲、黄柏、茵陈、滑石、车前子、灯心草、丹皮等。

2. 脾虚气陷证　症见尿浊反复发作,日久不愈,小便混浊如白浆,小腹坠胀,尿意不畅,面色无华,神疲乏力,劳倦或进食油腻则发作或加重,舌淡,脉虚数。治宜健脾益气,升清固涩。方用补中益气汤(《脾胃论》)加减。常用人参、黄芪、白术、山药、益智仁、莲子、芡实、升麻、柴胡等。

3. 肾元亏虚证　症见尿浊迁延日久,小便乳白如凝脂或冻胶,精神萎顿,消瘦无力,腰酸膝软,头晕耳鸣。偏于阴虚者,烦热,口干,舌质红,脉细数。治宜滋阴益肾。方用知柏地黄丸(《医宗金鉴》)加减。常用知母、黄柏、茯苓、泽泻、生地黄、山茱萸、山药、丹皮等。偏于阳虚者,面色㿠白,形寒肢冷,舌质淡白,脉沉细。治宜温肾固涩。方用鹿茸补涩丸(《沈氏尊生书》)加减。常用鹿茸、肉桂、附子、桑螵蛸、莲肉、龙骨、补骨脂等。

(四)黄疸

分阳黄和阴黄。

1. 阳黄　治以清热利湿退黄法。

(1)热重于湿证:症见身目俱黄,黄色鲜明,发热口渴,或见心中懊恼,腹部胀满,口干而苦,恶心欲吐,小便短少黄赤,大便秘结,舌苔黄腻,脉象弦数。治宜清热利湿,佐以泻下。方用茵陈蒿汤(《伤寒论》)加减。常用茵陈、栀子、大黄、金钱草、茯苓、猪苓、滑石、柴胡、郁金、川楝子、黄连、龙胆等。

(2)湿重于热证:症见身目俱黄,但不如热重者鲜明,头重身困,胸脘痞满,食欲减退,恶心呕吐,腹胀,或大便溏垢,舌苔厚腻微黄,脉象弦滑或濡缓。治宜利湿化浊,佐以清热。方用茵陈五苓散(《金匮要略》)合甘露消毒丹(《温热经纬》)加减。常用茵陈、茯苓、白术、泽泻、猪苓、桂枝、黄芩、木通、藿香、豆蔻等。

(3)胆腑郁热证:症见身目发黄,黄色鲜明,上腹右胁胀闷疼痛,牵引肩背,身热不退,或寒热往来,口苦咽干,呕吐呃逆,尿黄赤,大便秘,舌红苔黄,脉弦滑数。治宜疏肝泄热,利胆退黄。方用大柴胡汤(《伤寒论》)加减。常用柴胡、黄芩、半夏、大黄、枳实、郁金、佛手、茵陈、栀子、白芍、甘草、金钱草、海金沙、厚朴、竹茹、陈皮等。

(4)疫毒炽盛证(急黄):症见发病急骤,黄疸迅速加深,其色如金黄,皮肤瘙痒,高热口渴,胁痛腹满,神昏谵语,或见衄血、便血,或肌肤出现瘀斑,舌质红绛,苔黄而燥,脉弦滑数或细数。治宜清热解毒,凉血开窍。方用犀角散(《备急千金要方》)加减。常用水牛角、黄连、大黄、板蓝根、栀子、茵陈、土茯苓、生地、牡丹皮、玄参、地榆炭、柏叶炭、木通、白茅根、车前子等。

2. 阴黄　治以温阳健脾,利湿退黄法。

(1)寒湿阻遏证:症见身目俱黄,黄色晦黯,或如烟熏,脘腹痞胀,纳谷减少,大便不实,神疲畏寒,口淡不渴,舌质淡,苔腻,脉濡缓或沉迟。治宜健脾和胃,温中化湿。方用茵陈术附汤(《医学心悟》)加减。常用茵陈、附子、白术、干姜、甘草、郁金、厚朴、茯苓、泽泻等。

(2)脾虚湿滞证:症见面目肌肤淡黄,甚则晦黯不泽,四肢乏力,心悸气短,大便溏薄,舌质淡,苔薄,脉濡细。治宜健脾养血,利湿退黄。方用黄芪建中汤(《金匮要略》)加减。常用黄芪、桂枝、生姜、白术、当归、白芍、甘草、大枣、茵陈、茯苓等。

(五)脚气

治以利湿消肿。

1. **寒湿下注证** 症见足胫肿大重着、软弱麻木无力,行动不便,小便不利,兼发热恶寒,脚肿痛不可忍,舌苔白腻,脉濡缓者。治宜温化寒湿,行气降浊。方用鸡鸣散(《证治准绳》)加减。常用苍术、吴茱萸、蚕砂、木瓜、郁李仁、槟榔、紫苏、桔梗、陈皮、肉桂、胡芦巴等。

2. **湿热下注证** 症见足胫肿大重着、软弱麻木无力,行动不便,小溲不利,口渴溲赤,舌苔黄腻,脉濡数者。治宜清热利湿。方用二妙散(《丹溪心法》)加减。常用苍术、黄柏、牛膝、薏苡仁、萆薢、赤小豆、冬瓜皮、滑石、木通、防己等。

第七节 温里药

一、药性功用发微

(一)附子的炮制

附子始载于《神农本草经》,性味辛、甘,大热,有毒,归心、肾、脾经。具有回阳救逆、补火助阳、散寒止痛之功效,为有毒中药。生附子有毒成分主要是乌头碱类,属于双酯型二萜类生物碱,而且具有强烈毒性,能麻痹呼吸中枢和血管运动中枢,致心律不齐,对人的致死量为3~5mg。附子药用历史久远,除《庄子》有所记录外,公元前140年西汉《淮南子》指出:"良医鸡毒(乌头)",又说:"天雄、乌喙最为凶毒,但良医以活人。"可见在本草著作诞生以前,我们祖先就已知乌头类药物虽具毒性,但应用得当,也为良药。

附子于每年6月下旬至8月上旬采收。挖出乌头全株,除去母根、须根及泥沙,所得即附子,习称"泥附子"。为防腐烂,需立即加工。过去在产地立即加工的品种很多,有盐附子、黑顺片、白附片、熟附片(制附片、厚黑片)、黄附片(加红花、甘草或姜黄染色)、卦附片(卦片)、刨附片、柳叶片等。1958年卫生部根据简化商品规格的精神,决定只保留其中的盐附子、黑顺片、白附片三种。《中国药典》只记载了淡附片、炮附片两种饮片及炮制方法(另外还注明黑顺片、白附片可直接入药)。

生附子经炮制之后,毒性较大的乌头碱类生物碱水解成毒性较小的苯甲酰基乌头原碱类生物碱,其毒性明显降低,仅为乌头碱的0.1%左右,如进一步水解成乌头原碱,则几无毒性[1]。乌头碱的毒性与其分子结构中C8位乙酰化和C14位苯甲酰化有关,如果乌头碱水解失去C8位乙酰基生成相应的单酯型生物碱——苯甲酰乌头原碱,附子生药经炮制及入煎剂久煎后乌头碱几乎都水解成苯甲酰乌头原碱,甚至水解成乌头原碱,已去其毒而发挥临床疗效。

附子在炮制过程中,经过盐水浸泡、煮、漂片(水漂洗)等多个环节之后,其所含生物碱大量流失,也使毒性降低。据报道,四川产的生附子生物碱含量为1.1%,炮制成白附片含生物碱为0.17%,熟附片含生物碱为0.21%,黑顺片含生物碱为0.27%,卦片含生物碱为0.13%,黄片含生物碱为0.30%,盐附子含生物碱为0.34%。据研究,附子的炮制品白附片、熟附片、黑顺片所含的原型乌头碱类生物碱只相当于原生药的1%左右[2]。在炮制过程中,附子生物碱的流失主要在泡、浸、漂的过程中,三步总计损失总生物碱80%以上。另一个流失去向是去皮,据研究,去皮后的附子及其削下的外皮,二者总生物碱含量及急性毒性相近[3]。张仲景用生附子均去皮,这已使其毒性大为减弱,深得其法。上述资料表明,以减毒为目的,传统炮制附子的方法是可行的、有效的。

但附子药性的发挥,正赖此毒以弘其功,全凭此偏以纠人之寒极阳衰之偏,其偏之微者量亦微,其偏之甚者量亦巨。因此,古代有医家认为:附子入药,经反复炮制,已大失其本来气味,对治疗某些疾病,则疗效降低。如《本草正义》载:"惟此物善腐,市肆中皆是盐制之药,而又浸之水中,去净咸味,实则辛温气味,既一制于盐之咸,复再制于水之浸,久久炮制,真性几于尽失,故用明附片者,必以干姜、吴萸等相助为理,方有功用,独用钱许,其力甚缓。寿颐尝于临证之余,实地体验,附片二钱,尚不如桂枝三、五分之易于桴应,盖真性久已淘汰,所存者寡矣。"现代研究认为,作为附子的一方面重要功效——散寒止痛,其止痛的主要有效成分为乌头碱、次乌头碱等生物碱。生附子的乌头碱、次乌头碱含量高,故毒性大,但止痛力较强。据报道,生附子对小鼠尾根部加压法能使假性痛阈值上升30%~40%[4];用电刺激小鼠尾法测定,皮下注射乌头碱0.025mg/kg即有镇痛作用[5],次乌头碱和乌头碱对小鼠均有镇痛和镇静作用[6];口服生附子能抑制小鼠尾部加压引起的疼痛和小鼠腹腔注射引起的扭体反应,但炮制后的附子对热板法及上述方法引起的疼痛均无效[7]。因此,有人对传统炮制附子的方法提出异议,认为附子在产地不必进行繁复的加工,只需在产地用盐水煮至透心晒干,或用蒸法即可,蒸法可比较有效地保持有效成分和降低毒性。有人认为,采用一次蒸鲜附子8小时,蒸后其味极苦而微有回甜,麻味极少,甚至不麻,无任何毒性反应,其总生物碱含量以乌头碱计算为0.83%[7]。由此可见,若以止痛为使用附子的目的,单蒸炮制法也是有其可取之处的,但单蒸后,附子中乌头碱的含量仍高,必须严格控制用量及煎服法,以免中毒。

参 考 文 献

[1] 刘成基,苏孝礼,曾诠,等. 国外中药炮制研究[J]. 中药材,1990,13(5):25.

[2] 郑虎占,董泽宏,佘靖. 中药现代研究与应用[M]. 北京: 学苑出版社,1997:2579-2580.

[3] 郑露露. 附子炮制中的成分流失[J]. 中药通报,1983,8(2):26.

[4] 杨子尧. 附子汤加味治疗寒湿痹(类风湿关节炎)药性理论及临床研究[D]. 长春中医药大学,2010.

[5] 全国中草药汇编组. 全国中草药汇编(上册)[M]. 北京: 人民卫生出版社,1975:207.

[6] 张覃木. 乌头碱和闹羊花毒素的镇痛作用以及并用东莨菪碱和阿托品的增强现象[J]. 生理学报,1958,2(2):98.

[7] 王济承. 新法炮制附片[J]. 云南中医杂志,1980,2:41.

(二)吴茱萸外用引火下行

吴茱萸首载于《神农本草经》,列为中品。吴茱萸内服的功效与应用,对应关系密切,古今认识符合中医药基本理论,有较高的认同。然吴茱萸古今均作外用,多部古籍中有记载。如《本草纲目》云:"咽喉口舌生疮者,以吴茱萸末醋调,贴两足心,移夜便愈。"[1]《本草备要》亦云:"口舌生疮,吴萸为末,醋调贴足心,过夜便愈。"[2]《法古录》:"口舌生疮者,研末醋调,贴两足心,移夜便愈。"[3]《本草求真》的记载与《本草纲目》相同:"咽喉口舌生疮,以吴萸末醋调,贴两足心,移夜便愈。"[4]《寿世外治方》载:"大头瘟,吴萸研末醋调敷足心,一周取下即消,如未愈,再敷,周时必效。"[5]

古代外用吴茱萸治疗疾病现代仍时有报道。现代临床报道吴茱萸外用于：①鹅口疮、口疮、口糜、口腔溃疡；②慢性咽炎、扁桃体炎及多发性麦粒肿；③口角流涎；④腮腺炎；⑤鼻出血；⑥高血压病；⑦小儿喉喘鸣；⑧急性扁桃体炎；⑨带状疱疹后遗神经痛（PHN）；⑩糖尿病失眠症。

外治大家吴师机曾言："外治之理，即内治之理"（《理瀹骈文》）。对于吴茱萸而言，显然不能简单套用。吴茱萸性热，功能散寒止痛，而其外用所治病证则有如下特征：①治疗病位在上的疾病，如咽痛、口疮、流涎、痄腮、大头瘟等，以及病机逆上的病证，如高血压、喉喘鸣等，常上病取下，多采用足心外敷、脐敷给药；②所治疾病的性质寒证、热证均有，热证如咽痛、喉痹、大头瘟等，寒证如胃肠功能低下、痛经等。治寒证，多采用局部或循经热熨法。本品性热而善祛寒，其降逆作用，既可用于阴寒气逆，也可用于火热炎上，是因其具有苦降之性，能引火热下行，具有降火之功。[6]

中药的作用与中药药性有密切关系，中药功效可以是药性的综合反映，如大黄泻下攻积、荡涤肠胃，就是苦寒沉降、力猛善行等药性的综合体现；也可以是某种药性的反映，如麝香开窍主要取其芳香之性，虽然性温，但寒闭、热闭证均可用；石膏清火依赖大寒之性。徐洄溪总结说："凡药之用，或取其气，或取其味……或取其所生之时，或取其所生之地，各以其所偏胜而即资之疗疾，故能补偏救弊、调和脏腑，深求其理，可自得之。"吴茱萸外用治疗除了有热性之外，还有辛苦之味。是否是吴茱萸的其他药性反映了外用的作用呢？前人对此已经进行了思考，如《本草纲目》记载："宗奭曰：此物下气最速，肠虚人服之愈甚。元素曰：气味俱厚，浮而降，阳中阴也……去胸中逆气满塞……杲曰：浊阴不降，厥气上逆，咽膈不通……宜以吴茱萸之苦热，泄其逆气……好古曰：冲脉为病，逆气里急，宜此主之。"李时珍在记载吴茱萸治疗咽喉口舌生疮应用之后指出："其性虽热，而能引热下行，盖亦从治之义。"可见，吴茱萸的降逆之功得到古代医药学家的认可，其降逆作用，既可用于阴寒气逆，也可用于火热炎上，而能"引热下行"。对于吴茱萸降逆之机制，古人也有认识，如《本经疏证》曰："虽然味辛气温之物于理同升，兹何以独为升而降阳，夫吴茱萸之辛，其中有苦，且以苦始，又以苦终，惟其苦转为辛，而知其能降阳，原系理之常，无足怪也。"由此可见，吴茱萸外用治疗上部火热病证，是其苦味降逆之性的作用。对于机体火热病证治疗，寒凉清热是通用法则。但对上部火热病证，降火也是行之有效的方法，牛膝性平，治疗火热上攻牙痛、口舌生疮、吐血、衄血是较好的佐证。《先醒斋医学广笔记·吐血》在论述吐血治法时指出："宜降气不宜降火。气有余即是火，气降即火降，火降则气不升，血随气行，无溢出上窍之虞矣。"此语虽然针对火热上攻出血而言，但关于降气能降火，实际上为吴茱萸苦降、治疗上部火热病证提供了一个脚注。

综上所述，吴茱萸外用治疗上部火热病证，是因其具有苦降之性，能引火热下行而具有降火之功。

参 考 文 献

[1] 李时珍. 本草纲目[M]. 北京：人民卫生出版社，1982：1861-186.

[2] 汪昂. 本草备要[M]. 北京：人民卫生出版社，2005：147-148.

[3] 鲁永斌. 法古录[M]. 上海：上海科学技术出版社，1984：木部：30.

[4] 黄宫绣. 本草求真[M]. 北京：中国中医药出版社，1997：170-171.

[5] 张和平. 吴茱萸外用综述[J]. 唐钢科技,1990:39-42.

[6] 崔瑛,纪彬,赵素霞,等. 吴茱萸外用功效的探讨[J]. 中华中医药杂志(原中国医药学报),2011,26(2):264-267.

二、病证用药

温里药主要具有温里散寒作用,用治里寒证。里寒证有实寒、虚寒之分,实寒证多发生在脾、胃、肝、肺经,虚寒证主要发生在肝、肾经。根据发生的部位与性质的不同,分述如下:

（一）腹痛

治以温中散寒止痛法。

1. **寒邪内阻证** 症见腹痛拘急,得温痛减,遇寒尤甚,恶心欲吐,大便溏薄,小便清长,苔白,脉沉紧。治宜温中散寒,行气止痛。方用良附丸(《良方集腋》)合正气天香散(《医学纲目》)加减。常用高良姜、香附、干姜、胡椒、花椒、荜茇、荜澄茄等。

2. **湿热壅滞** 症见腹部胀痛,痞满拒按,胸闷不舒,口渴,口中黏腻,身热汗出,大便秘结或溏滞不爽,小便短赤,舌苔黄腻或黄燥,脉滑数。治宜通腑泄热,行气止痛。方用大承气汤(《伤寒论》)加减。常用大黄、芒硝、厚朴、枳实等。

3. **饮食停滞** 症见脘腹胀满或疼痛拒按,厌食,嗳腐吞酸,腹痛欲泻,泻后痛减,粪便腐臭,或大便秘结,舌苔厚腻,脉滑。治宜消食导滞,理气止痛。方用枳实导滞丸(《内外伤辨惑论》)加减。常用枳实、大黄、木香、莱菔子、神曲、槟榔、黄芩、黄连、泽泻、白术、茯苓等。

4. **气机郁滞证** 症见腹胀闷痛,走窜不定,痛引两胁及少腹,嗳气则减,矢气则舒,忧思恼怒则加重,舌苔薄白,脉弦。治宜疏肝理气,活血止痛。方用柴胡疏肝散(《景岳全书》)加减。常用柴胡、枳壳、香附、郁金、陈皮、白芍、川芎、甘草等。

5. **瘀血阻滞证** 症见腹部疼痛,痛如针刺,固定不移,疼痛拒按,甚则腹部出现包块,舌质紫黯,脉细涩。治宜活血化瘀,温经止痛。方用少腹逐瘀汤(《医林改错》)加减。常用当归、川芎、赤芍、蒲黄、五灵脂、没药、延胡索、小茴香、肉桂、干姜等。

6. **脾胃虚寒证** 症见脘腹冷痛,按之则缓,得温痛减,恶寒身蜷,手足不温,口淡不渴,小便清长,苔白腻,脉沉紧。治宜温暖脾胃,散寒止痛。方用小建中汤(《伤寒论》)加减。常用桂枝、白芍、饴糖、高良姜、干姜、胡椒、花椒、人参、白术、甘草等。

7. **脾肾虚寒证** 症见腹痛下痢,神疲乏力,形寒肢冷,面色无华,大便溏薄,脉微。治宜温肾暖脾,散寒止痛。方用附子理中丸(《太平惠民和剂局方》)加减。常用附子、干姜、肉桂、人参、白术等。

（二）疝气腹痛

治以暖肝散寒,行气疏肝,活血止痛法。

1. **寒凝证** 症见阴囊肿硬而冷,捏睾而痛,痛引少腹,阴茎不举,喜暖畏寒,或形寒足冷,苔白,脉沉弦。治宜暖肝散寒止痛。方用暖肝煎(《景岳全书》)合椒桂汤(《温病条辨》)加减。常用吴茱萸、小茴香、荜澄茄、乌药、当归、附子、肉桂、胡芦巴、花椒、桂枝、青皮、陈皮、高良姜等。

2. **气滞证** 症见少腹胀满,腹部胀气,两胁不舒,甚者刺痛如锥,或痛引睾丸,脉弦。治宜疏肝理气,散寒止痛。方用天台乌药散(《医学发明》)加减。常用乌药、吴茱萸、木香、小茴香、丁香、青皮、高良姜、槟榔、川楝子等。

3. 血瘀证 症见少腹引睾丸而痛,偏坠肿胀,舌质黯,舌边有紫斑,脉细涩。治宜活血化瘀,散结止痛。方用橘核丸(《济生方》)、香橘散(《张氏医通》)加减。常用橘核、海藻、昆布、海带、川楝子、桃仁、厚朴、木通、枳实、延胡索、肉桂、小茴香、青皮、三棱、莪术、槟榔、木香等。

（三）亡阳证

治以回阳救逆法。

症见四肢厥逆,冷汗自出,下利清谷,神疲欲寐,甚则尿遗手撒,脉沉细微。治宜补火助阳、回阳救逆。方用四逆汤(《伤寒论》)、通脉四逆汤(《伤寒论》)、四逆加人参汤(《伤寒论》)、白通汤(《伤寒论》)、参附汤(《正体类要》)加减。常用附子、干姜、肉桂、人参、甘草、葱白等。

第八节 理 气 药

一、药性功用发微

（一）关于陈皮解酒作用的讨论

陈皮为芸香科植物橘*Citrus reticulata* Blanco及其栽培变种茶枝柑*Citrus reticulate* 'Chachi' (广陈皮)、大红袍*Citrus reticulate* 'Dahongpao'、温州蜜柑*Citrus reticulata* 'Unshiu'、福橘*Citrus reticulata* 'Tangerina' 的干燥成熟果皮,又称"橘皮"。主产于广东、广西、福建、四川、江西。药材分为"陈皮"和"广陈皮"。有关陈皮解酒的功效,历代本草多未记载,仅《本草蒙筌》称其能"解酒毒",《本草纲目》引前人经验曰"疗酒病"。纵观历代方书,有不少的解酒方中均使用了陈皮。如《圣济总录》陈皮汤治饮酒过度,酒毒积在肠胃,或呕吐不食,口渴多饮,用陈皮、葛根、炙甘草、石膏各30g,为末,每服9g,水煎温服。《太平圣惠方》高良姜散专治饮酒后脾虚,心腹胀满,不能消化,头痛心闷等,方用高良姜、人参、陈皮、草豆蔻等。又益智子散,药用益智子、陈皮、砂仁、草豆蔻、丁香等,专治饮酒过度,腹胀满不消,心下痞急烦闷。《脾胃论》葛花解醒汤,治饮酒太过,呕吐痰逆,心神烦乱,胸膈痞塞,手足战摇,饮食减少,小便不利,药有葛花、陈皮、砂仁、白豆蔻、人参、木香等。《饮膳正要》陈皮醒醒汤治酒醉不解,呕噫吞酸,以本品与香橙皮、葛花、绿豆花、檀香等同用。《医方类聚》四奇汤,草果、陈皮、生姜、甘草,功能快脾消酒。《普济方》葛花丸醒酒,药用葛花、陈皮、乌梅、木香、砂仁等。百杯散以本品配伍葛花、甘遂,治停酒,胸膈痞闷,饮食不快。全真丸治酒食过伤,胸膈痞闷,以之同黑牵牛、大黄、南木香等药配伍。

有人通过系统收集分析古代解酒方,总结常用有效药物,探索用药规律及治法治则,通过对所收集的429首解酒方的分析,发现解酒方高频药物为甘草、陈皮、葛根、茯苓、砂仁、人参等[1]。以藿香、葛花、泽泻、陈皮、半夏、苍术、白术、茯苓、白蔻仁、厚朴、桂枝、紫苏、黄连、赤小豆、钩藤、桔梗、甘草等组成的醉酒灵,对急性酒精中毒具有治疗作用,尤其是对轻度中毒患者效果明显。追踪观察了11例酒后症状(包括全身疲乏无力、精神萎靡、头晕、头痛、不思饮食)持续时间,并与以往持续时间相比较,差异有显著性($P<0.05$)[2]。现代药理研究表明,橘皮提取物预先灌胃小鼠,可明显延长醉酒发生的时间,缩短醒酒时间($P<0.01$),降低小鼠的死亡率($P<0.05$),并能降低小鼠血清乙醇浓度($P<0.01$),提高乙醇脱氢酶含量($P<0.01$),恢复肝脏中谷胱甘肽硫转移酶(GST)活性,提高还原型谷胱甘肽(GSH)的含量,

说明橘皮提取物具有解酒护肝的作用[3]。

酒性质为水液,属湿属阴,其气为水,属热属阳。酒含湿、热二性,适量饮之,有助于人体气血运行,疏通经脉,振奋精神,陶冶性情。然而恣饮或酗酒失度,则酒在体内变利为害。酒湿内阻,清阳不升则头晕头痛,气机不畅则胸膈饱胀;酒毒伤胃,胃气上逆则恶心呕吐;酒湿困脾,运化失职则食少、大便泄泻、小便不利;酒毒扰心则心神烦乱。而陈皮辛散苦降,功长理气健脾,燥湿和胃,能使气机通畅,酒湿内消而达解酒醒脾之功,用治酒病最为适宜。

参 考 文 献

[1] 宋歌,张弛.古代解酒方用药统计分析[J].时珍国医国药,2009,20(1):216-217.

[2] 钟赣生,刘连起,高伟,等.醉酒灵治疗急性酒精中毒临床观察[J].中国医刊,1999,34(12):63,46.

[3] 张雄飞,竹剑平.陈皮提取物对酒精肝的保护作用[J].当代医学(学术版),2008,143:157-158.

(二)关于木香品种的讨论

木香为菊科植物木香*Aucklandia lappa* Decne.的干燥根,为常用的行气止痛佳品,首载于《神农本草经》,因其根气香如蜜,《名医别录》又称之为"蜜香",又言其"生永昌",当时的永昌相当于现今的云南保山地区,可见木香原产于我国云南[1]。至《本草经集注》则云"永昌不复贡,今皆从外国舶上来",指出木香开始从国外输入。此后的《新修本草》记载木香"此有两种,当以昆仑来者为佳,出西胡来者不善",有学者指出"昆仑来者"为从西亚东欧来者[2]。《本草图经》又云"今惟广州舶上有来者,他无所出",即当时我国使用的木香多从广州进口,故药材称广木香,也称印木香、番木香,原产于印度、缅甸、巴基斯坦等国。木香本产于我国,至于为何转为从国外进口,有学者指出,云南省在唐代安禄山之变时,曾为南诏蒙氏所据,历唐、五代、宋数百年都和我国隔绝,所以中国所用木香都从广州进口[3]。

发表在1956年《中药通报》的一文记载"廿多年前云南丽江县巨甸区开始栽培和出产,一般称之为'云木香'。新中国成立后产量日趋上升,销售和使用范围也随之扩大,很多地区已开始用来代替进口的广木香了。"这可能是目前追溯到的我国在云南丽江地区引种栽培木香的最早记载[4]。"云木香"其原植物与进口广木香相同,均为菊科植物木香*Aucklandia lappa* Decne.,故目前我国的药用木香以国产的云木香为主[5]。

近年来在木香的商品中,还有一些地区习用品种,主要是菊科植物川木香*Vladimiria souliei*(Frannch.)Ling或灰毛川木香*Vladimiria souliei*(Frannch.)Ling var.*cinera* Ling的干燥根,2015年版《中华人民共和国药典》(一部)将来源于上述两种植物的药物称为"川木香",因主产于四川省阿贝藏族自治州及雅安等地而得名,本品具有类似木香的行气止痛之功,常用于胸胁、脘腹胀痛,肠鸣腹泻,里急后重。一般认为,广木香类的饮片较川木香为佳,为木香之正品,临床处方用药时为强调优质饮片入药,医家多喜用广木香或云木香之名,川木香一名较少采用。部分地区还以越西木香*Vladimiria denticulate* Ling、厚叶木香*Vladimiria berardioidea*(Franch.)Ling、菜木香*Vladimiria edulis*(Franch.)Ling、膜缘木香*Vladimiria forrestii*(Diels)Ling、木里木香*Vladimiria muliensis*(Hand.-Mazz.)Ling、苞菜木香*Vladimiria edulis*(Franch.)Ling f.bracteata Ling、茎菜木香*Vladimiria edulis*(Franch.)Ling f.*caulescens*(Franch.)Ling,统称"越西木香",混作木香出售,质量较木香稍差,随着云木香的产量逐渐增加,越西木香的使用日益减少。

此外,2015年版《中华人民共和国药典》(一部)还收载了一个类似木香之名的药物,称为"土木香",在一些地区也常与木香混用,其商品一般归属于川木香。在京、津一带也称作青木香,河北称作祁木香。土木香来源于菊科植物土木香*Inula helenium* L.的干燥根,主产于河北、浙江、四川、河南、山西、陕西、甘肃及新疆等地亦产,具有健脾和胃、行气止痛、安胎之功,常用于胸胁、脘腹胀痛,呕吐泻痢,胸胁挫伤,岔气作痛,胎动不安。2004年国家食品药品监督管理局取消了青木香(马兜铃科植物马兜铃*Aristolochia debilis Sieb*.et Zucc.和北马兜铃*Aristolochia contorta* Bge.的干燥根)的药用标准,规定"凡国家药品标准处方中含有青木香的中成药品种应将处方中的青木香替换为土木香"。

参 考 文 献

[1] 陈重明,黄胜白. 本草学[M]. 第2版. 南京: 东南大学出版社,2005:82-83.

[2] 谢宗万. 中药品种理论与应用[M]. 北京: 人民卫生出版社,2008:332.

[3] 陈重明,黄胜白. 本草学[M]. 第2版. 南京: 东南大学出版社,2005:114.

[4] 曾育麟. 云木香的栽培[J]. 中药通报,1956,2(3):101-102.

[5] 谢宗万. 中药品种理论与应用[M]. 北京: 人民卫生出版社,2008:335-336.

(三)关于枳实寒、温属性的讨论

枳实为芸香科植物酸橙*Citrus aurantium* L.及其栽培变种或甜橙*Citrus sinensis* Osbeck的干燥幼果。首载于《神农本草经》,其言"枳实味苦,寒。主大风在皮肤中,如麻豆苦痒,除寒热结,止痢,长肌肉,利五脏,益气轻身。"首先提出枳实的药性为"寒",此后古代的一些本草著作如《本草经注集》《新修本草》《本草纲目》等,均沿用《神农本草经》对枳实的药性记载。

在遵循古代文献的基础上,近代的一些中药学著作或教材,多数认为枳实是性寒或微寒之品,如1963年版和1977年版《中华人民共和国药典》(一部)均将枳实确定为"苦,寒";1990年版、2010年版、2015年版《中华人民共和国药典》(一部)均将枳实确定为"苦、辛、酸,微寒";《中药大辞典》亦记载:"枳实,性味苦寒";高等医药院校教材《中药学》(五版教材)中明言枳实"苦、辛,微寒";全国中医药行业高等教育"十二五"规划规划教材、全国高等中医药院校规划教材(第九版)《中药学》记载枳实"性微寒"。但同时也有人对于枳实的药性提出了不同的看法,如1995年及2000年版《中华人民共和国药典》(一部)记载"枳实性味苦、辛、酸,温"。

中药药性理论认为,判断药物寒热温凉属性的标准,是药物作用于机体后所产生的反应,是与所治疾病的寒热性质相对应的,即"疗寒以热药""疗热以寒药"的原则。因此,要确定枳实的寒温属性,应以枳实的临床应用为出发点。有学者针对近年来枳实药性的寒温分歧,运用传统中医的认识方法,对古今应用枳实的临床文献进行分析,得出一些结果,如张少华等经过收集整理古代枳实临床应用文献资料,认为枳实治疗热证明显多于寒证和寒热证,由此推测枳实的寒温属性仍可能为寒性[1]。苗瑜李等人的研究亦表明,古代临床应用枳实的方剂治疗热证最多,主要为实热积滞证(包括实热、燥热、湿热积滞),少数为里热内扰证和风热表证。治疗寒热错杂或寒热不明显证的复方位于第二,其中多数为积滞实证(有食积、痰饮、气血郁滞等),或尚未化热,或寒热错杂;部分为体虚积滞证,多由产后体虚或脾胃虚弱所致。治疗寒证最少,为虚寒积滞证,主要有胸阳不振、阴寒内盛或痰饮停聚证以及脾胃虚寒、痞满积滞（食积、痰饮等）证。由此推测枳实药性或偏寒，或平性，而不为温性[2]。吴群等人在分析2000—2008年有关运用枳实的108首组方较为完整的方剂时，发现用于热证者有49首，约占总数的45.4%；用于寒证者有13首，约占总数的12.0%；寒热错杂或寒热不明显者有46首，约占总数的42.6%。热证与寒证两样本率比较有显著性差异（$P<0.01$）。推测枳实的药性可能偏寒[3]。

综上所述，对于枳实寒温属性的论述，认为其偏寒凉的文献记载要更丰富一些。

参 考 文 献

[1] 张少华，秦林，张艳，等. 枳实寒温属性的临床考证[J]. 山东中医杂志，2009，28（10）：747-749.

[2] 苗瑜李，张增敏. 枳实寒温属性的古代临床应用文献考证[J]. 甘肃中医学院学报，2009，26（1）：37-39.

[3] 吴群，苗瑜李，秦林. 枳实寒温属性的现代中医临床应用文献考证[J]. 时珍国医国药，2008，19（12）：3077-3079.

二、病证用药

理气药主要具有行气止痛、消胀除痞、疏肝解郁、理气宽胸、破气散结等作用，适用于气机不畅所致的气滞证和气逆证。

（一）气滞证

气滞者常表现为闷胀、疼痛、攻窜阵发等特点，治以理气止痛法。由于其发生的部位及程度不同，表现各异，临床主要见于胃脘痛、腹痛、胁痛等病证，现分述如下：

1. 胃脘痛　治以和胃止痛法。

（1）脾胃气滞证：症见胃脘胀痛，食后加重，嗳气，纳呆，舌质淡，苔白厚腻，脉滑。治宜理气和胃止痛。方用香苏散（《太平惠民和剂局方》）加减。常用香附、紫苏梗、陈皮、甘草、枳壳、木香等。

（2）寒邪客胃证：症见胃痛暴作，遇冷痛重，得温痛减，纳呆口淡，泛吐清水，大便稀溏，小便清长，舌淡苔白，脉弦紧。治宜温胃散寒，理气止痛。方用良附丸（《良方集腋》）加减。常用高良姜、香附、干姜、小茴香、丁香、吴茱萸、花椒等。

（3）肝气犯胃证：症见胃脘胀痛，痛窜两胁，嗳气频作，气怒痛甚，胸脘痞闷，嘈杂吞酸，喜太息，舌边红，苔薄白，脉沉弦。治宜疏肝理气，和胃止痛。方用柴胡疏肝散（《证治准绳》）加减。常用柴胡、枳实、白芍、甘草、川楝子、延胡索、佛手、香附、青皮等。

（4）饮食伤胃证：症见胃脘疼痛，脘腹饱胀，厌食拒按，嗳腐酸臭，恶心呕吐，吐后症轻，大便不爽，矢气酸臭，舌苔厚腻，脉弦滑。治宜消食导滞，理气和胃。方用保和丸（《丹溪心法》）加减。常用山楂、神曲、莱菔子、陈皮、青皮、枳实、槟榔、麦芽等。

（5）湿热中阻证：症见胃脘热痛，胸脘痞满，口渴口黏不欲饮，身重纳呆，烦闷嘈杂，肛门灼热，大便不爽，小便短赤，舌苔黄腻，脉滑数。治宜清化湿热，理气和中。方用清中汤（《医学统旨》）。常用黄连、陈皮、香附、栀子、川楝子、厚朴、半夏、茯苓、甘草等。

（6）瘀血停滞证：症见胃痛如割，痛久拒按，痛处不移，入夜痛甚，痛彻胸背，食后痛重，或见呕血、黑便，舌质紫黯或舌质黯红，或有瘀斑，脉弦涩。治宜活血化瘀，理气和胃。方用失笑散（《太平惠民和剂局方》）合丹参饮（《时方歌括》）加减。常用蒲黄、五灵脂、丹参、檀香、砂仁、延胡索等。

（7）胃阴亏虚证：症见胃脘灼热隐痛，口干舌燥，烦渴思饮，食少干呕，似饥不食，空腹症重，或有大便干结，舌红少津，或有裂纹无苔，脉细数。治宜养阴生津，益胃止痛。方用益胃汤（《温病条辨》）加减。常用北沙参、南沙参、麦冬、生地黄、玉竹、川楝子、绿萼梅、白芍、甘草等。

（8）脾胃虚寒证：症见胃脘隐痛，绵绵不休，喜温喜按，空腹痛甚，食则缓，劳累或受凉后发作或加重，泛吐清水，神疲纳呆，四肢倦怠，手足不温，大便溏薄，舌淡苔白，脉虚弱，或迟缓。治宜温中健脾，和胃止痛。方用黄芪建中汤（《金匮要略》）加减。常用黄芪、桂枝、白芍、饴糖、生姜、炙甘草、大枣等。

2. 胁痛　实者治以理气活血，清热化湿通络法；虚者治以滋阴柔肝法。

（1）肝气郁滞证：症见胁肋胀痛，走窜不定，甚则引及胸背肩臂，发病轻重每与情志因素有关，或伴有胸闷不适，嗳气频作，妇女可见乳房胀痛，舌苔薄白，脉弦等。治宜疏肝理气止痛。方用柴胡疏肝散（《证治准绳》）加减。常用陈皮、香附、柴胡、川芎、枳壳、白芍、川楝子、青皮、荔枝核、甘草等。

（2）肝胆湿热证：症见胁肋胀痛，或灼热疼痛，口苦口黏，胸闷纳呆，恶心呕吐，小便黄赤，大便不爽，或兼有身热恶寒，身目发黄，舌红苔黄腻，脉弦滑数。治宜清利肝胆湿热。方用龙胆泻肝汤（《医方集解》）加减。常用龙胆、黄芩、栀子、川楝子、郁金、枳壳、延胡索、泽泻、车前子、木通等。

（3）瘀血阻络证：症见胁肋刺痛，痛有定处，痛处拒按，入夜痛甚，胁肋下或见有癥块，舌质紫黯，脉沉涩。治宜祛瘀通络止痛。方用血府逐瘀汤（《医林改错》）加减。常用当归、川芎、桃仁、红花、柴胡、枳壳、香附、川楝子、郁金、五灵脂、延胡索、三七等。

（4）肝络失养证：症见胁肋隐痛，绵绵不休，遇劳加重，口干咽燥，心烦，头晕目眩，舌红少苔，脉细弦而数。治宜养阴柔肝。方用一贯煎（《柳洲医话》）加减。常用生地黄、枸杞子、黄精、北沙参、麦冬、当归、白芍、川楝子、延胡索等。

（二）气逆证

气逆主要是肺胃之气上逆不顺之证，常表现为恶心、呕吐、呃逆、喘息等。治以顺气降逆法。临床主要见于呕吐、呃逆、咳喘等病证，现分述如下：

1. 呕吐

（1）外邪犯胃证：症见突发呕吐，胸脘满闷，频频泛恶，或心中懊恼，伴有恶寒发热，头痛骨节酸痛，舌苔白腻，脉濡等。治宜和胃化浊，疏解表邪。方用藿香正气散（《太平惠民和剂局方》）常用陈皮、茯苓、藿香、半夏、厚朴、大腹皮、白芷、紫苏、甘草等。

（2）饮食停滞证：症见呕吐酸腐，脘腹满闷，吐后得舒，嗳气厌食，大便臭秽，或溏薄，或秘结，舌苔垢腻，脉滑实有力。治宜消食导滞，和胃降逆。方用保和丸（《丹溪心法》）加减。常用山楂、神曲、莱菔子、枳实、陈皮、厚朴、麦芽、谷芽等。

（3）肝气犯胃证：症见呕吐吞酸，嗳气频频，胃脘不适，胸胁胀痛，每遇情志刺激而发病或加重，舌边红，苔薄腻或微黄，脉弦。治宜疏肝和胃，降逆止呕。方用四七汤（《太平惠民和剂局方》）加减。常用厚朴、香附、紫苏梗、茯苓、半夏、黄连、吴茱萸、佛手等。

（4）痰饮内阻证：症见呕吐痰涎清水，胸脘痞闷，胃中辘辘有声，不思饮食，头晕心悸，舌苔白腻，脉滑。治宜温化痰饮，和胃降逆。方用小半夏汤（《金匮要略》）和苓桂术甘汤（《金匮要略》）加减。常用半夏、生姜、茯苓、桂枝、白术、陈皮、甘草等。

（5）脾胃气虚证：症见食欲不振，食入难化，恶心呕吐，胸脘痞闷，面色少华，倦怠乏力，大便不畅，舌质淡，苔薄白，脉细弱。治宜健脾益气，和胃降逆。方用香砂六君子汤（《古今名医方论》）加减。常用木香、砂仁、陈皮、半夏、人参、茯苓、白术、甘草等。

（6）脾胃阳虚证：症见饮食稍多即欲呕吐，时作时止，倦怠乏力，四肢不温，喜暖恶寒，口干不欲饮，大便溏薄，舌质淡，脉濡弱。治宜温中健脾，和胃降逆。方用理中汤（《伤寒论》）加减。常用人参、干姜、白术、甘草、小茴香、丁香、刀豆等。

（7）胃阴不足证：症见呕吐反复发作，或时作干呕，似饥而不欲食，口燥咽干，舌红少津，脉细数。治宜滋养胃阴，降逆止呕。方用麦门冬汤（《金匮要略》）加减。常用麦冬、半夏、人参、大枣、粳米、玉竹、竹茹、枇杷叶、黄连等。

2. 呃逆

（1）胃中寒冷证：症见呃声沉缓有力，得热则减，得寒愈甚，膈间及胃脘不舒，食欲不振，舌苔白润，脉象迟缓。治宜温中祛寒，降逆止呃。方用丁香散（《三因极一病证方论》）加减。常用丁香、柿蒂、香附、陈皮、高良姜、小茴香、生姜等。

（2）胃火上逆证：症见呃声洪亮，连续有力，口臭烦渴，喜冷饮，小便短赤，大便秘结，舌苔黄，脉滑数。治宜清泄胃火，降逆止呃。方用竹叶石膏汤（《伤寒论》）加减。常用竹叶、石膏、枳实、半夏、麦冬、甘草、粳米、竹茹、芦根等。

（3）气机郁滞证：症见呃逆连声，常因情志不畅而诱发或加重，伴胸胁胀痛，嗳气，纳差，肠鸣矢气，舌苔薄白，脉弦。治宜顺气降逆止呃。方用五磨饮子（《医方集解》）加减。常用木香、枳壳、乌药、沉香、槟榔、丁香、佛手、柿蒂等。

（4）脾胃阳虚证：症见呃逆声音低长而无力，气不得续，泛吐清水，脘腹不舒，喜温喜按，面色㿠白，四肢不温，食少乏力，大便溏薄，舌质淡，苔薄白，脉细弱。治宜温补脾胃，降逆止呃。方用理中汤（《伤寒论》）加减。常用人参、干姜、白术、甘草、吴茱萸、小茴香、丁香、柿蒂等。

（5）胃阴不足证：症见呃逆声音短促而不得续，口燥咽干，烦躁不安，不思饮食或食后饱胀，大便干结，舌质红，苔少而干，脉细数。治宜养胃生津，降逆止呃。方用益胃汤（《温病条辨》）合橘皮竹茹汤（《金匮要略》）加减。常用北沙参、麦冬、玉竹、石斛、生地黄、橘皮、竹茹、枇杷叶、柿蒂等。

第九节　消　食　药

一、药性功用发微

（一）山楂疗疮止痒

山楂始载于《本草经集注》称"羊梂"，谓其可"煮汁洗漆疮"。唐·《新修本草》称为"赤爪实"，谓其"汁服主水利，沐头及洗身上疮痒"。至南宋《履巉岩本草》始记载其"能消食"。《本草撮要》云："冻疮涂之即愈"。可见，古代已有文献记载山楂具有疗疮止痒之功。然而，关于山楂的这一功用在现行《中药学》教材中则鲜有记载。

从本草文献看,山楂疗疮止痒为山楂最早使用的功效。古人常取汁外洗或外涂,以治膝疮、冻疮及诸疮身痒。《本草经解》认为:"山楂禀天秋凉之金气。入手太阴肺经。味酸无毒,得地东方之木味,入足厥阴肝经……山楂味酸益肝。肝能散精,则滞下行。益肺,肺气通调。"中医学认为诸疮身痒发之于皮,而皮毛者,肺之合也。正如《灵枢·决气》篇所云:"上焦开发,宣五谷味,熏肤、充身、泽毛。"山楂通调肺气以行滞,可起疗疮止痒之功。用治诸般疮疹,可配伍白芷、白及、白蔹等,如八白丸《古今医统大全》。现代临床有用山楂治疗冻疮的报道,如用山楂在炉火上烤熟,将其皮捅破,取其流出之汁液涂于冻伤处,其汁以不烫为宜,每日数次,连用数日[1]。

从实验研究看,山楂在提高免疫功能方面,可增加家兔血清溶菌酶含量及T淋巴细胞转化率等。山楂还具抑菌作用,对志贺氏痢疾杆菌、福氏痢疾杆菌、宋氏痢疾杆菌、变形杆菌、大肠杆菌、溶血性链球菌、绿脓杆菌、白喉杆菌、金黄色葡萄球菌等,均有较强的抑菌活性。

从临床应用看,含山楂乙醇提取物的化妆品具有去除皮肤毒物并有润肤的作用,可预防自由基和前炎细胞因子(特别是白介素-Ia)的产生[2]。据报道,用山楂粉调入黄酒外敷,治疗手术瘢痕、疮疖瘢痕,共治12例,除2例因患者年龄过高,瘢痕形成时间过长,效果欠佳外,其余都有效[3]。临床报道取生山楂研极细粉,凡士林调膏外敷多种皮肤病变,如冻疮、疖肿、疮疡等,疗效较佳[4]。

综上所述,山楂是否具有疗疮止痒之功,还有待于进一步的研究与证实。

参 考 文 献

[1] 梁桂林,吕福兰.熟山楂外敷治疗冻疮有良效[J].中国民间疗法,2000,8(3):15.

[2] 郑稚楠.用含锐刺山楂或单子山楂乙醇提取物的化妆品去除皮肤毒物和润肤[J].国外医药·植物药分册,2004,(1):31.

[3] 王金学.山楂治瘢痕[J].四川中医,1987,(5):47.

(二)神曲回乳

神曲始载于《药性论》,言其:"化水谷宿食,癥结积滞,健脾暖胃"。张元素谓其"养胃气,治赤白痢"。明代《本草纲目》首次指出神曲回乳:"妇人产后欲回乳者,炒研,酒服二钱,日二即止,甚验。"《本草易读》也谓神曲:"炒用,陈久者良。味甘,辛,温,无毒……回乳落胎,除结破核。"然而,关于神曲回乳这一功用在现行《中药学》教材中则鲜有记载。

从本草文献看,明清时期神曲已作为回乳药使用。中医认为,产后回乳,产妇无子食乳,可使乳汁不消,积而令人发热恶寒。《本经逢原》谓神曲:"但有积者能消化"。故神曲消积和胃可消乳回乳。如产后欲回乳,炒研,酒服二钱,日二即止,甚验(《本草纲目》)。

从实验研究看,神曲主要含酵母菌、淀粉酶、维生素B复合体、麦角甾醇、蛋白质及脂肪、挥发油等。

从临床应用看,据报道用神曲炒焦研粉,用白酒调成糊状服用,每次6g,每日2次,用于回乳乳胀23例,其中因两人吞不下糊状的六神曲而无效外,其余均在2~3天回乳[1]。另有报道少泽穴点刺放血,配合口服中药蒲公英、神曲、麦芽煎剂,用于回乳45例,治疗结果45例全部治愈[2]但神曲是否具有回乳之功,还有待于进一步研究。

参 考 文 献

[1] 徐爱灵.再炮制的六神曲回乳效优[J].中国中药杂志,1994,21(7):411.

[2] 叶琳.少泽穴点刺放血配合蒲公英神曲麦芽煎回乳45例[J].陕西中医,2008,29(3):341.

（三）麦芽回乳应生用还是炒用

麦芽始载于《药性论》,元代《丹溪纂要》指出"产妇无子食乳,乳不消,令人发热恶寒,用大麦蘗二两炒为末,每服五钱,白汤下,良甚。"这是麦芽回乳炒用的最早记载。由于朱丹溪开炒麦芽回乳之先河,故后世回乳多用炒麦芽。近代对于麦芽回乳应生用还是炒用有不同的看法。有人认为回乳应生用,有人认为回乳宜炒用。

从本草文献看,明代《滇南本草》言其能"治妇人奶乳不收,乳汁不止。大麦芽不拘多少煎汤服。"《本草新编》指出"炒麦芽妇人乳胀,因丧子。水煎三钱,立效。"据《本草备要》记载"薛立斋治一妇人,丧子乳胀,几欲成痈,单用麦芽一二两炒,煎服立消,其破血散气如此。"李时珍在《本草纲目》中指出麦芽:"但有积者能消化,无积而久服,则消人元气也,不可不知。"张锡纯进一步指出炒麦芽回乳机理,其在《医学衷中参西录》中曰:"妇人乳汁为血所化,因其善于消化,微兼破血之性,故又善回乳。入丸散剂可炒用。"可见,麦芽因其功善克化,能消能磨,既行气消胀,又破血下气,故具有回乳之功。

从实验研究看,麦芽含有麦角胺类化合物、生物碱[1]、α-溴隐停移行成分[2],能够抑制催乳素的分泌,临床上有因服用脉安冲剂(生麦芽、生山楂组成)致哺乳期妇女断乳之说,可见单味生麦芽有回乳作用。并认为炒后可破坏麦角胺类化合物等成分,回乳作用减弱。

从临床应用看,有人用140例分成两组,分别观察生麦芽与炒麦芽回乳的效果,结果大剂量的生麦芽或炒麦芽,均具有较好的回乳和降低哺乳妇女血清泌乳素的作用[3]。有报道观察生麦芽回乳38例,全部有效[4]。也有用100例分成两组,分别观察中期妊娠引产后马上服炒麦芽和乳胀后服炒麦芽回乳的效果,结果均能回乳,引产乳胀后服炒麦芽的,回乳持续时间长,很受乳房胀痛的煎熬,而引产后早期及时服炒麦芽的疗效满意[5]。有人观察生、炒麦芽联用治疗产后回乳34例,结果表明,生、炒麦芽联用比单纯使用炒麦芽或生麦芽疗效更佳[6]。

由此可见,文献报道麦芽生用、炒用均有回乳的作用。但2015年版《中国药典·一部》在麦芽的用法用量一项中记载:"(煎服)10~15g,回乳炒用60g。生麦芽健脾和胃,疏肝行气,用于脾虚食少,乳汁郁积;炒麦芽行气消食回乳,用于食积不消,妇女断乳。"故临证使用时还应当以《中国药典》为准。

参 考 文 献

[1] 胡敦全,陈永刚,吴金虎,等.生麦芽生物碱对高泌乳素血症模型大鼠激素水平的影响[J].广东药学院学报,2012,28(5):545-548.

[2] 徐勇,戴翰升.炒麦芽含药血清中α-溴隐停移行成分高效液相色谱法定性定量分析[J].时珍国医国药,2007,18(12):3024-3026.

[3] 阳媚,唐茂燕,陈雅君,等.生麦芽与炒麦芽回乳效果比较及对泌乳素的影响[J].环球中医药,2014,7(1):48-49.

[4] 朱冬青. 生麦芽回乳效果观察[J]. 浙江中医杂志,2009,44(12): 883.

[5] 邹玉芬,潘永珍,任华,等. 中期妊娠引产后口服炒麦芽回乳的临床效果观察[J]. 中国民族民间医药, 2010,22(3): 146.

[6] 吴楚良,孔志伟,邓少嫦,等. 生、炒麦芽联用治疗产后回乳34例[J]. 中医研究,2012,25(7): 18-19.

（四）焦三仙是否需要炒焦

"焦三仙"由焦山楂、焦麦芽、焦神曲三味药组成。三药等量合用,是临床上常用的消食导滞的药对。传统经验认为,山楂善消肉食之积,麦芽善消米面之积,神曲善消谷麦酒积、助消金石之品。将这三味药分别炒焦后能增强消食导滞作用,为形容其疗效灵验如仙丹,故名"焦三仙"。

历代中药方剂中也常将山楂、麦芽、神曲一起与他药合用以消食导滞。如元代《丹溪心法》的阿魏丸,明朝龚廷贤《寿世保元》的千金肥儿饼,《医学六要》中的健脾丸,《济阴纲目》的加味平胃散,清代《医学启蒙》的五疳丸,《景岳全书》的消食丸,《医方集解》的健脾丸等众多方中均共用三药。焦三仙是否需要炒焦,历代均有一定的争议,有人认为应生用,有人认为宜炒用,也有人认为应焦用。

从本草文献看,山楂炒焦入药,最早见于元代的《丹溪心法》名为山楂炭,用以治疗"疝痛",清代蒋士吉《医宗说药》认为"炒黑能治积"。麦芽炒焦入药,最早见于唐代的《备急千金要方·食治》,谓其:"消食和中。熬末令赤黑,捣作,止泻利,和清醉浆服之,日三夜一服。"神曲炒焦入药,最早见于《摘元方》治食积心痛,以"陈神曲一块,烧红,淬酒两大碗服之。"《本草纲目》记载:"消食下气,除痰逆霍乱泄痢胀满。闪挫腰痛者,煅过淬酒温服有效。"可见,中医很早就运用山楂、麦芽、神曲炒焦以增强消食导滞化积的作用。

从实验研究看,"焦三仙"生品既能推进小肠蠕动,又能促进胃排空,而炒品和焦品各剂量组仅具有较弱的作用,不具有统计学意义,但具有推进的趋势。焦三仙不同炮制品的各剂量组与阳性对照组(养胃舒颗粒组)比较,不具有统计学意义,但生品的中剂量组在促进胃酸、胃液、胃蛋白酶方面均优于养胃舒颗粒,生品的其他剂量组也具有促进胃酸和胃液分泌,增加胃蛋白酶活动的倾向性,炒品和焦品的作用弱于生品,但也具有一定的促进趋势。[1]从现代药理学的角度,生三仙更为适合饮食不节造成的饮食积滞。

从临床应用看,有人考证了古籍方中元代后81张均含有三仙的方剂,有32张含三仙炒品,含最多的是焦麦芽、焦神曲、山楂(不炒焦)这类。临床上有人用焦三仙口服液(焦山楂、麦芽、焦神曲)应用于小儿消化不良症62例,总有效率达到72%。[2]用山豆三仙汤(焦山楂、麦芽、焦神曲)合胃蛋白酶合剂治疗小儿厌食症100例,总有效率达到98%。[3]可见,临床生用、炒用均有。

总之,焦三仙是否需要炒焦,应辨证论治。脾虚食积泄泻者宜炒用、焦用,饮食不节造成的饮食积滞实证者宜生用。可三味均炒焦,也可二味炒焦,可三仙配,也可四仙配,应灵活应用。

参 考 文 献

[1] 王颖,李毅,陈勇,等. "三仙"的不同炮制品对大鼠胃液、胃酸、胃蛋白酶分泌的影响[J]. 四川中医,2011, 29(12): 41-42.

[2] 金彦,赵利民.焦三仙口服液治疗小儿消化不良的临床观察[J].黑龙江医药,2003,16(3):231-232.

[3] 方占荣,赤芬兰.山豆三仙汤合胃蛋白酶合剂治疗小儿厌食症100例临床观察[J].四川中医,2008,26(6):90-91.

(五)莱菔子利尿

莱菔子始载于五代时期的本草专著《日华子本草》,主要用以"水研服,吐风痰;醋研消肿毒。"《本草纲目》首次谓其"利大小便"。《本草述钩元》曰莱菔子:"除胀利大小便"。《得配本草》云:莱菔子"降则化食除胀,下气消痰,利二便。"《续名医类案》记载:"黄承昊家仆妇,患小便不通之症。时师药以九节汤,腹渐满而终不通,几殆矣。有草泽医人以白萝卜子炒香,白汤吞下数钱,小便立通。此予亲见之者。"然而,关于莱菔子的利尿功用在现行《中药学》教材中鲜有记载。

从本草文献看,莱菔子除了行气、除胀、通便作用外,还具有利尿的作用。李时珍认为:"莱菔子生能升,熟能降"。中医学认为"气行则水行""治气即是治水"。炒莱菔子后,性降利气,通利小便,可用于小便不利、水肿、癃闭。临床上治风水,多配以紫苏子、车前子、大腹皮等,如五子五皮汤(《明医指掌》);治饮食积聚,小便不利,常与白茯苓、苍术、车前子等同用,如苏子宽中汤(《何氏济生论》)。

从实验研究看,莱菔子可能有拮抗去甲肾上腺素能神经递质的作用,炒品效力明显强于生品,因炒莱菔子可使膀胱逼尿肌收缩,膀胱括约肌舒张,从而改善排尿功能,对动力性尿路梗塞效果好,对前列腺增生引起的机械性尿路梗塞也有一定效果。[1]

从临床应用看,据报道用莱菔子治疗尿潴留2例,炒莱菔子研粉10g,温开水冲服,均在15~20分钟后排尿[2]。有报道用宣肺导水汤(杏仁9g,桔梗10g,莱菔子10g,赭石30g)治疗癃闭证12例,全部治愈[3]。

总之,莱菔子的利尿之功值得进一步研究。

参 考 文 献

[1] 郭奕文.莱菔子治疗排尿功能障碍[J].中医杂志,1998,(398):456.

[2] 郭秀昊,黎晓兰.莱菔子治疗尿潴留2例报告[J].中国中西医结合杂志,1994,增刊:229.

[3] 陈耀章.宣肺导水汤治疗癃闭证[J].河北中医杂志,1982,(3):35.

二、病证用药

消食药主要用治食积之证。食积之证往往因体质及夹邪之不同,临床表现各异,治法方药有别。现分述如下:

(一)食积

治以消食导滞,健脾和胃法。

1. 饮食不节,食积内停 症见脘腹痞满,嗳腐酸臭,不思饮食,或腹痛肠鸣,泻下粪便臭如败卵,泻后痛减,伴有不消化物,舌苔垢浊或厚腻,脉滑。治宜消食导滞。方用保和丸(《丹溪心法》)、大和中饮(《景岳全书》)加减。常用山楂、神曲、莱菔子、半夏、茯苓、陈皮、麦芽、枳实、厚朴、砂仁、青皮等。

2. 湿阻中焦，食积内停　症见脘腹胀满，不思饮食，口淡无味，恶心呕吐，嗳气吞酸，肢体沉重，怠惰嗜卧，常多自利，舌苔白腻而厚，脉缓。治宜燥湿运脾，行气消食和胃。方用平胃散（《简要济众方》）加减。常用苍术、厚朴、陈皮、枳实、山楂、神曲、鸡内金、槟榔等。

3. 脾胃有寒，食积内停　症见脘痞食少，脘腹绵绵作痛，得温则舒，呕吐，口不渴，常作泄泻，完谷不化，畏寒肢冷，舌淡苔白润，脉沉细或沉迟无力。治宜温暖脾胃，消积止痛。方用益脾饼（《医学衷中参西录》）加减。常用鸡内金、干姜、白术、大枣、饴糖、山楂、神曲、麦芽等。

4. 湿热内蕴，食积内停　症见脘腹胀痛，下痢泄泻，或大便秘结，小便短赤，舌苔黄腻，脉沉有力。治宜清热利湿，消导化积。方用枳实导滞丸（《内外伤辨惑论》）加减。常用枳实、大黄、黄连、黄芩、茯苓、神曲、莱菔子、厚朴等。

5. 脾胃虚弱，食积内停　症见食少难消，脘腹痞闷，大便溏薄，倦怠乏力，苔腻微黄，脉虚弱。方用健脾丸（《证治准绳》）加减。治宜健脾和胃，消食止泻。常用人参、白术、山药、茯苓、山楂、神曲、麦芽、木香等。

6. 小儿伤乳　症见呕吐乳片食物，吐物酸馊，不思乳食，脘腹胀痛，大便下利，臭如败卵。治宜健脾消食，行气化积。方用消乳丸（《证治准绳》）加减。常用神曲、麦芽、陈皮、砂仁、香附、木香、枳壳、厚朴、莱菔子等。

7. 小儿伤食　症见脘腹胀满，疼痛拒按，不思饮食，嗳腐吞酸，恶心呕吐，大便臭秽。治宜消食化滞，健脾和胃。方用保和丸（《丹溪心法》）、大和中饮（《景岳全书》）加减。常用山楂、六神曲、炒麦芽、炒鸡内金、槟榔、陈皮、枳实、砂仁、厚朴等。若属脾虚食滞者，症见面色萎黄，形体消瘦，不思乳食，食则饱胀，腹满喜按，大便稀溏酸臭，或夹有不消化食物残渣，舌淡苔白腻，脉细滑，或指纹淡滞者，治宜健脾助运，消食化滞。方用健脾丸（《医方集解》）加减。常用人参、白术、茯苓、甘草、麦芽、山楂、神曲、陈皮、枳实、砂仁等。

（二）小儿疳证

治以消积疗疳法。

1. 疳气　症见形体略较消瘦，面色萎黄少华，毛发稀疏，食欲不振，大便干稀不调，精神欠佳，易发脾气，舌淡红，苔薄微腻，脉细有力。治宜调脾健运。方用资生健脾丸（《先醒斋医学广笔记》）加减。常用人参、白术、山药、茯苓、薏苡仁、泽泻、藿香、白蔻仁、山楂、神曲、麦芽等。

2. 疳积　症见形体明显消瘦，面色萎黄无华，肚腹膨胀，甚则青筋暴露，毛发稀疏结穗，精神不振或易烦躁激动，睡眠不宁，或伴揉眉挖鼻，咬指磨牙，动作异常，食欲不振或多食多便，舌淡，苔薄腻，脉沉细而滑。治宜消积理脾。方用肥儿丸（《医宗金鉴》）减。常用人参、白术、茯苓、神曲、山楂、麦芽、鸡内金、大腹皮、槟榔、黄连、胡黄连等。

3. 干疳　症见形体极度消瘦，皮肤干瘪起皱，大肉已脱，貌似老人，精神萎靡，啼哭无力，毛发干枯，腹凹如舟，不思饮食，大便稀溏或便秘，口唇干燥，舌淡嫩，苔少，脉细弱。治宜补益气血。方用八珍汤（《正体类要》）加减。常用人参、白术、茯苓、炙甘草、当归、熟地、白芍、川芎、陈皮、白扁豆、砂仁等。

总之，使用消食药，应根据不同的病情，配伍其他药物同用才能取得良好的治疗效果。

第十节 驱 虫 药

一、药性功用发微

(一)槟榔致癌的讨论

槟榔的命名,来源于古人常用此果款待贵客。我国南方在内的亚洲部分地区有"嚼槟榔"的传统习俗。早在晋代,嵇含《南方草木状》言:"彼人以为贵胜,族客必先进,若邂逅不设,用相嫌恨。""宾"与"郎"皆贵客之称,故称之为槟榔。本草专著中《名医别录》最早记载槟榔的功用,谓其:"主消谷逐水,除痰癖,杀三虫,伏尸,寸白。"《本草纲目》对槟榔的功用又作归纳,言其"治泻痢后重,心腹诸痛,大小便气秘,痰气喘急。疗诸疟,御瘴疠。"可见,槟榔的应用分为食用与药用二种。目前对槟榔是否致癌有一定的争议。

从本草文献看,古代对槟榔的不良反应与使用注意已有认识。如《食疗本草》云:"槟榔,多食发热。"《本草汇言》曰:"槟榔,多用大伤元气。"《本草经疏》进一步指出槟榔:"性能坠诸气至于下极,病属气虚者忌之,脾胃虚虽有积滞者不宜用,下利非后重者不宜用,心腹痛无留结及非虫攻咬者不宜用,疟疾非山岚瘴气者不宜用,凡病属阴阳两虚,中气不足,而非肠胃壅滞宿食胀满者,奚在所忌。"历代本草均未记载槟榔具有毒性,也未见其致癌的记载。

从实验研究看,常服槟榔可导致味觉功能破坏、张口不开、牙齿磨耗、久服上瘾等不良反应,重要的是服食者可能导致口腔黏膜癌,大量的研究表明咀嚼槟榔可作为口腔癌的独立危险因素。国际癌症研究中心在2003年8月7日特别刊物第85卷中认定,槟榔为一级致癌物。烟与酒也被立为一级致癌物。国际癌症研究机构专著系列中的致癌风险一词是指长期暴露(使用)该物质会导致人患癌症的可能性。所列物质并不意味着它就是一种致癌物质,只是审查了的已发布数据。据研究,按药典记载的临床剂量配伍使用槟榔饮片,未见不良反应报道[1],更无可靠证据证明槟榔是致癌物质。

从临床应用看,槟榔食用与槟榔药用,区别很大,主要如下:

1. 两者所用原料部位不一样。食用槟榔所用的槟榔是"幼果",包括皮壳一起用。而药用槟榔使用成熟的种子。

2. 两者炮制加工不一样。食用槟榔用石灰水浸泡,再加强碱性、刺激性很强的香精、香料等,这些辅料有致癌物质,而且易引起口腔黏膜损伤。药用槟榔则须经炮制、加工、提取、除杂等,有明显的解毒作用。

3. 两者入口方式不一样。食用槟榔常嚼几个小时,对口腔黏膜造成化学性刺激、机械性损伤,导致黏膜下纤维化、白斑、苔藓病变,进一步发展易转化为口腔癌。而药用槟榔是汤剂口服,不会长时间刺激口腔黏膜。

4. 两者用量不一样。食用槟榔没有限时限量,属于大量、无限制使用。而药用槟榔在《中国药典》里有限量规定,煎服3~10g,驱虫时用量才是30~60g。中药成方制剂大多为3~5克,剂量是安全的。

5. 两者疗程不一样。食用槟榔是生活习俗,易造成慢性损伤、累积损伤。药用槟榔则用药疗程短,如"四磨汤",用药3到5天,短疗程、小剂量,不会引起中毒、慢性损伤和造成癌前病变。

6. 两者使用卫生习惯不一样。食用槟榔有的为调味,添加一些香精香料等物质,起到兴奋作用。而药用槟榔绝对不会添加这些东西。

7. 两者安全性保障不一样。食用槟榔诱发口腔癌涉及物理因素、化学因素、剂量、疗程、用法,这些不良因素综合到一起可能使口腔癌发病率上升。药用槟榔在多环节采取了有效措施,确保了药用槟榔的安全性。

总之,槟榔食用与槟榔药用,区别很大,食用槟榔大量、无限制地使用,易转化为口腔癌。药用槟榔在多环节采取了有措施,按《中国药典》记载的临床剂量配伍使用槟榔饮片未见不良反应报道,不会致癌。

参 考 文 献

[1] 刘东林,王小莹,杨冰,等. 槟榔药理毒理研究进展[J]. 中国中药杂志,2013,38(14): 2273-2275.

二、病证用药

驱虫药主要具有驱除或杀灭人体肠道寄生虫作用,用治虫证。因人体肠道的寄生虫种类不同,而有蛔虫病、蛲虫病、绦虫病、钩虫病等常见的虫证,现分述如下:

(一)蛔虫病

治以安蛔驱蛔,健运脾胃法。

1. 肠虫证　症见脐周腹痛,时作时止,胃脘嘈杂,或不思饮食,或嗜食异物,大便不调,或泄泻,或便秘,或便下蛔虫,面色黄滞,或见白斑,睡中咬牙,形体消瘦,肚腹胀大,青筋显露,舌尖红赤,苔多花剥或腻,脉弦滑。治宜驱蛔杀虫,健运脾胃。方用使君子散(《证治准绳》)加减。常用使君子、苦楝皮、苦楝子、鹤虱、芜荑、榧子、槟榔、雷丸、花椒、乌梅、牵牛子、萹蓄、石榴皮、百部等。

2. 蛔厥证　突然发作的剑突下及(或)右胁腹部阵发性剧烈绞痛,痛引背心及右肩,痛剧时弯腰曲膝,辗转不安,呻吟不止,冷汗淋漓,恶心呕吐,并常有蛔虫吐出。腹部切诊时,腹皮柔软,脘腹及右胁部有压痛。腹痛间歇期则如常人,安然无恙。治宜安蛔定痛。方用乌梅丸(《伤寒论》)。常用乌梅、花椒、细辛、黄连、黄柏、干姜、附子、桂枝、人参、当归等。

3. 虫瘕证　突然阵发性脐腹剧烈疼痛,部位不定,频繁呕吐,或吐出蛔虫,大便不下或量少,腹胀,腹部可扪及可移动的团块,病情持续不缓解者,可见腹部发硬,压痛明显,肠鸣,无矢气,舌苔白或黄腻,脉滑数或弦数。治宜通腑散结,驱蛔下虫。方用驱蛔承气汤(《急腹症方药新解》)加减。常用大黄、芒硝、枳实、厚朴、乌梅、椒目、使君子、苦楝皮、槟榔等。

(二)绦虫病

治以驱除绦虫,调理脾胃法。

1. 绦虫聚肠证　症见大便中发现白色节片或节片从肛门自动逸出,肛门发痒,伴有腹胀或腹痛,泄泻,食欲异常,大便不调,或夜寐不安,磨牙,皮肤瘙痒,体倦乏力,面黄肌瘦,舌淡,脉细等。治宜驱除绦虫,调理脾胃。方用圣功散(《证治准绳》)加减。常用槟榔、南瓜子、雷丸、鹤草芽、鹤虱、贯众、石榴皮、山楂等。

2. 囊虫移行证 症见皮肤扪及囊虫结节,可发作癫痫,或头痛,头晕,恶心呕吐,或精神异常,或视物障碍,甚则失明,舌苔白腻,脉弦滑。治宜毒杀虫体。方用囊虫丸(《古今名方》)。常用雷丸、干漆、黄连、僵蚕、茯苓、橘红、水蛭、大黄、桃仁、牡丹皮、五灵脂等。

(三)钩虫病

治以驱除钩虫,健脾燥湿,调补气血法。

钩虫病 症见上腹部不适、隐痛,面色萎黄,或面色黄而虚浮,神疲肢软,善食易饥,食后腹胀,异嗜生米、茶叶、泥土、木炭,舌淡苔薄,脉濡。严重者出现心悸短气,四肢乏力,头晕耳鸣,面足浮肿,面色萎黄,唇舌色淡,脉数而弱。治宜驱除钩虫,健脾燥湿,调补气血。方用化虫丸(《太平惠民和剂局方》)加减。常用榧子、雷丸、槟榔、鹤虱、贯众、萹蓄、大蒜等以驱虫,合以平胃散或八珍汤以健脾燥湿,调补气血。

(四)蛲虫病

治以驱虫止痒法。

蛲虫病 症见肛门周围及会阴部瘙痒,尤以夜间为甚,夜卧不安,晚间肛门发痒时,可在肛门周围见到细小蠕动的白色小虫。治宜驱虫止痒。方用追虫丸(《证治准绳》)加减。常用使君子、苦楝皮、鹤虱、芜荑、榧子、槟榔、雷丸、花椒、萹蓄、石榴皮、百部等。

第十一节 止 血 药

一、药性功用发微

(一)三七补虚强壮

三七,始载于《本草纲目》,谓其"甘,味苦,温。"清代名医陈士铎首先论述三七具有补虚强壮作用。他在《本草新编》卷三中云:"三七根,各处皆产,皆可用。唯西粤者尤妙,以其味初上口时,绝似人参,少顷味则异与人参耳,故止血而兼补,他处味不能如此,然以治止血,正无不宜也。"著名药物学家赵学敏在《本草纲目拾遗》卷三中,论述三七的形色、性味、功能及临床应用等,皆与人参相似,并兼有补虚作用。有些医家及三七产地认为三七的性味功能与人参相似,除止血、散血、止痛外,又能补血、益气、生津,但补力较缓不如人参峻猛。但对于三七补虚作用的认识和经验,由于种种原因,并未引起后世医学的重视[1]。

俗有"人参补气第一,三七补血第一"的说法,古人并称曰人参三七,为药品中最珍贵者。三七主产区编著的地方药志《药用植物名录》及《草药手册》等,对民间应用三七补虚的经验不断加以总结记述。谓三七"炖肉可滋补","熟食生血、补血"。而《文山中草药》更具体指明"三七生用消肿止痛,止血散瘀;熟用补血益气,壮阳散寒。"民间用三七治血虚头晕及气血虚弱等症[1]。刘仲旭有言:"昭通苏家三七,以之蒸鸡服,可以医劳弱诸虚百损之病。"

实验研究发现,三七中的主要有效成分为人参皂苷和三七皂苷[2-3]。它与人参化学成分相似,因而与人参一样具有滋补强壮的作用。三七总皂苷能增强小鼠耐缺氧、抗疲劳、耐寒热的能力,提高小鼠腹腔巨噬细胞的吞噬功能[4]。因此,三七与人参同样具有"扶正固本"的作用。现代医学认为,"扶正固本"乃通过加强重要器官、系统的调节,抑制机体对致病因子的反应,加强其保持自稳态的能力,从而提高机体的生命活力。所以,三七具有补虚强壮的作用。

在临床中,三七可用于气血虚弱证。研究表明:①熟三七补益作用较生三七强。②炮制熟三七以蒸法为佳。③三七补益脾肺效果最佳。④三七治疗与气虚下陷有关的病症,可以达到益气养血、滋补强壮作用,如性功能减退,妇女子宫脱垂等症[5-6]。民间有用大母鸡与三七煎汤服用,可以医劳弱诸虚百损之病。三七具有止血、化瘀、消肿、止痛作用,且具补益正气之功能,增强人体战胜伤痛的能力,故可称三七为"外伤科的圣药"。

综上所述,三七是否具有补虚强壮之功,还有待于进一步的研究与证实。

参 考 文 献

[1] 李振宁,吴墅园. 三七可补虚强壮[J]. 内蒙古中医药,1997,1.

[2] 张崇. 人参、西洋参和三七化学成分的研究[D]. 长春:吉林农业大学,2004.

[3] 夏鹏国,张顺仓,梁宗锁,等. 三七化学成分的研究历程和概况[J]. 中草药,2014,45(17):2564-2570.

[4] 谢志华. 广西田七总皂甙扶正固本作用的实验研究[J]. 中药药理与临床,1991(2):27-29.

[5] 刘正求. 浅谈三七增强性功能的作用及临床应用[J]. 云南中医中药杂志,1996,17(4):73-74.

[6] 黎光南,余曙光,杨嘉祥,等. 三七新用途的研究(一)——治疗子宫脱垂201例疗效观察[J]. 中药材科技,1980,4:8.

(二)茜草解毒

茜草始载于《神农本草经》,被列为草部上品,原名"茜根",曰:"味苦,寒。主寒湿风痹,黄疸,补中,生川谷。"《本草纲目》中记载:"茜草主蛊毒,煮汁服。庶氏掌除蛊毒,以嘉草攻之。嘉草者,襄荷与茜也,主蛊毒之最。"《开宝本草》中记载:"茜草,味苦,寒,无毒。止血,内崩,下血,膀胱不足,踒跌,蛊毒。"因此,对于茜草解毒作用,古人早已有所认识。然而,关于茜草解毒的这一功用在现行《中药学》教材中鲜有记载。

从本草文献来看,茜草有"解毒"的功用,如《神农本草经》云:"茜草味辛,寒。蚀恶肉,败疮,死肌,杀疥虫,排脓恶血,除大风热气,善忘不乐。"《药鉴》云:"气寒、味苦,无毒,阴中微阳也。疗蛊毒,治跌扑损伤……疮疖痈肿者,用之于排脓药中立效。其曰除乳结为痈者何?盖乳者,血之所为也,用此剂以行之,则血行而痈自散矣。"《药性论》云:"味甘,主六极,伤心肺吐血泻血。日华子:味酸……带下,产后血晕,乳结,月经不止,肠风痔瘘,排脓治疮疖,泄精尿血,扑损瘀血,皆取其凉血行血,苦寒泄热之功耳。"可见,茜草为苦寒之品,可用于治疗恶疮、痈肿疮疖等热毒或火毒病证。

从实验研究来看,茜草具有抗菌、抗肿瘤、抑制毒激素-L的作用。茜草水提取物对金黄色葡萄球菌、流感嗜血杆菌、肺炎链球菌和皮肤真菌具有抑制作用。其有效成分茜草素具有抗真菌、抗细菌和抗病毒的作用[1],可以治疗患有多杀巴氏杆菌疾病的仔猪[2],对患有乳腺炎的乳牛治愈率可达87.5%,有效率达100%[3]。同时,茜草的醇提物对于实验动物有较好的抗炎作用,可以较好地治疗多发性关节炎、降低白细胞介素含量、延长凝血时间和减轻小鼠耳脓肿[4]。茜草根的甲醇提取物的氯仿部分可抑制人肝癌细胞株Hep3B细胞分泌乙型肝炎表面抗原(HBsAg),而对细胞株的活性无影响,不显示细胞毒性[5]。茜草提取物能显著抑制毒激素-L致脂肪酸释放量增加,能有效对抗毒激素-L致血铜水平升高,有效抑制毒激素-L致血糖、血锌水平降低,表明茜草提取物对毒激素-L所致恶病质样表现有明显抑制作用[6]。这些研究成果为临床合理诠释茜草解毒效用提供了实验依据。

从临床应用来看,茜草用于治疗血热妄行的出血症和蛊毒、恶疮、痈肿疮疖、瘰疬疮、痘疹、蝼蚁漏疮等热毒或火毒病证。有学者对临床运用茜草治疗火毒证和血热妄行出血证进行了总结[7-8]:①近几年来以茜草为主方,治疗因血热引起的银屑病、过敏性紫癜、结节性红斑等皮肤疾患,均有良效;②茜草配黄芩、生地、侧柏、阿胶、甘草,临床治鼻衄常用;以茜草配升麻、黄连、黄芩,地榆等,可治湿热蕴结大肠,损伤血络之便血;③常用量为6~10g,以水煎服为主;④无明显副作用与不良反应,但孕妇宜慎用。

由上述可见,茜草具有解毒之功,可用治热毒或火毒之证。

参 考 文 献

[1] 孙翠华,赵金燕. 茜草及茜草炭药理作用比较研究[J]. 中成药,1998,20(12): 39.

[2] Li X, Liu Z, Wang LJ, et al. Rubiacordone A: a new anthraquinone glycoside from the roots of Rubia cordifolia[J]. Molecules,2009. 14:566-572.

[3] 刘广,齐娜,徐本明. 大叶茜草素在甲醇溶液中的稳定性研究[J]. 华西药学杂志,2010,25(3): 318.

[4] 张敏生. 茜草科药用植物的化学成分的研究概况[J]. 中国药学杂志1992;27(2): 72.

[5] 樊中心. 茜草中的抗癌成分[J]. 国外医学: 中医药分册,1997,19(4): 3-5.

[6] 吴耕书,张荔彦. 五加皮、茜草、白芷对毒激素-L诱导的恶病质样表现抑制作用的实验研究[J]. 中国中医药科技,1997,4(1): 13-15.

[7] 熊小刚. 茜草在皮肤科中的应用[J]. 陕西中医,2000,21(3): 140-141.

[8] 赵为邢,锦秀. 茜草临床应用小议[J]. 黑龙江中医药,1987,(2): 36-42.

(三)小蓟补虚退热

小蓟始载于《日华子本草》,谓:"小蓟根凉,无毒,治热毒风并胸膈烦闷,开胃下食,退热,补虚损。苗,去烦热,生研汁服。小蓟力微只可退热,不似大蓟能补养下气。"可见小蓟具有补虚退热的功效在古代文献中早有记载。然而,关于小蓟这一功效在现行《中药学》教材中鲜有记载。

小蓟有"凉、润"之性。张锡纯对此持肯定态度,他在《医学衷中参西录》云:"鲜小蓟根,味微辛,气微腥,性凉而润。为其气腥与血同臭,且又性凉濡润,故善入血分,最清血分之热。其凉润之性,又善滋阴养血。"《本草求原》:"小蓟则甘平胜,不甚苦,专以退热去烦,使火清而血归经,是保血在于凉血。"可见,小蓟不仅具有凉血止血的功效,而且凉润之性使其还具有退热补虚之功。

从实验研究看,小蓟煎剂含有儿茶酚胺类物质[1]。儿茶酚胺对细胞外液容量和构成及水、电解质的代谢有重要的调节作用。小蓟水煎剂含有的儿茶酚类具有抗菌和抗炎的作用,对溶血性链球菌、肺炎球菌、白喉杆菌、金黄色葡萄球菌、绿脓杆菌、变形杆菌、大肠杆菌、伤寒杆菌、副伤寒杆菌及福氏痢疾杆菌均有抑制作用[2-3]。而且对小鼠亚砷酸中毒似有一定保护作用[4]。此外,研究表明小蓟多糖可明显改善高脂血症小鼠的血脂代谢,能够有效抑制D-半乳糖导致的小鼠的衰老,减轻过度运动对小鼠机体造成的伤害,具有较好的抗疲劳作用[5]。这些研究成果为临床合理诠释小蓟退热补虚提供了实验依据。

从临床应用看,小蓟可用于急、慢性炎症及湿热证[4]和各种出血后的虚证。①孟诜在《食疗本草》中对临床运用小蓟治疗夏月烦热证进行了总结:捣叶取汁半升服之;②急、慢性炎症及湿热证使用小蓟水煎服;③奉虹[6]运用小蓟为君药配以生地当归治疗出血后虚证;④脾胃虚寒而无瘀滞者不宜使用小蓟。

综上所述,小蓟是否具有补虚退热之功,还有待于进一步的研究与证实。

参 考 文 献

[1] 胡克振,余华明,等. 小蓟药理作用的研究[J]. 山东医学院学报,1980,1(14): 16-18.

[2] 中科院药物所抗菌工作组. 545种中药的抗菌作用筛选[J]. 药学通报,1960,8(2): 55.

[3] 中国医学科学院药用植物资源开发研究所等. 中药志(第4册)[M]. 第2版. 北京: 人民卫生出版社,1985: 11.

[4] 陈毓,丁安伟,杨星昊. 小蓟化学成分药理作用及临床应用研究述要[J]. 中医药学刊,2005,23(4): 615.

[5] 张欣. 小蓟多糖的分离纯化及生物学作用研究[D]. 陕西: 陕西师范大学,2006.

[6] 奉虹. 小蓟饮子加减治疗膀胱癌的体会[J]. 中国中医药信息杂志,2008,8(9): 21.

(四)艾叶止痢

艾叶是中医临床常用药物之一,始载于《名医别录》,云其"可作煎,止下痢,吐血,下部疮,妇人漏血。"可见艾叶在当时已被应用于治疗痢疾。关于艾叶止痢的这一功用在现行《中药学》教材中未有记载。

查阅古籍本草文献可知,艾叶味苦、辛,温,归脾、肝、肾经,可调理气血,止血止痢。《药性论》云:"止赤白痢及五脏痔泻血……长服止冷痢。"《新修本草》云:"主下血,衄血,脓血痢,水煮及丸散任用。"《本草正义》云:"其止下利,则以里寒泄泻而言,辛温升举,固其所宜。"《医学入门》云:"艾叶苦温最热中,霍乱腹心痛有功,杀虫调血和肝气,崩漏安胎暖子宫,生汁止痢并吐衄。"《证类本草》云,"艾,生寒熟热。主下血,衄血,脓血痢。水煮及丸散任用……止赤白痢及五脏痔泻血……炒艾作馄饨,吞三、五枚,以饭压之良。长服止冷痢。"《雷公炮制药性解》云:"艾叶味苦,性微温无毒,入肝脾二经……除久痢,辟鬼邪,定霍乱,生捣汁,理吐衄血。"可见艾叶主入脾经,具有止痢之功,可用于各种痢疾。

药理学研究发现,艾叶水煎剂在试管内对金黄色葡萄球菌、α-溶血性链球菌、肺炎双球菌、白喉杆菌、宋内氏痢疾杆菌、伤寒及副伤寒杆菌、霍乱弧菌等均有不同程度的抑制作用[1-3]。艾叶油对肺炎双球菌、金黄色葡萄球菌、白色葡萄球菌、甲型链球菌、大肠杆菌、伤寒杆菌、副伤寒杆菌、福氏痢疾杆菌等有抑菌作用[4]。从临床应用看,传统运用艾叶治疗痢疾多用复方,常与陈皮、生姜等温性药物配伍治疗冷痢。

综上所述,艾叶是否具有止痢之功,还有待于进一步的研究与证实。

参 考 文 献

[1] 孙迅. 中药对某些致病性皮肤癣菌抗菌作用的研究[J]. 中华皮肤科杂志,1958,(6): 210.

[2] 阎桂华. 369种鲜药用植物的抗菌作用筛选[J]. 中国药学杂志,1960,(2): 57.

[3] 曹仁烈,孙在原,王仲德,等. 中药水浸剂在试管内抗皮肤真菌的观察[J]. 中华皮肤科杂志,1957,(4): 286.

[4] 防治慢性气管炎艾叶油研究协作组. 艾叶油及其有效成分的药理研究[J]. 医药工业,1977,(11): 5.

二、病证用药

止血药以制止人体内外出血为主要作用,主要用于咳血、吐血、鼻衄、齿衄、紫斑、尿血、便血、崩漏以及外伤出血等各种血证。血证的共同病机可归结为火热熏灼、迫血妄行及气虚不摄,血溢脉外两类。但随病因、病位不同,血证临床表现各异,治法选方用药有别,现分述如下:

(一)咳血

1. 燥热伤肺证　症见喉痒咳嗽,痰中带血,口鼻干燥,或有身热,舌红,苔薄黄,脉数。治宜清肺润燥,宁络止血。方用桑杏汤(《温病条辨》)加减。常用桑叶、苦杏仁、川贝母、北沙参、茜草、侧柏叶、藕节等。

2. 肝火犯肺证　症见咳嗽阵作,痰中带血,或咳血鲜红,胸胁胀痛,烦躁易怒,口苦而干,舌红,苔薄黄,脉弦数。治宜泻肝清肺,凉血止血。方用泻白散(《小儿药证直诀》)合黛蛤散(《医宗金鉴》)加减。常用桑白皮、地骨皮、青黛、海蛤壳、藕节、白茅根、小蓟、茜草等。

3. 阴虚肺热证　症见咳嗽少痰,痰中带血,两颧发红,潮热,盗汗,口干咽燥,舌红少苔,脉细数。治宜滋阴清热,润肺止血。方用百合固金汤(《医方集解》)加减。常用百合、麦冬、川贝母、生地、桔梗、玄参、熟地、当归、白芍、阿胶、大蓟、茜草、白及等。

(二)吐血

1. 胃热炽盛证　症见吐血鲜红或紫黯,脘腹胀满,或夹有食物残渣,口臭,便秘或大便色黑,舌质红,苔黄腻,脉滑数。治以清胃泻火,凉血止血。方用泻心汤(《金匮要略》)合十灰散(《十药神书》)加减。常用大黄、黄连、黄芩、茜草、侧柏叶、大蓟、小蓟、荷叶、白茅根、栀子、牡丹皮、棕榈炭等。

2. 肝火犯胃证　症见吐血鲜红或紫,口苦,胁痛,善怒,寐少梦多,舌质红绛,脉弦数。治以清肝火,泻胃热,凉血止血。方用龙胆泻肝汤(《医方集解》)加减。常用龙胆、黄芩、栀子、柴胡、牡丹皮、生地黄、白茅根、藕节、茜草、墨旱莲等。

3. 气虚血溢证　症见吐血,便血,缠绵不止,时轻时重,血色黯淡,面色㿠白,头昏,心悸,神疲乏力,舌淡,脉细无力。治以健脾,益气,摄血。方用归脾汤(《济生方》)加减。常用人参、白术、茯苓、甘草、龙眼肉、黄芪、炮姜、阿胶、白及等。

(三)鼻衄

1. 邪热犯肺证　症见鼻燥衄血,口干咽燥,咳嗽痰少,舌质红,苔薄,脉数。治以清泻肺热,凉血止血。方用桑菊饮(《温病条辨》)加减。常用桑叶、菊花、连翘、薄荷、白茅根、藕节、茜草、牡丹皮等。

2. 胃热炽盛证　症见鼻衄,或兼齿衄,血色鲜红,口渴欲饮,鼻干,口感臭秽,烦躁便秘,舌红苔黄,脉数。治以清胃泻火,凉血止血。方用玉女煎(《景岳全书》)加减。常用石膏、知母、麦冬、牛膝、生地黄、牡丹皮、茜草、大蓟等。

3. 肝火上扰证　症见鼻衄,头痛,目眩,耳鸣,烦躁易怒,面目红赤,口苦,舌红,脉弦数。治以清泻肝火,凉血止血。方用栀子清肝汤(《证治准绳》)加减。常用栀子、牡丹皮、赤芍、生地黄、白茅根、藕节、黄连、黄芩、白芍、龙胆草、夏枯草等。

4. 气血亏虚证　症见鼻衄,或兼齿衄、肌衄,神疲乏力,面色无华,头晕耳鸣,心悸,夜寐不宁,舌淡,脉细无力。治以补气摄血。方用归脾汤(《济生方》)加减。常用人参、白术、黄芪、当归、龙眼肉、仙鹤草、蒲黄、炮姜、艾叶等。

（四）齿衄

1. 胃热炽盛证 症见齿衄，血色鲜红，齿龈红肿疼痛，口臭，口渴欲饮，大便秘结，舌红苔黄，脉滑数。治以清胃泻火，凉血止血。方用加味清胃散（《兰室秘藏》）合泻心汤（《金匮要略》）加减。常用黄连、升麻、生地黄、牡丹皮、茜草、白茅根、藕节、黄芩、大黄等。

2. 阴虚火旺证 症见齿衄，血色淡红，齿摇不坚，多无齿龈红肿，舌红苔少，脉细数。治宜滋阴降火，凉血止血。方用茜草散（《景岳全书》）合六味地黄丸（《小儿药证直诀》）加减。常用茜草、生地黄、山茱萸、牡丹皮、知母、黄柏、黄连、阿胶、墨旱莲、侧柏叶等。

（五）紫斑

1. 血热妄行证 症见皮肤出现紫红色的斑块或斑点，伴发热，口渴，便秘，舌红，苔薄黄，脉数。治宜清热解毒，凉血消斑。方用化斑汤（《温病条辨》）合十灰散（《十药神书》）加减。常用水牛角、石膏、知母、玄参、茜草、藕节、紫草、大蓟、小蓟、荷叶、侧柏叶、白茅根、栀子、大黄、牡丹皮等。

2. 阴虚火旺证 症见皮肤斑块、斑点，色红或紫红，伴潮热，盗汗，舌红苔少，脉细数。治宜滋阴降火，宁络止血。方用知柏地黄丸（《医宗金鉴》）加减。常用知母、黄柏、牡丹皮、生地黄、山茱萸、山药、泽泻、茜草、侧柏叶、紫草等。

3. 气不摄血证 症见紫斑色紫黯淡，时起时伏，反复发作，过劳则加重，神疲倦怠，心悸气短，舌淡苔白，脉细无力。治宜益气摄血，健脾养血。方用归脾汤（《济生方》）加减。常用人参、白术、茯苓、当归、龙眼肉、黄芪、仙鹤草、地榆、蒲黄、紫草等。

（六）尿血

1. 下焦热盛证 症见小便黄赤灼热，尿血鲜红，心烦口渴，面赤口疮，夜寐不安，舌质红，脉数。治宜清热利尿，凉血止血。方用导赤散（《小儿药证直诀》）合十灰散（《十药神书》）加减。常用生地黄、木通、竹叶、甘草、大蓟、小蓟、荷叶、侧柏叶、白茅根、茜草、栀子、大牡丹皮、棕榈炭等。

2. 肾虚火旺证 症见小便短赤带血，目眩耳鸣，腰腿酸软，舌红少苔，脉细数。治宜滋阴降火，凉血止血。方用大补阴丸（《丹溪心法》）加减。常用黄柏、知母、熟地黄、龟甲、白茅根、小蓟、墨旱莲、牡丹皮等。

3. 脾肾不固证 症见小便频数带血，血色淡红，面色萎黄，精神困倦，食少，腰酸，舌淡，脉虚弱。治宜补益脾肾，益气摄血。方用归脾汤（《正体类要》）、无比山药丸（《备急千金要方》）加减。常用人参、黄芪、白术、龙眼肉、甘草、熟地黄、山药、山茱萸、小蓟、仙鹤草、三七等。

（七）便血

1. 肠道湿热证 症见大便下血，或血色鲜红，伴腹部不适，舌苔黄腻，脉濡数。治宜清化湿热，凉血止血。方用槐花散（《普济本事方》）合赤小豆当归散（《金匮要略》）加减。常用槐花、槐角、荆芥穗、枳壳、当归、赤小豆、地榆、茜草、侧柏叶、黄连、黄芩、栀子等。

2. 脾胃虚寒证 症见便血紫黯，甚则黑色，腹部隐痛，喜热饮，面色不华，神疲懒言，便溏，舌质淡，脉细。治宜健脾温中，养血止血。方用黄土汤（《金匮要略》）加减。常用生地黄、灶心土、阿胶、炮姜、白术、制附子、艾叶、白及等。

（八）崩漏

1. 血热妄行证 症见阴道骤然大量出血，或淋漓日久，血色深红，烦躁失眠，舌红苔黄，脉滑数。治宜清热凉血,固经涩血。方用固经丸(《丹溪心法》)加减。常用黄芩、焦栀子、生地黄、龟甲、牡丹皮、地榆、蒲黄、血余炭、藕节等。

2. 瘀血阻络证 症见漏下淋漓不止,或骤然下血甚多,色紫黑有瘀块,小腹疼痛拒按,血块排出疼痛减轻,舌紫黯,脉沉涩。治宜活血化瘀,止血固崩。方用少腹逐瘀汤(《医林改错》)加减。常用乳香、没药、当归、川芎、蒲黄、五灵脂、赤芍、小茴香、延胡索、丹参、三七、茜草等。

3. 阴虚血热证 症见出血量少,或淋漓不净,色鲜红,头晕耳鸣,五心烦热,舌红少苔,脉细数。治宜滋阴固本,凉血止血。方用左归丸(《景岳全书》)加减。常用熟地黄、山药、枸杞子、山茱萸、菟丝子、牛膝、龟板胶、地榆、槐花、蒲黄、藕节等。

4. 心脾两虚证 症见暴崩下血,或淋漓不尽,色淡质薄,面色㿠白,神疲乏力,心神不宁,舌淡苔白,脉细弱。治宜益气固本,养血止血。方用固本止崩汤(《傅青主女科》)加减。常用熟地黄、白术、当归、黄芪、人参、炮姜、艾叶、龙眼肉等。

5. 肾阳不足证 症见出血量多,或淋漓不断,血色淡红,畏寒肢冷,面色晦黯,舌淡,苔薄白。治宜温阳止血。方用右归丸(《景岳全书》)加减。常用熟地黄、山药、山茱萸、菟丝子、鹿角胶、枸杞子、杜仲、附子、肉桂、炮姜、仙鹤草等。

第十二节 活血化瘀药

一、药性功用发微

(一)川芎补肝血

川芎入药历史悠久,始载于《本经》,被列为上品。王好古发挥其功用,提出川芎能"补肝血"(《本草纲目·卷十四》)。川芎主入肝经,王好古提出本品对多种肝经病证都有功效,即能"搜肝气、补肝血、润肝燥"等。对此,李时珍亦赞同川芎有"补肝血"之功,指出川芎为"血中气药也,肝苦急,以辛补之,故血虚者宜之。"究其机制,一是川芎能下行"血海",入肝经血分,起到养血调经的作用,尤其对妇女血虚兼瘀之月经量少,色紫黯,血块多等有作用;二是活血行气,为血中气药,使瘀血去而新血生,即"祛瘀生新",配当归、白芍、熟地黄等补血药则功效更著。

从实验研究看,川芎嗪可以明显减少肝缺血再灌注损伤大鼠的血清转氨酶、LDH;减轻肝细胞的病理性损伤;明显降低肝组织LPO、TXB2的升高;维持缺血及再灌注期SOD活性[1]。川芎嗪能延长体外ADP诱导的血小板聚集时间,对已聚集的血小板有解聚作用,还有提高红细胞和血小板表面电荷,降低血黏度,改善血液流变的作用。阿魏酸能抑制血小板TXA2的释放,对其活性有直接的拮抗作用,还能升高血小板内cAMP含量,抑制血小板聚集[2]。川芎对环孢素的肝肾毒性引起胰岛β细胞的毒性均有防护作用[3]。

综上所述,川芎是否具有补肝血之功,还有待于进一步的研究与证实。

参考文献

[1] 朱上林. 川芎嗪对肝缺血再灌注损伤防护作用的实验研究[J]. 中华消化杂志,1995,15(3):139.

[2] 徐理纳,徐德成,张向嘉,等. 阿魏酸钠抗血小板聚集作用的机理研究对TXA2/PGI2平衡的影响[J]. 中国

医学科学院学报,1984,6(6):414.

[3] 顾明君,刘志民.川芎对环孢素引起的大鼠胰岛β细胞毒性防护作用的实验研究[J].中国中西医结合杂志,1993,13(9):542.

(二)郁金止血

郁金始载于唐代《药性论》。唐代《新修本草》谓郁金:"生肌,止血,破恶血,血淋,尿血,金疮",此为本品止血之首言。缪希雍《本草经疏》分析了其止血之机制,曰:"其治已上诸血证者,正谓血之上行,皆属于内热火炎,此药能降气,气降即是火降,而其性又入血分,故能降下火气则血不妄行。"本品味苦能降,故临床用于肝郁化火,气火上逆之吐血、妇女倒经等。又本品性寒入血分,《要药分剂》明言其能"凉血",即凉血而止血,《中国药典》亦肯定"凉血"功效,故郁金又能凉血以止血,此也为止血之一理。

从实验研究看,毛郁金水提取物以10g/kg剂量灌胃,可明显缩短小鼠出血时间,说明其具有止血作用,且其可明显缩短血浆复钙时间,说明其止血作用与影响内凝系统的凝血因子而促凝血有关;而毛郁金醇提取物对小鼠出血时间没有明显影响。该实验结果提示毛郁金所含止血活性成分是水溶性的[1]。桂郁金醇提物32g/kg、16g/kg、8g/kg明显缩短小鼠的出血时间,提示桂郁金醇提物有良好的止血作用[2]。

综上所述,郁金虽然能凉血以止血,但是否有直接的止血之功,还有待于进一步的研究与证实。

参 考 文 献

[1] 黄勇其,莫艳珠,耿晓照,等.黔产毛郁金的镇痛、止血作用实验研究[J].现代中药研究与实践,2004,18(4):46-48.

[2] 周芳,杨秀芬,仇霞.桂郁金醇提物对小鼠出血及凝血时间的影响[J].中国实验方剂学杂志,2010,16(11):143-144.

(三)丹参养血

丹参《名医别录》首提"养血"之功。其后"一味丹参,功同四物,补血活血"(《妇人明理论》)流传广泛,并得到医家继承或发挥。如《本草汇言》有"故'明理论'以丹参一物,而有四物之功,补血生血,功过归、地。"李时珍《本草纲目》亦载有"丹参,按《妇人明理论》云,四物汤治妇人病,不问产前产后,经水多少,皆可通用,惟一味丹参散,主治与之相同。盖丹参能破宿血,补新血,安生胎,落死胎,止崩中带下,调经脉,其功大类当归、地黄、芎䓖、芍药故也。"现代如《高等医药院校教材·中药学》(1983年版)等教材中,亦提到了丹参的"养血"功效。

但历代医家中也有持不同看法者。如《本草求真》云:"丹参,书载能入心包络一语,已尽丹参功效矣。然有论其可以生新安胎……总皆由其瘀去,以见病无不除,非真能以生新安胎,养神定志也。"张山雷在《本草正义》也指出:"'别录'所谓养血,皆言其积滞既去,而正气自伸之意,亦以通为补耳。"

从实验研究看,牛雯颖等[1]研究认为,丹参注射液能降低大鼠高、低切变率时的全血黏度,改善红细胞的变形性,其机制可能与影响红细胞膜脂质代谢、增加抗氧化能力、减少自由基生成、维持细胞内外离子浓度和细胞内浓度的相对稳定以及改善红细胞膜上的电荷等有关。丹参有增加微循环血流的作用。在体外循环中,丹参酮ⅡA磺酸钠可保持红细胞正常形态。丹参具有改善冠心病人外周微循环障碍的作用。丹参能使治疗前流动缓慢或瘀滞的血细胞加速流动,并在不同程度上使聚集的血细胞发生解聚[2]。这些研究成果说明丹参有活血作用。

总之,丹参是否具有养血(补血)之功,还有待于进一步的研究与证实。

参 考 文 献

[1] 牛雯颖,袁良杰,张禹,等. 丹参注射液对老龄大鼠红细胞膜组分的影响[J]. 中国实验方剂学杂志,2013, 19(11):183.

[2] 梁勇,羊裔明,袁淑兰. 丹参酮药理作用及临床研究进展[J]. 中草药,2000,31(4):304-306.

(四)红花少用生血

红花少用生血,由《本草衍义补遗》提出,言红花:"多用则破血,少用则养血"。后世虽有持异议者,如《外科全生集》就称"红花,少用通经活血,多用破血,去瘀血。"《本草从新》认为红花是活血祛瘀之劲剂,提出"过用,能使血行不止而毙"之忠告。今人张镜人也认为红花"少用养血"不足信。

不过,后世也有医药家赞同红花"生血"之说。如《本草发挥》云:"入心养血,谓其苦温,为阴中之阳,故入心。"《本草纲目》亦言:"血生于心包,藏于肝。属于冲任,红花汁与之同类,故能行男子血脉,通女子经水。多则行血,少则养血。"验之当今临床,《用药心得十讲》即用少量红花配伍当归、熟地黄等药祛瘀血、生新血,以治瘀血不去、新血不生而致气血两虚者。

从实验研究看,红花煎剂对蟾蜍和兔的心脏有轻度兴奋作用,能够降低冠脉阻力、增加冠脉流量和心肌营养性血流量,可以使狗的心肌收缩及扩张增加,并可使肾血管收缩,肾容积缩小[1]。小剂量红花煎剂对蟾蜍心脏有轻微兴奋作用,能使心跳有力、振幅加大,对心肌缺血有益;大剂量对蟾蜍反而有抑制作用[2]。红花水煎剂能抑制血小板聚集[3],有效成分红花黄色素亦能抑制血小板聚集,对已聚集的血小板有非常明显的解聚作用,且随剂量的增加而逐渐增强。

总之,红花少用虽能祛瘀血以生新血,但并非如当归、熟地黄之辈较好的补血作用。若用于血虚患者,红花须与补益气血之药同用。

参 考 文 献

[1] 高其铭. 中药红花的药理研究概况[J]. 中西医结合杂志,1984,4(12):758.

[2] 徐如英,童树洪. 红花的化学成分及药理作用研究进展[J]. 中国药业,2010,19(20):86-87.

[3] 顾洪璋,赵春,施南萍. 中药红花煎剂对血小板聚集功能的影响[J]. 中国血液流变学杂志,1994(2):48.

二、病证用药

活血化瘀药物主治范围广泛,遍及内、妇、外、伤等临床各科由于瘀血阻滞而出现的病证。如内科的胸痹心痛、头痛、癥瘕积聚,妇科的闭经痛经、月经不调、产后瘀阻腹痛,外科的

疮疡肿痛,伤科的跌打损伤、瘀滞肿痛等,属于瘀血阻滞者均可应用。现简要分述如下:

(一)胸痹心痛

治以活血通脉法。

1. 瘀血闭阻证　症见胸部刺痛,疼痛较剧,如刺如绞,固定不移,入夜更甚,舌质紫黯或有瘀斑,可见舌下血脉青紫,脉沉且涩。治宜活血通脉,化瘀止痛。代表方剂如血府逐瘀汤(《医林改错》)加减。常用川芎、丹参、桃仁、红花、柴胡、枳壳、三七、延胡索等。

2. 气滞血瘀证　症见胸闷不适,隐痛阵发,痛无定处,常因情志不畅诱发或加重,或兼有脘腹胀闷,苔薄,脉细弦。治宜活血化瘀、行气止痛。方用柴胡疏肝散(《证治准绳》引《医学统旨方》)加减。常用柴胡、香附、川芎、赤芍、丹参、檀香、砂仁、三七等。

3. 痰浊痹阻证　症见胸闷胸痛,或痛引肩背,气短喘促,多形体肥胖,苔腻,脉滑。治宜化痰开结,通阳活血。方用瓜蒌薤白半夏汤(《金匮要略》)加减。常用瓜蒌、半夏、薤白、枳实、桂枝、丹参、川芎、郁金、延胡索等。

4. 阴寒凝滞证　症见胸痛彻背,背有寒冷感,胸闷气短,面色苍白,舌苔白,脉沉细。治宜辛温散寒,宣通心阳。方用瓜蒌薤白白酒汤(《金匮要略》)合苏合香丸(《太平惠民和剂局方》)加减。常用瓜蒌、薤白、白酒苏合香、安息香、麝香、檀香、沉香、红花、桃仁、丹参、乳香等。

5. 气阴两虚证　症见胸闷隐痛,时作时止,心悸气短,倦怠懒言,头晕目眩,遇劳则甚,舌红或有齿印,脉细无力。治宜益气养阴,活血通络。方用生脉散(《千金方》)加减。常用人参、麦冬、五味子、太子参、黄芪、刺五加、丹参、郁金、桃仁、红花、川芎等。

6. 心肾阴虚证　症见胸闷胸痛,心悸盗汗,心烦不寐,腰膝酸软,耳鸣,头晕,舌红或有瘀斑,脉细数或涩。治宜滋阴益肾,养心安神。方用天王补心丹(《摄生秘剖》)加减。常用熟地黄、生地黄、玄参、枸杞子、山茱萸、人参、当归、麦冬、酸枣仁、丹参、郁金等。

7. 阳气虚衰证　症见胸痛甚剧,心悸冷汗,四肢厥逆,腰酸乏力,面色苍白,唇色青紫,舌淡白或紫黯,脉沉细,或脉微欲绝。治宜温阳益气,活血化瘀。方用参附汤(《妇人良方》)加减。常用附子、人参、干姜、桂枝、延胡索、丹参、麝香、冰片等。

(二)头痛

治以止痛法。

1. 风寒头痛证　症见头痛起病较急,痛连项背,恶风畏寒,口不渴,苔薄白,脉多浮紧。治宜疏风散寒止痛。方用川芎茶调散(《太平惠民和剂局方》)加减。常用川芎、荆芥、防风、羌活、白芷、细辛、藁本等。

2. 风热头痛证　症见起病急,头胀痛,甚则头痛如裂,面红目赤,发热或恶风,口渴欲饮,便秘溲黄,舌红苔黄,脉浮数。治宜疏风清热止痛。方用芎芷石膏汤(《医宗金鉴》)加减。常用川芎、白芷、羌活、藁本、石膏、菊花、薄荷、栀子、黄芩等。

3. 风湿头痛证　多由风湿外感,上犯清窍所致,症见头痛如裹,身重体倦,胸闷纳呆,大便或溏,苔白腻,脉濡。治宜祛风胜湿止痛。方用羌活胜湿汤(《内外伤辨惑论》)加减。常用川芎、羌活、独活、防风、蔓荆子、藁本、苍术、细辛等。

4. 肝火头痛证　症见头痛头胀,或伴眩晕,面红目赤,心烦易怒,口干口苦,便秘,尿赤,舌红苔薄黄,脉弦数。治宜清肝泻火。方用龙胆泻肝汤(《医方集解》)加减。常用龙胆、黄芩、栀子、当归、生地黄、车前子、木通、泽泻等。

5. 肝风头痛证　症见头痛伴剧烈眩晕,疼痛有抽掣之感,目闭难睁,痛无定处,舌红,苔黄,脉弦滑或数。治宜平肝息风。方用羚角钩藤汤(《通俗伤寒论》)加减。常用羚羊角、钩藤、天麻、桑叶、菊花、白芍、生地黄、甘草、龟甲、鳖甲等。

6. 痰浊头痛证 症见头痛昏蒙,胸脘满闷,或呕恶痰涎,舌苔白腻,脉滑或弦滑。治宜化痰浊、止头痛。方用半夏白术天麻汤(《医学心悟》)加减。常用半夏、白术、天麻、茯苓、陈皮、天南星、白附子等。

7. 瘀血头痛证 症见头痛经久不愈,痛处固定,或痛如锥刺,舌紫苔薄,脉细或细涩。治宜活血化瘀,通络止痛。方用通窍活血汤(《医林改错》)加减。常用桃仁、红花、川芎、当归、赤芍、麝香、生姜、葱白、延胡索、土鳖虫、全蝎等。

(三)月经不调

治以调理月经法。

1. 气滞血瘀证 症见月经不调,经行迟滞,经前乳胀,经血色黯或有瘀块,少腹胀痛,舌质紫黯或有瘀点,脉弦涩。治宜行气活血、调经止痛。方用桃红四物汤(《医宗金鉴》)加减。常用桃仁、红花、川芎、赤芍、当归、香附、柴胡、丹参、益母草等。

2. 肝血不足证 症见经行延后,月经量少色淡,头晕眼花,面色、唇甲苍白,舌淡,脉细。治宜补血养血调经。方用四物汤(《太平惠民和剂局方》)加减。常用当归、白芍、熟地黄、川芎、阿胶、艾叶、龙眼肉、何首乌等。

3. 阴虚血热证 症见经行延长,量少色红,面色潮红,手足心热,舌红少津,苔少或无苔,脉细数。治宜滋阴清热、固经止血。方用二至丸(《证治准绳》)合固经丸《医学入门》)加减。常用墨旱莲、女贞子、龟甲、白芍、黄柏、牡丹皮、香附、郁金等。

4. 下焦虚寒证 症见经期延后,月经量少,色淡质稀,小腹隐痛,喜温喜按,腰膝无力,舌淡苔白,脉沉迟。治宜温经散寒调经。方用艾附暖宫丸(《沈氏尊生书》)加减。常用肉桂、艾叶、附子、干姜、吴茱萸、黄芪、续断、当归、白芍、川芎等。

5. 气虚冲任不固证 症见月经提前,或过期不净,经行量多或少,色淡红,质清稀,神疲倦怠,小腹空坠,舌淡苔白,脉细弱。治宜补气摄血调经。方用举元煎(《景岳全书》)加减。常用人参、黄芪、白术、升麻、柴胡、龙眼肉、甘草、山茱萸、续断、杜仲等。

(四)闭经

治以通经调经法。

1. 气滞血瘀证 症见月经不行,胸胁、乳房胀痛,精神抑郁,少腹胀痛拒按,舌质紫黯,边有瘀点,脉沉涩或沉弦。治宜行气活血,祛瘀通经。方用膈下逐瘀汤(《医林改错》)加减。常用五灵脂、当归、川芎、桃仁、红花、牡丹皮、赤芍、延胡索、香附、柴胡、枳壳、丹参、益母草等。

2. 痰湿阻滞证 症见月经延后,渐至停闭,伴形体肥胖,胸闷泛恶,神疲倦怠,或带下量多,苔腻色白,脉滑。治宜燥湿化痰,活血通经。方用苍附导痰丸(《叶天士女科诊治秘方》)加减。常用苍术、香附、茯苓、陈皮、半夏、天南星、枳壳、川芎、神曲、丹参、益母草、泽兰等。

3. 肝肾不足证 症见年逾16岁尚未行经,或月经初潮偏迟,时有停闭,或月经周期延后,渐至经闭,伴头晕耳鸣,腰膝酸软,小便频数,舌淡红,脉沉细。治宜补益肝肾,养血调经。方用加味苁蓉菟丝子丸(《中医妇科治疗学》)、六味地黄丸(《小儿药证直诀》)加减。常用熟地黄、肉苁蓉、菟丝子、当归、山茱萸、山药、枸杞子、益母草、鸡血藤、丹参、牛膝等。

4. 气血虚弱证 症见月经周期延迟,量少色淡,渐至经闭不行。伴神疲乏力,面色欠华,头晕眼花,舌淡苔薄,脉细无力。治宜益气养血,活血调经。方用人参养荣汤(《太平惠民和剂局方》)加减。常用人参、黄芪、当归、熟地黄、白芍、白术、川芎、鸡血藤、丹参、泽兰、红花等。

(五)痛经

治以通经止痛法。

1. 气滞血瘀证　症见经前或经期小腹胀痛拒按,经血量少,血色紫黯,下有瘀块。常伴乳房胀痛,胸闷不畅,舌质紫黯有瘀点,脉弦。治宜行气止痛,活血祛瘀。方用膈下逐瘀汤(《医林改错》)加减。常用五灵脂、当归、川芎、桃仁、红花、牡丹皮、赤芍、延胡索、香附、柴胡、枳壳、丹参、益母草等。

2. 寒湿凝滞证　症见行经前或经期小腹冷痛,得热痛减,或月经推后,月经量少,经血色黯而有瘀块。伴有肢冷畏寒,面色青白。舌黯苔白,脉沉紧。治宜散寒除湿,通经止痛。方用少腹逐瘀汤(《医林改错》)加减。常用小茴香、干姜、肉桂、当归、川芎、延胡索、没药、蒲黄、五灵脂、茯苓、陈皮等。

3. 阳虚内寒证　症见经期或经后小腹隐痛,喜温喜按,经量少而色黯淡,肢冷畏寒,腰腿酸软,舌淡,苔薄,脉沉细。治宜温经散寒,活血止痛。方用艾附暖宫丸(《沈氏尊生书》)加减。常用肉桂、艾叶、吴茱萸、当归、白芍、熟地黄、川芎、香附等。阳虚甚者配合鹿角胶、补骨脂、巴戟天、淫羊藿等;经行腹痛甚者可酌加桃仁、红花、牛膝、延胡索等。

4. 湿热下注证　症见经行前或经期小腹或胀痛不适,有灼热感。经血量多或经期长,色黯红,质稠或有瘀块;带下量多色黄;舌质红,苔黄腻,脉滑数或弦数。治宜清热除湿,化瘀止痛。方用清热调血方(《古今医鉴》)加减。常用黄连、黄柏、苍术、薏苡仁、牛膝、牡丹皮、赤芍、当归、川芎、桃仁、红花等。

5. 肝肾不足证　症见经期或经后小腹隐痛,经色黯淡,量少质稀,腰酸耳鸣,头晕眼花,舌淡红,苔薄,脉沉细。治宜补益肝肾,柔肝止痛。方用调肝汤(《傅青主女科》)加减。常用山茱萸、杜仲、续断、白芍、当归、阿胶、山药、巴戟天等。

6. 气血虚弱证　症见经期或经后小腹隐痛且喜按,月经量少,色淡质稀,常伴神疲乏力,面色无华,头晕心悸,舌淡,苔薄,脉细无力。治宜益气养血,调经止痛。方用圣愈汤(《医宗金鉴》)加减。常用人参、黄芪、当归、白芍、熟地黄、川芎、香附、鸡血藤、丹参等。

(六)缺乳

治以下乳法。

1. 气血虚弱证　症见产后乳少,甚或全无,乳汁稀薄,乳房无胀感,面色少华,倦怠乏力,舌淡苔薄,脉细而弱。治宜补益气血,通经下乳。方用通乳丹(《傅青主女科》)加减。常用人参、黄芪、当归、木通、桔梗、猪蹄、麦冬、熟地黄、通草等。

2. 肝郁气滞证　症见产后乳少,甚或全无,乳房胀痛,伴胸胁胀闷,情志抑郁,或烦躁易怒,或食欲不振,苔薄黄,脉弦数。治宜疏肝解郁,通络下乳。方用下乳涌泉散《清太医院配方》)加减。常用当归、白芍、川芎、生地黄、天花粉、青皮、柴胡、漏芦、穿山甲、王不留行、通草、桔梗等。

(七)恶露不绝

治以活血化瘀法。

症见产后恶露过期不尽,淋漓不爽,量少色紫,或有瘀块,小腹疼痛拒按,四肢不温,舌紫黯或边有紫点,脉沉涩。治宜活血化瘀止痛。方用生化汤(《傅青主女科》)加减。常用当归、川芎、桃仁、炮姜、红花、丹参、益母草、泽兰、川牛膝、延胡索等。

（八）癥瘕

治以破血消癥法。

1. 气滞型 症见小腹有包块,积块不坚,推之可移,时聚时散,或上或下,时感疼痛,痛无定处,小腹胀满,胸闷不舒,精神抑郁,月经不调,舌红,苔薄,脉沉弦。治宜疏肝解郁,行气散结。方用香棱丸(《济生方》)加减。常用木香、丁香、三棱、莪术、枳壳、青皮、川楝子、小茴香等。

2. 血瘀型 症见小腹有包块,积块坚硬,固定不移,疼痛拒按,肌肤少泽,口干不欲饮,月经延后或淋漓不断,面色晦黯,舌紫黯,苔厚而干,脉沉涩有力。治宜活血破瘀,散结消癥。方用桂枝茯苓丸(《金匮要略》)加减。常用桂枝、茯苓、丹皮、桃仁、赤芍、三棱、莪术、土鳖虫等。

3. 痰湿型 症见小腹有包块,按之不坚,或时作痛,带下量多,色白质黏稠,胸脘痞闷,时欲呕恶,经行愆期,甚或闭而不行,舌淡胖,苔白腻,脉弦滑。治宜除湿化痰,散结消癥。方用散聚汤(《三因极一病证方论》)加减。常用半夏、橘皮、茯苓、当归、苦杏仁、桂心、厚朴、吴茱萸、槟榔、甘草等。

4. 湿热型 症见小腹有包块拒按,下腹及腰骶疼痛,带下量多,色黄或五色杂下,可伴经期提前或延长,经血量多,经前腹痛加重,烦躁易怒,发热口渴,便秘溲黄,舌红,苔黄腻,脉弦滑数。治宜解毒除湿,破瘀消癥。方用银花蕺菜饮(《中医妇科治疗学》)加减。常用金银花、蕺菜(鱼腥草)、土茯苓、荆芥、赤芍、牡丹皮、丹参、三棱、莪术、皂角刺等。

（九）积聚

治以消积散结。

1. 积

(1)气滞血阻证:症见胁腹胀痛,积块软而不坚,部位固定不移,舌质紫,或有瘀斑,脉弦。治宜理气活血,通络消积。方用大七气汤(《济生方》)合失笑散(《太平惠民和剂局方》)加减。常用青皮、陈皮、桔梗、藿香、三棱、莪术、桂枝、香附、蒲黄、五灵脂等。

(2)瘀血内结证:症见腹部积块渐大,按之较硬,痛处不移,入夜加重,肌肤无光泽,面黯消瘦,时有低热,饮食减少,体倦乏力,女子或见经闭不行,舌质青紫,或有瘀点瘀斑,脉弦细。治宜祛瘀软坚,补益脾胃。方用膈下逐瘀汤(《医林改错》)加减。常用当归、川芎、桃仁、红花、赤芍、五灵脂、延胡索、香附、乌药、枳壳等。

(3)湿热毒结证:症见胁下积块,心烦易怒,口干口苦,身黄目黄,胁腹刺痛,恶心纳差,便干尿赤,舌质红绛而黯,舌苔黄腻,脉弦滑或滑数。治宜清热燥湿,解毒化瘀。方用龙胆泻肝汤(《医方集解》)加减。常用龙胆、栀子、黄芩、车前子、木通、泽泻、生地黄、当归、柴胡等。

(4)正虚瘀结证:症见积块坚硬,疼痛逐渐加剧,面色萎黄或黧黑,消瘦脱形,舌质色淡或紫,舌苔灰糙或舌光无苔,脉弦细或细数。治宜补益气血,化瘀消积。方用八珍汤(《正体类要》)合化积丸(《类证治裁》)加减。常用人参、白术、茯苓、当归、白芍、熟地黄、川芎、三棱、莪术、五灵脂、苏木、阿魏、海浮石、瓦楞子、香附、槟榔等。

2. 聚

(1)肝郁气滞证:症见腹中气聚,攻窜胀痛,时聚时散,脘胁之间时或不适,病情常随情绪而起伏,苔薄白,脉弦。治宜疏肝解郁,行气散结。方用逍遥散(《太平惠民和剂局方》)合木香顺气散(《医学统旨》)。常用柴胡、枳壳、白芍、木香、青皮、乌药、厚朴、香附、川芎、当归、白芍等。

（2）食浊阻滞证：症见腹胀或痛，时有如条状物聚起在腹部，按之则胀痛更甚，便秘，纳呆，舌苔腻，脉弦滑。治宜理气化浊，导滞通腑。方用六磨汤（《证治准绳》）加减。常用沉香、木香、乌药、大黄、槟榔、枳实、山楂、莱菔子等。

（3）热结腑实证：症见腹痛剧烈，辗转不安，便秘，纳呆，发热口渴，舌质红，舌苔黄燥或厚腻，脉弦数。治宜清热导滞，理气通腑。方用大承气汤（《伤寒论》）加减。常用大黄、芒硝、枳实、厚朴等。

（十）跌打伤痛

以活血疗伤法。

症见局部皮肤青紫肿痛，或刀伤出血等。表现为持续疼痛，固定不移，刺痛拒按，局部多有青紫瘀斑或瘀血肿块，舌质紫黯，脉细涩。治宜活血消肿，疗伤止痛。方用七厘散（《良方集腋》）、自然铜散（《张氏医通》）加减。常用乳香、没药、血竭、儿茶、红花、麝香、冰片、自然铜、川牛膝、三七、骨碎补、苏木、刘寄奴、土鳖虫、马钱子等。

总之，活血化瘀药物主治范围广泛，在临床使用中常需与行气药同用，以增强活血化瘀的功效。另外，尚需根据药物寒温、峻缓之性或活血止痛、活血调经、活血疗伤、破血消癥等作用专长加以选择，并作适当的配伍。若瘀血而兼正虚者，则配伍相应的补虚药，以通补兼施。

第十三节 化痰止咳平喘药

一、药性功用发微

（一）半夏镇静安神

半夏始载于《本经》，被列为下品。《黄帝内经·灵枢》邪客篇曰："今厥气客于五藏六腑，则卫气独卫其外，行于阳不得入于阴，行于阳则阳气盛，阳气盛则阳跷满，不得入于阴，阴虚，故目不瞑……饮以半夏汤一剂，阴阳既通，其卧立至。"可以说，这是运用半夏治疗目不瞑（失眠）的最早记载。从经文所见，"目不瞑（失眠）"是使用半夏的重要临床指征。然而，关于半夏安神这一功用在现行《中药学》教材中鲜有记载。

从本草文献看，半夏有"燥"与"滑"的两面性。如《本经疏证》云："半夏味辛气平，体滑性燥，故其为用，辛取其开结，平取其止逆，滑取其入阴，燥取其助阳。而生于阳长之会，成于阴生之交，故其为功，能使人身正气自阳入阴……则《内经》所谓卫气行于阳，不得入于阴为不寐，饮以半夏汤，阴阳既通，其卧立至，是也。"张山雷云："半夏味辛，辛能泄散，而多涎甚滑，则又速降。"王好古谓其辛厚苦轻，阳中阴也。张元素《主治秘诀》曰："味辛、苦，性温，气味俱薄，沉而降，阴中阳也。"可见，半夏辛温而滑润，具通散沉降之性，能交合阴阳而镇静安神，用于失眠。

从实验研究看，半夏能抑制中枢神经系统，具有一定程度的镇静催眠作用。在对小鼠自主活动的影响和异戊巴比妥钠对生半夏催眠作用的影响试验中，实验组与对照组之间均有非常显著性差异（$P<0.01$），证明半夏具有镇静催眠作用[1]。詹爱萍等[2]的实验结果表明，半

夏醇提物大、小剂量组均可明显增加阈下剂量戊巴比妥钠的入睡动物数,半夏醇提物大剂量组有明显延长戊巴比妥钠小鼠睡眠时间的作用,且大剂量仅为12g/kg,验证了半夏的催眠作用。

从临床应用看,有学者[3-5]对临床运用半夏治疗失眠的经验进行了总结:①半夏剂量需大,常用量为30~150g;②可作为君药使用,以祛邪安神,调和阴阳,亦可加用一味半夏作为反佐药,交通阴阳,引阳归阴;③煎服,一般宜制过用;④长期大量使用半夏制剂口服或肌注,少数患者会出现肝功能异常和血尿。

总之,半夏是否具有镇静安神之功,临床治疗失眠时应如何避免不良反应,还有待于进一步的研究。

参 考 文 献

[1] 朱复南,周英杰,朱淑贞,等.《内经》半夏汤对催眠作用的实验研究[J]. 南通医学院学报,1990,10(8):202-204.

[2] 詹爱萍,王平,陈科力. 半夏、掌叶半夏和水半夏对小鼠镇静催眠作用的比较研究[J]. 中药材,2006,29(9),964-965.

[3] 黄和,钱英. 重剂半夏失眠证治[J]. 中医研究,2010,23(9):66-68.

[4] 胡述文. 半夏用量考辨[J]. 中医药学刊,2005,23(4):711.

[5] 张学华. 半夏治疗不眠症[J]. 中医杂志,2001,42(3):135-136.

(二)皂荚美容养颜

李时珍《本草纲目》记载,"十月采荚煮熟。捣烂和白面及诸香作丸,澡身面,去垢而腻润。"可以说,这是皂荚运用于美容养颜方面的最早记载。然而,关于皂荚的这一功用在现行《中药学》教材中鲜有记载。

现代药理研究表明,皂荚中含活性三萜皂苷,其结构中具有糖体、配基、有机酸等亲水性大极性基团,而苷元结构较大,极性低,具有亲脂性,在分子结构上有类似表面活性剂的结构特点,其水溶液振摇后能产生持久类似肥皂溶液的泡沫,是一种非离子型表面活性剂[1]。皂荚所含的皂苷有降低表面张力,刺激局部黏膜,促使黏膜血循环及祛痰的作用。对皮肤真菌有抑制作用,并具有抗菌消炎之功效[2]。

从现代应用看,皂荚中提取的纯天然美容品,具有深层清洁、滋润、温和的收敛作用,也有防皱的功效[3]。叶青[4]用大皂荚1个打碎,配橘叶、浙贝、薄荷、野菊花水煎,治疗青年面部痤疮、青年女性每逢经前面部起疙瘩或原痤疮加重及因用化妆品过敏而致面部起红丘疹,疗效满意。一般6~10天明显见效,而且复发率低。同时皂荚具有良好的去污能力,可代肥皂用,洗涤丝织品,不损光泽。过去农村常用来洗衣服和头发,有柔发、亮发的作用。现已有皂荚提取物已广泛用于洗涤、洗发产品中,同时有一定的去屑止痒功效[3,5,6]。

参 考 文 献

[1] 冯武,刘嘉宝,等. 滇皂荚果壳化学成分的研究[J]. 云南林业科技,2003,2:69-71.

[2] 刘安祥,肖丽华. 皂荚临床应用进展[J]. 人民军医药学专刊,1997,13(3):148-149.

[3] 邵金良,袁唯. 皂荚的功能作用及其研究进展[J]. 食品研究与开发,2005,(26)2:48-51.

[4] 叶青. 皂英治疗面部痤疮[J]. 中医杂志,1995,36(6):325.

[5] 杨娟,李海龙等. 皂荚首乌洗发香波的研制[J]. 甘肃轻纺科技,1991,28(3):31-34.

[6] 范崇,王媛媛,董文明. 滇皂荚开发现状与前景[J]. 中国食物与营养,2011,17(4):30-33.

(三)旋覆花调畅肺胃气机治"肝着"之证

旋覆花,《本草纲目》云:"乃手太阴肺、手阳明大肠药也。""肝着"出自《金匮要略》,曰:"肝着,其人常欲蹈其胸上。先未苦时,但欲饮热,旋覆花汤主之。"《金匮要略选读》中解释为:"肝着,为肝经气血郁滞,着而不行所致之病名。""蹈其胸上"为舒展气机,使气血运行[1]。"但欲饮热"使气机通畅而证情暂缓。可以说,这是运用旋覆花利气下行、舒畅气机的临床指征。然而,关于"肝着"这一说法在现行《中药学》教材中鲜有记载。

从古籍文献看,旋覆花善通肝络而行气。《金匮发微》曰:"肝着之病,胸中气机阻塞,以手按其胸则稍舒,此肝乘肺之证也,胸中阳气不舒,故未病时当引热以自救,旋覆花汤方,用葱十四茎以通阳和肝,旋覆花三两以助肺,新绛以通络,而肝着愈矣。"虽言"肝着",实乃肺胃气机失调,上下不得宣通。言"肝着"者,因本病可由肝气郁结导致,更重要的是强调了肝在调畅全身气机中的重要地位。《金匮要略浅注》曰:"此另言肝着之证治也。但胸者,肺之位也。肝病而气注于肺,所谓横也。"古今本草文献中,大多记载旋覆花归肺、胃、大肠经。虽有少数云归肝经者,但也是根据旋覆花汤治肝着而得来。以旋覆花命名的方剂多为治疗支饮、悬饮、痰气上逆,其行气活血仅在肝着论及。肝之气血瘀滞,即使无肺胃气机不畅之症状,亦可加入宣降之药,宣通上下,助肝气得疏,实乃"先安未受邪之地"[1]。

·现代实验研究表明,旋覆花中所含旋覆花素是中药旋覆花的有效成分,它可通过抗炎作用降低细胞凋亡[2-4]。旋覆花的活性成分二氢棉菊素,一方面可直接抑制NF-κB加的活性,另一方面还可阻断I-κB的降解,进而抑制NF-κB的核易位,这些变化使iNOs和COX-2基因表达受到抑制,最终阻断炎症信号反应链条,说明其具有明显的抗炎作用[5-6]。

从临床应用看,旋覆花可治胸胁痛,常与香附配伍。但旋覆花与香附等配伍才起到行气活血通络的作用,而非本身固有的功效。《中华本草》等现代中药辞典多未把行血通络列为旋覆花的主要作用。《中华本草》在其行痰消水功效下有"若感时令之邪,与里水相搏,胁肋疼痛,病根未固,常与香附等药同用,以疏通肝络而行里水"之说,所引方剂仍只有《金匮要略》之旋覆花汤。此处"疏通肝络"实乃"行痰消水",且要与香附等药配伍[1]。

参 考 文 献

[1] 李赛. 对"肝着"病机及旋覆花功效的探讨[J]. 山东中医药大学报,28(3):166-168.

[2] Jin H Z, Lee D, Lee J H, et al. New sesquiterpene dimers from Inula britannica inhibit NF-kappaB activation and NO and TNF-alpha production in LPS-stimulated RAW264.7 cells[J]. Planta Medica,2006,72(01):40-45.

[3] Kim S R, Mi J P, Mi K L, et al. Flavonoids of Inula britannica protect cultured cortical cells from necrotic cell death induced by glutamate[J]. Free Radical Biology & Medicine,2002,32(7):596-604.

[4] Park E J, Kim Y, Kim J. Acylated flavonol glycosides from the flower of Inula britannica[J]. Journal of Natural Products,2000,63(1):34.

[5] Song Y J, Lee D Y, Kang D W, et al. Apoptotic potential of sesquiterpene lactone ergolide through the inhibition

of NF-κB signaling pathway[J]. Journal of Pharmacy & Pharmacology, 2005, 57（12）：1591-7.

[6] 吴广礼, 温进坤, 韩梅, 等. 山莨菪碱、旋覆花素、苦碟子对过度训练大鼠肾细胞凋亡的影响[J]. 中华麻醉学杂志, 2007, 27（5）：463-466.

（四）旋覆花消痰水

旋覆花始载于《本经》, 谓："味咸, 温。主结气、胁下满、惊悸, 除水, 去五脏间寒热, 补中下气"。《本草纲目》记载："旋覆乃手太阴肺经、手阳明大肠经药也。所治诸病, 其功只在行水下气, 通血脉尔。"《药性论》记载："主胁肋气, 下寒热水肿, 主治膀胱宿水, 去逐大腹, 开胃, 止呕逆不下食。"旋覆花功在质虽轻, 却以降为能, 前人有"诸花皆升, 旋覆独降"之说, 其降气、止呕止逆之功, 临床多用其治疗胸膈痞满、嗳气、呕吐等病证[1]。然旋覆花除下气降逆外, 还可消痰水。但现代临床使用时并未重视其消痰水之功效。

从古籍文献上看,《别录》记载："胸上痰结, 唾如胶漆, 心胁痰水, 膀胱留饮, 风气湿痹, 皮间死肉, 目中眵蔑, 利大肠, 通血脉, 益色泽。"《本草备要》记载："旋覆花入肺、大肠经, 消痰结坚痞, 唾如胶漆, 噫气不除。"旋覆花可治疗因痰饮、湿邪停滞导致的胸胁痞满、腹部水肿、湿痹等。再如《本草汇言》记载："旋覆花, 消痰逐水, 利下行气之药也。主心肺结气, 胁下虚满, 胸中结痰, 呕吐, 痞坚噫气, 或心脾伏饮, 膀胱留饮, 宿水等症。大抵此剂微咸以软坚散痞, 性利下气行痰水, 实消伐之药也。"说明旋覆花对痰湿阻滞以及水饮内停之咳喘、水肿有治疗作用。

从实验研究看, 旋覆花具有止咳化痰以及抗炎、抗菌等作用。氨水引咳实验发现, 旋覆花醇、水提取物可以延长氨水致小鼠咳嗽的潜伏期, 减少咳嗽次数; 酚红排泌实验发现旋覆花醇、水提取物均具有明显祛痰作用[1]。在对欧亚旋覆花特征性成分旋覆花素进行的镇咳、祛痰活性实验中发现, 旋覆花素经小鼠口服给药具有显著的镇咳活性, 说明其具有镇咳祛痰作用[2]。实验发现旋覆花素可降低大鼠大脑海马组织NOS、NF-kβ基因表达量, 并对苹果炭疽病菌、黄瓜灰霉病菌等真菌具有较高抑制率[3-4]。上述研究成果为旋覆花消痰水之功效提供了一定的实验依据。

从临床使用上来看, 旋覆花可配伍半夏、茯苓、青皮, 治疗痰饮在胸膈呕不止, 心下痞硬者(《产科发蒙》旋覆半夏汤); 配伍枇杷叶、川芎、细辛等, 治疗风痰呕逆, 饮食不下, 头目昏闷(《妇人良方》旋覆花汤); 捣汁和生白酒服用, 治疗小便不行, 因痰留闭者(《本草汇言》)。应用旋覆花较多的中药汤剂为旋覆花汤, 特别是仲景后历代医家多以旋覆花汤治疗痰饮停留于胸胁之证, 清代后以叶天士为代表的诸多医家主张"瘀浊宜宣通以就下"等, 逐渐运用其治疗络脉闭阻之证, 但仍以取其下气消痰之效为主[5]。

参 考 文 献

[1] 高家荣, 吴健, 韩燕全. 旋覆花水提物与醇提物的止咳化痰作用研究[J]. 安徽医药, 2013, 17（8）：1282-1283.

[2] 王建华. 旋覆花素镇咳祛痰作用的实验研究[D]. 中国国际中医药博览会暨中医药学术交流会论文集, 2003.

[3] 王英杰, 柴锡庆, 王文胜, 等. 旋覆花素抑制Aβ诱导大鼠脑海马组织炎性反应[J]. 中国老年学杂志, 2009, 29（8）：48-51.

[4] 焦斌, 周琳, 宋天有, 等. 旋覆花花序氯仿萃取抗植物病原真菌活性研究[J]. 河南农业科学, 2010, 37（7）：

60-62.

[5] 宋雪萍,苗青,樊茂蓉. 旋覆花汤加味(肺纤通方)治疗肺间质纤维化探微[J]. 新中医,2014,46(12):8-9.

(五)天南星止心痛

虎掌始载于《本经》,被列为下品。苏颂曰:"天南星即本草虎掌也。"古方多用虎掌,不言天南星。天南星出自《本草纲目拾遗》。李时珍曰:"虎掌因叶形似之,非根也。"南星因其根圆白,形如老人星状,故名南星,即虎掌也。《本经》云:"虎掌主治心痛,寒热结气,积聚伏梁,伤筋痿拘缓,利水道。"可以说是最早记载虎掌有治疗心痛作用的经文。《开宝》云南星"下气、利胸膈、破坚积、治中风、除麻痹。"《普济方》卷三一六记载用三生散治疗卒中,"经云:夫中风,非风也,乃气虚而痰塞于心中,故一时卒中,有似乎风之吹倒也。若作风治,十死九矣。必须用人参为君,附子为佐,加之生南星、生半夏、生姜,而后可以开其心窍,祛逐其痰涎,使死者重生也。"也说明天南星具有治疗心痛方面的作用。心痛是胸脘部疼痛总称,出自《灵枢·经脉》,泛指心脏本身病损所致的一种病证,外由心脏阴阳气血偏虚以及寒凝、热结、痰阻、气滞、血瘀等因素而引起。从经文可见"寒凝、热结、痰阻、气滞"是心痛引发的主要因素。而天南星具有下气,利胸膈,破坚积,治寒热气结之功效。然而,关于天南星的这一功用在现行《中药学》教材中鲜有记载。

从本草文献来看,天南星味苦辛性温。《本草崇原》云:"天南星色白根圆,得阳明金土之气化,味苦性温,又得阳明燥烈之气化。主治心痛寒热结气者,若先入心而清热,温能散寒而治痛结也。积聚、伏梁者,言不但治痛结无形之气,且治有形之积聚、伏梁。所以然者,禀金气而能攻坚破积也。"《本草新编》云:"天南星,味苦、辛,气平,可升可降,阴中阳也,有毒。入脾、肺、心三经。善能化痰,利膈下气,破坚积,消痈肿。"

从实验研究看,天南星具有镇静、镇痛作用和抗心律失常作用。天南星煎剂有明显的镇静、镇痛作用,并能明显延长戊巴比妥钠对小鼠催眠的作用;天南星的复方三生针镇静、镇痛作用明显,镇痛作用小于吗啡,但作用持久,并对戊巴比妥钠的催眠有协同作用[1-2]。大鼠口服天南星和一把伞南星的60%乙醇提取物,对乌头碱诱发的心律失常有明显的拮抗作用,可延缓心律失常出现的时间和缩短心律失常的持续时间;天南星中生物碱3,6-二异丙基-2,5-二酮哌嗪对犬离体的心房和乳头肌收缩力及窦房节频率均有抑制作用,其作用随剂量的增强而增强,并能拮抗异丙肾上腺素对心脏的作用,其拮抗作用与普萘洛尔相似,但对冠状动脉血流量及阻力无明显影响[3-5]。这些研究成果为临床诠释天南星止痛特别是心痛方面之效用提供了实验依据。

从临床应用看,天南星可用来治疗冠心病。如唐荣华用天南星配伍半夏治疗稳定性劳累性心绞痛,心律失常50例,心电图改善率30.8%。心绞痛显效率38.7%,总有效率71%。副作用表现为食欲减退,恶心,舌麻,但停药可恢复[6]。

总之,古今虽有一些文献记载,但天南星是否具有止心痛的作用,还有待于进一步的研究与证实。

参 考 文 献

[1] 刑蜀林,李谷霞,丁建新等. 复方三生针的药理研究[J]. 中药通报,1987,12(9):47.

[2] Filipowicz E, Adegboyega P, Sanchez RL. Fas receptor-mediated apoptosis: a clinical application?[J]. J Pathol,

2002,196(2): 125-134.

[3] 毛淑杰,吴连英,程丽萍.天南星(虎掌南星)生、制品镇静抗惊厥作用比较研究[J].中国中药杂志,1994,
   19(4): 218-220.

[4] 王义雄,苗小春.L-缬氨酰-L-缬氨酸酐对血液灌流犬离体窦房节和乳头状肌的作用[J].中国药理学报,
   1986,7(5): 435-438.

[5] 汤建华,任雁,林刘克等.天南星药理作用和临床应用研究概况[J].陕西中医,2010,319(4): 478-479.

[6] Xiu Yanfeng, Wang Zhihua, Hong Xiaokun. Research progress in toxicity of rhizome pinelliae[J]. Lishizhen
   Med Mater Med Res,2004,15(5): 3041.

(六)川贝母通淋

贝母入药用,最早见载于约成书春秋战国时期的《万物》,曰:"贝母已寒热也。"《本经》将其列为中品,载:"贝母,味辛,平。主伤寒烦热,淋沥邪气,疝瘕,喉痹,乳难,金疮,风痉。"可以说,是最早运用贝母治疗"淋沥邪气"的记载。但《本经》未明确标明贝母的种类,《中国药典》(2015版)中收载的土贝母、川贝母、平贝母、浙贝母、伊贝母的功用中及现行《中药学》教材中鲜有此功用的记载。

从本草文献看,《神农本草经疏》言:"其主伤寒烦热者,辛寒兼苦,能解除烦热故也。淋沥者,小肠有热也。心与小肠为表里,清心家之烦热,则小肠之热亦解矣。邪气者,邪热也。辛以散结,苦以泄邪,寒以折热,故主邪气也。"《本草崇原》云:"贝母通肺气于皮毛,故淋沥邪气可治也。"可见川贝母上能清解上焦肺、心外感或内生的火热,并且能散郁结之热邪,故可以解心火所致之烦热胸闷。而此处的"淋沥"主要是指心火移热于小肠导致的小便淋沥涩痛(热淋)。

从实验研究看,川贝母中的贝母碱、去氢贝母碱和鄂贝啶碱对革兰阳性的金黄色葡萄球菌和革兰阴性的卡他球菌具有抗菌活性,鄂贝啶碱对卡他球菌、金黄色葡萄球菌的活性高于贝母碱、去氢贝母碱[1]。

从临床应用看,《金匮要略》当归贝母苦参丸,治"妊娠,小便难,饮食如故。"川贝母通淋,主要用于湿热蕴结之热淋、膏淋等[2,3]。

综上所述,川贝母是否具有通淋之功,还有待于进一步的研究与证实。

参 考 文 献

[1] 肖灿鹏,赵浩如,李萍,等.中药贝母几种主要成分的体外抗菌活性[J].中国药科大学学报,1992,23
   (3): 188.

[2] 陈晋宇.川贝母治小便淋沥[J].中医杂志,2004,45(6): 412.

[3] 薛璞.当归贝母苦参丸临床运用举隅[J].山西中医,1990,6(2): 14-16.

(七)桔梗治惊悸

桔梗始载于《本经》,被列为下品。《本经》云:"主胸胁痛如刀刺,腹满肠鸣幽幽,惊恐,悸气。"可以说,这是说明桔梗具有治疗"惊恐,悸气"的最早记载。然而,关于桔梗的这一功用在现行《中药学》教材中鲜有记载。

从本草文献看,《本经疏证》言:"气海、肠胃之气皆不行,于是惊恐心悸作焉。惊者,气乱

也。恐者,气下也。悸者,气不行,则水内侵心也。"然《神农本草经疏》又云:"其主惊恐悸气者,心脾气血不足则现此证,诸补心药中藉其升上之力,以为舟楫胜载之用,此佐使之职也。"可见,桔梗之所以"主惊恐,悸气",一方面是指桔梗具有利胸膈,宣通肺气的作用,使心肺气机通利,气血运行畅顺。同时,因肺为水之上源,主通调水道,肺气宣降,水道通利,则水不能扰心。另一方面,因其能引药上行,载药直达病所,故可治疗多种原因(痰、水、寒滞、气滞)所致的胸膈痞闷、心悸之证。

从实验研究看,桔梗皂苷可降低冠状动脉阻力,增加血流量,减慢心率[1,2],为临床诠释桔梗治疗惊悸之效用提供了实验依据。

从临床应用看,桔梗可用于心悸、胸痹、寒湿结胸等[3]。

综上所述,桔梗是否具有平惊悸之功,可用于惊悸之证,还有待于进一步的研究与证实。

参 考 文 献

[1] Kato H, Suzuri S, Na Rao K. Vasodilating effect of crude platycodin in anesthetized dogs[J]. Japanese Journal of Phamacology,1973,23(5):709-716.

[2] 沈映君. 中药药理学[M]. 北京: 人民卫生出版社,1997:139.

[3] 马银成. 心悸验案4则[J]. 河北中医,2014,36(12):1809-1810.

(八)桔梗载药上行

桔梗始载于《本经》,被列为下品。张元素《医学启源》云:"辛苦,阳中之阳,谓之舟楫,诸药中有此一味,不能下沉,治鼻塞。"李东垣《珍珠囊补遗药性赋·卷三》:"桔梗,味苦、辛,性微温。有小毒,升也,阴中之阳也。其用有四: 止咽痛,兼除鼻塞; 利膈气,仍治肺痈;一为诸药之舟楫; 一为肺部之引经。"可以说,这是对桔梗"载药上行"的最早记载。然而,关于桔梗的这一功用在现行《中药学》教材中则未加记载。

从本草文献看,有两种观点: 一是认为桔梗为"舟楫"之剂,能"载药上行"。如《汤液本草》谓:"易老云: 与国老并行,同为舟楫之剂。如将军苦泄峻下之药,欲引至胸中至高之分成功,非此辛甘不居,譬如铁石入江,非舟楫不载,故用辛甘之剂以升之也。"二是认为桔梗既能"载药上行",又能"下气"。如《本草纲目》云:"朱肱《活人书》治胸中痞满不痛,用桔梗、枳壳,取其通肺利膈下气也。张仲景《伤寒论》治寒实结胸,用桔梗、甘草,取其苦辛清肺,甘温泻火,又能排脓血,补内漏也。其治少阴症二三日咽痛,亦用桔梗、甘草,取其苦辛散寒,甘平除热,合而用之,能调寒热也。后人易名甘桔汤,通治咽喉口舌诸病。宋仁宗加荆芥、防风、连翘,遂名如圣汤,极言其验也。"故《本草求真》云:"世仅知此属上升,而不知其下行,其失远矣。但痘疹下部不起勿用,以其性升之故; 久嗽不宜妄用,以其通阳泄气之故; 阴虚不宜妄用,以其拔火上乘之故。"《景岳全书》云:"味苦微辛,气微凉。气轻于味,阳中有阴,有小毒,其性浮。用此者,用其载药上升,故有舟楫之号,入肺、胆、胸膈、上焦。载散药表散寒邪; 载凉药清咽疼喉痹,亦治赤目肿痛; 载肺药解肺热肺痈,鼻塞唾脓咳嗽; 载痰药能消痰止呕,亦可宽胸下气。引大黄可使上升,引青皮平肝止痛。能解中恶蛊毒,亦治惊痫怔忡,若欲专用降剂,此物不宜同用。"《本草崇原》亦云:"桔梗治少阳之胁痛,上焦之胸痹,中焦之肠鸣,下焦之腹满。又,惊则气上,恐则气下,悸则动中,是桔梗为气分之药,上中下皆可治也。张元素不参经义,谓桔梗乃舟楫之药,载诸药而不沉。今人熟念在口,终身不忘。夫以元素杜撰之言为是,则《本经》几可废矣。"可见桔梗非只"载药上行",如专于下行,不宜同用桔梗。

从实验研究看,桔梗皂苷可降低冠状动脉阻力,增加血流量,减慢心率[1,2];桔梗总皂苷又能抑制小肠和肺组织中P-gp的活性与表达[3]。这些研究成果为临床合理诠释桔梗既能"载药上行"又可"下气"提供了实验依据。

从临床应用看,桔梗入肺经,借助肺主气,主宣发肃降、通调水道和朝百脉而能协调与其他脏腑的关系,桔梗能够治理肺主气之功效,发挥调理肺的功能,从而协调全身的气机,故能够广泛的运用于全身各个部位、与气相关的疾病,如运用于泻下剂、祛湿剂、理气剂、理血剂和安神剂等类方剂中,通过配伍而宣肺通便、宣肺行气活血、宣肺祛湿而分别治便秘、心悸失眠、胸胁脘腹疼痛及水湿病之吐泻、脚气等病证[4]。

参 考 文 献

[1] Kato H, Suzuri S, Na Rao K. Vasodilating effect of crude platycodin in anesthetized dogs[J]. Japanese Journal of Phamacology, 1973, 23(5): 709-716.

[2] 沈映君. 中药药理学[M]. 北京: 人民卫生出版社, 1997: 139.

[3] 李英伦, 崔恒敏, 陈红伟. 桔梗的"引经"作用对氟苯尼考药动学的影响[J]. 中国兽医学报, 2008, 28(10): 1203-1207.

[4] 石含秀, 贾波. 桔梗"载药上行"的含义探析[J]. 内蒙古中医药, 2008, 27(8): 42-43.

(九)杏仁和胃降气止痛

杏仁,始载于《神农本草经》,被列为下品。谓其"主咳逆上气雷鸣,喉痹,下气,产乳金疮,寒心奔豚。"现行《中药学》教材谓其味苦、性微温,归肺、大肠经,具有止咳平喘、润肠通便的功效,主要用治咳嗽气喘,肠燥便秘等证,未言及其和胃降气止痛的功用。

但查阅本草文献,杏仁辛散苦降,能行气开滞以止痛,古今均有用其治疗胃痛的经验。如《名医别录》谓杏仁"主惊痫,心下烦热,风气去来,时行头痛,解肌,消心下急,杀狗毒。"《药性论》亦云:"治心下急满痛,除心腹烦闷。"《本草纲目》云:"杏仁能散能降,故解肌、散风、降气、润燥、消积,治伤损药中用之。"《长沙药解》谓:"肺主藏气,降于胸膈而行于经络,气逆则胸膈闭阻而生喘咳,脏病而不能降,因以痞塞,经病而不能行,于是肿痛。杏仁疏利开通,破壅降逆,善于开痹止喘,消肿而润燥,调理气分之郁,无以易此。"《药征》云:"杏仁主治胸间停水,故治喘咳,而旁治短气结胸,心痛,形体浮肿。"这些文献中均有杏仁治疗心痛(胃脘痛)的记载。

心下者,胃也。《灵枢·经脉》篇曰:"手太阴肺经起于中焦,下络大肠,还循胃口,上膈属肺。"肺主一身之气,肺胃大肠,一脉相连。肺气主降,胃气亦主降。肺胃同降,则气机调畅。杏仁为苦降之品,入肺而走胃。肺气降,胃气和,中焦枢机运转,升降有常,胃脘疼痛、痞满、嗳气诸证,自可平复。因此,杏仁具有和胃降气、止痛之效。《圣济总录》中载山杏煎,用山杏(炒令香熟,去皮尖双仁)60g,吴茱萸(汤洗焙干,炒为末)36g,共为末,丸如弹子大,治心气痛,闷乱,发时每服1丸,温酒化下。方中用杏仁理气止痛。

近代医家章次公先生对杏仁有独到见解[1],认为杏仁既能和胃降气止痛,又能以其油滑之性保护胃肠黏膜,弛缓痉挛,润肠通便。故将杏仁广泛用于胃、十二指肠溃疡及其出血、慢性胃炎、胃痉挛痛等病证中,且用量多在20~30g左右。《章次公医案》:"杏仁用大量有润胃肠、消食、开滞气之功,能疏利开通、破壅降逆而缓胃痛。"胃为受纳之器,其气以降为顺,杏仁能降胃气之逆;胃喜润恶燥,杏仁温润多脂,能保护胃肠黏膜。临床治疗胃寒证常用温燥药,配伍杏仁,以其油润之性而柔之;治疗胃酸过多,常用收涩之品,有涩肠之弊,易致大便秘结,可用杏仁润肠通便以防之;治疗痢疾,里急后重,可用杏仁辛散疏通开达,破壅泄毒,润肠护膜。

现代药理研究发现[2]杏仁所含苦杏仁苷具有镇咳、平喘、祛痰作用,能缓解支气管平滑肌的痉挛。苦杏仁苷水解产物苯甲醛能抑制胃蛋白酶的消化功能,故有抗溃疡作用,可用于消化系统疾患。

综上所述,杏仁是否具有和胃降气止痛之功,还有待于进一步的研究与证实。

参 考 文 献

[1] 朱良春. 章次公医案[M]. 南京: 江苏科学技术出版社,1980:151.

[2] 雷载权,张廷模. 中华临床中药学[M]. 北京: 人民卫生出版社,1998:1364.

二、病证用药

化痰止咳平喘药主要用治外感或内伤引起的痰、咳、喘证。痰证又有寒、热、燥、湿之分,化痰药也相应分为温化寒痰药与清化热痰药。由于痰既是病理产物,又是致病因子,它随气机升降,无处不到,因此属于痰的病证甚多,故有"百病皆由痰作祟""怪病多从痰论治"之说。咳嗽、喘息之证,其病机较为复杂,凡外感六淫或内伤气火、痰湿等,均可引起咳嗽喘息。它与五脏六腑的功能失调有关,因"五脏六腑皆令人咳,非独肺也",尤其是与肺、肾两脏关系密切。然而,痰、咳、喘证每因四季受邪不同,体质不同,临床表现也不一样,现分述其具体病证用药如下:

(一)外感咳嗽

治以疏风解表,宣肺止咳法。

1. 风寒袭肺证 症见咳声重浊,气急,喉痒,咯痰稀薄色白,常伴鼻塞,流清涕,头痛,肢体酸楚,恶寒发热,无汗等表证,舌苔薄白,脉浮或浮紧。治宜疏风散寒,宣肺止咳。方用三拗汤(《太平惠民和剂局方》)合止嗽散(《医学心悟》)加减。常用麻黄、苦杏仁、桔梗、荆芥、紫菀、百部、白前、陈皮、甘草等。

2. 风热犯肺证 症见咳嗽咳痰不爽,痰黄或黏稠,喉燥咽痛,常伴恶风身热,头痛肢楚,鼻流黄涕,口渴等表热证,舌苔薄黄,脉浮数或浮滑。治宜疏风清热,宣肺止咳。方用桑菊饮(《温病条辨》)加减。常用桑叶、菊花、薄荷、桔梗、苦杏仁、甘草、连翘、芦根等。

3. 风燥伤肺证 症见喉痒干咳,无痰或痰少而粘连成丝,咳痰不爽,或痰中带有血丝,咽喉干痛,唇鼻干燥,口干,常伴鼻塞,头痛,微寒,身热等表证,舌质红干而少津,苔薄白或薄黄,脉浮。治宜疏风清肺,润燥止咳。方用桑杏汤(《温病条辨》)加减。常用桑叶、苦杏仁、淡豆豉、浙贝母、南沙参、梨皮、栀子等。

(二)内伤咳嗽

治以化痰止咳法。

1. 痰湿蕴肺证 症见咳嗽反复发作,咳声重浊,痰多色白,痰出咳平,胸膈胀满,呕恶,食少,体倦,苔白润或滑腻,脉滑。治宜燥湿化痰,理气止咳。方用二陈汤(《太平惠民和剂局方》)

加减。常用半夏、陈皮、茯苓、佛手、香橼、厚朴、芥子、莱菔子、紫苏子等。

2.痰热郁肺证 症见咳嗽痰黄,黏稠难咳,胸膈痞满,甚则气急呕恶,舌质红,苔黄腻,脉滑数。治宜清热肃肺,豁痰止咳。方用清气化痰丸(《医方考》)加减。常用瓜蒌、浙贝母、前胡、胆南星、桑白皮、葶苈子、竹茹、竹沥、海蛤壳、瓦楞子、海浮石、矮地茶、车前子、石韦、石膏、黄芩、芦根、黄连等。

3.肝火犯肺证 症见咳逆阵作,咳时面赤,咽干口苦,痰滞咽喉,难以咯出,伴胸胁胀痛,咳时引痛,症状随情绪波动而增减,舌红苔薄黄,脉弦数。治宜清肺泄肝,顺气降火。方用黛蛤散(《验方新编》)合泻白散(《小儿药证直诀》)加减。常用青黛、海蛤壳、桑白皮、地骨皮、黄芩、栀子、牡丹皮、赤芍、龙胆草等。

4.肺阴亏耗证 症见呛咳气促,咯痰不利,痰稠而黏,甚或成块成条,咽喉干燥哽痛,多咳则声音嘶哑,舌红少苔而干。治宜清肺润燥,化痰止咳。方用贝母瓜蒌散(《医学心悟》)加减。常用川贝母、瓜蒌、苦杏仁、百部、紫菀、款冬花、知母、天花粉、沙参、麦冬、天冬、玉竹、阿胶等。

(三)喘证

治以宣肺、化痰、清热、平喘法。

1.风寒袭肺证 症见呼吸喘促,深长有余,呼气为舒,兼有咳嗽胸闷,痰白质稀,或恶寒,无汗,舌苔薄白,脉浮紧。治宜发散风寒,宣肺平喘。方用华盖散(《太平惠民和剂局方》)加减。常用麻黄、苦杏仁、甘草、紫苏子、桑白皮、陈皮、茯苓等。

2.肺热壅遏证 症见喘逆上气,胸胀或痛,息粗,鼻煽,咳而不爽,吐痰黏稠,或伴形寒身热,烦闷身痛,口渴,苔薄白或薄黄,脉浮数或滑。治宜清宣肺热,止咳平喘。方用麻杏甘石汤(《伤寒论》)加减。常用麻黄、石膏、苦杏仁、黄芩、桑白皮、地骨皮、浙贝母、瓜蒌等。

3.痰热郁肺证 症见喘咳气涌,胸胀作痛,痰多质黏色黄,或夹血色,伴烦闷身热,有汗,口渴喜冷饮,面赤咽干,舌红苔薄黄或腻,脉滑数。治宜清肺泄热,化痰平喘。方用桑白皮汤(《景岳全书》)加减。常用桑白皮、黄芩、知母、浙贝母、瓜蒌、地龙、冬瓜子等。

4.痰浊阻肺证 症见呼吸急促,咯痰黏腻,不易咯出,兼有胸闷脘痞,恶心纳呆,舌苔白腻,脉滑。治宜化浊祛痰,降气平喘。方用三子养亲汤(《韩氏医通》)合二陈汤(《太平惠民和剂局方》)加减。常用紫苏子、芥子、莱菔子、半夏、陈皮、茯苓、甘草、生姜、乌梅等。

5.肺肾不足证 症见呼吸喘促,呼多吸少,动则尤甚,咳声低弱,精神衰疲,肢冷汗出,面色黧黑,自汗畏风,或易患感冒,舌淡,脉沉细。治宜补肺益肾,定喘止咳。方用生脉散(《医学启源》)或肾气丸(《金匮要略》)合人参蛤蚧散(《博济方》)加减。常用人参、麦冬、五味子、熟地黄、山茱萸、山药、蛤蚧、补骨脂、沉香、黄芪等。

(四)痰饮病

治以化痰逐饮法。

1.痰饮 症见胸胁支满,心下痞闷,胃中有振水音,脘腹喜温畏冷,背寒,呕吐清水痰涎,口渴不欲饮,头昏目眩,食少便溏,舌苔白滑,脉细滑。治宜温脾化饮。方用苓桂术甘汤(《伤寒论》)合小半夏加茯苓汤(《金匮要略》)加减。常用茯苓、桂枝、白术、甘草、半夏、生姜、泽泻、猪苓、干姜、吴茱萸、花椒、肉桂、枳实等。

2.悬饮 症见胸胁疼痛,咳唾引痛,但胸胁痛势较初期减轻,而呼吸困难加重,咳逆气喘息促,不能平卧,或仅能偏卧于停饮的一侧,病侧肋间胀满,甚则一侧胸廓隆起,舌苔薄白腻,脉沉弦或弦滑。治宜泻肺逐饮。方用十枣汤(《伤寒论》)或控涎丹(《三因极一病证方论》)加减。常用甘遂、京大戟、芫花、芥子、葶苈子、桑白皮、紫苏子、瓜蒌皮、陈皮、半夏、椒目、茯苓、生姜皮等。

3.溢饮　症见身体疼痛而沉重,甚则肢体浮肿,恶寒,无汗,或有喘咳,痰多白沫,胸闷,干呕,口不渴,舌苔白,脉弦紧。治宜发表化饮。方用小青龙汤(《伤寒论》)加减。常用麻黄、桂枝、干姜、细辛、半夏、甘草、五味子、白芍、茯苓、猪苓、泽泻等。

4.支饮　症见咳喘不得卧,咯痰白沫量多,往往经久不愈,天冷受寒加重,甚至引起面浮跗肿,舌苔白滑或白腻,脉弦紧。治宜温肺化饮。方用小青龙汤(《伤寒论》)或苓甘五味姜辛汤(《金匮要略》)、葶苈大枣泻肺汤(《金匮要略》)加减。常用麻黄、桂枝、干姜、细辛、半夏、甘草、五味子、白芍、茯苓、葶苈子、大枣、芥子、莱菔子等。

(五)风痰证

治以化痰降浊,平肝息风法。

系由痰浊内停,肝风内动,肝风夹痰上涌,形成风痰内盛之证。症见头晕目眩,半身不遂,口舌歪斜,言语蹇涩等。治宜化痰息风。风痰证有偏寒、偏热之不同,用药又有区别,风痰偏寒者以舌质淡、苔白腻为主要见症,常用白附子、制天南星、半夏、皂荚、石菖蒲、远志、生姜汁等;风痰偏热者,以舌质红、苔黄腻为主要见症,常用天竺黄、竹沥、竹茹、瓜蒌、胆南星、礞石、牛黄等,同时均须配伍天麻、钩藤、僵蚕、全蝎、蜈蚣等。此外,因患者体质不同,用药亦有差异。若素体阳虚,阴寒内盛者,可配制川乌、附子以温阳散寒;若肝郁化火,邪热内盛者,可配黄芩、栀子、大黄、龙胆等以清肝泄火。

(六)瘰疬

治以化痰散结。

1.气滞痰凝　症见瘰疬初期,结块肿大如豆粒,皮色不变,按之坚实,推之能动,不热不痛,多无明显全身症状,苔黄腻,脉弦滑。治宜疏肝理气,化痰散结。方用逍遥散(《太平惠民和剂局方》)合二陈汤(《太平惠民和剂局方》)加减。常用柴胡、当归、白芍、白术、薄荷、半夏、茯苓、陈皮、甘草等。

2.阴虚火旺证　症见核块逐渐增大,与皮肤粘连,皮肤转为黯红,午后潮热,夜间盗汗,舌红,少苔,脉细数。治宜滋阴降火。方用六味地黄丸(《小儿药证直诀》)合清骨散(《证治准绳》)加减。常用熟地黄、山茱萸、山药、牡丹皮、泽泻、银柴胡、胡黄连、秦艽、鳖甲、地骨皮、青蒿、知母等。

3.气血两虚证　症见疮口脓出清稀,夹有絮状物,形体消瘦,精神倦怠,面色无华。舌淡苔薄,脉细。治宜益气养血。方用香贝养荣汤(《医宗金鉴》)加减。常用香附、浙贝母、人参、白术、茯苓、陈皮、川芎、熟地黄、当归、白芍、桔梗等。

(七)瘿瘤

治以化痰散结。

1.气滞证　症见结块漫肿软绵,或坚硬如石,胸胁胀痛,善太息,舌苔薄白,脉弦滑。治宜理气解郁。方用逍遥散(《太平惠民和剂局方》)加减。常用柴胡、当归、白芍、薄荷、川楝子、香附、青皮、木香、枳壳、郁金等。

2.血瘀证　症见肿块色紫,坚硬,或肿块表明凹凸不平,随吞咽其上下活动受限,痛有定处,肌肤甲错,舌质紫黯,或有瘀点、瘀斑,脉涩或细涩。治宜活血祛瘀。方用桃红四物汤(《医宗金鉴》)加减。常用桃仁、红花、当归、川芎、赤芍、丹参、三棱、莪术、泽兰、乳香、没药等。

3.痰凝证 症见患处不红不热,肿块按之坚实或有囊性感,胸膈痞闷,女性白带量多或月经不调,舌苔薄腻,脉滑。治宜化痰软坚。方用海藻玉壶汤(《外科正宗》)加减。常用海藻、昆布、浙贝母、半夏、青皮、陈皮、川芎、连翘、黄药子、海蛤壳、瓦楞子、海浮石、夏枯草、玄参、生牡蛎等。

（八）梅核气

治以化痰散结,降逆解郁法。

1.肝郁气滞证 症见咽喉异物感,如梅核塞于咽喉部,吞之不下,吐之不出,饮食正常,或抑郁寡欢,胸胁胀满,心烦,喜太息,舌质淡红,苔薄白,脉弦。治宜疏肝解郁,行气散结。方用逍遥散(《太平惠民和剂局方》)加减。常用柴胡、薄荷、当归、白芍、白术、茯苓、香附、紫苏梗等。

2.痰气交阻证 症见咽中梗阻,有异物感,咯之不出,吞之不下,咽喉多痰,咳吐不爽,脘腹胀满,肢体困倦,纳呆,嗳气,舌淡红,苔白腻,脉弦滑。治宜化痰散结,降逆解郁。方用半夏厚朴汤(《金匮要略》)加减。常用半夏、厚朴、紫苏叶、茯苓、生姜、旋覆花、代赭石、柴胡、佛手、香橼、梅花等。

第十四节 安 神 药

一、药性功用发微

（一）关于磁石性能的讨论

磁石始载于《神农本草经》,谓其"味辛,寒"。《名医别录》增加"咸"味,并认为"无毒"。至今,咸味、寒性已成历代医药学家的共识。从《神农本草经》用本品"除热"、《名医别录》用其"除烦""消痈肿"、治"喉痛",疗"小儿惊痫"以及《日华子本草》用其"除烦躁,消肿毒"等可见,磁石主治热证、肿痛。与其性寒能清热、味咸可软坚有关。《神农本草经》磁石药性咸、寒确在情理之中。

辛味,为《神农本草经》所载,辛味与《神农本草经》"主周痹风湿,肢节中痛,不可持物,洗洗酸痟"的应用相吻合。这一认识影响深远,后世《开宝本草》《本草经疏》《药性解》《本经逢原》《本草崇原》《本草求真》《得配本草》《本草经解》《神农本草经百种录》《本草新编》《本草分经》等多尊此论。但从《名医别录》开启"补肾"说,《神农本草经》辛味,和主周痹,多是有其论,而少其用。故辛味现已淡出于磁石药性。历代医药学家也有认为磁石味"苦"或"涩"或"甘",性"温"或"平"者,但往往应和者寡,所以至今磁石仍以咸寒为主要性味。

《神农本草经》没有明确提出磁石的归经,但从其"主周痹"、治"耳聋"等应用可以看出与肝、肾相关。《名医别录》明确提出"养肾脏",强化了磁石对肾的作用。《本草纲目》提出"慈者法水,而色黑入肾"。《本草经疏》:"入足少阴,兼入足厥阴经。"《本草经解》:"入足少阴肾经、手太阴肺经。"至少在清代已经形成磁石归肾、肝、肺经的认识。虽然磁石能治虚喘,但却是"引肺气入肾"(《本草分经》)而治之,故归肺经也从磁石的药性内容中淡出。从《神农本草经》"除烦",到《本草从新》"治恐怯怔忡",磁石对心经的治疗作用历久未衰而且逐渐明确,尤其是近代。因此,增加了磁石归心经的内容。目前磁石的归经主要为肝、心、肾经。

一般而言,药物的功效与其性味有密不可分的联系。磁石咸寒是由《神农本草经》提出,而且得到后世的继承。但在解读磁石药性与功用时,历代医药学家却更注重形色、归经。如《本草经疏》谓磁石"咸以入肾,其性镇坠而下吸,则火归元而痛自止也。磁石能入肾,养肾脏。肾主骨,故能强骨。肾藏精,故能益精。肾开窍于耳,故能疗耳聋。肾主施泄。久秘固而精气盈溢、故能令人有子。小儿惊痫,心气怯,痰热盛也,咸能润下,重可去怯,是以主之"。又"诸石药皆有毒,且不宜久服,独磁石性其冲和,无猛悍之气,更有补肾益精之功,大都渍酒,优于丸、散,石性体重故尔"。再如《本草求真》云:"磁石味辛而咸,微寒无毒,得冲和之气,能入肾镇阴,使阴气龙火不得上升。故《千金》磁朱丸用此以治耳鸣嘈嘈,耳属肾窍。肾虚瞳神散大,瞳人属肾。谓有磁以镇养真精,使神不得外移。"《本经疏证》曰:"盖磁石者,以质而论,则取其有毛之石,石中有孔,为重坠下降,自肺及肾也;以色而论,则取其石色黑,孔中黄赤而独无青,为有降无升也,自肺及肾。"《本草新编》:谓"磁石能治喉痛者,以喉乃足少阳、少阴二经之虚火上冲也。磁石咸以入肾,其性镇坠而下吸,则火易归原矣。火归于下,而上痛自失。夫肾乃至阴寒水之脏,磁石色黑而入水,故能益肾而坚骨,生精而开窍,闭气而固泄也。"综上可见,古人是从磁石色黑入肾、味咸入肾、质重镇降来认识磁石治疗耳聋耳鸣、目昏、气喘等的作用。显而易见,其中忽略了磁石寒性的作用。事实上,在治疗心神不宁、肝阳上亢、耳聋耳鸣、目疾、虚喘诸病证中,都不宜忽略其寒性的客观存在,将磁石作为清镇、清降之品使用,可能更为妥当。

（二）酸枣仁生用、炒用与安神作用的讨论

酸枣最早记载于《神农本草经》。《名医别录》首载其主"烦心不得眠"。陶弘景云:"今出东山间,云即是山枣树子,似武昌枣而味极酸,东人噉之以醒睡,与此疗不得眠正相反矣。"《新修本草》云"此即樲枣实也,树大如大枣,实也无常形,但大枣中味酸者是。《本经》惟用实疗不得眠,不言用人(仁)。今方用其仁,补中益气。自补中益肝已下,此为酸枣人(仁)之功能。"可见至南北朝时期,已有酸枣醒睡、治不得眠的相反认识。《新修本草》记载提示三点:一是唐以前酸枣是用果实入药的,唐代开始使用酸枣仁;二是《新修本草》"自补中益肝已下"内容,见于《证类本草》黑色大字,属于《名医别录》内容,至少提示《名医别录》已经对酸枣仁的作用有认识;三是《证类本草》中酸枣主"烦心不得眠"是黑色大字,《新修本草》云"《本经》惟用实疗不得眠"应属于对《名医别录》记载的讹传。酸枣仁疗不眠的作用应在唐代已经明确,并提出酸枣仁生用、炒用的不同。如《证类本草·酸枣》谓:"《五代史》后唐刊《石药验》云:酸枣仁睡多生使,不得睡炒熟。"这一观点既得到后世医家的广泛认可,但不乏不同声音。如苏颂《图经本草》:"《本经》主烦心不得眠,今医家两用之,睡多生使,不得睡炒熟,生熟便尔顿异。而胡洽治振悸不得眠,有酸枣仁汤:酸枣仁二升,茯苓、白术、人参、甘草各二两,生姜六两,六物切,以水八升,煮取三升,分四服。深师主虚不得眠,烦不可宁,有酸枣仁汤:酸枣仁二升,知母、干姜、茯苓各二两,甘草一两炙,并切,以水一斗,先煮枣,减三升后,内五物,煮取三升,分服。一方更加桂一两。二汤酸枣并生用,疗不得眠,岂便以煮汤为熟乎?"明代《本草蒙筌》谓酸枣仁"能治多眠不眠,必分生用炒用。多眠胆实有热,生研末,取茶叶姜汁调吞;不眠胆虚有寒,炒作散,采竹叶汤送下。"《医学入门》云:"睡多生用,不得睡炒熟。再蒸半日,去皮尖研碎用。"《本草纲目》载:"熟用疗胆虚不得眠,烦渴、虚汗之证,生用疗胆热好眠。"清·吴仪洛《本草从新》指出:"生用疗胆热好眠之说未可信也,盖胆热必有心烦、口苦之证,何以反能好眠乎?若肝火郁于胃中以致倦怠嗜卧,则当用辛凉透发肝火,如柴、薄之属,非枣仁所得司也。"尽管历代医家对酸枣仁生、熟异用有不同见解,但延续到今日,酸枣仁作为安神中药,炒用已经为常规用品。历史上从用酸枣醒睡、疗不得眠,到生酸枣仁醒睡、炒酸枣仁疗不得眠,其间似乎有某种联系。如《证类本草》谓:"今注:陶云醒睡,而《经》云疗不得眠。盖其子肉味酸,食之使不思睡,核中仁,服之疗不得眠,正如麻黄发汗,根节止汗也。"这段来自《开宝本草》的注文为南北朝以前酸枣醒睡、治不得眠的相反认识做出了解释,也为古代始用酸枣后用酸枣仁的转变做出了注解。但何以分生、熟却不得而知。这一历史悬疑,也引起当今人们的研究兴趣。孙侃通过动物实验和临床观察,发现酸枣仁生、炒皆有镇静催眠作用,并观察5例嗜眠多睡的人,用生酸枣仁10~15g,每晚临睡前1小时口服,连服1周,未见睡眠减少或催醒作用[1]。娄松年等通过小鼠药理实验,观察比较了生、炒酸枣仁水煎剂对动物产生的镇静、安眠作用。结果表明,生酸枣仁、炒酸枣仁对中枢神经系统均呈现镇静、安眠和抗惊厥作用,两者之间无显著差异[2]。另有实验观察生、炒酸枣仁煎剂对阈下剂量戊巴比妥钠入睡的影响及对阈剂量戊巴比妥钠睡眠的影响。结果阈下剂量戊巴比妥钠的入睡试验中,不同炮制酸枣仁处理差异不明显;同一炮制中高剂量作用大于低剂量;在睡眠试验中亦获得类似的结果[3]。当代名医大家邓铁涛引述了历代中医药文献中关于酸枣仁的生熟异治的不同见解,根据古人的处方理论,生、熟枣仁皆可以治疗失眠,临床实践亦证明生枣仁有较好的镇静催眠的功效。生、炒枣仁二者的功效不会相反[4]。

综上所述,虽然酸枣仁有"睡多生使,不得睡炒熟"之传统认识和用法,也有不拘泥于此的用药记载,加之现代药理研究表明,生、炒酸枣仁均有催眠作用。2015版《中国药典》酸枣仁的饮片包括生用与炒用两种,其【用法与用量】一项也未注明生、炒酸枣仁的功效区别。因此在用酸枣仁治疗心神不宁病证时,似乎可以不必拘泥于传统的生、熟之分。

参 考 文 献

[1] 孙侃.酸枣仁的镇静催眠作用[J].中华医学杂志,1958,44(12):1168.

[2] 娄松年,冯宝麟,夏丽英.生、炒酸枣仁水煎剂镇静、安眠作用的比较[J].中成药研究,1987,(2):18-19.

[3] 吕锦芳,张正,宁康健.生、炒酸枣仁镇静催眠作用的比较研究[J].中兽医医药杂志,2004,(6):3-4.

[4] 邓铁涛.酸枣仁生熟异治问题[J].浙江中医杂志,1958,(8):34.

(三)关于远志去心的讨论

远志始载于《神农本草经》,其药用部位为远志科植物远志Polygala tenuifolia Willd.或卵叶远志Polygala sibirica L.的干燥根。历代本草认为远志应去木质根心后再入药用。如《刘涓子鬼遗方》谓"去心"。《本草经集注》云:"用之打去心,取皮。"究其原因,如《雷公炮炙论》所言:"凡使远志,先须去心,若不去心,服之令人闷。"宋代《陈氏小儿病源方论》载"去苗骨",《太平惠民和剂局方》载"汤浸去心"及"甘草煮去芦骨"。金元时期,基本上沿用宋代的净制方法。元代《瑞竹堂经验》中提出"去心,春秋三日,夏二日,冬四日,用酒浸令透,易为剥皮",发展了酒浸去心技术。清代《得配本草》亦言远志:"米泔水浸,盪碎,去心用。"可见"去心""去骨""去梗""去木"等是古代炮制远志常规的净制环节。

这一净制方法如今仍在沿用。如2015年版《中国药典》一部,虽未明确规定远志需去木心用。但从远志饮片"中空"的形态特征看,应该是去心用的。从这里可以推测,现行《中国药典》是主张远志去心。

针对远志去心,当代也开展了实验研究。化学成分方面,远志木心所含化学成分与远志根皮相似,只是含量低于根皮。刘艳芳等实验所得的数据发现远志根皮中各有效成分的含量是木心的4~6倍[1]。药理研究表明,在镇静、催眠方面,远志根皮、未去木心的远志全根和根部木心与巴比妥类催眠药均有协同作用。小鼠灌服3.125g/kg,可促使注射阈下催眠剂量戊巴比妥钠的小鼠入睡。而同等剂量对五甲烯四氮唑所致惊厥的对抗作用,则以远志全根较强,根皮次之,根部木心则无效[2]。刘艳芳等研究表明,远志根(未去木心)与根皮对在高剂量时,均能使小鼠睡眠时间明显延长($P<0.05$),提示远志根和根皮均具有协同戊巴比妥钠增加小鼠入睡时间的作用,两者之间无显著性区别[1]。在祛痰止咳方面,根皮对小鼠祛痰的最低有效量为1.25g/kg,而远志木心用至50g/kg亦无祛痰作用[2]。另有研究显示,远志根与根皮在高剂量时均具有明显的止咳作用,与阳性药磷酸可待因的效果相似,二者的止咳作用无显著区别,但远志根表现出了更好的作用趋势。远志根与根皮在高剂量的时候都具有较好的祛痰作用,其中远志根在高剂量时祛痰效果优于阳性对照药氯化铵,但远志根和根皮的祛痰作用没有显著性差别,只是全根表现出了更好的作用趋势[1]。在毒理学方面,远志试管内试验有较强的溶血作用[3],用藤山法测得的溶血指数:远志根皮为3926,全根为2585,根部木心为43,提纯皂素为34031。远志根皮小鼠灌胃给药的LD_{50}为10.03±1.98g/kg,全根的LD_{50}为16.95±2.01g/kg,而根部木心用至75g/kg仍无死亡[2]。

综上所述,远志安神、祛痰、止咳均以根皮为佳,根部木心虽然药效弱,但总体表现出两个部位的协同增效作用。同时,心、皮合用的远志根还表现出一定的副作用及毒性。再加之近年来由于远志药材资源紧缺,大量未到采收年限被采挖,以统货称之,未分级加以应用。现在临床用的远志药材细到了"去心"无法操作的地步[4]。再者,截止到目前,古人关于远志木心"令人闷"的观点并没有被明确的证实。因此,远志入药是否应去心,还有待于进一步研究与证实。

参 考 文 献

[1] 刘艳芳,彭冬艳,杨晓娟,等.去心与不去心远志药材的化学成分和药效学比较研究[J].中国药学杂志,2012,47(24):1975-1979.

[2] 山西省药品检验所药理室.远志药材应否去心的研究[J].新医药学杂志.1975,(4):46-49.

[3] 国家中医药管理局《中华本草》编委会.中华本草[M].上海:上海科学技术出版社,1999:13卷:62.

[4] 万德光,陈林,刘友平,等.远志炮制沿革考[J].中药材,2005,28(3):233-235.

(四)远志安神机理的讨论

远志是常用安神药,目前教科书将其归属于养心安神药类。关于远志安神的认识,最早见于《名医别录》,该书记载:远志"定心气,止惊悸"。这一认识得到古今医家的一致认可并延续至今。由于《神农本草经》明确其能"补不足",《名医别录》谓其"益精",后世医药学家在认识其安神作用机制时,几乎众口一词将其安神与补虚联系在一起,直至今日仍未能完全摆脱这一观点的影响。

关于远志安神的机理,历代有三种观点。历史上主流的观点是补虚以安神。如《本草纲目》记载:"远志……其功专于强志益精,治善忘。盖精与志,皆肾经之所藏也。肾经不足,则志气衰,不能上通于心,故迷惑善忘。"《本草经疏》记载:"远志……定心气,止惊悸者,心脏得补而实,故心气定而惊悸止也。"其他如《本草蒙筌》《药性解》《景岳全书》《本经逢原》《本草崇原》《本草求真》《神农本草经读》等基本均持上述观点。但也有医家不赞成远志具有补虚安神作用,如《本经疏证》:"古今注本草家,类以远志本经有不忘强志之文,别录有益精之文,遂互相牵合,谓惟能益精,故有不忘强志之效,不知味苦气温性燥之物,岂是益精之品。"

第二种观点是祛痰以安神。这一认识肇始于《神农本草经》"除邪气,利九窍"。后世一些医家认可这一观点,但将其与安神联系起来的最早本草著作是《药鉴》,该书指出远志"苦则能泄,故能辟邪气,去邪梦,安心定神"。将远志安神与祛痰联系起来的是《得配本草》,该书明确指出:"远志一味,今皆以为补心安神之剂。其实消散心肾之气,心肾一虚,鼓动龙雷之火,而莫有底止,虚怯者实所禁用。惟心气郁结,痰涎壅塞心窍,致有神呆健忘,瘛疭不宁等症,用以豁痰利气则可,若谓益精强志,使心肾交密,万万不能。"

第三种观点是交通心肾以安神。如《本草新编》:"远志,味苦,气温,无毒。而能解毒,安心气,定神益智,多服强记,亦能止梦遗,乃心经之药,凡心经虚病俱可治之……夫心肾常相通者也,心不通于肾,则肾之气不上交于心,肾不通于心,则收之气亦不下交于肾。远志定神,则君心宁静而心气自通于肾矣,心之气既不通于肾,谓远志但益心而不益肾,所不信也。是远志乃通心肾之妙药。故能开心窍而益智,安肾而止梦遗,否则心肾两离,何能强记而闭守哉。"

远志古今用于心神不安的处方比较常见。如孔圣枕中丹(《备急千金要方》)以之与龟甲、龙骨、石菖蒲等份配伍治心肾阴亏,健忘失眠,心神不安。茯神丸(《外台》引《古今录验》)用菖蒲、远志(去心)、茯苓各二分,人参三两,治心气不定,五脏不足,甚者忧愁悲伤不乐,忽忽喜忘,朝瘥暮剧,暮瘥朝发,发则狂眩。天王补心丸(《校注妇人良方》)用远志与人参、茯苓、玄参、丹参、桔梗各五钱,当归、五味子、麦冬、天冬、柏子仁、酸枣仁各一两,生地黄四两,治阴虚血少,心神不安。《种杏仙方》治不寐,用远志肉、酸枣仁(炒)、石莲肉等分,水煎服。《医学心悟·卷四》安神定志丸,用茯苓、茯神、人参、远志各30g,石菖蒲、龙齿各15g,治疗因惊恐而失眠,夜寐不宁,梦中惊跳怵惕。安神定志丸[《全国中药成药处方集(济南方)》],用党参、茯苓、柏子仁、远志、枣仁、茯神、当归各一两,琥珀、石菖蒲、乳香各五钱,治神志不足,心虚多梦,烦躁盗汗。安神定志丸《医林绳墨大全·卷四》,用远志一两,人参一两,白茯苓三两,菖蒲二两,琥珀一两,天花粉一两,郁金一两,贝母五钱,瓜蒌五钱,上为末,姜汁、竹沥为丸,如绿豆大,朱砂为衣,治肥人痰迷心膈,惊悸怔忡。由上述处方可以看出,远志入复方既治心神不安之虚证,也治心神不安之实证。治虚证,常与当归、酸枣仁、柏子仁配伍;治实证常与化痰、定惊之品配伍。由此可见,远志祛痰开窍、交通心肾以安神益智,对心神不宁之虚实都有作用,故能与补虚药配伍治心神不宁之虚证,与祛邪药配伍治心神不宁之实证。

(五)合欢皮归经的讨论

《神农本草经》没有明确记载合欢皮的归经,但从《神农本草经》所记载的"主安五脏,利心志,令人欢乐无忧",大致可以认为合欢皮归五脏,尤其是归心、肝经。除上述作用外,也有医家云其"续筋骨"(《日华子本草》)、治"胸心甲错""肺痈"(韦宙《独行方》)、"和血消肿止痛"(《本草纲目》)。不仅从主血之脏角度对合欢皮归心、肝经提供了依据,而且开始有关于合欢皮治疗肺部疾病的认识。至明·李士材《雷公炮制药性解》,首次记载了合欢皮"入心经"。其后,清代《本草从新》及《本草求真》等谓其"入心、脾二经";至《本草再新》则载其"入心、肝二经"。因合欢皮安神、解郁之功用早在《神农本草经》时即已确立,所以《本草再新》的归经观点更为合理。此后至今,几乎所有的中药学著作均公认合欢皮入心、肝二经,而不采用"入脾经"的理论。

在早期的中医药著作如韦宙《独行方》,单用本品治疗肺痈唾浊,《备急千金要方》《景岳全书》《本草求真》等亦有类似的记载。目前,临床用本品治疗肺脓疡、大叶性肺炎等疾患的报道也时有所见。但古本草中未见有合欢皮入肺经的记载,故现代又有提出本品应入肺经的观点,如《中药学》(上海科学技术出版社,1964年版)及《中华人民共和国药典》[1985年版(一部)、1990年版(一部)、1995年版(一部)、2000年版(一部)、2010年版(一部)、2015年版(一部)]均增加了合欢皮入肺经的记载。这一认识和古今合欢皮治疗肺部疾患的应用相一致。所以,合欢的归经应入心、肝、肺三经。

二、病证用药

安神药主要具有安神定志作用,用治心神不宁病证。心神受扰抑或心神失养,均会导致心神不宁。根据不同的临床表现而选用相应的药物,现分述如下:

（一）不寐

治以镇惊安神,养心安神法。

1. 肝火扰心证　症见心烦不寐,急躁易怒,口干口苦,目赤胁痛,小便黄赤,大便秘结,舌红苔黄,脉弦数。治宜清泻肝火,镇心安神。方用龙胆泻肝汤(《兰室秘藏》)加减。常用龙胆、黄芩、栀子、木通、泽泻、柴胡、车前子、黄连、龙骨、牡蛎等。

2. 痰热扰心证　症见心烦不寐,胸闷不畅,口苦作黏,舌红苔黄腻,脉滑数。治宜清热化痰,和胃安神。方用黄连温胆汤(《六因条辨》)加减。常用黄连、半夏、橘红、竹茹、茯苓、枳实、栀子、朱砂等。

3. 心肾不交证　症见心烦不寐,耳鸣健忘,腰酸梦遗,五心烦热,口干津少,舌红苔薄,脉细数。治宜滋阴降火,交通心肾。方用六味地黄丸(《小儿药证直诀》)合交泰丸(《韩氏医通》)加减。常用生地黄、山茱萸、山药、牡丹皮、泽泻、朱砂、黄连、肉桂、酸枣仁、柏子仁等。

4. 心胆气虚证　症见夜寐不安,多梦易醒,胆怯易惊,气短倦怠,舌淡苔薄,脉沉细。治宜益气镇惊,安神定志。方用安神定志丸(《医学心悟》)加减。常用人参、远志、龙齿、茯苓、茯神、石菖蒲、牡蛎、白术等。

5. 心脾两虚证　症见多梦易醒,心悸健忘,头晕目眩,肢倦神疲,食欲不振,面色少华,舌淡苔薄,脉细弱。治宜补养心脾,安神定志。方用归脾汤(《济生方》)加减。常用人参、白术、黄芪、茯神、龙眼肉、当归、远志、酸枣仁、大枣等。

（二）心悸

治以安神定悸法。

1. 心血不足证　症见心悸头晕,面色不华,倦怠无力,舌淡苔薄,脉细弱。治宜补血养心,益气安神。方用归脾汤(《济生方》)加减。常用当归、龙眼肉、炙甘草、大枣、酸枣仁、茯神、白芍、远志等。

2. 心胆气虚证　症见心悸怔忡,善惊易恐,坐卧不安,少寐多梦,苔薄白舌淡,脉沉细或虚弦。治宜镇惊定志,养心安神。方用安神定志丸(《医学心悟》)加减。常用人参、远志、龙齿、茯苓、茯神、石菖蒲、牡蛎、白术、琥珀、磁石等。

3. 阴虚火旺证　症见心悸不宁,心烦少寐,头晕目眩,手足心热,耳鸣腰酸,舌红少苔或无苔,脉细。治宜滋阴清火,养心安神。方用天王补心丹(《摄生秘剂》)合朱砂安神丸(《内外伤辨惑论》)加减。常用生地黄、玄参、麦冬、天冬、丹参、朱砂、远志、酸枣仁、柏子仁等。

4. 心阳不振证　症见心悸不安,胸闷气短,面色苍白,形寒肢冷,舌质淡白,脉虚弱或沉细而数。治宜温补心阳,安神定悸。方用桂枝甘草龙骨牡蛎汤(《伤寒论》)合参附汤(《正体类要》)加减。常用桂枝、甘草、龙骨、牡蛎、人参、附子等。

5. 水气凌心证　症见心悸眩晕,胸脘痞满,形寒肢冷,小便短少,或下肢浮肿,渴不欲饮,恶心吐涎,舌淡苔白略滑,脉弦滑。治宜振奋心阳,化气行水。方用苓桂术甘汤(《金匮要略》)加减。常用茯苓、桂枝、白术、甘草、附子、生姜等。

6. 心血瘀阻证　症见心悸胸闷,心痛时作,或见唇甲青紫,舌质紫黯或有瘀斑,脉涩或结代。治宜活血化瘀,理气通络。方用桃仁红花煎(《素庵医案》)合桂枝甘草龙骨牡蛎汤(《伤寒论》)加减。常用桃仁、红花、丹参、赤芍、川芎、延胡索、桂枝、龙骨、牡蛎、甘草等。

(三)健忘

治以补养心脾,滋补肾精,安神强志法。

1. 心脾两虚证　症见记忆减退甚或健忘,神疲乏力,胸闷心悸,多梦易醒,舌淡苔薄,脉细弱。治宜补养心脾,益气补血。方用归脾汤(《济生方》)加减。常用人参、白术、黄芪、甘草、远志、酸枣仁、茯神、龙眼肉、当归等。

2. 肾精亏耗证　症见腰酸乏力,甚则滑精早泄,舌红苔薄,脉细数。治宜滋补肾精,安神强志。方用六味地黄丸(《小儿药证直诀》)加减。常用熟地黄、山茱萸、山药、鹿茸、紫河车、龟甲、酸枣仁、五味子等。

3. 痰浊扰心证　症见健忘嗜卧,头晕胸闷,呕恶,咳吐痰涎,苔腻,脉弦滑。治宜化痰宁心。方用温胆汤(《六因条辨》)加减。常用半夏、茯苓、苍术、竹茹、枳实、白术、石菖蒲、远志、郁金等。

4. 瘀血闭阻证　症见遇事善忘,心悸胸闷,言语迟缓,表现迟钝,面唇黯红,舌质紫黯,或有瘀点、瘀斑,脉细涩或结代。治宜活血化瘀。方用血府逐瘀汤(《医林改错》)加减。常用桃仁、红花、当归、赤芍、川芎、川牛膝、柴胡、枳壳、桔梗等。

(四)癫证

治以疏肝理脾,开窍化痰法。

1. 痰气郁结证　症见精神抑郁,表情淡漠,神情痴呆,语无伦次,或喃喃自语,喜怒无常,不思饮食,苔腻,脉弦滑。治宜理气解郁,化痰醒神。方用逍遥散(《太平惠民和剂局方》)合温胆汤(《三因极一病证方论》)加减。常用柴胡、当归、白芍、白术、薄荷、半夏、陈皮、胆南星、茯苓、香附、木香、石菖蒲等。

2. 心脾两虚证　症见神思恍惚,魂梦颠倒,心悸易惊,善悲欲哭,肢体困乏,食欲不振,言语无序,舌淡,苔薄白,脉沉细无力。治宜健脾益气,养心安神。方用养心汤(《证治准绳》)合越鞠丸(《丹溪心法》)加减。常用人参、黄芪、茯神、当归、柏子仁、酸枣仁、五味子、香附、神曲、苍术、川芎、远志等。

（五）狂证

治以镇心涤痰，泻肝清火法。

1. 痰火上扰证　症见病起急骤，性情急躁，头痛失眠，两目怒视，面红目赤，狂乱无知，逾垣上屋，骂詈叫嚎，不避亲疏，甚或毁物伤人，气力逾常，不食不眠，舌红绛，苔黄腻，脉弦滑数。治宜泻火涤痰，镇心安神。方用生铁落饮（《医学心悟》）加减。常用生铁落、礞石、石菖蒲、远志、朱砂、胆南星、浙贝母、茯神等。

2. 痰热瘀结证　症见狂病日久不愈，面色晦滞，情绪躁扰不安，多语无序，恼怒不休，甚则登高而歌，弃衣而走，妄见妄闻，伴头痛，心悸等，舌质紫黯，或有瘀斑，少苔或薄黄苔而干，脉弦细或细涩。治宜豁痰化瘀，调畅气血。方用癫狂梦醒汤（《医林改错》）加减。常用半夏、胆南星、陈皮、柴胡、香附、青皮、桑白皮、桃仁、丹皮、赤芍等。

3. 火盛伤阴证　症见狂病日久，时作时止，势头渐减，妄言妄为，呼之已能自制，寝不安寐，烦躁不安，体瘦，面红而秽，口干便秘，舌尖红无苔，或有裂纹，脉细数。治宜育阴潜阳，交通心肾。方用二阴煎（《景岳全书》）合琥珀养心丹（《证治汇补》）加减。常用生地黄、麦冬、玄参、阿胶、白芍、人参、茯神、酸枣仁、柏子仁、远志、石菖蒲、黄连、黄芩、龙齿、琥珀、朱砂等。

（六）痫证

治以涤痰息风，清肝泻火，开窍定痫法。

1. 风痰闭阻证　症见发作前常有眩晕不适，胸闷乏力，发则突然跌倒，神志不清，抽搐吐涎，或伴尖叫与二便失禁，也有短暂神志不清，或精神恍惚而无抽搐者，苔白腻，脉弦滑。治宜涤痰息风，开窍定痫。方用定痫丸（《医学心悟》）加减。常用天麻、半夏、浙贝母、茯苓、茯神、石菖蒲、胆南星、全蝎、僵蚕、朱砂、远志、竹沥等。

2. 痰火内盛证　症见发作时昏仆抽搐吐涎，或有叫吼，平素性急，心烦失眠，咯痰不爽，口苦咽干，大便不畅甚或便秘，舌红苔黄腻，脉弦滑数。治宜清肝泻火，化痰开窍。方用当归龙荟丸（《宣明论方》）合涤痰汤（《济生方》）加减。常用龙胆、芦荟、青黛、大黄、黄连、黄芩、栀子、木通、半夏、竹茹、胆南星、枳实、石菖蒲等。

3. 瘀血阻络证　症见平素头晕头痛，痛有定处，伴肢体或面部抽搐，口唇青紫，舌质黯红或有瘀斑，舌苔薄白，脉涩或弦。治宜活血化瘀，息风通络。方用通窍活血汤（《医林改错》）合白金丸（《医方考》引《普济本事方》）加减。常用赤芍、川芎、桃仁、红花、麝香、地龙、僵蚕、全蝎、郁金、白矾等。

4. 心脾两虚证　症见反复发痫，神疲乏力，心悸气短，失眠多梦，面色无华，食欲不振，大便溏薄，舌质淡，苔白腻，脉沉细而弱。治宜补益气血，健脾宁心。方用六君子汤（《古今名医方论》）合归脾汤（《济生方》）加减。常用人参、茯苓、白术、甘草、陈皮、半夏、当归、熟地黄、酸枣仁、远志、五味子、龙眼肉等。

5. 心肾亏虚证　症见痫病频繁发作，神思恍惚，心悸，失眠多梦，头晕目眩，两目干涩，面色晦黯，耳轮焦枯不泽，腰膝酸软，大便干燥，舌质淡，脉沉细而数。治宜补益心肾，潜阳安神。方用左归丸（《丹溪心法》）合天王补心丹（《摄生秘剖》）加减。常用熟地黄、山药、山茱萸、菟丝子、枸杞子、鹿角胶、龟板胶、牡蛎、鳖甲、五味子、麦门冬、柏子仁、酸枣仁、远志等。

第十五节　平肝息风药

一、药性功用发微

（一）牡蛎抗抑郁

牡蛎始载于《神农本草经》,谓其:"主伤寒寒热,温疟洒洒,惊恚怒气,除拘缓鼠瘘,女子带下赤白。"描述了牡蛎所具有的重镇安神的作用。汉·张仲景《伤寒论》第107条云:"伤寒八九日,下之,胸满烦惊,小便不利,谵语,一身尽重,不可转侧者,柴胡加龙骨牡蛎汤主之。"现代有临床报道其用于癫痫、神经官能症、梅尼埃病以及高血压病等见有胸满烦惊为主证者。

现代对柴胡加龙骨牡蛎汤的抗抑郁作用有很多相关研究,甚至有"抑郁状态为柴胡加龙骨牡蛎汤之证"的说法[1]。动物实验表明,与单纯的经方小柴胡汤相比,小柴胡汤加味生龙骨、生牡蛎对于改善抑郁症具有更好的效果[2]。1例焦虑症伴严重自主神经功能紊乱患者采用心理疗法及抗抑郁药治疗对自主神经功能紊乱疗效不佳,改用牡蛎散加味治疗27天,痊愈[3]。

抑郁症或由情志不遂,或由情绪不稳,导致气血阴阳失调,并发于脑,出现神明功能失调的不同性质的各类证候群,均涉及脑神、心神。因此安神药在抑郁症的治疗中往往是不可或缺的。牡蛎镇惊安神,敛阴潜阳,敛正气而不敛邪气,能止烦定惊。对抑郁症之心神不宁、失眠诸症,可谓佳品。

近代医家张锡纯善用牡蛎。张锡纯认为牡蛎入肺能强魄,实为安魂强魄之良药。故凡心虚怔忡、惊悸不寐、知觉错乱等精神症状明显者,常配伍龙骨用之。抑郁症情志不舒日久,肝郁化火,心气耗伤,则现烦躁易怒、心神不宁、多疑善虑、失眠诸证。牡蛎能起到镇肝潜阳,宁心安神之效。

参 考 文 献

[1] 杨洁,瞿融. 基于抗抑郁作用的柴胡加龙骨牡蛎汤的研究进展[J]. 贵阳中医学院学报,2012,34(6): 39-40.

[2] 陆洁,厉璐帆,瞿融,等. 柴胡加龙骨牡蛎汤有效部位对慢性应激大鼠行为及海马神经组织的影响[J]. 药学与临床研究,2011,19(3): 231-234.

[3] 魏洁有,吕行. 牡蛎散加味治疗焦虑症伴严重植物神经功能紊乱[J]. 中国临床康复,2003,5:4107.

（二）代赭石镇痛

代赭石始载于《神农本草经》,谓其主治"腹中毒邪气,女子赤沃漏下"。代赭石性味苦寒,功能平肝潜阳,重镇降逆,凉血止血。而代赭石镇痛的作用很少被提及,重镇不仅仅是指重镇安神、重镇降逆,镇痛也是其内涵之一[1]。代赭石质重性降,现代医学研究代赭石对中枢神经系统亦有镇静作用,可达到镇静止痛的效果。

探究中医文献,近代名医张锡纯对代赭石的论述最为详备,《医学衷中参西录》云:"降胃之药,莫如赭石……胃气上逆,但知用半夏、苏子、瓜蒌仁、竹茹、厚朴、枳实诸品,则功浅力薄,非重用赭石,不能奏效。"治疗胃火上冲导致的牙痛,其方中常有代赭石。此外对于肝阳上亢导致的肝阳头痛也有较好疗效,如《医学衷中参西录》中的镇肝熄风汤、建瓴汤重用代赭石,用以平肝潜阳止痛[2,3]。

用代赭石治疗软组织损伤的疼痛也有效果[4],《正骨心法》中说"败血归肝","凡跌打损伤之症,专从血论"。软组织损伤、疼痛等证,必有气血瘀滞,阻于经络,易见结瘀化热之象。其治从调理肝经为宜,活血祛瘀,以疏通肝经气机,肝气条达,则瘀痛必除。代赭石苦寒,归肝经,既有镇惊安神止痛的作用,又能清热凉血,切合病机。

带状疱疹属中医学"缠腰火丹""蛇串疮"等范畴,一般认为多由肝经湿热所致。现代有医家运用重镇止痛汤(磁石、珍珠母、代赭石、紫贝齿)为主方,治疗带状疱疹以及带状疱疹后遗神经痛[5]。

综上所述,代赭石是否具有镇痛作用,还有待于进一步的研究与证实。

参 考 文 献

[1] 刘文成. 代赭石六用[J]. 实用医技,2000,7(9):673.

[2] 彭桥荣. 浅谈张锡纯运用赭石的经验[J]. 时珍国医国药,2001,12(11):1032.

[3] 童舜华,童瑶,段逸山. 张锡纯病证结合论治思想探析[J]. 辽宁中医学院学报,2003,5(3):258-259.

[4] 吴琴诗. 重镇止痛汤为主治疗扭挫伤疼痛95例[J]. 上海中医药杂志,1983,(10):28.

[5] 王兴. 重镇止痛法治疗带状疱疹后遗神经痛20例[J]. 江苏中医药,2006,27(7):48.

(三)羚羊角安神

羚羊角始载于《神农本草经》,列为中品。谓其"安心气,常不魇寐",可以说这是对羚羊角安神功用的最早记载。然而,关于羚羊角的这一功用在现行《中药学》教材中鲜有记载。

从本草文献看,对于羚羊角,继《神农本草经》:"主……安心气,常不魇寐"的记载后,《本草拾遗》言:"主……卧不安",明代《本草纲目》谓其:"定风安魂",并释其理:"魂者,肝之神也,发病则惊骇不宁……而羚羊角能安之。"清代《本草备要》释其治神魂不安机理为:"肝藏魂,心主神明,此能泻心、肝邪热,故治狂越僻谬,梦魇惊骇。"《冯氏锦囊秘录》则明确指出羚羊角功能"清肺肝火,凉营安神"。《本草再新》:云:"定心神……降火下气,止渴除烦。"可见,羚羊角功能安神。

从实验研究看,羚羊角及其制剂对小鼠自主活动有明显抑制作用,可降低苯丙胺所致兴奋小鼠的自主活动,对戊巴比妥钠催眠有协同作用,能使小鼠戊巴比妥钠睡眠潜伏期显著缩短,睡眠时间明显延长,提示羚羊角具有中枢镇静与催眠作用[1-5]。这些研究成果为羚羊角安神之效用提供了客观的实验依据。

从临床应用看,古有《太平圣惠方》卷十五之羚羊角丸以羚羊角屑配伍黄芩、栀子仁、黄连等,主治"时气七日,心神烦热,胸膈不利,目赤,不得卧睡。"《医统》卷八十二引《集验》归神汤以羚羊角配伍党参、当归、酸枣仁等,以益气养血、定惊安神,主治"妇人梦交,盗汗,心神恍惚,四肢乏力,饮食减少。"今有中国中医科学院陈可冀院士素常喜用羚羊角治疗有肝热、肝风等不同程度表现之烦躁失眠的病人,每日用量0.8~1.5g冲服,临卧用,效果甚佳[6]。

总之,中医认为,心主血藏神,肝藏血藏魂。羚羊角咸寒,入心、肝二经,能清心、肝之热,心肝热除,则神魂得安。但从本品清热平肝息风的综合功效分析,临床应尤宜于心肝热盛、阳亢风动之神志不安者。

参 考 文 献

[1] 陈长勋,周京滋,陶建生.藏羚羊角的部分药理作用研究[J].中成药,1990,12(11):27-28.
[2] 杜佳林,贾冬,李显华,等.复方羚羊角胶囊药效学研究[J].中国中医药信息杂志,2001,8(9):32-33.
[3] 潘秋文,任娟,张信岳.羚羊清热液镇静和抗惊厥作用实验研究[J].中国药业,2004,13(5):29-30.
[4] 肖洪彬,李冀,宋春燕.羚羊角口服液药效学研究[J].中成药,1995,17(5):32-33.
[5] 石磊,段金廒,王斐,等.牦牛角等6种角类药超细粉的镇静催眠作用研究[J].南京中医药大学学报,2009,25(5):364-366.
[6] 陈可冀.动物药的临床应用[J].中医杂志,1986,(4):13.

（四）地龙炮制的讨论

地龙传统可以生用或鲜用,但生品入煎剂常因腥味太重而不便服用。《全国中药炮制规范》中地龙项下有酒地龙,即以地龙加黄酒拌炒。《浙江省中药炮制规范》酒地龙则为酒拌砂炒,亦有用酒拌麸炒者。但无论酒炒、砂炒还是麸炒,均会因高温影响而不同程度地破坏其有效成分,且在炮制过程中产生有害气体,有可能影响炮制人员的健康。有人提出醋拌电热恒温干燥箱干燥法炮制,认为:酒制改醋制后,能增通络止痛、解毒作用,又可矫味矫臭,使地龙中某些生物碱成盐而易于煎出,还可引药入肝而更好地发挥疗效;改用电热恒温干燥法,能使醋易渗入药物组织内,又不必经过高温度,对有效成分影响较小,可保证药效。实验进一步证明:醋制品的水提取剂所含成分(含氮成分而具碱性)较生品、酒制品、砂烫品、清炒品为高。因而醋制地龙有较多优点,值得提倡[1]。

有学者对不同炮制的广地龙进行平喘化痰止咳药效比较,结果显示:平喘作用,蛤粉制广地龙＞黄酒制广地龙＞醋制广地龙＞净制广地龙＞白酒制广地龙;化痰作用,蛤粉制广地龙＞黄酒制广地龙＞醋制广地龙,净制广地龙和白酒制广地龙无化痰效果;止咳作用,蛤粉制广地龙、黄酒制广地龙和醋制广地龙＞白酒制广地龙,净制广地龙无止咳效果。蛤粉含碳酸钙、甲壳质等,也有化痰止咳平喘作用,用它炮制广地龙对其药效有协同作用,可提高疗效。因此,临床上用广地龙治疗哮喘,应使用蛤粉制广地龙疗效最佳[2]。

还有学者提出地龙炮制应按临床需要而定,认为根据中医理论用于通络祛风要酒炙;用于通络止痛要醋炙;用于利尿时要滑石粉炒;用于平喘时要蛤粉炒,或根据实际需要用黄酒或醋及甘草汁等液体辅料拌后闷润,再用蛤粉或滑石粉等固体辅料炒制,如治疗热结膀胱、小便不利或尿闭不通用醋拌滑石粉炒最适宜,醋能止痛及去地龙腥味,滑石粉能清热利尿;如治疗咳喘时用酒拌蛤粉炒最适宜,酒能"引药上行"去地龙腥味,蛤粉清热化痰;治疗热痹之关节红肿热痛、屈伸不利以醋拌滑石粉炒制最佳,滑石粉能清热,醋能祛瘀止痛去地龙腥味。二种辅料都和地龙起协同治疗作用[3]。

因此,关于地龙的炮制,应依据临床对其不同功效所需,采取相应的方法以增药效。

参 考 文 献

[1] 雷载权,张廷模.中华临床中药学[M].北京:人民卫生出版社,1998.

[2] 利红宇,李忠,黄艳玲,等.不同炮制的广地龙平喘化痰止咳药效比较[J].时珍国医国药,2010,21（6）：1464.

[3] 王碧琼,陆维承.地龙炮制工艺探讨[J].海峡药学,2012,24（4）：34-36.

（五）天麻补益作用的讨论

天麻始载于《神农本草经》,名赤箭,列为上品。谓其"气味辛温无毒,久服益气力,长阴肥健,轻身延年。"可以说,这是对天麻补益作用的最早记载。然而,当今无论是《中国药典》还是现行《中药学》教材中却未有记载。可见古今关于天麻补益与否意见并不统一。

从古代本草文献来看,不少医家认为天麻具有补益作用。继《神农本草经》中将其列为"上品"药材,认为其"久服益气力,长阴肥健,轻身延年。"又有《新修本草》言"可生啖之",《开宝本草》言其"利腰膝,强精力,久服益气,轻身长年。"《大明本草》言其"助阳气,补五劳七伤,通血脉,开窍。"《图经本草》记载:"嵩山、衡山人或取生者蜜煎作果食之,甚珍。"《梦溪笔谈》谓:"草药上品,除五芝之外,赤箭为第一,此养生上药,世人惑于天麻之说,遂止用之治风,良可惜哉。"《轩岐救正论》称:"邓才杂兴方取为益气固精要药,罗天益曰'眼黑头眩,风虚内作,非天麻不能治',据此,则天麻何啻治风,尚为足少阴肾经滋补之剂。"但也有医家提出天麻不能盲目用于虚证,如《药义明辨》云:"天麻有言其补者,非真补也,风化达即是补;又有言其散者,非真散也,风邪靖即为散。"《本草新编》有"气血两虚之人,断不可轻用"之戒,吴仪洛《本草从新》亦云:"血液衰少及非真中风者忌用。"

近代以来,对天麻补益作用的认识分歧较大。有的认为天麻无补益作用,在扶正补虚,增进机体功能方面并无直接作用。也有报道天麻具有包括增强机体免疫功能、延缓衰老的扶正固本作用,并认为天麻多糖为天麻中抗氧化、延缓衰老的重要活性成分[1]。

综上所述,天麻是否具有补益作用,不宜只以很有限的实验结果来下定论,需要更广泛的药效学实验及临床研究加以考察、证实。然就天麻的应用来说,最应强调的是依病证而作严谨的配伍,临证当注意详审病机,辨证用药,避免有药无方,才会收到较好的效果。天麻虽甘平性缓,然绝非万能补品,滥用天麻以求大补的做法是不可取的[2]。

参 考 文 献

[1] 谢学渊,晁衍明,杜珍.天麻多糖的抗衰老作用[J].解放军药学学报,2010,26（3）：206-209.

[2] 雷载权,张廷模.中华临床中药学[M].北京:人民卫生出版社,1998.

二、病证用药

平抑肝阳药与息风止痉药的作用及适应证各有不同,但因部分药物既能平抑肝阳,又能息风止痉,而且肝阳上亢又极易化风,故这两类药在临床应用中既有区别,又有联系,应根据病情需要,结合药性特点,灵活应用,恰当配伍。

（一）眩晕

治以平肝潜阳,祛痰化浊,补益肝肾,补养气血法。

1. 肝阳上亢证 症见眩晕耳鸣,头痛且胀,每因烦劳或恼怒而头晕、头痛加剧,面色潮红,急躁易怒,少寐多梦,口苦,舌质红,苔黄,脉弦。治宜平肝潜阳,滋阴降火。方用天麻钩藤饮(《中医内科杂病证治新义》)加减。常用钩藤、天麻、石决明、珍珠母、磁石、代赭石、刺蒺藜、紫贝齿等。

若见头痛目赤,口苦,为肝火炽盛者,又可配菊花、龙胆、牡丹皮、黄芩、赤芍、栀子、青葙子、夏枯草等。若见眩晕急剧,泛泛欲呕,手足麻木,甚则震颤,筋惕肉𥆧,有阳动化风之势者,可再加龙骨、牡蛎、珍珠母、羚羊角等。若兼见腰膝酸软,遗精疲乏,脉弦细数,舌质红,苔薄或无苔,则属肝肾阴虚,肝阳上亢,宜加牡蛎、龟甲、鳖甲、何首乌、生地黄等。

2. 痰浊中阻证 症见眩晕而见头重如蒙,呕吐痰涎,胸闷恶心,食少多寐,苔白腻,脉濡滑。治宜燥湿祛痰,健脾和胃。方用半夏白术天麻汤(《医学心悟》)加减。常用半夏、白术、天麻、陈皮、茯苓、甘草。若眩晕经较甚,呕吐频作者,加代赭石、竹茹、生姜、胆南星、旋覆花。若脘闷不食,加白豆蔻、砂仁等。若耳鸣重听,加葱白、郁金、石菖蒲等。若脾虚生痰者,常用人参、白术、茯苓、甘草、陈皮、半夏、黄芪、竹茹、胆南星、白芥子等。若为寒饮内停者,常用茯苓、桂枝、白术、甘草、干姜、附子、白芥子等。若见头目胀痛,心烦口苦,渴不欲饮,苔黄腻,脉弦滑数,为痰阻气机,郁而化火者,又当配竹茹、枳实、胆南星、浙贝母、牛黄、黄连、黄芩等。

3. 肝肾阴虚证 症见眩晕,精神萎靡,腰膝酸软,或遗精、滑泄,耳鸣,发落,齿摇,兼见头痛颧红,咽干,形瘦,五心烦热,舌嫩红,少苔,脉细数。治宜补肾益精,充养脑髓。方用大造丸(《诸证辨疑》)。常用龙骨、牡蛎、鳖甲、磁石、珍珠母等。若见腰膝酸软,五心烦热,兼肝肾阴虚者,又当配知母、黄柏、地黄、龟甲、牛膝、杜仲、桑寄生、女贞子、枸杞子、沙苑子、菟丝子等。

4. 气血亏虚证 症见眩晕,动则加剧,劳累即发,面色㿠白,唇甲不华,发色不泽,心悸少寐,神疲懒言,饮食减少,舌质淡,脉细弱。治宜补养气血,健运脾胃。方用归脾汤(《济生方》)加减。常用人参、黄芪、当归、白术、木香、远志、酸枣仁、龙眼肉等。若食少便溏,脾胃较弱者,当归宜炒,木香宜煨,并酌加茯苓、薏苡仁、泽泻、砂仁、神曲等。若兼见形寒肢冷,腹中隐痛,可加桂枝、干姜。如血虚甚者,可加熟地黄、阿胶、紫河车,并重用人参、黄芪等。

(二)痉证

治以清肝潜阳,息风镇痉,益气补血,养筋缓痉法。

1. 肝经热盛证 症见高热,口噤不开,牙关紧闭,手足躁动,甚则项背强急,四肢抽搐,角弓反张,舌绛而干,脉弦细而数。治宜清肝潜阳、息风镇痉。方用羚角钩藤汤(《通俗伤寒论》)加减。常用羚羊角、钩藤、菊花、桑叶、白芍、地黄、竹茹、浙贝母、茯神、牛黄、地龙、僵蚕、全蝎等。

2. 痰浊阻滞证 症见项背强急,四肢抽搐,头痛昏蒙,神识呆滞,胸脘满闷,呕吐痰涎,舌苔白腻,脉滑或弦滑。治宜祛风豁痰开窍,息风镇痉。方用导痰汤(《传信适用方》引皇甫坦方)。常用半夏、石菖蒲、陈皮、胆南星、枳实、白术、防风、白僵蚕等。若见头痛如刺,痛有定处,形体消瘦,项背强急,四肢抽搐,舌质紫黯,边有瘀斑,脉象细涩,为热耗津伤,血液煎熬成瘀,瘀血内阻,筋脉失养者,常配桃仁、红花、川芎、赤芍、麝香等。

3. 阴血亏虚证 症见项背强急,四肢麻木,四肢抽搐,伴有头目昏眩,自汗,神疲短气,舌淡红,脉弦细数无力。治宜滋阴潜阳,益气补血,养筋缓痉。方用大定风珠(《温病条辨》)加减。常用龟甲、鳖甲、牡蛎、白芍、阿胶、鸡子黄、麦门冬、五味子等,配合天麻、钩藤、地龙、僵蚕等。

(三)小儿惊风

1. 急惊风 治以息风开窍法。

（1）风热动风：症见发热，咳嗽，流涕，咽痛，烦躁，抽风惊厥，舌红苔薄黄，指纹青紫，显于风关。治宜疏散风邪，息风定惊。方用银翘散（《温病条辨》）加减。常用金银花、连翘、薄荷、钩藤、白僵蚕、蝉蜕、石决明、牛黄、羚羊角等。

（2）气血两燔：症见病势急骤，高热，多汗，头痛项强，恶心呕吐，狂躁不安，抽搐，严重者，高热不退，反复抽搐，神志昏迷，舌红苔黄，脉滑数。治宜清营凉血，息风开窍。方用清瘟败毒饮（《疫诊一得》）加减。常用生地黄、赤芍、丹参、牡丹皮、金银花、连翘、黄连、栀子、黄芩、知母、羚羊角、牛黄、钩藤、僵蚕、地龙等。

（3）邪陷心肝：症见起病急骤，高热不退，烦躁口渴，谵语，神志昏迷，反复抽搐，两目上视，舌红，苔黄腻，脉数。治宜清心开窍，平肝息风。方用羚角钩藤汤（《通俗伤寒论》）加减。常用羚羊角、钩藤、菊花、石菖蒲、川贝母、郁金、龙骨、胆南星、栀子、黄芩等。

（4）湿热疫毒：症见高热持续，频繁抽搐，神志昏迷，谵妄烦躁，腹痛拒按，呕吐不止，大便黏腻或夹脓血，舌红，苔黄腻，脉滑数。治宜清热化湿，解毒息风。方用黄连解毒汤（《外台秘要》）合白头翁汤（《伤寒论》）加减。常用黄连、黄芩、黄柏、栀子、白头翁、秦皮、羚羊角、钩藤、马齿苋等。

（5）惊恐动风：症见暴受惊恐后惊惕不安，身体战栗，喜投母怀，夜间惊啼，甚至惊厥、抽风，神志不清，大便不清，脉律不齐。治宜镇惊安神，平肝息风。方用琥珀抱龙丸（《活幼新书》）加减。常用琥珀、全蝎、钩藤、石决明、远志、石菖蒲、胆南星、天竺黄等。

2. 慢惊风 治以补虚息风法。

（1）脾虚肝旺证：症见形神疲惫，面色萎黄，嗜睡露睛，四肢不温，抽搐无力，时作时止，大便稀溏，舌淡，苔白，脉沉弱。治宜温运脾阳，扶土抑木。方用缓肝理脾汤（《医宗金鉴》）加减。常用钩藤、天麻、白芍、人参、白术、炙甘草、干姜、全蝎、白僵蚕等。

若面色㿠白、灰滞者，为脾虚及肾，肾阳衰微，元气虚弱，火不生土者，治宜温补脾肾，方用附子理中丸（《阎氏小儿方论》）加减，加附子、肉桂、花椒等；若大便溏薄者，配伍炮姜。

（2）肝肾阴亏证：症见身热，消瘦，手足心热，肢体拘挛或强直，时或抽搐，虚烦疲惫，大便干结，舌绛，少津，苔光剥，脉细弦数。治宜育阴潜阳，滋水涵木。方用大定风珠（《温病条辨》）加减。常用鳖甲、牡蛎、龟甲、阿胶、生地黄、麦冬等。阴虚潮热者，加牡丹皮、银柴胡、地骨皮等；火热盛者，加黄连、栀子；肢体强直瘫痪者，加全蝎、蕲蛇、乌梢蛇、僵蚕、地龙等。

（四）中风中经络

治以平肝息风，化痰祛瘀通络法。

1. 络脉空虚，风痰阻络证 症见手足麻木，肌肤不仁，或突然口眼㖞斜，语言不利，口角流涎，甚则半身不遂，或兼见恶寒发热，肢体拘急，关节酸痛，舌苔薄白，脉浮弦或弦细。治宜祛风通络。方用大秦艽汤（《素问病机气宜保命集》）加减。常用秦艽、羌活、防风、白芷、细辛、独活、白附子等。

若经治疗，偏身麻木诸症仍月余未复者，多有血瘀痰湿阻滞脉络，酌加芥子、猪牙皂等；古有"治风先治血，血行风自灭"之说，故又可伍用丹参、鸡血藤、穿山甲、川芎、当归等。

2. 肝阳化风，痰瘀阻络证 症见眩晕耳鸣，头脑胀痛，手足不仁，筋脉挛痛，关节屈伸不利，或腰腿沉重疼痛。治宜平肝息风，豁痰逐瘀通络。方用天麻钩藤饮（《中医内科杂病证治新义》）加减。常用天麻、钩藤、石决明、川牛膝、夜交藤、代赭石、天南星、竹茹、益母草、地龙等。

3. 肝肾阴虚,风阳上扰证 症见头晕头痛,耳鸣目眩,少眠多梦,腰酸腿软,突然一侧手足沉重麻木,口眼歪斜,半身不遂,舌强语謇,或面部烘热,心烦易怒,舌质红,苔白或薄黄,脉弦滑或弦细而数等。治宜滋养肝肾,平肝息风。方用镇肝熄风汤(《医学衷中参西录》)加减。常用龙骨、牡蛎、代赭石、牛膝、川楝子、钩藤、菊花、白芍、玄参、龟甲、天冬等。若痰盛者,可去龟甲加胆南星、竹沥;心中烦热者可加黄芩、石膏;头痛重者可加石决明、夏枯草;舌苔黄腻、大便秘结者可加瓜蒌、大黄、枳实等。

(五)破伤风

治以祛风解毒定痉法。

风毒在表者,抽搐较轻,痉挛期短,间歇期较长,舌淡红,苔薄白,脉数,治宜祛风镇痉,常用白附子、天南星、羌活、白芷、防风、蝉蜕、天麻等;若痉挛抽搐,角弓反张病情严重者,酌加僵蚕、全蝎、蜈蚣、地龙等。

风毒入里者,多见高热,全身肌肉痉挛,间歇期短,面色青紫,呼吸急促,痰涎壅盛,胸腹满闷,时时汗出,大便秘结,小便不通,舌红,苔黄,脉弦数。治宜息风镇痉,清热解毒。方用玉真散(《外科正宗》)加减。常用僵蚕、全蝎、蜈蚣、地龙、白附子、天南星等。

若高热者,加黄芩、黄连、金银花、连翘、石膏等;痰涎壅盛,加竹沥、天竺黄、竹茹等;津伤口干烦渴,加北沙参、麦冬、玉竹等;大便秘结,加大黄、芒硝、枳实、厚朴;小便短少,加车前草、木通、白茅根等。

第十六节 开 窍 药

一、药性功用发微

(一)麝香治耳聋

麝香始载于《本经》,被列为上品。古人有用麝香治疗耳聋之记载,如《普济方》通气散,用穿山甲(炮)、蝼蛄各150g,麝香3g。上药为细末,每用少许,放入耳中;或以葱涎和捣,塞耳中,治久聋诸药不效。《片玉心书》通窍丸,用磁石3g(为末)、麝香0.15g,上药同研细末,为丸如枣核大,绵裹之,纳耳中。而关于麝香的这一功用在现行《中药学》教材中鲜有记载。

从本草文献看,历代医家皆认为麝香乃辛香走窜之品。《本草纲目》言:"麝香走窜,能通诸窍之不利,开经络之壅遏。若诸风、诸气、诸血、诸痛、诸痫、癥瘕诸病,经络壅闭,孔窍不利者,安得不用为引导以开之、通之耶?"《本草经疏》云:"麝香,其香芳烈,为通关利窍之上药,凡邪气着人,淹伏不起,则关窍闭塞,辛香走窜,自内达外,则毫毛骨节俱开,邪从此而出。"耳位于头面部,耳孔内小管通脑,为清阳之气上通之处,属"清窍"之一。麝香辛香走窜,既长于通脑窍,也能通耳窍,因此,能治耳聋。

从实验研究看,用麝香的主要有效成分麝香酮,经大鼠尾静脉注射,按不同时间取其脑等内脏,制备组织样品,用气相色谱法测定其透过血脑屏障的脑内分布和其他脏器分布。结果:麝香酮可通过正常大鼠的血脑屏障分布于脑组织内,且很快达到高峰,具有相当浓度,而代谢较其他脏器缓慢。实验结果说明麝香符合"归经入脑"的标准。此研究结果为麝香治耳聋提供了实验依据。

从临床应用看,现代也有用麝香治耳聋的报道。有医者选择长期严重主观性耳鸣患者153例,均采用复方麝香注射液注射于患侧听宫穴及翳风穴,每个穴位注射0.2ml,每日1次,5次为1个疗程,必要时间隔3天行第2个疗程,连续3个疗程停止治疗。结果:153例患者中,临床痊愈51例(33.33%),显效36例(23.53%),有效44例(28.76%),总有效率85.62%。除1例患者出现耳郭局部变态反应外,无其他并发症发生。另有用自拟通络化瘀汤(药物组成:川芎、赤芍、郁金、地龙、桃仁、红花、菖蒲、远志各10g,丹参20g,麝香0.1g冲服,葱白二寸)加减治疗耳聋患者30例41耳,结果:6例痊愈(电测听检查听力正常,耳鸣消失),9例显效(电测听检查听力提高30分贝以上,耳鸣明显减轻),16例有效(电测听检查听力提高20分贝以上,耳鸣有所减轻),10例无效(耳聋、耳鸣无改善)。

从中医理论来看,麝香以来源于麝,香气远射而命名,其辛香走窜性强,有开窍醒脑之功效,因耳属清窍之一,与脑相通,故麝香也能通耳窍,用治耳聋证。

但麝香是否具有通耳窍之功,能否用治耳聋证,还需要进一步的研究与证实。

参 考 文 献

[1] 李时珍撰. 本草纲目 新校注本[M]. 刘衡如,刘山永,校注. 第3版. 北京: 华夏出版社,2008:1878.

[2] 任春荣. 缪希雍医学全书[M]. 北京: 中国中医药出版社,1999:266.

[3] 陈文垲,黄玉芳,王海东. 麝香"归经入脑"的实验研究[J]. 中西医结合学报,2004,2(4):288-291.

[4] 刘志,陈文弦,崔鹏程,等. 穴位注射麝香治疗耳鸣的效果观察[J]. 现代中西医结合杂志,2012,21(18):1978-1979.

[5] 张铁强. 自拟通络化瘀汤治疗耳聋30例[J]. 浙江中医杂志,2004,(2):59.

(二)冰片药性探讨

冰片首载于《名医别录》,谓:"主心腹邪气,风湿积聚,耳聋,明目,去目赤肤翳。"关于冰片的药性特点,宋·寇宗奭在《本草衍义》概括为:"独行则势弱,佐使则有功。"意为冰片单独使用药力较弱,在方剂中大多作佐使药使用。

从文献研究来看,古今文献中,冰片在临床既有单味药使用,也有配伍使用。例如《本草纲目》龙脑香"主治"项下引《名医别录》记载:"妇人难产,研末少许,新汲水服,立下。"[1]其"附方"项下载《集简方》云:"鼻中息肉垂下者,片脑点之。"[1]即是冰片古代单用的例证。现代冰片单用也不少见。例如:陈氏用单味冰片研细粉内服,治疗小儿胃肠道疾病百余例,疗效满意[2];白氏治疗溃疡性口腔炎,用冰片蛋清液外涂[3]。冰片在复方中的作用,既有作为佐使药之用,亦不乏司君臣之职者。例如:当代治疗胸痹证的名方复方丹参滴丸(颗粒、片),由丹参、三七、冰片组方,其中"冰片辛香走窜,能通窍止痛,醒神化浊,引药入经,为佐使药。"[4]而治疗咽喉肿痛、牙痛、口舌生疮的著名方剂冰硼散,冰片即为方中君药[4]。在温开剂苏合香丸中,冰片与苏合香、麝香、安息香共为君药;在凉开剂安宫牛黄丸、至宝丹中,冰片均为臣药[5]。

从实验研究看,冰片在胃肠道吸收迅速,易透过血脑屏障进入脑组织,冰片在脑内浓度与血清浓度有较高的比值;且冰片的脑内分布相半衰期是血清的3倍,但脑组织和血清冰片的消除速率常数相近,表现为冰片在脑组织和血清中的浓度同时平行下降,因此不会有冰片在脑内蓄积现象产生[6]。单用冰片和复方丹参滴丸中的冰片在大鼠体内的药物动力学研究显示：等剂量的冰片和复方丹参滴丸中的冰片的药物动力学参数有显著差异。单味冰片的吸收相、分布相及清除相的速率常数均远大于复方丹参滴丸中等量冰片相应的速率常数，单味冰片的达峰时间早于复方丹参滴丸，但峰浓度约为复方丹参滴丸的1/2，药后18小时的浓度约为复方丹参滴丸的1/10[7]。复方丹参方中使药冰片对君药丹参药代动力学的影响研究结果表明：冰片可抑制丹参素的代谢率，促进血脑屏障的通透性，增加其生物学利用度，提高丹参的利用价值[8]。这些研究成果显示：冰片有口服吸收快、脑内浓度和血清浓度高的特点；这是冰片走窜性强的依据，也是可以"独行"的有力佐证。同时，也证实了冰片在复方中有增强药物作用强度、延长药效时间的作用；这是冰片"佐使有功"的依据。

综上所述，寇氏所谓冰片"独行则势弱，佐使则有功"之说有失偏颇，冰片的药性特点应是"独行势不弱，佐使也有功"。

参 考 文 献

[1] 李时珍. 本草纲目 新校注本[M]. 刘衡如,刘山永,校注. 第3版. 北京: 华夏出版社,2008: 1320-1321.

[2] 陈德俊. 冰片治疗小儿胃肠道疾病临床经验[J]. 四川中医,1996,14(1): 21.

[3] 白中山. 冰片治疗溃疡性口腔炎验案1则[J]. 河北中医,2004,26(4): 284.

[4] 国家药典委员会. 中华人民共和国药典临床用药须知 中药卷[M],北京: 人民卫生出版社,2005: 312,680.

[5] 邓中甲. 方剂学[M]. 北京: 中国中医药出版社,2003: 209,213,215.

[6] 梁美蓉,刘启德,黄天来,等. 冰片在大鼠血清和脑组织中的药代动力学特征[J]. 中药新药与临床药理,1993,4(4): 38-40.

[7] 黄天来,叶少梅,欧卫平,等. 单剂量冰片及单剂量复方制剂中冰片的药物动力学比较研究[J]. 中药新药与临床药理,2006,17(4): 265-267.

[8] 周小虎,周燕. 复方丹参方中使药冰片对君药丹参药代动力学的影响[J]. 河南中医,2014,34(5): 826-828.

（三）冰片治胸痹心痛

冰片首载于《名医别录》，谓："主心腹邪气，风湿积聚，耳聋，明目，去目赤肤翳。"当代根据冰片"主心腹邪气"的作用，将其用治胸痹心痛，在冠心病心绞痛方面应用广泛。

高靖[1]用速效救心丸（川芎、冰片组方）治疗冠心病心绞痛98例，5粒/次，3次/天。对照组40例，服长效消心痛20mg/次，1次/天。每6周为1疗程。结果显示：服用速效救心丸患者的心绞痛、心电图疗效于第1周即有明显疗效；从第4周开始，其疗效优于长效消心痛组；长期服用速效救心丸抗心绞痛不产生耐药性。说明该药不仅可用于心绞痛发作时的应急作用，也完全适合于稳定型心绞痛患者长期服用。郭燕华等[2]用复方丹参滴丸（丹参、三七、冰片组成）治疗冠心病心绞痛50例，与单硝酸异山梨酯治疗的50例进行临床对照观察。结果显示：复方丹参滴丸治疗后，病人心绞痛总有效率为94%，心电图改善总有效率为72%，动态心电图缺血性ST-T改变的时间（分钟）由（115.45±12.34）改善为（15.28±2.32），与单硝酸异山梨酯治疗的对照组比较有明显差异（$P<0.05$）。李文雯等[3]综述各家对复方丹参滴丸治疗心肌梗死的作用机制，指出复方丹参滴丸可通过调节机体脂质代谢、抑制血栓形成、拮抗钙超载、抗炎抗氧化等多种机制发挥防治急性心肌梗死（AMI）作用。朱慧等[4]对麝香保心丸（人工麝香、苏合香脂、蟾酥、人工牛黄、人参提取物、肉桂、合成冰片组方）评估100例口服麝香保心丸至少

6个月对稳定型心绞痛患者临床事件发生情况的影响,结果为长期服用麝香保心丸可明显减少心绞痛事件及部分其他临床事件的发生,减少硝酸酯类药物的使用量。

从本草文献看,冰片原名龙脑香,为辛香行散之品,《本草汇言》指出:"此药辛香芳烈,善散善通,为效极捷,一切卒暴气闭,痰结神昏之病,非此不能治也。"《本经便读》曰:"冰片,辛温香烈,宣窍散气。凡一切风痰,诸中内闭等证,暂用以开闭搜邪。"《本草纲目》言:"脑入心经,非龙脑能入心也。"《本草正》谓冰片:"善散气,散血,散火,散滞,通窍,辟恶,逐心腹邪气。"由此可见,冰片辛香走窜,善通善行,入心经,能通心窍、行气血是其治疗胸痹心痛的本草文献依据。

从实验研究看,上海中医学院(现上海中医药大学)同位素室等[5,6]实验证实:^{3}H-冰片经肠黏膜吸收迅速,给药5分钟即可透过血脑屏障,且在中枢神经中定位蓄积时间较其他脑外组织长,蓄积量相对高。冰片开窍的机制可能与其迅速透入血脑屏障,蓄积量相对高有关。冰片进入血液后较长时间维持高血药浓度,增加了临床作用时间,在肝、肾中排泄相当迅速,大大减少了蓄积中毒的可能性。^{3}H-冰片单次静脉给药,冰片进入体内很快分布到有关器官和组织、迅速发挥药效。在体内分布主要集中于血流丰富的心、肺、肝、肾、脑等器官和组织。肖衍宇等[7]报道:整体动物实验结果表明,冰片有提高磷酸川芎嗪的生物利用度作用。周小虎等[8]报道:冰片在复方丹参方中可抑制丹参素的代谢率,促进血脑屏障的通透性,增加其生物学利用度,提高丹参的利用价值。

综上所述,冰片治疗胸痹心痛从古代文献中可以找到依据,现代实验研究为冰片治疗胸痹心痛提供了药理依据。

参 考 文 献

[1] 高靖. 速效救心丸治疗冠心病心绞痛98例疗效观察[J]. 中国全科医学,2003,6(3):250-251.

[2] 郭燕华,罗陆一,杨焕斌. 复方丹参滴丸治疗冠心病心绞痛临床观察[J]. 实用中西医结合临床,2006,6(3):7-8.

[3] 李文雯,韦艺丹,魏林林,等. 复方丹参滴丸防治急性心肌梗死作用机制的研究进展[J]. 药学与临床研究,2014,22(1):67-71.

[4] 朱慧,罗心平,王丽洁,等. 长期服用麝香保心丸治疗冠心病临床疗效评价[J]. 中国中西医结合杂志,2010,30(5):474-477.

[5] 上海中医学院基础部同位素室,上海中医学院中药系制剂教研组. ^{3}H-冰片在机体内的吸收、分布和排泄——中药冰片芳香开窍机理的初步探讨[J]. 中成药研究,1981,(5):8-12.

[6] 莫启忠,宫斌,钱序平,等. 3H-冰片动力学的研究——中药冰片芳香开窍机理的初步探讨(二)[J]. 中成药研究,1982,(8):5-7.

[7] 肖衍宇,陈志鹏,平其能,等. 冰片对川芎嗪促吸收作用的研究[J]. 药学学报,2009,44(8):915-921.

[8] 周小虎,周燕. 复方丹参方中使药冰片对君药丹参药代动力学的影响[J]. 河南中医,2014,34(5):826-828.

二、病证用药

神志昏迷有虚实之别,虚证即脱证,实证即闭证。脱证治当补虚固脱,非本章药物所宜;闭证治当通关开窍,醒神回苏,宜用本类药物治疗。神昏闭证又有寒闭、热闭的不同。现分述如下：

神昏闭证

治以开窍醒神法。

1.神昏寒闭证 症见突然昏仆，不省人事，牙关紧闭，口噤不开，两手握固，大小便闭，肢体强痉，面白唇黯，静卧不烦，四肢不温，痰涎壅盛，苔白腻，脉沉弦滑。治宜豁痰息风，辛温开窍。方用苏合香丸（《太平惠民和剂局方》）加减。常用苏合香、安息香、麝香、冰片、木香、檀香、沉香、荜茇、天南星、半夏、橘红等。

2.神昏热闭证 症见突然昏仆，不省人事，牙关紧闭，口噤不开，两手握固，大小便闭，肢体强痉，面赤身热，气粗口臭，躁扰不宁，苔黄腻，脉弦滑而数。治宜清肝息风，辛凉开窍。方用至宝丹（《太平惠民和剂局方》），安宫牛黄丸（《温病条辨》）加减。常用麝香、冰片牛黄、朱砂、安息香、琥珀、珍珠、水牛角、黄连、栀子、羚羊角、龟甲、菊花、石决明等。

第十七节 补 虚 药

一、药性功用发微

（一）黄芪补血

黄芪首载于《神农本草经》，列为上品，书中并未提到其补血的功效。《日华子本草》首次记载其具有"补血"之功。《本草蒙筌》一书记载其"治女子妇人月候不匀，血崩带下，胎前产后，气耗血虚。"《本草纲目》中载录张元素之语："黄芪甘温纯阳……活血生血……五也。"《本草经解》中记载"黄芪甘温，补益气血。"《本草从新》中记载黄芪"补气固表、生亦泻火、生阴血……生血生肌"的作用。《本草备要》中记载黄芪"生血，生肌"。《本草新编》曰："其功用甚多，而其独效者，尤在补血。"但是，全国中医药行业高等教育统编第1~8版《中药学》教材中没有关于黄芪补血功效的记载，七年制规划教材《临床中药学》首次记载黄芪"补血"功效[1]。2015年版《中华人民共和国药典》中记载了黄芪"养血"功效，治疗"血虚萎黄"[2]。

从本草文献看，其补血的药理有认为是味甘能生血，有认为是补气以生血。《本草经疏》云："甘能益血，脾主肌肉。"《本草新编》云："夫黄芪乃补气之圣药，如何补血独效。盖气无形，血则有形。有形不能速生，必得无形之气以生之。黄芪用之于当归之中，自能助之以生血也。"

实验研究表明，黄芪多糖能升高正常大鼠红细胞的比容，增加红细胞数。对血虚证模型大鼠或小鼠，黄芪和黄芪多糖均能升高红细胞比容或血红蛋白含量。黄芪对小鼠外周血造血干细胞移植术后早期白细胞的重建具有促进作用[3]。黄芪对骨髓造血干细胞的具有增殖与分化的作用[4]。

从临床应用看，常用黄芪配伍补血之品用于多种血虚证，如当归补血汤，用黄芪、当归二味药，重用黄芪，黄芪和当归的量为5:1，具有"补气生血"之功用。临床常用的黄芪精口服液、阿胶黄芪口服液、黄芪精颗粒及复方黄芪益气口服液等，具有补血功效，用于治疗血虚证。

总之，黄芪具有补血功效，临床需要进一步重视与辨证使用。

参 考 文 献

[1] 张廷模. 临床中药学[M]. 北京: 中国中医药出版社, 2004: 518.

[2] 国家药典委员会. 中华人民共和国药典2015版[M]. 北京: 中国医药科技出版社, 2015: 303.

[3] 刘晓, 武正炎, 范萍. 黄芪与粒细胞-集落刺激因子对外周血干细胞移植术后早期造血功能重建影响的观察[J]. 南京医科大学学报, 2000, 20(4): 281-281.

[4] 邹丹, 申虹, 全宏勋等. 黄芪对辐照小鼠粒—单系造血祖细胞的影响[J]. 河南医科大学学报, 2001, 36（3）: 277.

（二）人参明目功效

人参始载于《神农本草经》, 列为上品, 提及其具有"明目"之功。其后本草亦有很多人参明目功效的记载。《新修本草》《滇南本草》《本草蒙筌》《本草经解》《本草崇原》《本草从新》中均有"明目"的记载。《本草备要》言其"大补肺中之气, 泻火益土, 生金明目"。

从本草文献看, 认为其明目的功效与人参补五脏的功效密切相关。《本草崇原》云人参"明目者, 五脏之精, 上注于目也。"《本草经解》记载人参:"五脏得甘寒之助, 则精气上注于目, 而明目矣。"《神农本草经百种录》中认为人参"明目, 五脏六腑之精皆上注于目, 此所云明, 乃补其精之效, 非若他药, 专有明目之功也"。

从实验研究看, 人参具有改善视力、防止视力下降作用。实验表明人参皂苷Rg3对角膜新生血管的生长具有抑制作用, 进而防止视力下降[1]。人参皂苷Rb2有改善增殖性玻璃体视网膜病变导致的视力障碍的作用[2]。Rg1在视神经挤压伤后对RGCs具有显著神经保护作用[3]。多种人参皂苷对机体外进行纯化培养的Müller视网膜细胞具有抑制作用, 可防治由糖尿病引起的视网膜病变[4]。

从临床应用看, 青盲（中心性浆液性视网膜病变）、视瞻昏渺（视神经萎缩）等中医辨证属于气血两虚证临床用人参养荣汤等加减进行治疗, 有一定疗效。

综上所述, 虽然本草文献、实验研究、临床报道有一些关于人参明目功效的记载, 但人参是否具有明目之功, 还需进一步的研究与证实。

参 考 文 献

[1] 钟文, 戴功, 李国锋, 等. 人参皂苷Rg3抑制角膜新生血管生长的实验研究[J]. 眼外伤职业眼病杂志, 2010, 32(4): 261-262.

[2] 明月, 于澎, 庞利民, 等. 人参皂甙Rb2对培养人视网膜色素上皮细胞增生的抑制作用[J]. 哈尔滨医科大学学报, 2002, 36(5): 359-361.

[3] 方庆, 陆卫华, 赵智刚, 等. 人参皂甙Rb1对大鼠视网膜神经节细胞的保护作用[J]. 实用医学杂志, 2011, 27(9): 1548-1550.

[4] 姚红娥, 张梅, 徐秒, 等. 人参皂苷提取物对大鼠视网膜Müller细胞的影响[J]. 时珍国医国药, 2014, 25(5): 1025-1027.

（三）人参是否去芦头的问题

人参芦头即参芦, 是人参主根与茎之间的根茎。人参始载于《神农本草经》, 当时并未提到参芦的问题，《本草经集注》也未提及。其后有本草提到参芦具有涌吐作用，使用人参时要去掉芦头，以防止呕吐。《海药本草》谓："去其芦头，不去者吐人，慎之。"《雷公炮炙论》云："凡使，要肥大，块如鸡腿并似人形者。凡采得，阴干，去四边芦头并黑者，锉入药中，夏中少使，发心痃之患也。"李时珍《本草纲目》谓人参"芦，气味苦温无毒，主治吐虚劳痰饮。"《本草备要》曰："人参芦，能涌吐痰涎，体虚入用之，以代瓜蒂。"《本经逢原》强调"参芦能耗气，专入吐剂"。《中药大辞典》在人参的炮制项下记载"除去芦头"。

但现代也有实验研究显示，参芦与人参所含人参皂苷的数量和种类基本相同，总皂苷元的含量参芦高于人参主根，参芦的挥发油为人参根的3倍，参芦所含糖类、氨基酸、多肽等与人参根相似[1]。实验表明家兔与狗灌服参芦后，均没出现呕吐现象。有人将大剂量参芦煎服、泡茶饮、打粉装胶囊配入中药方剂长期服用，随访无出现呕吐反应，表明参芦对实验动物与人均无催吐作用。且药理研究发现二者总皂苷均具有抗疲劳、耐缺氧、抗利尿等作用[2]。

临床也有将参芦用于治疗尿频遗尿、子宫肌瘤、术后贫血及高血压等[2]。研究表明以参芦配伍制备的参芦颗粒对于糖尿病性冠心病等血管并发症有较好治疗及预防作用[3]。

2015年版《中国药典》记载人参为五加科植物人参*Panax ginseng* C. A. Mey.的干燥根和根茎，并未强调去其芦头。

综上所述，传统关于"人参芦催吐"之说以及人参在临床运用时是否需要去芦头，还有待于今后进一步的深入研究与证实。

参 考 文 献

[1] 顾德辛,周超凡,吴树勋,等. 人参芦头药用问题探讨[J]. 中药通报,1988,13(1):51-55.

[2] 吕继红,张建文,刘文选. 参芦"催吐"的再探讨[J]. 河南中医药学刊,1996,11,(3):64-65.

[3] 王津文,张玉,渠莉. 参芦颗粒对2型糖尿病合并冠心病患者血浆内皮素与一氧化氮水平的影响[J]. 中国现代药物应用,2008,2(5):32-35.

（四）生白术通便

白术始载于《本经》，被列为上品。汉·张仲景《伤寒论》云："伤寒八九日，风湿相搏，身体疼烦，不能自转侧，不呕，不渴，脉浮虚而涩者，桂枝附子汤主之。若其人大便硬，小便自利者，去桂加白术汤主之。"可以说，这是运用白术治疗大便坚硬（便秘）的最早记载。从经文所见，"大便硬（坚）"是使用白术的重要临床指征。然而，关于白术的这一功用在现行《中药学》教材中鲜有记载。

从本草文献看，白术有"燥"与"润"的两面性。如《本草崇原》云："白术气味甘温，质多脂液，乃调和脾土之药也。……太阴主湿土而属脾，为阴中之至阴，喜燥恶湿，喜温恶寒，然土有湿气，始能灌溉四旁，如地得雨露，始能发生万物。若过于炎燥，则止而不行，为便难脾约之证。白术作煎饵，则燥而能润，温而能和。"《本草经读》云："以白术之功用在燥，而所以妙处在于多脂。"《本草正义》云白术"最富脂膏，故虽苦温能燥，而亦滋津液"，"以其丰于脂膏，故宜于煎剂"，"万无伤阴之虑"。可见，白术虽为苦燥之品，但富含脂膏，能滋液润燥而通便，用于肠燥便秘。

从实验研究看，白术对胃肠蠕动有"抑制"与"增强"的双向性。白术是一种胃肠动力障碍调节剂。白术生品挥发油含量高，可以促进胃肠蠕动；白术炮制品白术内酯含量高，可以抑制胃肠蠕动[1,2]。当肠管活动处于抑制状态(便秘)时,白术能促进胃肠蠕动,有助排便;反之,当肠管活动处在兴奋状态(泄泻)时,白术能抑制胃肠蠕动,有助止泻[3]。这些研究成果为临床合理诠释白术既能止泻,又能通便之效用提供了客观的实验依据。

从临床应用看,白术可用于多种便秘,以老年人、虚证便秘为主。有的学者[4-6]对临床运用白术治疗便秘的经验进行了总结:①白术必须用生品;②剂量宜大,常用量为30~60g;③以水煎服为主,也可泡水代茶饮;④对长期使用果导、开塞露、大黄、番泻叶等泻药无效,或停药复秘者有效;⑤无腹痛、腹泻及其他明显副作用与不良反应。

总之,白术虽"燥"犹"润",在大剂量(30~60g)生品煎服的情况下,具有通便之功,可随证配伍用于多种便秘。

参 考 文 献

[1] 刘秀玲. 不同白术炮制品对小白鼠小肠运动的影响[J]. 河南畜牧兽医(综合版),2009,30(3):5.

[2] 张印,窦永起. 白术不同炮制品对小鼠小肠运动的影响[J]. 国医论坛,2005,20(5):13-14.

[3] 马允慰,吴坤平,胡小鹰,等. 白术对家兔离体肠管活动的影响[J]. 中成药研究,1982,(12):26-27.

[4] 李宝金,宗文汇,李桃花. 重用生白术组方防治便秘的临床研究进展[J]. 北京中医药,2009,28(11):899-903.

[5] 李宝金,宗文汇,杜仪,等. 宗修英重用生白术治疗便秘的临床经验[J]. 北京中医药,2009,28(2):94-95.

[6] 刘树民,侯德英. 重用白术治疗便秘辨析[J]. 中医药学报,1990,(2):31.

(五)淫羊藿止咳平喘

淫羊藿始载于《本经》,列为下品,谓其:"主阴痿,绝伤,茎中痛,利小便,益气力,强志。"现行《中药学》教材认为本品辛、甘、温,归肝、肾经,功能补肾阳,强筋骨,祛风湿。主要用于肾阳虚衰,阳痿遗精,筋骨痿软,风寒湿痹,麻木拘挛等病证,而对于其止咳平喘之功鲜有记述。

从历代本草文献看,《日华子本草》谓淫羊藿:"治一切冷风劳气,补腰膝,强心力,丈夫绝阳不起,女子绝阴无子,筋骨挛急,四肢不任,老人昏耄,中年健忘。"《本草经疏》解释云:"辛以润肾,甘温益阳气,故主阴痿绝阳,益气力,强志。茎中痛者,肝肾虚也,补益二经,痛自止矣。膀胱者,州都之官,津液藏焉,气化则能出矣,辛以润其燥,甘温益阳气以助其化,故利小便也。肝主筋,肾主骨,益肾肝则筋骨自坚矣。"《本草纲目》载:"淫羊藿,性温不寒,能益精气……真阳不足者宜之。"《本草正义》中补充解释并告诫说:"茎中痛,亦肾脏之虚寒。利小便者,指老人及虚寒人之阳事不振,小便滴沥者言之,得其补助肾阳而小便自利,非湿热蕴结,水道赤涩者可比,读书慎勿误会。益气力、强志、坚筋骨,皆元阳振作之功,然虚寒者固其所宜,而阴精不充,真阳不固者,万不可为揠苗之助长也。"可见历代医家并未提及淫羊藿有止咳平喘之功。

现代药理研究表明,淫羊藿属植物的化学成分目前报道有74种,主要为黄酮类,其次为多糖、木脂素类等[1]。其中淫羊藿黄酮类化合物(TFE)具有明显的抗炎和抗病毒作用,同时,具有缓慢而持久的强心作用,且无心律不齐等现象。淫羊藿苷(ICA)能明显抑制心肌收缩力,降低心肌耗氧量,同时使心室射血前期明显缩短,在使动脉血压下降的同时也引起脉压和收缩压差明显增大,降低外周阻力、减轻心脏后负荷,临床上可用来治疗冠心病、心绞痛等疾病,这对合并高血压的冠心病患者尤为有利[1]。

动物实验研究表明,除提高性功能的作用外,淫羊藿制剂有较明显的镇咳、祛痰与平喘作用,故可治疗慢性气管炎导致的咳嗽、哮喘[2]。淫羊藿黄酮类化合物(TFE)可明显抑制家兔体外血栓形成,降低红细胞聚集性及血液黏度,对血小板凝聚作用、血小板黏附性、出血和凝血时间等均无影响,有利于血淤的消除并防止瘀血的产生。不仅能预防中风,且有一定的降血压作用。淫羊藿苷(ICA)可促进机体造血功能,因而也可以用于治疗缺铁性贫血等病证。TFE还对人体T细胞免疫和B细胞免疫均有明显的增强作用。淫羊藿苷(ICA)具有明显的抗肿瘤作用,而且ICA能促进成骨细胞增殖的同时,也增加了成骨细胞的活性,从而可以有效防治骨质疏松症[2]。

临床研究方面,近现代诸多医家临床报道,淫羊藿无论对于小儿支气管哮喘[3,4],还是对于老年人虚喘劳嗽[5,6],可单味直接使用,或配伍复方制剂大剂量使用。从中医药理论角度分析,淫羊藿能温肾助阳、纳气平喘,并有一定温通心阳,散寒止痛,止咳平喘之功。对于心肾阳虚,肾不纳气的虚喘更为适宜。

综上所述,有关淫羊藿的止咳平喘之功,历代医家均未提及,但现代有文献报道,因此还有待于进一步的研究与证实。

参 考 文 献

[1] 郭峰,赵纳.淫羊藿药理作用的研究现状及展望[J].中国药业,2007,16(24):70-72.

[2] 韩冰,杨峻山.淫羊藿药理作用研究概况[J].中草药.2000,31(11):873-875.

[3] 陈立翠,谭艳.重用淫羊藿治疗小儿支气管哮喘[J].四川中医,2000,18(6):40-41.

[4] 于华君,连华彦,郑大为,等.淫羊藿用于治疗小儿喘息性支气管炎[J].吉林中医药2002,22(1):21.

[5] 杨继兵.金妙文研究员治疗老年性咳喘经验浅析[J].光明中医.2011,23(3):442-444.

[6] 高林春.仙灵脾治疗老年虚喘40例[J].中国民间疗法.1999,7(5):38-39.

(六)白芍止血功效

白芍首载于《神农本草经》没有记载其具有止血功效。后世本草中有其治疗出血病症的相关记载。《本草经疏》记载白芍"收阴气,敛逆气,理中气,治……太阳衄衄,目涩肝血不足……白所治也。"《本草备要》中记载其"和血脉,收阴气,敛逆气,酸主收敛……治鼻衄,鼻血曰衄。"《本经逢原》记述其具有"入止血药醋炒……白芍药酸寒,敛津液而护营血,收阴气而泻邪热"的治疗作用。《得配本草》中记载其"得干姜,治年久赤白带下;得犀角,治衄血咯血。配香附、熟艾,治经水不止……君炒柏叶,治崩中下血……溢,醋炒。"《医学衷中参西录》谓其:"与竹茹同用,则善止吐衄。"

从本草文献看,其止血与其平肝功效有关,《本草新编》云:"怒气而血吐之不可遏……至血之狂吐,非肝中之气血旺也,乃外来之事,触动其气,而不能泄,使血不能藏而外越,然亦因其平日之肝木素虚,而气乃一时不能平也。三症皆宜用芍药以滋肝,则……肝血可止。"也有认为与其收敛之性有关,《本草分经》中记载其"泻肝火,和血脉……其收降之性又能入血海,治一切血病"。《本草求真》谓:"白者味酸微寒无毒,功专入肝经血分敛气。"

从实验研究看,白芍可升高血小板,使出血凝血时间缩短,在治疗虚证性出血的作用被认为是对易出血松弛的组织细胞起收敛作用,所含芍药苷能收缩毛细血管,对口、鼻、子宫、肛门等多部位的出血皆有止血作用[1-2]。

从临床应用看,①白芍止血时需要较大剂量,其用量在30g以上,则对大量出血(吐、衄)良效[3-4]。近代名医岳美中认为:"妇女血崩可在加减当归补血汤治疗中加白芍一两以上"[5]。②白芍对肝不藏血和脾不统血之多种出血证疗效好。③多用醋炒白芍或白芍炭。

总之,大剂量白芍经醋炒或炒炭后是否具有止血功效,临床配伍是否可用于肝不藏血与脾不统血的多种出血症,还有待于进一步的研究与证实。

参 考 文 献

[1] 刘玉健,刘凤芝. 益气止血法治疗血证的体会[J]. 青岛大学医学院学报,2003,39(4):468-469.

[2] 李跃,刘彩霞. 白芍合剂对慢性特发性血小板减少性紫癜患者血小板计数的影响[J]. 世界中西医结合杂志,2015,10(2):220-222.

[3] 李艳青. 白芍在出血证中的应用[J]. 时珍国医国药,2005,16(3):227.

[4] 杨凤常,王玉云. 白芍止血功用琐谈[J]. 四川中医,1995,13(2):14.

[5] 陈可冀. 岳美中医学文集[M]. 北京:中国中医药出版社,2000:474.

(七)白芍利小便功效

白芍首载于《神农本草经》,其云:"芍药主邪气腹痛,除血痹,破坚积,治寒热疝瘕,止痛,利小便,益气。"其后多部本草中提到其利小便的功效。《名医别录》云:"去水气,利膀胱大小肠。"《本草求真》谓:"及治泻痢后重……溺闭。"《医学衷中参西录》曰:"性善滋阴,而又善利小便,原为阴虚小便不利之主药也。"

对于白芍利小便的机理,《药品化义》称:"其力不能通行渗泄,然主利水道者取其酸敛能收诸湿而溢津液,使血脉顺而小便自行,利水必用益阴也。"《本草求真》云:"溺闭,何一不由肝气之过盛,而致阴液之不敛耳?是以书言能理脾、肺者,因其肝气既收,则木不克土,土安则金亦得所养,故脾、肺自尔安和之意。"

现代药理实验对白芍总苷治疗各种肾病的研究较多,白芍总苷(TGP)是从白芍中提取的一组糖苷类物质,研究发现TGP在糖尿病肾病、肾病综合征、狼疮性肾炎、慢性肾小球肾炎方面的应用较为广泛,其发挥减轻蛋白尿,保护肾脏功能、抗炎、免疫调节等多方面作用[1]。

历代医家在临床上也有用白芍利小便功效治疗各种水肿。《伤寒论》谓:"少阴病二三日不已至四五日,腹痛,小便不利,四肢沉重疼痛,自下利者,此为有水气……真武汤主之。"其证型为脾肾阳虚、水气内停,方中白芍起到了利小便的功效。《圣济总录》芍药汤方,以白芍为君,配伍桂、黄芪治水气通身肿;《内科摘要》鲤鱼汤,白术、茯苓、当归、芍药、橘皮、生姜、鲤鱼,治胸满腹胀,小便不通,遍身浮肿,方中白芍均发挥利小便功效。张锡纯用白芍六两、阿胶二两治疗阴虚小便不利。

现代临床也有医生运用白芍利小便功效,治疗各种小便不利。王琦善于运用白芍治疗慢性前列腺炎之排尿不畅、尿滴沥等症,认为该病多见"湿热",而久用苦寒伤其阴,淡渗利湿伤其津,多出现有余于火,不足于水,白芍解痉止痛,利小便,敛阴滋阴一药三用,实乃上选,常用量为15~20g[2]。宋氏根据前人经验自拟白芍利水汤,用白芍、益母草各100g,白术50g,随证加减,治疗多种顽固性水肿[3]。

综上所述,古今文献中已有白芍利小便功用的记载,但现行《中国药典》及统编《中药学》教材中未予收载。白芍是否具有利小便之功,还有待于进一步的研究与证实。

参 考 文 献

[1] 李冰菲,王娟,张碧丽. 白芍总苷治疗肾脏疾病的药理作用和临床应用研究进展[J]. 现代药物与临床. 2013,28(5): 811-814.

[2] 廖敦,骆庆峰. 王琦教授男科用药心得[J]. 北京中医药大学学报. 2004,27(1): 57-59.

[3] 宋镇星. 大剂量白芍为主治疗疑难病体会[J]. 四川中医. 1998,16(6): 20-21.

(八)当归止咳平喘

当归首载于《神农本草经》,提到其具有"主咳逆上气"的功效。其后《本草经疏》《本草崇原》《本草求真》《本草经解》《神农本草经百种录》《本经疏证》等多部本草中提到其"主咳逆上气"的功效。

从本草文献看,当归止咳逆的机理,其一是通过其养血、活血之效而调和气血以止咳逆,《本经逢原》云:"当归辛散,乃血中气药,故咳逆上气,有阴虚阳无所附者,用血药补阴,则血和而气降矣。"《本草经解》谓:"其主咳逆上气者……血枯则肝木挟心火上刑肺金,而咳逆上气也,当归入肝养血,入心清火,所以主之也。"《血证论》云:"气以血为家,喘则流荡而忘返,故用当归以补血。"《本经疏证》曰:"治阳气蹇于血分尽之矣。阳气蹇于上焦血分,则呼吸迫促,为咳逆上气。"其二是通过交通心肾而止咳逆。《本草崇原》云"主治咳逆上气者,心肾之气上下相交,各有所归,则咳逆上气自平矣。"其三是通过其润肠通大肠腑气,可助肺气肃降而起到止喘咳作用。

从实验研究看,当归对气管平滑肌具有缓解痉挛、抗炎作用,可显著降低肺动脉高压,改善肺循环,使痰涎变稀,易于咳出、抗过敏作用,抑制炎性介质释放,从而达到而治疗咳喘的目的[1-3]。

从临床应用看,在众多方中运用了当归的这一功效来治疗咳喘证,如《太平惠民和剂局方》苏子降气汤、《景岳全书》金水六君煎和《慎斋遗书》百合固金汤等。本品在治疗喘咳时剂量宜大,特别是治疗久咳、夜咳时多用12g以上,甚至30g,且长于治疗阴血亏虚或瘀血阻滞的咳喘[4]。

总之,现代临床应重视当归的止咳平喘之功。

参 考 文 献

[1] 吴国泰. 当归挥发油不同部位对豚鼠离体气管平滑肌的作用及机制研究[D]. 甘肃中医学院硕士研究生毕业论文,2008.

[2] 沈建芬,肖军花,王嘉陵. 当归A3活性部位的抗炎作用及其对大鼠离体子宫环氧化酶-2表达的影响[J]. 中草药,2006,37(9): 1371-1374.

[3] 刘医辉,杨世英. 当归药理作用的研究进展[J]. 中国当代医药,2014,21(22): 192.

[4] 刘利华,伍新林. 当归治咳喘[J]. 吉林中医药,2010,30(1): 69.

(九)何首乌肝毒性的认识

何首乌为蓼科多年生草本植物何首乌 *Polygonummultiflorum* Thunb.的干燥块根。制何首乌功能补肝肾,益精血,乌须发,强筋骨,化浊降脂。生何首乌功能解毒,消痈,截疟,润肠通便。

何首乌是临床常用的补虚药,不论是汤剂、中成药、还是保健品中,都广泛使用,但是近年来国内外有何首乌导致的肝损伤报道,因此应高度重视。1982—2012年,发表有关何首乌引发肝损害的报道有48篇,累积病例206例[1]。

何首乌肝毒性的临床特点有[1-6]:①临床症状与急性黄疸型肝炎相似,表现为乏力、食欲缺乏、黄疸、肝功能异常等;②发病期短,用药时间60天以内会出现肝损伤病症的患者占84.9%,而用药15天以内肝损伤的发生率较高;③及时诊治后,大多数预后良好,患者服药后肝损伤症状一经发现,立即采取保肝护肝治疗手段,一般均可治愈,部分患者停药后可以自愈;④有再激发现象,再次使用何首乌或含何首乌制剂,可再次发生肝损害;⑤有家族性发病倾向;⑥肝损害发生与患者性别及年龄没有明显的相关性。

导致何首乌肝毒性的原因有[1-6]:①误服伪品导致肝损伤,如误服黄药子导致肝损伤;②生首乌毒性大,制首乌毒性小。但制首乌与生首乌均可能造成肝损害;③个别患者是因为体内遗传性肝脏代谢酶缺陷,使何首乌在体内蓄积而造成药源性肝损伤;也有患者是过敏性体质导致损伤;④用药剂量过大、用药周期过长导致。

有研究认为,何首乌的肝毒性主要是由蒽醌类化合物大黄素、大黄酸所致[7-8]。

临床使用何首乌的建议:①使用正品何首乌,根据临床用药目的选择制首乌或生首乌;②询问患者是否有肝病史、过敏史和家族过敏史,如有则容易发生肝毒性,因此使用时要慎重;③用量合理,2015版《中国药典》规定:制首乌的用量是6~12g,生首乌的每日用量为3~6g;疗程不可过长。服用前及服用后应注意监测肝功能。

参 考 文 献

[1] 陈盛君. 何首乌肝损伤不良反应信息分析及其毒性机制研究进展[J]. 中国医院药学杂志,2013,33(7):573-577.

[2] 鄢良春,赵军宁,邱雄. 何首乌安全性问题研究进展[J]. 中药药理与临床,2009,25(3):77-81.

[3] 孙震晓,张力. 何首乌及其制剂相关肝损害国内文献回顾与分析[J]. 药物不良反应杂志,2010,12(1):26-30.

[4] 方红玫,朱延焱. 何首乌有效成分、毒性作用和相关研究进展[J]. 国际药学研究杂志,2010,37(4):283-286.

[5] 俞捷,谢洁,赵荣华,等. 何首乌肝脏不良反应研究进展[J]. 中草药,2010,41(7): 1206-1210.

[6] 何岳珍,陈洁,沈世林. 何首乌与肝损伤关系的研究进展[J]. 医学综述,2013,19(12):2206-2208.

[7] 楼招欢,吕圭源,俞静静. 何首乌成分、药理及毒副作用相关的研究进展[J]. 浙江中医药大学学报,2014,38(4):495-500.

[8] 孙向红,孙玉维,李红,等. 何首乌主要成分大黄素、大黄酸和二苯乙烯苷对肝细胞、肝癌细胞的影响[J]. 现代中西医结合杂志,2010,19(11)1315-1319.

(十)麦冬养心复脉

麦冬首载于《本经》,列为上品。《本经》曰:"主心腹结气,伤中伤饱,胃络脉绝,羸瘦短气。"所谓胃之络脉,后世多数医家倾向于《内经》所说:"胃之大络,名曰虚里,贯膈络肺,出左乳下"的论述。现代医家由此认识到"胃络脉绝"应是指心脏功能失调所产生的心律失常及伴随的相应症状。可见早在《本经》时代就认识到麦冬具有治疗心脏疾病的作用。其后的《伤寒论》中有炙甘草汤(又名复脉汤)一方,治疗"伤寒,脉结代,心动悸",此方中即有麦冬,是麦冬治疗心脏疾病具体应用的最早记载。虽未明确指出麦冬有养心复脉的作用,但显然是古人用麦冬治疗心脏方面疾病的有益的尝试。

至《药性论》首次提出麦冬"补心气不足",宋代寇宗奭著《本草衍义》曰:"治心肺虚热及虚劳。与地黄、阿胶、麻仁,同为润经益血、复脉通心之剂",明确了麦冬具有补心复脉的作用。后世医家从不同角度对麦冬养心复脉的作用进行了多方面的论述。如张元素曰:"麦门冬治肺中伏火,脉气欲绝。"《本草汇言》曰:"麦门冬,清心润肺之药也。主心气不足,惊悸怔忡。"《温病条辨》"用麦冬以通续络脉"。《本经疏证》直言麦冬"润泽心肺,以通脉道"。以上诸家虽立论不同,观点各异,阐释参差,均肯定了麦冬养心复脉的作用。

从实验研究来看,麦冬能提高心脏的耐缺氧能力,扩张冠状动脉并改善心肌微循环,增加心肌供血量[1],有抗心肌缺血作用,并呈现出一定的量效关系[2]。麦冬还有抗心律失常的疗效,并有改善心肌收缩力的作用[3]。另外,麦冬还能保护心肌细胞,同时具有抑制心肌缺血造成的自由基生成增加和清除氧自由基的作用[4]。这些研究为古人治疗胃络脉绝、气短、心动悸、脉结代等心脏功能异常的临床经验提供了实验依据,证明麦冬具有养心复脉的功效。

从现代临床来看,麦冬常用于治疗冠心病,各种休克,低血压,心绞痛,病毒性心肌炎[5-9],均取得一定的临床疗效,为麦冬养心复脉功效提供了临床依据。

参 考 文 献

[1] 桂苡,高广猷,韩国柱,等.麦冬对心血管系统药理作用的研究[J].大连医学院学报,1983,5(1):9-13.

[2] 程金波,卫洪昌,章忱,等.麦冬提取物抗犬心肌缺血的药效学实验研究[J].中国病理生理杂志,2001,17(8):810.

[3] 韦德慧,杨淑琴,刘菊芳,等.麦冬注射液的抗实验性心律失常和对离体心脏的作用[J].第一军医大学学报,1983,8(1):23-26.

[4] 徐德生,冯怡,周跃华,等.麦冬多糖中抗急性心肌缺血活性部位研究[J].中成药,2004,26(10):832-836.

[5] 虞天锡,顾双林,许逎珊.麦冬对心肌缺血时心脏血流动力学影响的临床和实验研究[J].上海中医药杂志,1985,12:3-7.

[6] 钮炜西,华宁,齐帜.参麦注射液改善充血性心力衰竭患者的心脏功能和免疫功能[J].中国临床康复,2005,9(15):142-144.

[7] 梁震林.参麦注射液治疗老年性低血压45例分析[J].中国误诊学杂志,2011,11(12):2957.

[8] 王文霞,严庆惠,胡秦康,等.生脉注射液治疗心绞痛[J].新药与临床,1997,16(4):249-250.

[9] 陈百春.参麦治疗病毒性心肌炎疗效观察[J].海峡药学,2011,23(6):163-164.

(十一)天冬止咳祛痰

天冬首载于《本经》,被列为上品,为治疗阴虚燥热咳嗽之佳品,早已为历代医家所认可。但对天冬治疗咳嗽的作用,多从甘苦性寒,功能养阴润肺、清肺降火的角度加以认识。这一认识尤为现代医家所肯定。其实,有关天冬治疗咳嗽的机制,除养阴清肺之外,历代还有其化痰止咳的论述。早在《药性论》即言其治"肺气咳逆,喘息促急",至《大明本草》则明确其可"治嗽消痰"。明陈嘉谟著《本草蒙筌》,更言"麦门冬止咳立效……天门冬消痰殊功"。即便至民国张锡纯也称其"利痰宁嗽",但天冬化痰止咳之功被现代医家忽略了。

有关天冬化痰的作用,尚有标本之论。《本草蒙筌》言:"痰之标在脾,痰之本在肾。半夏惟能治痰之标,不能治痰之本,以是观之,则天门冬惟能治痰之本,不能治痰之标",并曰"盖肾主津液,燥则凝而为痰,得润剂则化,所谓治痰之本也",从标本关系上阐析了天冬化痰的机制。

实验研究表明,天冬具有镇咳作用及抑制肺炎球菌、金黄色葡萄球菌等的作用[1],且具有明显的祛痰作用[2]。这些研究结果为天冬化痰止咳作用提供了现代实验依据。

临床研究显示,天冬有良好的祛痰止咳作用[3-4]。

结合天冬传统应用及现代实验与临床研究,可以得出以下结论:①就天冬祛痰止咳作用而言,凡咳嗽痰多者皆可配伍应用;②因其味甘质润,能养阴润肺,故常用于燥咳痰黏、咳之不爽者;③又因其性寒,可清肺热,痰热咳嗽较为适宜。

参 考 文 献

[1] 程志红,余伯阳. 天门冬属植物中的甾体皂苷及药理作用[J]. 国外医药·植物学分册,2001,16(6): 247-253.

[2] 罗俊,龙庆德,李诚秀,等. 地冬与天冬的镇咳、祛痰及平喘作用比较[J]. 贵阳医学院学报,1998,23(2): 132-134.

[3] 裴慎. 天门冬合剂治疗百日咳113例疗效的报告[J]. 中医杂志,1956,12:631.

[4] 刘兴民. 天门冬合剂治疗百日咳七例[J]. 江西中医药,1959,11:16.

(十二)石斛益气健脾

石斛始载于《本经》,被列为上品。《本经》谓其"气味甘平,主伤中……久服厚肠胃。"这是有关石斛药性的首次认定和治疗中焦脾胃疾病的最早记载。其后李当之著本草,始定石斛为寒性,成为后世认定石斛具有清热作用的药性基础。至《名医别录》首次提出其有"益气除热"的功效。其后历代多数医家根据甘润养阴、寒能清热的性效法则,均认为其为养阴清热之品。宋代寇宗奭所著《本草衍义》一书中谓其"治胃中虚热有功"。至明代张景岳著《本草正》概括本品为"用除脾胃之火,去嘈杂善饥及营中蕴热,其性清轻和缓,有从容分解之妙,故能退热,养阴,除烦,清肺下气,亦止消渴热汗。"清代末期《本草思辨录》认为本品"为肾药,为肺药,为肠胃药。"概括了本品的主治范围。现代中药学教科书继承了这些观点,最后概括本品的功效为益胃生津,滋阴清热。

然而有关石斛药性的认定,历代医家观点不尽一致,并非一概谓之为寒。早在《本经》中即谓之为甘平之品,后《本草纲目》亦认为本品为"气平,味甘、淡,微咸",对此前该药寒性的论定,似有未允之意。张景岳在其《本草正》中述石斛有两种:"味微而甘淡者,其力尤薄,滋补之力较弱;味甘而苦者,方能退火养阴,其退火之效并不因寒凉之性所致也,直言其厚肠胃、健阳道、暖水脏,岂苦凉之性味所能也?"就明确不承认其为寒凉药。《东医宝鉴》言石斛为"性平味甘,治骨中久冷虚损",也认为其非寒凉之品。在民国著作《万病疗法大全》中亦认为本品"甘平而不寒凉",彻底否定本品的寒凉之性。

关于石斛的归经和功效,从历代文献记载,主要归胃、肠和肾经之外,还应归脾经。如《本草纲目》谓其"乃足太阴脾之药",《本草通玄》谓"石斛甘可悦脾"。关于石斛的功效,除养阴清热之外,其益气健脾之功也多有论述之。如《名医别录》即谓其"益气",《本草纲目》谓其"清肺补脾",《纲目拾遗》言其"开胃健脾"。由此言之,石斛当有补益脾气之效。

从现代实验和临床研究来看,石斛能明显促进胃液分泌,增加胃酸与胃蛋白酶排出量[1],并具有促进胃排空和促进小肠运动的作用[2],还能提高机体的非特异性免疫功能和细胞免疫功能[3],具有明显的抗疲劳作用[4]。这些现代研究成果符合中医脾主运化、主四肢、主肌肉的理论,为石斛益气健脾功效提供了充分的药理实验依据。同时,临床研究也表明,石斛治疗萎缩性胃炎气阴两虚型效果显著,为石斛益气养阴功效提供了临床依据[5]。

综上所述,石斛是否具有益气健脾之功,还有待于进一步的研究与证实。

参 考 文 献

[1] 王立明,徐建华,陈立钻,等. 铁皮枫斗晶对实验性胃阴虚证的药效学研究[J]. 中成药,2002,24(10):803.

[2] 徐国钧,杭秉茜,李满飞. 11种石斛对豚鼠离体肠管和小鼠胃肠道蠕动的影响[J]. 中草药,1998,19(1):21.

[3] 高建平,金若敏,吴耀平,等. 铁皮石斛原球茎与原药材免疫调节作用的比较研究[J]. 中药材,2002,7(25):487.

[4] 林莉. 铁皮石斛与玉竹抗疲劳作用的比较研究[J]. 浙江中西医结合杂志,2015,25(2):127-129.

[5] 吴人照,陈军贤,夏亮,等. 铁皮枫斗颗粒(胶囊)治疗慢性萎缩性胃炎气阴两虚证临床研究[J]. 上海中医药杂志,2004,38(10):28-29.

二、病证用药

补虚药具有补虚作用,主要用于虚损病证,即人体正气虚弱、精微物质亏耗引起的精神萎靡、体倦乏力、面色淡白或萎黄、心悸气短、脉象虚弱等症。具体来讲,补虚药的补虚作用又有补气、补阳、补血与补阴的不同,分别主治气虚证、阳虚证、血虚证和阴虚证。现分述如下:

(一)虚劳

治以益气,温阳,养血,滋阴法。

1. 肺气虚证　症见咳喘无力,气少不足以息,动则喘乏,声音低怯,面色淡白或㿠白,神疲体倦,或有自汗、畏风、易于感冒,或咳痰清稀,舌淡白,脉虚等肺功能活动减弱证候。治宜补益肺气、固表止汗。方用玉屏风散(《丹溪心法》)、补肺汤(《永类钤方》)加减。常用黄芪、白术、防风、人参、五味子、麦冬、大枣、茯苓、紫菀、橘皮、当归等。

2. 脾气虚证　症见饮食减少,食少胃脘不舒,大便溏薄,肢体倦怠,少气懒言,面色萎黄或㿠白,或浮肿或消瘦,舌淡苔白,脉象缓弱。治宜补脾益气。方用四君子汤(《太平惠民和剂局方》)、归脾汤(《济生方》)加减。常用人参、党参、黄芪、白术、茯苓、山药、黄精、白扁豆、莲子、芡实、薏苡仁、大枣、饴糖、蜂蜜、龙眼肉、甘草等。

3. 中气下陷证　症见脘腹重坠作胀,食后尤甚,或小便频数,肛门坠重,或久痢不止,甚或脱肛,或子宫下垂。治宜益气升阳,调补脾胃。方用补中益气汤(《脾胃论》)加减。常用黄芪、人参、党参、白术、升麻、柴胡、炙甘草等。

4. 心阳虚证　症见心悸、自汗、神倦嗜卧、心胸憋闷疼痛,形寒肢冷,面色苍白,舌淡或紫黯,脉细弱,或沉迟。治宜益气温阳法。方用拯阳理劳汤(《医宗必读》)加减。常用人参、黄芪、五味子、甘草、白术、当归、大枣等。

5. 脾阳虚证　症见食少，便溏，肠鸣腹痛，每因受寒或饮食不慎而加剧，脘腹冷痛，喜温喜按，大便溏薄清稀，甚则完谷不化，四肢不温，肢体困重，周身浮肿，小便不利，舌淡胖、苔白滑，脉沉迟无力。治宜补脾温阳，祛寒除湿。方用附子理中汤（《太平惠民和剂局方》）、真武汤（《伤寒论》）加减。常用人参、党参、白术、附子、干姜、茯苓、补骨脂、益智仁、炙甘草等。

6. 肾阳虚证　症见腰膝酸软而痛，畏寒肢冷、下半身冷感较甚，头目眩晕，精神萎靡，面色㿠白或黧黑，舌淡胖苔白，脉沉弱，或男子阳痿不举，妇女宫寒不孕，或五更泄泻，完谷不化，或小便不利水肿，腰以下为甚等。治宜温补肾阳。方用金匮肾气丸（《金匮要略》）、右归丸（《景岳全书》）加减。常用附子、肉桂、熟地黄、山茱萸、山药、鹿茸、枸杞子、肉苁蓉、巴戟天、淫羊藿、补骨脂、海狗肾、黄狗肾、紫河车、锁阳、冬虫夏草、韭菜子、阳起石等。

7. 心肝血虚证　症见面白无华或萎黄，唇色淡白，爪甲苍白，眩晕耳鸣，视物昏花或雀目夜盲，心悸失眠，多梦，神魂不安，妇女经血量少色淡，愆期甚或闭经，舌淡苔白，脉细无力。治宜补血调血和营。方用四物汤（《太平惠民和剂局方》）、养心汤（《证治准绳》）加减。常用熟地黄、阿胶、白芍、当归、制何首乌、枸杞子、人参、黄芪、桑椹、龙眼肉、鸡血藤、山茱萸、鹿角胶、黑芝麻、紫河车等。

8. 肺胃阴虚证　症见口渴喜饮，干咳少痰，胃脘嘈杂，或善食易饥，舌红少津，脉细数。治宜清养肺胃。方用麦门冬汤（《金匮要略》）加减。常用麦冬、南沙参、北沙参、玉竹、黄精、石斛、人参、甘草、粳米、大枣等。

9. 肝肾阴虚证　症见腰膝酸软，头晕目眩，耳鸣耳聋，盗汗，遗精，消渴，骨蒸潮热，手足心热，口燥咽干，牙齿动摇，足跟作痛，小便淋沥，舌红少苔，脉沉细数。治宜滋补肝肾。方用六味地黄丸（《小儿药证直诀》）加减。常用熟地黄、山茱萸、山药、牡丹皮、泽泻、枸杞子、沙苑子、女贞子、墨旱莲、石斛、黑芝麻、菟丝子、桑椹等。

10. 精血亏虚证　症见畏寒肢冷，阳痿早泄，宫冷不孕，小便频数，腰膝酸痛，面色黧黑，头晕耳鸣，精神疲乏。治宜补阳益精。方用参茸固本丸（《中国医学大辞典》）加减。常用鹿茸、鹿角胶、淫羊藿、巴戟天、海狗肾、黄狗肾、海马、肉苁蓉、锁阳、蛤蚧、冬虫夏草、紫河车、熟地黄、何首乌、黄精、枸杞子、山茱萸等。

11. 气血两虚证　症见少气懒言、倦怠乏力，食少便溏，头晕目眩，心悸失眠，多梦健忘，面色淡白或萎黄，妇女可见月经超前，量多色淡，或淋漓不止，舌淡苔白脉细弱。治宜益气补血，健脾养心。方用归脾汤（《济生方》）加减。常用人参、黄芪、白术、茯苓、炙甘草、当归、龙眼肉、酸枣仁、茯神、大枣等。

（二）消渴

治以清热润肺，益胃生津，滋阴固肾法。

某些补益药具有益气、清热润肺、益胃生津、滋阴固肾之功，还可用治消渴。

1. 肺热津伤证　症见烦渴多饮，口干舌燥，消谷善饥，形体消瘦，尿频量多，舌边尖红，苔薄黄，脉洪数等。治宜清热润肺，生津止渴。方用消渴方（《丹溪心法》）加减。常用人参、西洋参、太子参、北沙参、黄芪、天花粉、知母、玉竹、天冬、麦冬、黄精、山药、鲜地黄汁、藕汁等。

2. 胃热炽盛证　症见多食善饥，口渴，尿多，形体消瘦，大便干燥，苔黄，脉滑实有力。治宜清胃泻火，养阴增液。方用玉女煎（《景岳全书》）加减。常用生石膏、知母、黄芩、黄连、生地黄、玄参、麦冬、天冬等。

3. 气阴不足证 症见神疲乏力,气短懒言,咽干口燥,烦渴欲饮,午后颧红,小便短少,大便干结,舌体瘦薄,苔少而干,脉虚数。治宜补气养阴,生津止渴。方用七味白术散(《小儿药证直诀》)合生脉饮(《内外伤辨惑论》)加减。常用人参、党参、白术、茯苓、黄芪、山药、黄精、北沙参、麦冬、枸杞子、五味子、生地黄等。

4. 肾阴亏虚证 症见尿频量多,浑如膏脂,或尿甜,腰膝酸软,乏力,头晕耳鸣,口干唇燥,皮肤干燥瘙痒,舌红少苔,脉细数。治宜滋阴固肾。方用六味地黄丸(《小儿药证直诀》)加减。常用熟地黄、山茱萸、山药、枸杞子、五味子、茯苓、泽泻、丹皮等。

5. 阴阳两虚证 症见小便频数,混浊如膏,甚则饮一溲一,面容憔悴,耳轮干枯,腰膝酸软,四肢欠温,畏寒肢冷,阳痿或月经不调,舌淡白而干,脉沉细无力。治宜滋阴温阳,补肾固涩。方用金匮肾气丸(《金匮要略》)加减。常用熟地黄、山茱萸、山药、黄精、玉竹、枸杞子、五味子、茯苓、附子、肉桂、补骨脂、淫羊藿等。

(三)胎动不安

治以补肾安胎,益气养血法。

1. 肾虚型 症见妊娠期腰酸腹痛,胎动下坠,或伴阴道少量流血,色黯淡,头晕耳鸣,两膝酸软,小便频数,或曾屡有堕胎,舌淡,苔白,脉沉细而滑。治宜补肾益气,固冲安胎。方用寿胎丸(《医学衷中参西录》)加减。常用菟丝子、杜仲、续断、桑寄生、阿胶、党参、白术等。

2. 气虚型 症见妊娠期,腰酸腹痛,小腹空坠,或阴道少量流血,色淡质稀,精神倦怠,气短懒言,面色㿠白,舌淡,苔薄,脉缓滑。治宜益气固冲安胎。方用举元煎(《景岳全书》)加减。常用人参、黄芪、升麻、白术、续断、桑寄生、阿胶等。

3. 血虚型 症见妊娠期,腰酸腹痛,胎动下坠,阴道少量流血,头晕眼花,心悸失眠,面色萎黄,舌淡,苔少,脉细滑。治宜补血固冲安胎。方用苎根汤《妇人大全良方》)加减。常用当归、白芍、阿胶、熟地黄、苎麻根、续断、桑寄生等。

4. 血热型 症见妊娠期,腰酸腹痛,胎动下坠,或阴道少量流血,血色深红或鲜红,心烦少寐,渴喜冷饮,便秘溲赤,舌红,苔黄,脉滑数。治宜清热凉血,固冲安胎。方用保阴煎(《景岳全书》)加减。常用熟地黄、白芍、续断、山药、生地黄、黄芩、黄柏。苎麻根、竹茹等。

5. 外伤型 症见妊娠期,跌仆闪挫,或劳力过度,继发腰腹疼痛,胎动下坠,或伴阴道流血,精神倦怠,脉滑无力。治宜益气养血,固肾安胎。方用加味圣愈汤(《医宗金鉴》)加减。常用当归、白芍、川芎、熟地、人参、黄芪、杜仲、续断、砂仁等。

6. 癥瘕伤胎型 症见孕后阴道不时少量下血,色红或黯红,胸腹胀满,少腹拘急,甚则腰酸,胎动下坠,皮肤粗糙,口干不欲饮,舌黯红或边尖有瘀斑,苔白,脉沉弦或沉涩。治宜祛瘀消癥,固冲安胎。方用桂枝茯苓丸(《金匮要略》)加减。常用桂枝、茯苓、赤芍、丹皮、桃仁、续断、杜仲等。

(四)阳痿

治以补肾助阳,益气养血法。

1. 命门火衰证 症见阳事不举,或举而不坚,精薄清冷,腰酸膝软,头晕耳鸣,畏寒肢冷,精神萎靡,面色㿠白,舌淡胖,苔薄白,脉沉细。治宜温肾壮阳,滋肾填精。方用赞育丹(《景岳全书》)加减。常用仙茅、巴戟天、淫羊藿、菟丝子、肉苁蓉、韭菜子、肉桂、附子、熟地黄、当归、枸杞子等。

2. 心脾亏虚证 症见阳事不举,心悸,夜寐不安,健忘,神疲乏力,纳呆食少,腹胀便溏,面色少华,舌淡,苔薄白,脉细弱。治宜补益心脾。方用归脾汤(《济生方》)加减。常用人参、黄芪、茯苓、白术、当归、熟地黄、龙眼肉、远志、酸枣仁等。

3.惊恐伤肾证　症见阳痿不举,或举而不坚,心悸易惊,夜寐不安,多梦易醒,胆怯多疑,苔薄白,脉弦细。治宜益肾宁神。方用启阳娱心丹(《辨证录》)加减。常用人参、菟丝子、山药、当归、白芍、远志、茯神、龙齿、石菖蒲、酸枣仁、磁石等。

4.肝郁不舒证　症见阳痿不举,或举而不坚,情绪抑郁,胁肋胀闷,胸脘不适,食少便溏,苔薄白,脉弦。治宜疏肝解郁。方用逍遥散(《太平惠民和剂局方》)加减。常用柴胡、香附、郁金、薄荷、白芍、当归、白术、茯苓、甘草等。

5.湿热下注证　症见阴茎痿软,阴囊湿痒臊臭,睾丸坠胀作痛,肢体酸困,小便黄赤,舌红苔黄腻,脉滑数。治宜清热利湿。方用龙胆泻肝汤(《兰室秘藏》)加减。常用龙胆、黄芩、栀子、丹皮、木通、车前子、泽泻、当归、生地黄等。

(五)不孕

治以补肾阳、滋肾阴法。

1.肾气虚证　症见婚久不孕,月经不调,经量或多或少,头晕耳鸣,腰酸腿软,精神疲倦,小便清长,舌淡,苔薄,脉沉细,两尺尤甚。治宜补肾益气,填精益髓。方用毓麟珠(《景岳全书》)加减。常用熟地、山茱萸、菟丝子、鹿角霜、杜仲、补骨脂、紫河车、冬虫夏草蛤蚧等。

2.肾阳虚证　症见婚久不孕,月经后期,量少色淡,甚则闭经,平时白带量多,腰痛如折,腹冷肢寒,性欲淡漠,小便频数或失禁,面色晦黯,舌淡,苔白滑,脉沉细而迟或沉迟无力。治宜温肾助阳,填精助孕。方用温胞饮(《傅青主女科》)加减。常用巴戟天、补骨脂、淫羊藿、菟丝子、肉桂、附子、杜仲、白术、山药、芡实、人参等。

3.肾阴虚证　症见婚久不孕,月经错后,量少色淡,头晕耳鸣,腰酸腿软,眼花心悸,皮肤不润,面色萎黄,舌淡,苔少,脉沉细。治宜滋肾养血,调补冲任。方用养精种玉汤(《傅青主女科》)加减。常用熟地黄、当归、白芍、山茱萸、鹿角胶、紫河车、龟甲、阿胶等。

4.肝郁气滞证　症见多年不孕,月经愆期,量多少不定,经前乳房胀痛,胸胁不舒,小腹胀痛,精神抑郁,或烦躁易怒,舌红,苔薄,脉弦。治宜疏肝解郁,理血调经。方用百灵调肝汤(《百灵妇科》)加减。常用当归、白芍、赤芍、川牛膝、川楝子、枳实、青皮、柴胡、香附、王不留行、郁金等。

5.痰湿内盛证　症见婚久不孕,形体肥胖,经行延后,甚或闭经,带下量多,色白质黏无臭,头晕心悸,胸闷泛恶,面色㿠白,苔白腻,脉滑。治宜燥湿化痰,理气调经。方用启宫丸(《医方集解》)。常用半夏、白术、苍术、香附、茯苓、神曲、陈皮、川芎等。

6.瘀血内阻证　症见多年不孕,月经后期,量少或多,色紫黑,有血块,经行不畅,甚或漏下不止,少腹疼痛拒按,经前痛剧,舌紫黯,或舌边有瘀点,脉弦涩。治宜活血化瘀,温经通络。方用少腹逐瘀汤(《医林改错》)。常用小茴香、干姜、延胡索、没药、当归、川芎、肉桂、赤芍、蒲黄、五灵脂等。

(六)肺痨

治以补虚培元之法。

1.肺阴亏虚证　症见干咳,咳声短促,或咯少量黏痰,或痰中带血丝或血点,血色鲜红,胸部隐隐闷痛,午后手足心热,或伴盗汗,皮肤干灼,口干咽燥,舌边尖红苔薄,脉细数。治宜滋阴润肺,杀虫止咳。方用月华丸(《医学心悟》)加减。常用北沙参、麦冬、天冬、生地黄、熟地黄、百部、川贝母、桑叶、阿胶、三七、茯苓、山药等。

2. **虚火灼肺证** 症见呛咳气急,痰少质黏,或吐稠黄痰,量多,时时咯血,血色鲜红,午后潮热,骨蒸,五心烦热,颧红,盗汗量多,口渴,心烦,失眠,性情急躁易怒,或胸胁掣痛,男子可见遗精,女子月经不调,形体日渐消瘦,舌红而干,苔薄黄或剥,脉细数。治宜滋阴降火。方用百合固金汤(《医方集解》)合秦艽鳖甲散(《卫生宝鉴》)加减。常用百合、麦冬、玄参、生地黄、熟地黄、当归、白芍、桔梗、川贝母、秦艽、鳖甲、知母、百部、白及、龟甲、阿胶、五味子、冬虫夏草等。

3. **气阴耗伤证** 症见咳嗽无力,气短声低,咯痰清稀色白,偶或痰中夹血,或咯血,血色淡红,午后潮热,伴有畏风,怕冷,自汗与盗汗并见,面色㿠白,颧红,纳少神疲,便溏,舌质嫩红,或舌淡有齿印,苔薄,脉细弱而数。治宜益气养阴。方用保真汤(《十药神书》)加减。常用人参、黄芪、白术、茯苓、甘草、天冬、麦冬、生地黄、熟地黄、当归、白芍、地骨皮、黄柏、知母、五味子等。

4. **阴阳两虚证** 症见咳逆喘息少气,咯痰色白,或夹血丝,血色黯淡,潮热,自汗,盗汗,声嘶或失音,面浮肢肿,心慌,唇紫,肢冷,形寒,或见五更泄泻,口舌生糜,大肉尽脱,男子滑精、阳痿,女子经少、经闭,舌质淡或光嫩少津,脉微细而数,或虚大无力。治宜滋阴补阳。方用补天大造丸(《医学心悟》)加减。常用人参、黄芪、熟地黄、当归、龟甲、鹿角胶、紫河车、枸杞子、白术、山药、茯苓、白芍、酸枣仁、远志等。

(七)腰痛

治以温肾助阳,散寒除湿,清热利湿,活血祛瘀,通络止痛法。

某些补益药又有温肾助阳、散寒除湿、止痛之功,还可用治腰痛。

1. **肾虚腰痛证** 症见腰部酸痛,足膝无力,劳则加重。偏阳虚者,局部发凉,喜温喜按,常伴少腹拘急,面色㿠白,手足不温,舌淡,脉沉细。治宜温肾助阳,温煦筋脉。方用右归丸(《景岳全书》)加减。常用附子、肉桂、鹿角胶、杜仲、枸杞子、菟丝子、熟地黄、山茱萸、山药、甘草等。

若偏阴虚者,心烦少寐,口燥咽干,面色潮红,手足心热,舌红,少苔,脉细数。治宜滋阴补肾,濡养筋脉。方用左归丸(《丹溪心法》)加减。常用龟甲胶、熟地黄、山茱萸、鹿角胶、枸杞子、山药、菟丝子、牛膝等。

2. **寒湿腰痛证** 症见腰部冷痛重着,转侧不利;或逐渐加重,静卧病痛不减,寒冷和阴雨天则加重,舌质淡,苔白腻,脉沉而迟缓。治宜散寒除湿,温经通络。方用甘姜苓术汤(《金匮要略》)加减。常用甘草、干姜、茯苓、白术、杜仲、桑寄生、续断、桂枝、牛膝等。

3. **湿热腰痛证** 症见腰部疼痛,重着伴有热感,暑湿阴雨天气加重,活动后或可减轻,身体困重,尿色黄赤,舌红苔黄腻,脉濡数或弦数。治宜清热利湿,舒筋止痛。方用四妙丸(《成方便读》)加减。常用苍术、黄柏、川牛膝、薏苡仁、秦艽、防己、豨莶草、臭梧桐、络石藤、桑枝等。

4. **瘀血腰痛证** 症见腰痛如刺,痛处固定拒按,日轻夜重,轻者俯仰不利,重者不能转侧,面晦唇黯,舌质紫黯或有瘀斑,脉涩,常有外伤或劳损史。治宜活血化瘀,通络止痛。方用身痛逐瘀汤(《医林改错》)加减。常用当归、川芎、红花、桃仁、没药、五灵脂、川牛膝、地龙、蒲黄、延胡索等。

(八)目黯昏花

治以滋补肝肾,益精明目之法。

某些补益药具有滋补肝肾、益精明目之功,可用治肝肾精血不足所致的目黯昏花之证。常用枸杞子、女贞子、菟丝子、白芍、熟地黄、山茱萸、桑椹、黑芝麻、桑叶、菊花等。

第十八节　收　涩　药

一、药性功用发微

(一)五味子补益元气

五味子始载于《神农本草经》,被列为上品,谓其"主益气""补不足"。张山雷《本草正义》释义认为:"《本经》以益气为主治之纲领者,是收摄涣散,以为补益元气之用,亦阴长阳生而气自充之义。"由此可见,五味子补益元气的记载,古已有之。然而,关于五味子的这一功用在现行《中国药典》与《中药学》教材中鲜有记载。

从本草文献看,五味子虽多归收涩药,却也不乏补益元气的记载。如李东垣在《用药法象》中明确指明五味子能"补元气不足,收耗散之气。"在《脾胃论》中又多次述及孙思邈评述五味子之言,如在黄芪人参汤方项下谓:"孙思邈云:五月常服五味子,是泻丙火,补庚大肠,益五脏之元气。"又如在清神益气汤项下曰:"孙思邈云:夏月常服五味子,以补五脏气是也。"《汤液本草》亦载:"孙真人云:五月常服五味子予以补五脏气,遇夏月季夏之间,无气以动,与黄芪、人参、麦门冬,少加黄檗煎汤服,使人精神顿加,两足筋力涌出。生用。"《本草汇言》云:"凡气虚喘急,咳逆劳损,精神不足,脉势空虚,或劳伤阳气,肢体羸瘦……或元气耗竭,阴虚火炎,或亡阴亡阳,神散脉脱,以五味子治之,咸用其酸敛生津,保固元气而无遗泄也。"由此可知,五味子虽多归收涩药,但还具补益元气之功效。

从实验研究看,五味子主要含木质素,约占2%~8%,尚含有挥发油、多糖、有机酸、氨基酸、色素、鞣质等[1]。药理研究证明,五味子乙素能显著改善心梗小鼠的心脏功能,延缓心肌重构,减少心脏梗死面积,改善缺血心肌细胞的炎症、纤维化、凋亡作用,加强缺血心肌细胞的修复,从而提高心梗小鼠的生存率[2];能明显降低缺血再灌注损伤引起的乳酸脱氢酶的峰值,提高线粒体谷胱甘肽活性,从而达到抗氧化应激的作用,缓解大鼠缺血再灌注损伤[3]。此外,亦能增加冠脉血流量、升高循环衰竭血压、抗感染性休克等的作用[4,5]。

从临床应用看,元气耗伤,元气虚脱者,均可用五味子补益元气,或收摄耗散之元气。如孙思邈《千金方》用生脉散治夏暑热伤元气者,配伍人参、麦冬,以益气养阴生津;又如陶华《伤寒六书》用回阳救逆汤治真阳衰微、元气虚脱者,配伍附子、肉桂等药,以回阳救逆、益气生脉;再如朱肱《类证活人书》用五味子治元气不足、肺虚气弱者,配伍人参、杏仁等药,以益气生津、敛肺止咳。现代临床常用五味子或配伍人参、麦冬,制成注射液或颗粒剂等,抢救感染性休克[6]、老年脓毒性休克[7]、心源性休克[8]、急性心肌梗死[9]等危重病证。

总之,五味子具有一定的补益元气之功,配伍人参、麦冬等可用治元气耗伤、元气虚脱者。

参 考 文 献

[1] 李晓光,高勤,翁文,等.五味子有效部位及其药理作用研究进展[J].中药材,2005,28(2):156-159.

[2] 陈彭生.五味子乙素促进心肌梗死小鼠心功能的研究[D].南京医科大学,2014.

[3] Yim T. K., Ko K. M.. Methylenedioxy group and cyclooctadiene ring as structural determinants of schisandrin in protecting against myocardial ischemia-reperfusion in jury in rats[J]. Biochem Pharmacol, 1999, 57(1): 77-81.

[4] 阴健, 郭力弓. 中药现代研究与临床应用[M]. 北京: 学苑出版社, 1993: 153.

[5] 郑秀丽. 益气敛阴固脱法对内毒素所致感染性休克大鼠的作用及机制研究[D]. 成都中医药大学, 2008.

[6] 秦河峰. 生脉注射液治疗感染性休克的效果[J]. 中国医药导报, 2014, 11(19): 86-89.

[7] 尹永杰, 赵淑杰, 王奭骥, 等. 生脉注射液治疗老年脓毒性休克的疗效分析[J]. 中国老年学杂志, 2005, 27 (18): 1788-1790.

[8] 丁晓飞, 陈光, 刘玉兰. 注射用生脉对心源性休克的影响[J]. 中国中药杂志, 2007, 32(21): 2298-2305.

[9] 李作吉, 薛令辉, 杜晓红, 等. 五味子颗粒改善急性心肌梗死恢复期患者心功能的临床观察[J]. 中国医疗前沿, 2013, 8(4): 22-23.

（二）五味子止咳平喘

五味子始载于《神农本草经》，被列为上品，谓其主"咳逆上气"。可以说，这是现存文献关于五味子止咳平喘的最早记载。

从本草文献看，五味子止咳平喘，历代医籍多有记载。《本草求原》载五味子"为咳嗽要药，凡风寒咳嗽、伤暑咳嗽、伤燥咳嗽、劳伤咳嗽、肾水虚嗽、肾火虚嗽、久嗽喘促……皆用之。"《本草纲目》云："机曰：五味治喘嗽，须分南北。生津止渴，润肺补肾，劳嗽，宜用北者；风寒在肺，宜用南者。时珍曰：入补药熟用，入嗽药生用。"《丹溪心法》载："黄昏嗽者，是火气浮于肺，不宜用凉药，宜五味子、五倍子敛而降之。"《本草经疏》云："其主咳逆上气者，气虚则上壅而不归元，酸以收之，摄气归元，则咳逆上气自除矣。"《本草思辨录》曰："喘与咳皆肺病，其有肾气逆而为喘咳者，则不得独治肺。五味子敛肺气摄肾气，自是要药。"《本草崇原》谓："咳逆上气，则肺肾不交。五味子能启肾脏之水精，上交于肺，故治咳逆上气。"由此可知，五味子虽归为收涩药，但还具止咳平喘之功效。

从实验研究看，五味子主要含木质素类成分：五味子甲素、乙素，五味子醇甲、醇乙，五味子酯甲、酯乙等，约占2%~8%，尚含有有机酸、挥发油、多糖、氨基酸、色素、鞣质等[1]。药理研究证明，五味子酸性成分能使小鼠气管腺中中性黏多糖和酸性黏多糖减少，具有祛痰和镇咳作用[2]；五味子乙醇提取物可明显减少由氨水刺激而引起小白鼠咳嗽次数，小鼠酚红试验有祛痰作用[3]；从五味子醚提取物中分得2种结晶，口服或腹腔注射有明显的镇咳作用[4]；五味子挥发油可使豚鼠哮喘潜伏期显著延长，而具平喘作用，五味子挥发油、五味子水提液、五味子总酸可使小鼠咳嗽潜伏期极显著地延长，咳嗽次数极显著地减少，而具镇咳作用[5]。这些研究成果为阐明五味子止咳平喘作用提供了客观的实验依据。

从临床应用看，五味子治疗喘咳，继《神农本草经》之后，《伤寒杂病论》最先将五味子配入复方中应用，《医学启源》亦载"凡嗽，以五味子为君，有痰者半夏为佐；喘者阿胶为佐；有热无热，俱用黄芩为佐，但分多寡不同耳。"从历代医籍所载方剂看，不乏其治疗喘咳的记载。治疗寒饮咳嗽，五味子可以敛肺止咳，常配伍干姜、细辛等，调节肺司开合之职，为仲景用以温肺化饮的常用组合，如《金匮要略》苓甘五味姜辛汤；治疗肺气虚久咳虚喘，五味子可以敛肺止咳，常配伍黄芪、人参等药，如《千金方》补肺汤；治疗肺肾两虚久咳虚喘，五味子可以补肾纳气，常配伍熟地黄、山茱萸等药，如《张氏医通》都气丸；对于实证，在祛邪为主的方中五味子可以利肺止咳，如《伤寒论》小青龙汤。现代医家治疗过敏性哮喘，五味子常与地龙、鹅不食草配伍,以宣窍定喘[6];治疗外感咳嗽,和麻黄配伍,有较好的缓解支气管痉挛、化痰止咳喘作用[6];治疗肺肾不足久咳,配伍百部,有益肺肾截咳之功[7];治小儿咳喘,配伍地龙、黄芪等药制成的小儿哮喘片,效果良好[8]。

综上所述,五味子具有止咳平喘之功,随证配伍可用于治疗多种咳喘。

参 考 文 献

[1] 李晓光,高勤,翁文,等.五味子有效部位及其药理作用研究进展[J].中药材,2005,28(2):156-159.

[2] 李晓光,高勤,翁文,等.五味子有效部位及其药理作用研究进展[J].中药材,2005,28(2):156-159.

[3] 陈古荣,陈万群,宋永田.川产五味子和北五味子药理学比较研究[J].中药材,1988,11(2):41-44.

[4] 杨慧洁,杨世海.五味子药理作用研究概况[J].人参研究,1999,11(4):5-8.

[5] 吴建兵,褚襄萍,张永煌,等.五味子—细辛药对抗哮喘活性部位筛选[J].中华中医药学刊,2013,31(1):121-123.

[6] 谭圣琰.浅谈五味子的配伍与临床应用[J].山西中医,2010,21(10):52-53.

[7] 肖森茂,彭永开.百家配伍用药经验采菁[M].北京:中国中医药出版社,2009:336-366.

[8] 刘文兰,周捷.小儿哮喘片的制备及临床应用[J].时珍国药研究,1998,9(1):71.

(三)乌梅蚀恶疮胬肉

乌梅始载于《本经》,被列为中品,谓其:"味酸,平。主下气,除热烦满,安心,肢体痛,偏枯不仁,死肌,去青黑痣,恶疾。"可以说,这是乌梅蚀恶疮胬肉(死肌)的最早记载。然而,关于乌梅的这一功用在现行《中国药典》《中药学》教材中鲜有记载。

从本草文献看,乌梅蚀恶疮胬肉,历代医籍多有记载。如《汤液本草》载:"主肢体痛,偏枯不仁,死肌。去青黑痣,恶疾,止下痢,好唾口干,去骨间热。又方,治一切恶疮肉出,以乌梅烧为灰,杵末敷上,恶肉立尽。"《本草纲目》谓:"其蚀恶疮胬肉,虽是酸收,却有物理之妙。"《本草乘雅半偈》云:"是以对待水液焦涸,致热烦满闷,及上气令心不安,与偏枯不仁,致肢体痛,及死肌恶肉,青黑痣者,咸可濡以润之,藉子母更相生耳。"《冯氏锦囊·药性》载"蚀恶肉"。《本草崇原》云:"乌梅酸也……肢体痛,偏枯不仁,死肌,皆阳气虚微,不能熏肤充身泽毛,若雾露之溉。梅实结于春而熟于夏,主敷布阳气于腠理,故止肢痛及偏枯不仁之死肌。阳气充达,则其颜光,其色鲜,故去面上之青黑痣及身体虫蚀之恶肉。"《本草求真》云:"乌梅酸涩而温……入于死肌恶肉痣则除,刺入肉中则拔。"《本草便读》云:"恶疮翻凸,捣贴能除。"《本草经解》云:"去青黑痣,及蚀恶肉,酸收之味外治,能消痣与肉也。"可见,乌梅虽为收涩之品,但还具蚀恶疮胬肉之功效。

从实验研究看,乌梅直接用于治疗痈疽恶肉等方面的相关实验研究国内外尚未涉及,但目前有研究表明乌梅煎液在体外试验能抑制人子宫肌瘤JTC-26细胞株[1]、人原始巨核白血病细胞和人早幼粒白血病细胞的生长[2],从而发挥其抗肿瘤的作用。

从临床应用看,乌梅可用治痈疽恶肉。如《本草纲目》载"其蚀恶疮胬肉……其法载于《刘涓子鬼遗方》,用乌梅肉烧存性研,敷恶肉上,一夜立尽。《圣惠》用乌梅和蜜作饼贴者,其力缓。按杨起《简便方》云:起臂生一疽,脓溃百日方愈,中有恶肉突起,如蚕豆大,月余不消,医治不效。因阅《本草》得此方,试之,一日夜去其大半,再上,一日而平。乃知世有奇方如此,遂留心搜刻诸方,始基于此方也。"《外科大成》"平胬丹"中以乌梅为主药消蚀腐肉。现代学者以乌梅肉敷贴治疗鸡眼[3]、伤口肉芽肿[4],利用乌梅"除死肌""蚀恶肉"之功,使患处生肌敛疮;运用乌梅枯痔注射液注射于内痔核内,治疗初期内痔、叶状内痔、花圈状内痔、曲张型混合痔[5];以乌梅为主药治疗胰腺癌、宫颈癌等[6,7]。

综上所述,乌梅是否具有蚀恶疮胬肉之功,还有待于进一步的研究与证实。

参 考 文 献

[1] 季宇彬. 抗癌中药药理与应用[M]. 哈尔滨: 黑龙江科学技术出版社,1999:335.

[2] 沈红梅,程涛,乔传卓,等. 乌梅的体外抗肿瘤活性及免疫调节作用初探[J]. 中国中药杂志,1995,20(6): 365-368.

[3] 王俊涛,于华丽. 乌梅治疗鸡眼37例[J]. 中国民间疗法,2003,11(3):34.

[4] 何光裕. 乌梅饼敷贴治伤口肉芽肿验案2则[J]. 新中医,1995,(1):36.

[5] 陆德炎. 乌梅枯痔注射液治疗内痔[J]. 江苏中医药,1980,(5):29.

[6] 阴健. 中药现代研究与临床应用(Ⅱ)[M]. 北京: 中医古籍出版社,1995:79.

[7] 黄金昶,徐林. 加味乌梅丸治疗胰腺癌21例疗效观察[J]. 中国临床医生,2012,40(11):52-55.

(四)山茱萸敛汗固脱

山茱萸始载于《本经》,被列为中品,谓其:"性味酸涩、微温,功能补益肝肾,涩精止汗。"近代医家张锡纯对山茱萸亦有独到的认识:"若但视为收涩之品,则浅之乎视山茱萸矣……凡于元气之将脱者,必重用净萸肉四两或兼他药以辅之,即危至极点亦能挽回……萸肉既能敛阴,又善补肝,是以肝虚极元气将脱者服之最效,故救脱之药,当以萸肉为第一。"可见,以山茱萸敛涩固脱之性在古代本草中早已有记载。

从本草文献看,山茱萸敛汗固脱历代医籍多有记载。《本草便读》载:"山茱萸,酸温无毒,入肝肾。肝主疏泄,肾主闭藏。疏泄太过,则滑脱不禁,当用酸涩之剂以收之,况遗精便滑、小便不固,以及虚汗等证属虚者哉。"《药品化义》云:"主治目昏耳鸣,口苦舌干,面青色脱,汗出振寒,为补肝助胆良品……肾乃肝之母,肾喜润恶燥,司藏精气,藉此酸能收脱,敛水生津。"《本草备要》曰:"补肾温肝,固精秘气,强阴助阳,安五脏,通九窍。"《重修政和经史证类备用本草》云:"主心下邪气,寒热温中,逐寒湿痹、汗出,止小便利。"《本草求原》载:"暖腰膝,缩小便,敛内风,涩阴汗。"《中药大辞典》言其:"补肝肾、涩精气、固虚脱。"张锡纯亦明确指出:"山萸肉味酸性温,大能收敛元气,振作精神,固涩滑脱……救脱之功,较参、术、芪更胜……凡人身之阴阳气血将散者,皆能敛之,故救脱药当以萸肉为第一。"

从实验研究看,山茱萸有固脱敛汗(抗休克)的功效。山茱萸注射液静脉给药,能升高休克动物颈动脉血压、增加血压心搏波振幅[1];能增强实验动物乳头肌收缩强度、改善左室功能[2,3],提高心脏效率,扩张外周血管,明显增强心脏泵血功能[4],具有抗失血休克的作用。此外,山茱萸能抗心律失常[3,5];能显著抑制实验性动—静脉旁路血栓形成,明显延长PT、APTT、TT,而起到抗凝、抗栓作用[6],这对改善失血性休克具有重要意义。这些研究成果为临床合理诠释山茱萸固脱之效用提供了实验依据。

从临床应用看,山茱萸可用于大汗亡阳或误下、失血过多而致阴虚阳虚,或阴阳俱虚而引起的暴脱证。张锡纯《医学衷中参西录》山茱萸项下所附18例医案中,有11例具有"遍身冷汗,四肢厥冷,心中怔忡,摇摇不支,喘逆气息不续,呼之不应,脉象无根或若有若无"等真气脱越的危急证候,这与休克的临床表现相似,张氏皆以山茱萸为主或单用。张氏从大量的治脱验案中印证了山茱萸的固脱敛汗奇效,总结道:"元气将脱,脱有危在顷刻之势,重用山萸肉即可随手奏效者,因人之脏腑惟肝主疏泄太过,重用萸肉以敛之,则其疏泄之机关可使之顿停,即元气可以不脱,此愚从临证实验而得,知山萸救脱之力十倍于参芪也。"现代亦有学者[7,8]运用山茱萸救治脱证,屡获佳效。故山茱萸临床上敛汗固脱的作用可得以肯定。

总之,山茱萸具有敛汗固脱之功,可用于大汗亡阳或误下、失血过多等所致阴亏阳亏,或阴阳俱亏而引起的暴脱证。

参 考 文 献

[1] 李士懋,田淑霄,杨永玲,等.山茱萸对家兔失血性休克实验研究[J].中国医药学报,1988,3(3):31-32.

[2] 闫润红,任晋斌,倪艳,等.山茱萸强心作用的实验观察[J].山西中医学院学报,2000,1(2):1-3.

[3] 王永辉,闫润红,王惠洁,等.野生及人工种植山茱萸强心抗心律失常药理作用比较[J].世界中西医结合杂志,2008,3(9):512-514.

[4] 胡小膺,马允慰,陈汝炎,等.萸肉注射液对猫心功能和血流动力学的影响[J].南京中医学院学报,1988,(3):28-30.

[5] 闫润红,任晋斌,刘必旺,等.山茱萸抗心律失常作用的实验研究[J].山西中医,2001,17(5):52-54.

[6] 张丽,叶翠飞,张兰,等.山茱萸环烯醚萜苷对血栓形成和凝血功能的影响[J].中药新药与临床药理,2008,19(5):363-366.

[7] 安俊义,安俊虎.重用山茱萸救脱57例临床探讨[J].中国中医急症,1994,3(5):214.

[8] 王四平,吕淑静,吴中秋,等.李士懋教授运用山茱萸治疗脱证验案3则[J].新中医,2010,42(4):103-104.

(五)山茱萸逐寒湿痹

山茱萸始载于《本经》,被列为中品,谓其:"味酸无毒。主治心下邪气,寒热,温中,逐寒湿痹。"可以说,这是运用山茱萸治疗痹痛的最早记载。从经文所见,"寒湿痹"是运用山茱萸的重要临床指征。然而,关于山茱萸的这一功用在现行《中药学》教材中鲜有记载。

从本草文献看,山茱萸逐寒湿痹,历代医籍多有记载。如《本草经读》曰:"山萸味酸入肝,肝主藏血,血能充肤热肉,所以逐周身寒湿之痹。"《本草经疏》载:"逐寒湿痹者,经曰'邪之所凑,其气必虚',总藉其辛温散结,行而能补也。"《本经疏证》云:"惟其酸润而温,故气深稳而力优柔。不然,则心下既有邪气寒热,在外复有寒湿成痹,譬如天下之事已至内外云扰;又何可以温中解之? 以温中而能悉解内外云扰,必其秉疏通之智,具镇定之职,施练达之才,行敦厚之政者也。故山茱萸之主心下邪气寒热,逐寒湿痹也。"《医学衷中参西录》云:"与他酸敛之药不同,是以《神农本草经》谓其逐寒湿痹也。"《本草乘雅半偈》云:"心下为寒热所搏,则火失暖热性,茱萸温中,对待治之,痹逐虫去而身轻矣。"可见,山茱萸虽为收涩之品,但还能逐寒湿痹,用于治疗寒湿痹痛。

从实验研究看,山茱萸有"逐寒湿痹"的功效。山茱萸煎剂对二甲苯、蛋清、棉球等致炎物引起的炎性渗出、组织水肿以及肉芽组织增生均具有明显的抑制作用,还能降低实验动物肾上腺内抗坏血酸含量,其抗炎作用机制可能与兴奋垂体—肾上腺皮质系统功能有关[1]。同时,研究还发现山茱萸不仅能抑制角叉菜胶所致实验动物非特异性足爪肿胀,对弗氏完全佐剂所致的免疫性炎症也有明显的抑制作用[2-4],证实了山茱萸具有良好的抗炎免疫抑制作用。

这些研究成果为临床合理诠释山茱萸逐寒湿痹之效用提供了实验依据。

从临床应用看,山茱萸可用于治疗痹证。现代学者单以山茱萸水煎服治疗肩凝证29例,全部获效[5];以含山茱萸的汤方治疗类风湿关节炎,均取得了较好的疗效[6,7]。因此,山茱萸临床上逐寒湿痹的作用也可以得到肯定。

综上所述,山茱萸是否具有逐寒湿痹之功,还有待于进一步的研究与证实。

参 考 文 献

[1] 戴岳,杭秉茜,黄朝林.山茱萸对炎症反应的抑制作用[J].中国中药杂志,1992,17(5):307-309.

[2] 赵世萍,陈玉武,郭景珍,等.山茱萸总甙的抗炎免疫抑制作用[J].中日友好医院学报,1996,10(4):295-298.

[3] 吕晓东,杨胜,齐春会,等.山茱萸鞣质活性部位对佐剂性关节炎大鼠免疫功能的影响[J].中草药,2004,35(9):1023-1026.

[4] 李雅江,李慧玲,邬剑.山茱萸对大鼠佐剂性关节炎特异性细胞免疫功能的调节作用[J].中国误诊学杂志,2009,9(3):530-531.

[5] 宋麒.山茱萸汤治疗肩凝症29例[J].中医杂志,1984,25(11):35-36.

[6] 王海申,赵继红.克痹凯乐丸治疗类风湿性关节炎212例临床观察[J].实用中西医结合临床,2009,9(3):62-63.

[7] 刘洪波.中西医结合治疗类风湿性关节炎60例[J].陕西中医,2003,24(3):208-209.

二、病证用药

收涩药主要用治各种滑脱病证。中医认为久病体虚、正气不固、脏腑功能衰退会导致自汗、盗汗、久咳虚喘、久泻、久痢、遗精、滑精、遗尿、尿频、崩带不止等滑脱不禁的病证,具体分述如下。

(一)汗证

治以固表止汗法。

1. 气虚自汗证　症见汗出恶风,动则尤甚,易于感冒,体倦乏力,面色少华,脉细弱,舌淡,苔薄白。治宜益气固表止汗。方用玉屏风散(丹溪心法)加减。常用黄芪、白术、防风、浮小麦、糯稻根、牡蛎、龙骨、五味子、五倍子等。

2. 阴虚盗汗证　症见夜寐盗汗,五心烦热或兼午后潮热,两颧色红,口渴,舌红少苔,脉细数。治宜滋阴清热,固表止汗。方用当归六黄汤(《兰室秘藏》)加减。常用当归、生地黄、熟地黄、黄连、黄芩、黄柏、黄芪、麻黄根、五味子等。

(二)久泻

治以健脾止泻。

1. 脾胃虚弱证　症见大便溏薄,夹有不消化的食物,稍进油腻食物则大便次数增多,迁延反复,伴有神疲乏力,纳食减少,食后脘闷不舒,舌淡苔白,脉细等。治宜健脾益气止泻。方用参苓白术散(《太平惠民和剂局方》)加减。常用人参、茯苓、白术、莲子、芡实、山药、白扁豆、甘草等。

2. 脾肾阳虚证　症见黎明前脐腹疼痛,肠鸣即泻,完谷不化,泻后则安,腹痛喜温,腰膝酸软,舌淡苔白,脉沉细。治宜温肾暖脾,固涩止泻。方用四神丸(《内科摘要》)加减。常用补骨脂、五味子、肉豆蔻、吴茱萸、附子、肉桂等。

3. 肝气乘脾证　症见泄泻肠鸣,腹痛攻窜,矢气频作,伴有胸胁胀闷,嗳气食少,常因抑郁恼怒或情绪紧张而发病,舌淡红,脉弦。治宜抑肝扶脾。方用痛泻要方(《丹溪心法》)加减。常用白芍、白术、陈皮、防风、木香、香附等。

(三)久痢

治以涩肠止痢法。

1. 虚寒痢　症见痢下赤白清稀,无腥臭,或为纯白冻,甚则脱肛不禁,肛门坠胀,便后加重,腹部隐痛,缠绵不已,喜温喜按,形寒畏冷,四肢不温,食少神疲,腰膝酸软,舌淡苔薄白,脉沉细弱等。治温补脾肾,收涩固脱。方用桃花汤(《伤寒论》)合真人养脏汤(《太平惠民和剂局方》)加减。常用人参、白术、干姜、肉桂、粳米、炙甘草、诃子、罂粟壳、肉豆蔻、赤石脂、当归、白芍、木香等。

2. 阴虚痢　症见下痢赤白,日久不愈,脓血黏稠,或下鲜血,脐下灼痛,虚坐努责,食少,心烦口干,舌红绛少津,苔少或花剥,脉细数等。治宜养阴和营,清肠化湿。方用黄连阿胶汤(《伤寒论》)合驻车丸(《备急千金要方》)加减。常用黄连、乌药、阿胶、鸡子黄、当归、炮姜等。

3. 休息痢　症见下痢时发时止,迁延不愈,常因饮食不当、受凉、劳累而发病,大便次数增多,夹有赤白黏冻,腹胀食少,倦怠嗜卧,舌淡苔腻,脉濡软或虚数。治宜温中清肠,调气化滞。方用连理汤(《张氏医通》)加减。常用人参、白术、干姜、甘草、黄连、茯苓等。

(四)遗尿

治以补肾缩尿法。

1. 下元虚冷证　症见小便频数,或夜间遗尿,量多,色清,畏寒肢冷,舌淡,脉沉弱。治宜温肾祛寒,缩尿止遗。方用缩泉丸(《魏氏家藏方》)加减。常用益智仁、金樱子、覆盆子、桑螵蛸、乌药等。

2. 中气不足证　症见小便频数清长或有遗尿,神疲乏力,倦怠懒言,面色无华,舌淡苔白,脉弱。治宜温肾补脾,缩尿止遗。方用沈氏固脬汤(《杂病源流犀烛》)加减。常用桑螵蛸、黄芪、人参、升麻、柴胡、山药、覆盆子、菟丝子、党参、太子参等。

(五)遗精

治以固精止遗法。

1. 君相火旺　症见少寐多梦,梦则遗精,阳事易举,头晕目眩,心烦口苦,小便短赤,舌红,苔薄黄,脉弦数。治宜清肝泻火。方用黄连清心饮(《沈氏尊生书》)合三才封髓丹(《卫生宝鉴》)加减。常用黄连、灯心草、栀子、知母、黄柏、牡丹皮、生地黄、熟地黄、天冬、莲子、芡实等。

2. 湿热下注　症见遗精时作,小便黄赤,热涩不畅,口苦黏腻,舌质红,苔白腻,脉濡数。治宜清热利湿。方用程氏萆薢分清饮(《医学心悟》)加减。常用萆薢、黄柏、茯苓、车前子、莲子心、石菖蒲、白术、泽泻、木通等。

3. 劳伤心脾　症见劳累后遗精发作,心悸健忘,失眠多梦,神疲乏力,面色萎黄,纳呆食少,舌淡苔薄,脉弱。治宜调补心脾,益气摄精。方用妙香散(《沈氏尊生书》)加减。常用人参、黄芪、山药、茯苓、茯神、远志、木香、桔梗、升麻等。

4. 肾气不固证　症见遗精滑泄,神疲乏力,四肢酸软,腰酸耳鸣等。治宜补肾涩精。方用金锁固精丸(《医方集解》)加减。常用沙苑子、莲子、芡实、莲须、龙骨、牡蛎、山茱萸、五味子、桑螵蛸、覆盆子、金樱子等。

5.心肾两虚证 症见遗精滑精,小便频数或如米泔色,心神恍惚,健忘食少等。治宜调补心肾,固精止遗。方用桑螵蛸散(《本草衍义》)加减。常用桑螵蛸、龙骨、龟甲、人参、当归、茯神、远志、石菖蒲、牡蛎、五味子等。

(六)带下

治以固涩止带法。

1.脾虚带下证 症见带下赤白,清稀量多,连绵不断,肢酸体乏,舌淡,苔白,脉细缓而沉。方用清带汤(《医学衷中参西录》)加减。治宜健脾止带。常用龙骨、牡蛎、海螵蛸、山药、莲子、芡实、白术、苍术、茯苓、薏苡仁等。

2.湿热带下证 症见带下量多,色黄,黏稠,有臭气,或伴阴部瘙痒,小腹或少腹作痛,小便短赤,舌红,苔黄腻,脉濡数。治宜清热利湿止带。方用易黄汤(《傅青主女科》)加减。常用芡实、白果、黄柏、山药、车前子、泽泻、木通、龙胆草、薏苡仁等。

3.肾阳虚带下证 症见带下量多,色白清冷,稀薄如水,淋漓不断,头晕耳鸣,腰痛如折,畏寒肢冷,小腹冷感,小便频数,夜间尤甚,大便溏薄,舌淡润,苔薄白,脉沉细而迟。治宜补肾固涩止带。方用萃仙丸(《验方新编》)加减。常用芡实、山茱萸、菟丝子、桑螵蛸、金樱子、莲子、补骨脂、益智仁、沙苑子等。

4.肾阴虚带下证 症见带下赤白,质稠无臭,阴部干涩不适,或有灼热感,腰膝酸软,头晕耳鸣,五心烦热,失眠多梦,舌红,苔少或黄腻,脉细数。治宜滋阴固肾,清热化湿。方用知柏地黄丸(《医宗金鉴》)加减。常用知母、黄柏、熟地黄、山茱萸、山药、牡丹皮、泽泻、茯苓、椿皮、黄连、白芷等。

第十九节 涌 吐 药

一、药性功用发微

瓜 蒂 戒 酒

瓜蒂始载于《本经》,被列为上品,谓其:"主大水,身面四肢浮肿,下水,杀蛊毒,咳逆上气,及食诸果,病在胸腹中,皆吐下之。"后世多将本品作为涌吐药使用。如《伤寒论》载瓜蒂散:"治病如桂枝证,头不痛,项不强,寸脉微浮,胸中痞硬,气上冲咽喉,不得息者,此为胸中有寒也,当吐之。瓜蒂一分(熬黄),赤小豆一分。上二味,各别捣筛,为散已,合治之,取一钱匕,以香豉一合,用热汤七合,煮作稀糜,去滓,取汁和散,温顿服之,不吐者,少少加,得快吐乃止。"《本草纲目》亦谓:"吐风热痰涎。治风眩、头痛、癫痫,喉痹,头面有湿气。"

现代利用瓜蒂的催吐功效用于戒酒。例如,用浓度1%~2%的瓜蒂酒口服戒酒,治疗酒癖[1];用等量的瓜蒂及赤小豆研末组成瓜蒂散、瓜蒂胶囊,在酒依赖患者口服瓜蒂散产生恶心、呕吐感时给患者闻酒味、饮酒,通过5~15次的治疗,使患者建立对酒的厌恶条件反射,达到戒酒的目的[2,3]。用瓜蒂戒酒属于行为疗法、厌恶疗法,其机制是应用巴甫洛夫的条件反射学说,利用瓜蒂刺激胃黏膜产生恶心、呕吐的同时闻或饮酒,使其建立厌恶条件反射;与赤小豆配伍应用,还有保护胃黏膜作用。

瓜蒂戒酒的奏效原理与现代医学用阿朴吗啡治疗酒依赖机制有相似之处。阿朴吗啡可以兴奋延髓催吐化学感受区的多巴胺受体,引起恶心呕吐,同时令酒依赖者闻或饮酒,建立对酒的厌恶反射。临床研究显示:瓜蒂散戒酒疗效与阿朴吗啡相当,且瓜蒂散价格低廉,服药方便,更有利于临床推广使用[4]。另有研究显示:瓜蒂散主要作用于单胺类中枢神经递质,其作用偏于抑制,可降低海马组织5-羟吲哚乙酸(5-HIAA)、生长抑素(SS)、P物质(SP)的含量[5]。这些作用可以解释瓜蒂散改善酒依赖患者神经精神症状的机制。

综上所述,瓜蒂是否具有戒酒之功,还有待于进一步的研究与证实。

参 考 文 献

[1] 王再涛. 瓜蒂治疗酒癖[J]. 中医临床与保健,1990,2(1):26-27.

[2] 王辉,陈葆颂,王文林,等. 中药瓜蒂散戒酒的临床研究[J]. 中国药物滥用防治杂志,2001,(6):40-42.

[3] 单义辉,赵艳红,高树河. 中药瓜蒂胶囊戒酒的临床对照观察[J]. 中国神经精神疾病杂志,2005,31(3):195.

[4] 王文林,李松梅,王辉. 瓜蒂散与阿朴吗啡戒酒治疗的对照研究[J]. 中国全科医学,2008,11(8):1373-1374.

[5] 贺娟. 调治脾胃方药干预精神神经活动的理论与实验研究[D]. 北京中医药大学,2004,6.

二、病证用药

涌吐药主要用于误食毒物,停留胃中,未被吸收,或宿食停止不化,尚未入肠,胃脘胀痛,或痰涎壅盛,阻于胸膈或咽喉,呼吸喘促以及癫痫发狂等,现分述如下:

(一)痰涎宿食壅滞胸脘

治以涌吐痰涎宿食法。

症见胸脘痞硬,懊恼不安,欲吐不出,气上冲咽喉不得息,寸脉微浮者。治宜涌吐痰涎宿食。方用瓜蒂散(《伤寒论》)加减。常用甜瓜蒂、赤小豆、常山、胆矾等。

(二)疟疾

治以截疟法。

1. 正疟　症见先有哈欠乏力,继而寒栗鼓颔,寒罢则内外皆热,头痛而赤,口渴引饮,终则遍身汗出,热退身凉,每日或间日发作一次,寒热休作有时,舌红,苔薄白或黄腻,脉弦。治宜祛邪截疟,和解表里。方用截疟七宝饮(《杨氏家藏方》)加减。常用常山、草果、槟榔、厚朴、陈皮、青皮、甘草等。

2. 温疟　症见热多寒少,汗出不畅,头痛,骨节酸痛,口渴引饮,便秘尿赤,舌红苔黄,脉弦数。治宜清热解表,和解祛邪。方用白虎加桂枝汤(《金匮要略》)加减。常用生石膏、知母、黄芩、柴胡、青蒿、桂枝、常山等。

3. 寒疟　症见热少寒多,口不渴,胸闷脘痞,神疲体倦,舌苔白腻,脉弦。治宜和解表里,温达阳邪。方用柴胡桂枝干姜汤(《伤寒论》)合截疟七宝饮(《杨氏家藏方》)加减。常用柴胡、桂枝、干姜、黄芩、甘草、常山、草果、槟榔、厚朴、青皮、陈皮等。

4. 瘴疟

（1）热瘴：症见寒微热甚，或壮热不寒，头痛，肢体烦疼，面红目赤，胸闷呕吐，烦渴饮冷，大便秘结，小便热赤，甚至神昏谵语，舌质红绛，苔黄腻或垢黑，脉洪数或弦数。宜解毒除瘴，清热保津。方用清瘴汤（《中医内科学》）加减。常用黄芩、黄连、知母、银花、柴胡、常山、青蒿、半夏、竹茹、滑石、青黛、甘草等。

（2）冷瘴：寒甚热微，或但寒不热，或呕吐腹泻，甚则神昏不语，苔白厚腻，脉弦。治宜解毒除瘴，芳化湿浊。方用不换金正气散（《太平惠民和剂局方》）加减。常用苍术、厚朴、陈皮、藿香、半夏、佩兰、荷叶、槟榔、草果、石菖蒲等。

5. 劳疟　症见疟疾迁延日久，遇劳则复发，发作时寒热较轻，倦怠乏力，面色萎黄，短气懒言，食少，自汗，舌质淡，脉细弱。治宜益气养血，扶正祛邪。方用何人饮（《景岳全书》）加减。常用何首乌、人参、白术、当归、白芍、陈皮、生姜、青蒿、常山等。

第二十节　攻毒杀虫止痒药

一、药性功用发微

关于雄黄"忌火"的讨论

雄黄具有悠久的药用历史，始载于《本经》，被列为中品。关于雄黄的毒性与炮制问题历代备受关注。如《雷公炮炙论》曰："捣如粉，水飞，澄去黑者晒干再研，方入药用。"《太平圣惠方》曰："研如粉，细研。"《太平惠民和剂局方》云："凡使，先打碎研细水飞过，灰碗内铺纸渗干，始入药用。"《炮制大法》曰："研如飞尘，水飞数次。"《本草便读》则明确提出了"忌火煅"的注意事项。说明雄黄的主要炮制方法为水飞，不得以高温方法炮制雄黄。

然而，关于雄黄忌火的问题也有一些不同的观点。如张氏等[1]采用分光光度法测定了雄黄七种炮制品的含砷量，并用X射线衍射仪分析了各样品组分的组成，结果：七种样品中五种用火炮制样品的含砷量并不高于生品，且符合《中国药典》（1990年版）水飞雄黄的标准（砷的含量不得超过250ppm）。陆氏等[2]认为，雄黄在150~300℃才会分解为砷和硫，氧化生成砒霜，而在常温下和人体内遇热分解变成剧毒的As_2O_3是一个误导。因此认为，"雄黄忌火煅"是相对的，有条件的，若在缺氧条件下也可以用火炮制。

As_2O_3具有升华性，其升华点为1367℃。符氏等[3]研究发现，雄黄中As_2O_2在空气中受热，当温度至220~250℃时，As_2O_2大量转化为As_2O_3，毒性增加。进而说明雄黄"忌炒煅"是有科学依据。李氏等[4]研究表明，雄黄的主成分As_2O_2难溶于水，也难溶于胃酸和肠液，故不容易吸收入体内。但在一定条件下，可能转变为毒性大的砷化合物。如As_2O_2在氧存在情况下加热至193℃可能氧化为As_2O_3，在315℃条件下可能氧化为As_2O_5，在321℃条件下可能变为As_2O_6。其中As_2O_3/As_2O_6为3价砷盐，毒性很大。

以上从不同的角度揭示了雄黄在有氧条件下应"忌火"的客观依据，为雄黄减毒增效、安全用药提供了有力支撑。雄黄为国家毒性药品管理品种，保健食品禁用物品。《中国药典》（2015版）明确规定：本品为硫化物类矿物雄黄族雄黄，主含二硫化二砷（As_2S_2），炮制宜用水飞法。研究表明,雄黄经水飞处理后,As_2O_3含量则显著下降,仅相当于原药材含量的1/5[5]。因此,水飞雄黄是目前最常用的炮制方法。

参 考 文 献

[1] 张亚敏,李超英,唐王成,等. 对雄黄"忌火煅"的探讨[J]. 中药材,1995,18(2): 78-80.

[2] 陆远富,时京珍,石京山,等. 科学评价含雄黄、朱砂中成药的安全性[J]. 中国中药杂志,2011,36(12): 3402-3405.

[3] 符国君,朱继东,陈杰. 雄黄炮制学研究[J]. 黑河科技,2001,(3): 55-56.

[4] 李春英,梁爱华,王金华,等. 雄黄砷的蓄积性研究[J]. 中国中药杂志,2011,36(14): 1893-1899.

[5] 熊少希. 炮制对雄黄毒性成分As_2O_3含量的影响[J]. 中成药研究,1984,(1): 15-16.

二、病证用药

攻毒杀虫止痒药主要用于疥疮、癣、湿疮、阴痒等外科、皮肤科病证。所治疾患多为湿热虫毒侵袭肌表所致。

(一)疥

治以杀虫止痒法。

湿热蕴结证　症见皮损以水疱为多,丘疱疹泛发,壁薄液多,瘙痒难忍,搔破后流脓水,浸淫糜烂,甚则起脓疱,或起红丝走窜,舌红苔黄腻,脉滑数。治宜清热燥湿,杀虫止痒。方用黄连解毒汤(《外台秘要》)合三妙丸(《医学正传》)加减。常用黄芩、黄连、黄柏、栀子、苍术、白鲜皮、苦参、萹蓄等。外用硫黄、水银、雄黄、大枫子、蛇床子等。

(二)癣

1. **风湿毒聚**　症见皮损泛发,蔓延浸淫,或大部分头皮毛发受累,黄痂堆积,毛发脱而头秃,或手如鹅掌,皮肤粗糙,或皮下水疱,或趾丫糜烂,瘙痒,苔薄白,脉濡。治宜祛风除湿,杀虫止痒。方用消风散(《外科正宗》)加减。常用苦参、防风、蝉蜕、荆芥、地肤子、白鲜皮、威灵仙、木通等。

2. **湿热下注证**　症见脚丫糜烂,流臭水,或化脓,肿连脚背,或见红丝上窜,甚或形寒高热。治宜清热化湿,解毒消肿。方用萆薢渗湿汤(《疡科心得集》)、龙胆泻肝汤(《兰室秘藏》)加减。常用萆薢、薏苡仁、黄柏、茯苓、牡丹皮、泽泻、通草、滑石、龙胆、栀子、黄芩、白鲜皮、苦参等。

(三)湿疮

治以燥湿止痒法。

1. **湿热蕴结证**　症见皮肤瘙痒,伴有水疱、抓破后脓水淋漓,反复发作,病久可见鳞屑,皮肤粗糙、肥厚,舌苔白腻或黄腻,脉濡滑。治宜清热燥湿,祛风止痒。方用龙胆泻肝汤(《医方集解》)合萆薢渗湿汤(《疡科心得集》)加减。常用龙胆、黄芩、黄连、栀子、大黄、地骨皮、滑石、木通、车前子、泽泻、萆薢、薏苡仁、蛇床子、白芷等。

2. **脾虚湿蕴证**　症见皮损潮红,有丘疹,瘙痒,抓后糜烂渗出,可见鳞屑,伴纳少,腹胀便溏,神疲乏力,舌淡胖,苔白腻,脉弦缓。治宜健脾利湿止痒。方用除湿胃苓汤(《医宗金鉴》)加减。常用苍术、厚朴、陈皮、猪苓、泽泻、白术、滑石、防风、地肤子、白鲜皮等。

3. 血虚风燥证　症见皮损色黯或色素沉着,或皮损粗糙肥厚,剧痒难忍,伴口干不欲饮,纳差,腹胀,舌淡,苔白,脉弦细。治宜养血润肤,祛风止痒。常用当归饮子(《济生方》)加减。常用当归、白芍、川芎、生地黄、白蒺藜、荆芥穗、防风、何首乌、黄芪等。

(四)阴痒

治以清肝利湿止痒,滋补肝肾止痒法。

1. 肝经湿热证　症见外阴瘙痒,带下量多,黄稠臭秽,伴有烦躁易怒,口苦胁痛等全身症状,舌红苔黄,脉弦滑数。治宜清肝利湿止痒。方用萆薢渗湿汤(《疡科心得集》)加减。常用萆薢、薏苡仁、黄柏、茯苓、牡丹皮、泽泻、通草、滑石、苦参、龙胆、栀子、白鲜皮等。

2. 肝肾阴虚证　症见外阴瘙痒,灼热干涩,带下量少色黄,伴有腰酸腿软,头晕耳鸣,目涩咽干等全身症状,舌红少苔,脉细数无力。治宜补益肝肾,滋阴降火。方用知柏地黄丸(《医宗金鉴》)加减。常用知母、黄柏、地黄、山药、白矾、皂矾、珍珠、青黛、儿茶、冰片等。

3. 湿虫滋生证　症见阴部瘙痒,如虫行状,甚则奇痒难忍,灼热疼痛,带下量多,色黄呈泡沫状,或色白如豆渣状,臭秽,心烦少寐,胸闷呃逆,口苦咽干,小便黄赤,舌红,苔黄腻,脉滑数。治宜清热利湿,解毒杀虫。方用萆薢渗湿汤(《疡科心得集》)加减。常用萆薢、薏苡仁、黄柏、泽泻、通草、滑石、苦参、龙胆、栀子、白鲜皮、百部、地肤子等。

第二十一节　拔毒化腐生肌药

一、药性功用发微

(一)砒石祛痰定喘

砒石,最早载于《日华子本草》,本品性大热,有大毒,具有蚀疮去腐,杀虫,劫痰平喘,截疟之功。

本品虽为大毒之品,但因其突出的劫痰平喘作用,其内服治哮喘在历史上曾为医家推崇。自宋以后,用砒石治哮喘者不乏记录,处方内容有出入,但其主药莫不以砒石为首要。众多含砒的治哮方剂中,以宋代《普济本事方》所载之"紫金丹"因其选药精少,疗效卓著而成为治冷哮名方,为后世医家推崇。其方用砒石4.5g(研飞),豆豉45g(水略润,以纸浥干,研成膏),同杵极匀,为丸,麻子大。每服15丸,酌情加减,临卧用腊茶清冷服,以知为度。用治"多年肺气喘急,呴嗽,晨夕不得眠。"方中豆豉,虽然《名医别录》说它能治"虚劳喘息",即使确有其效,亦因用量过低,难以显效。豆豉在此方中主要用以稀释砒石与赋形,全方的疗效即砒石的疗效。许叔微云"有一亲表妇人,患十年,遍求医者皆不效",予"紫金丹"一服,"是夜减半,数服顿愈",并称:"予屡用以救人,恃为神异。"《万病回春》紫金丹,系在上方的基础上加入化痰的明矾。方用白砒3g,生用另研,白矾煅枯9g另研,淡豆豉30g,水润去皮,蒸研如泥。各末和合,撚作丸,如绿豆大。冷茶送下5丸,甚者9丸。以不喘为愈,不必多服。用治"凡遇天气欲作雨,便发齁喘。"谓"此病有苦至终身者,亦有子母相传者。每发即服,不过七八次,觉痰腥臭,吐出白色,是绝其根本也。"当代名医姜春华将砒、明矾、豆豉制成的紫金丹用于临床,谓"效果极显","患者病程方面,自1年以上至30年以上者较多,1年以内者较少,服紫金丹而哮喘停止时间为当天,亦有1~2日或3~5日逐渐缓解者,亦有迟至15日者,但为少数",

并称"因病例甚多,未暇统计,但略作估计,当时完全停止者有70%,大为改善和改善者20%,少效或无效者10%";认为"砒剂治疗哮喘有特殊效果",但"凡患者有热性症状者不适用","前述少效或无效者即热性症状者"[1]。可见,砒石可用于治疗顽固性寒痰哮喘。

砒石虽为大毒之品,然使用得当,对疑难重病,往往有起死回生之功,今人用其治疗白血病而挽救许多病人的生命就是最好的例证。但传统所用的砒石劫痰平喘之功,由于受到剧毒药使用的限制,以及今人畏毒而不用的影响,现代临床已很少使用砒石治疗寒痰哮喘。

参 考 文 献

[1] 姜春华. 砒霜对于支气管哮喘之特殊疗效[J]. 上海中医药杂志,1956,(2):24.

(二)砒霜攻毒抑癌

砒霜,为砒石经升华而成的三氧化二砷(As_2O_3)的精制品。《本草纲目》记载:"砒乃大热大毒之药,而砒霜之毒尤烈。"1988年11月,国务院发布的《医疗用毒性药品管理办法》将砒霜纳入毒性中药管理品种。现代用以攻毒抑癌,对白血病及多种肿瘤展示了较好的治疗前景。

1979年,哈尔滨医科大学附属第一医院中医科教研室主任张亭栋教授与合作者在民间验方基础上,经过数年研究,在其发表的论文中首次明确提出:As_2O_3是抑制白血病的有效成分,其对急性早幼粒细胞白血病(APL)患者效果最好。20世纪90年代中期,上海血液研究所王振义、陈竺两位院士联合张亭栋教授等人分别从临床观察和机制探秘中进行科研,结果发现,砒霜对急性早幼粒细胞有诱导分化作用,并使癌细胞凋亡。世界著名的《血液》杂志发表了由陈竺和张亭栋撰写的论文,世界驰名的《科学》杂志以"古老的中医学又放出新的光彩"为题予以报道。之后,用砒霜制成的亚砷酸注射液在抗击"血癌"攻坚之路上脱颖而出,被视为"在国际血液学领域掀起了一场革命"。1999年,"亚砷酸注射液"获得国家发明专利,同年,该药被国家食品药品监督管理局批准为二类新药。2000年,美国食品药品监督管理局(FDA)在经过验证后亦批准了亚砷酸的临床应用。

现代药理研究证实,砒霜具有原浆毒作用,能干扰白血病细胞的核酸代谢,破坏白血病患者细胞膜,干扰DNA及RNA的合成和克隆、增殖能力,从而诱导白血病细胞产生凋亡,抑制肿瘤的新生血管生成,抑制肿瘤细胞生长[1]。砒霜治疗白血病疗效确切,无明显的骨髓抑制,对癌细胞又有选择性作用,生存率高,毒副作用较轻。此外,砒霜对恶性淋巴瘤、神经母细胞瘤及各种实体瘤都发现有明显的作用[2]。

相信随着科学研究的不断深入,砒霜的攻毒抑癌之功在治疗恶性肿瘤方面必将发挥更大的作用。

参 考 文 献

[1] 赵明强. 中药创新的典范:砒霜抗癌的专利故事[J]. 中国发明与专利,2012,(4):79-82.

[2] 王晓玲,李江涛. 砒霜治疗白血病的研究概况[J]. 辽宁中医药大学学报,2008,10(6):74-75.

二、病证用药

拔毒化腐生肌药主要用治外科的痈疽疮疡,五官科的目赤翳障以及梅毒等。

（一）脓成不溃

治以提脓化腐法。

症见肿疡已成，尚未溃破，疮口坚硬，肉黯紫黑，或有脓不尽。治宜提脓去腐。方用九转丹、五五丹（《医宗金鉴》）加减。常用红粉、轻粉、信石等药。

（二）疮疡不敛

治以去腐生肌，收湿敛疮法。

症见疮疡不敛，脓水淋漓。治宜去腐生肌，收湿敛疮。方用九一丹（《医宗金鉴》）加减。常用红粉、炉甘石等，或配煅石膏等生肌敛疮药同用。

（三）阴疽流注

治以温阳和营，托疮生肌法。

症见漫肿无头，根脚散漫，皮色不变，隐痛酸痛，难溃难敛，流脓清稀。治宜温阳补血，散寒通滞。方用阳和汤（《外科全生集》）加减。常用鹿角胶、熟地黄、肉桂、炮姜等。

（四）目赤翳障

治以解毒明目退翳法。

症见目赤肿痛，畏光流泪，黑睛星点簇生。治宜祛风清热，明目退翳。方用白龙丹（《证治准绳》）加减。常用炉甘石、硼砂、冰片、玄明粉等。

（五）麻风梅毒

治以攻毒化腐，敛疮生肌法。

症见肌肤麻木，眉目遍身溃烂，或下疳腐烂作痛，外阴溃疡，或多发疣状物。治宜攻毒祛风，去腐生肌。常用轻粉、红粉、青黛、珍珠等。

第九章　中成药篇　中成药的发展历程与合理应用

中成药是指在中医药理论指导下,以中药饮片为原料,经过药学、药效、毒理与临床研究,获得国家药品主管部门的批准,按规定的处方、生产工艺和质量标准,加工制成一定的剂型,标明其成分、性状、功能主治、规格、用法用量、注意、不良反应、贮藏等内容,符合国家药品管理法规定的中药成方制剂或单味制剂。

中成药作为中华民族医药宝库中的重要组成部分,几千年来,为中华民族的繁衍昌盛做出了巨大的贡献。随着我国中成药管理规范化,质量标准科学化进程的推进,中成药的发展日新月异,针对新时代的疾病谱,以安全有效为核心,不断提高中成药的制剂工艺,增加中成药的剂型品种,大量新型、速效、高效、低毒的中成药相继研发成功,并在临床上广泛应用。一些精品中成药也已走出国门,备受世界各国朋友们的欢迎,在现代医疗网络的建立中,中成药是不可或缺的生力军。

第一节　中成药的发展历程

一、先秦时期（公元前 221 年以前）

医药知识的起源与发展均离不开人类社会实践以及同疾病斗争的活动,中药的起源是我国劳动人民长期生活实践和医疗实践的结果。《淮南子·修务训》谓:"神农尝百草之滋味,水泉之甘苦,令民知所避就,当此之时,一日而遇七十毒。"《史记·补三皇本纪》云:"神农氏以赭鞭鞭草木,始尝百草,始有医药。"客观上反映了我国劳动人民从渔猎时代过渡到农业、畜牧业时代,发现药物、积累经验的艰苦实践过程,也是药物起源于生产劳动的真实写照。

我国进入奴隶社会后,青铜器的使用和推广使社会生产力达到一个新的阶段,人工酿酒和汤液的发明与应用,对医药学的发展起了促进作用。酒在医疗上的应用是医学史上的一项重大发明。酒是最早的兴奋剂和麻醉剂。酒在医药中的应用,一方面直接发挥其"通血脉""行药势"的功效;另一方面利用其具有溶媒的性能,将其作为溶剂来提取药物有效成分,浸泡药物,制造药酒,这就是我国酒剂的早期雏形,甲骨文中即有"鬯其酒"的记载。据汉·班固《白虎通义·考黜篇》注释:"鬯者,以百草之香,郁金合而酿之成为鬯。"可见,"鬯其酒"就是制造芳香的药酒。酒剂的使用有利于中药有效成分的溶出,有助于临床疗效的提高,对后世产生了很大的影响。仅《黄帝内经》所存十三首方中就有四个酒剂,《金匮要略》《千金方》《外台秘要》《太平圣惠方》《本草纲目》等书中有更多内服、外用酒剂,故后世有"酒为百药之长"之说。酒剂的发明与应用对推动医药的发展产生了重要的影响。

夏代已有精致的陶釜、陶盆、陶碗、陶罐等陶制器皿,殷商时期在人们日常生活中陶器更是得到了广泛使用,同时对食品加工的知识也不断丰富和提高,这些都为汤液的发明创造了条件。在用单味药治疗疾病的同时,为了更好地发挥药物的治疗作用和适应比较复杂的病情,人们开始把几种药物配合起来组成复方,用水作为溶剂经过煎煮后应用,这就是中药最早、最基本、最主要的剂型之一"汤剂",汤剂起效快,安全有效,汤剂的出现使中药制剂学取得了首次突破,其使用一直流传至今。最早的汤剂称为"汤液",相传由商代伊尹所创制。晋·皇甫谧《针灸甲乙经》序中谓:"伊尹以亚圣之才,撰用神农本草,以为汤液。"《资治通鉴》谓伊尹"闵生民之疾苦,作汤液本草,明寒热温凉之性,酸苦辛甘咸淡之味,清轻浊重,阴阳升降,走十二经络表里之宜。"汤剂以其操作简便、灵活实用而被广泛接受。

长沙马王堆汉墓出土的《五十二病方》是我国现存最古的医方书。其用药达247种之多,医方280多个,所治疾病涉及内、外、妇、五官等科疾病,并记载有丸、散、膏、丹等成药的传统剂型,此外尚有药浴剂、药熏剂、药熨剂、饼剂等10余种,其中丸剂又有酒制丸、油脂制丸、醋制丸的分别,软膏方约40个,其中25个多以猪脂为基质。该书为研究中药学、方剂学和药剂学提供了珍贵的早期史料。

春秋战国时期,政治、经济、文化都有较大的发展,学术思想也日趋活跃。在这种形势下,出现了我国现存医学文献中最早的一部典籍——《黄帝内经》。该书总结了春秋战国以前的医疗成就和治疗经验,奠定了我国中医学发展的理论基础,掀起了中医药发展史上的第一次大浪潮。《黄帝内经》同时为中药、方剂、中成药的发展提供了理论依据,该书收载成方13首,其中汤剂4首,其余9种成药已具备了丸、散、膏、丹、酒等多种剂型。书中还提出了"君、臣、佐、使"的制方之法,一直被后世医家视为遣药组方的基本法则。

二、两汉时期（公元前206—公元220年）

我国现存最早的本草专著《神农本草经》(简称《本经》),全书载药365种,序论中记载有中药的基本理论以及丸、散、膏、酒等多种成药剂型,为中成药制剂的发展发挥了积极的作用。

东汉末年,大疫流行,"医圣"张仲景(公元150—219年)针对当时肆虐的伤寒病,在继承《黄帝内经》《神农本草经》等古典医籍基本理论的基础上,总结临床经验,著成《伤寒杂病论》,使中医学的基础理论与临床实践紧密结合在一起。该书后世改编成《伤寒论》和《金匮要略》两部书,系统总结了外感热病和内伤杂病的辨治大法,有"方书之祖"之称。《伤寒杂病论》是中医药学发展史上影响最大的著作之一,确立了中医理、法、方、药的辨证论治体系,掀起了中医药发展的第二次大浪潮。对我国临证医学的发展发挥了巨大作用,时至今日,在防治外感热病方面,依然遵循六经辨证论治的原则;防治内科杂病方面,依然遵循脏腑辨证论治的原则。

《伤寒论》收载成方113首,其中成药11种;《金匮要略》收载成方258首,其中成药50余种,其组成严谨、疗效确切。一些著名的中成药如五苓散、理中丸、乌梅丸、麻仁丸、大黄䗪虫丸、四逆散等一直沿用至今,为临床所习用,并传扬至海外,日本的汉方制剂也多宗仲景名方研制。

《伤寒论》和《金匮要略》为中药制剂的发展做出了巨大的贡献,首次记载了用动物胶汁、炼蜜和淀粉糊为丸的赋形剂。记载的剂型有丸剂(如薯蓣丸)、散剂(如瓜蒂散)、酒剂(如红蓝花酒)、软膏剂(如小儿疳虫蚀齿方)、滴耳剂(如捣薤汁灌耳方)、洗剂(如狼牙汤)、浴剂(如矾石汤)、熏洗剂(如苦参汤)、灌肠剂(如猪胆汁方)、肛门栓剂(如蜜煎导方)、阴道栓剂(如蛇床子散温阴中坐药方)等10余种,几乎囊括了现代中成药的常用剂型,同时对中成药的制作、服法、禁忌等也都有较为详细的说明。对于临床安全、合理使用中成药发挥了积极作用,并为我国中成药制剂学的全面发展奠定了良好的基础。

三、两晋南北朝时期（公元265—581年）

两晋南北朝时期,在继承整理《内经》《伤寒论》等前人著作,总结临床用药经验的基础上,脉学、病因证候学等中医学理论不断取得突出成就,为中药学的发展提供了广阔空间。

新型本草的出现、药物品种的丰富以及炮制方法的改进,拓展了临床用药范围,全面推动了中成药的发展,尤其是中成药制剂学的发展。晋代葛洪所著的《肘后备急方》,载述了各种急救术,反映了中医急救医学在当时所达到的先进水平。并首次提出"成剂药"概念,最先把成药列为专卷,称"丸散膏诸方",成为我国最早成药方的配本。该书收载成药数十种,对丸、散、膏剂的制备有较为详细的描述,并记载用鸡冠血、牛胆汁等作为丸剂的赋形剂。对水银软膏的应用和制备也已有较成熟的经验,开创了铅膏药的制备和应用,创制了干浸膏、蜡丸、浓缩丸、条剂、灸剂、尿道栓剂等多种新剂型,对推动中成药的剂型发展及临床应用做出了杰出的贡献。

南朝时期诞生了我国现存的第一部炮制学专论,即雷教所著的《雷公炮炙论》,该书系统地介绍了300种中药的炮制方法,提出药物经过炮制可以提高药效,降低毒性,便于贮存、调剂、制剂等。此书对合理、安全、有效地使用中药材起到推广作用,对后世中药炮制及中成药发展产生了很大的影响,书中记载的大量炮制方法至今仍有重要参考价值;并为促进学科的分化开创了先河。

刘涓子的《刘涓子鬼遗方》作为我国现存的第一部外科专著,对化脓性感染等外科疾病的诊断与鉴别诊断、全身药物治疗和局部外敷治疗、手术治疗的适应证等论述均较前代有所发展,对后世外科医学产生了深远的影响。全书收载治疗痈疽、疮疥、金疮的膏药方79种,其中软膏76种,多以猪脂为基质,并创用松香制作3种硬膏,上述具有清热解毒、止血、敛疮、止痛功效的软膏、膏药等外用成药目前仍在广泛应用。

四、隋唐、五代十国时期（公元581—960年）

盛唐时期,我国经济文化繁荣,对外交流增多,外来药物不断传入,全面推动了中药学的迅速发展。《新修本草》是中国也是世界上公开颁布最早的药典,比公元1542年欧洲纽伦堡药典要早800余年。全书收药844种(一说850种),新增药物114种(一说120种)。该书奠定了我国大型骨干本草编写的格局。随着药物数量的增加,医学理论的日趋完善,为大型方书的出现奠定了基础,继而为中成药临床的全面应用提供了丰富资源。唐代著名医家孙思邈所著的《备急千金要方》和《千金翼方》,共载方6500余首,既有唐以前著名医家用方,也有百姓民间验方,同时也自创了多种成药方,如用太乙神精丹(氧化砷)治疟,是世界上最早使用砷剂治疟的记载。这两部方书所载用方集唐以前之大成,其中很多有效方剂被制成成药剂型流传至今,如磁朱丸、独活寄生汤(现为丸剂)等。《备急千金要方》序例中还提到一些制药使用的剂量工具如称、斗、升、合以及制剂工具如铁臼、木臼、绢罗、沙罗、马尾罗、刀砧、玉槌、瓷钵、釜、铁匙等,并创造了"丸散以瓷器贮,蜜蜡封之"的贮藏方法。王焘所著《外台秘要》载方4500余首,记有蜡丸、醋丸、煎丸、砂糖丸等多种丸剂剂型,首创用蜡壳封装丸剂,即"以蜡裹一丸如弹丸,绯绢袋盛。"其创制的著名中成药苏合香丸、七宝美髯丹等,也为现代临床常用之品。

五、宋代时期(公元960—1279年)

宋代,火药、指南针、活字印刷术的发明,对中国和世界科学文化的发展产生了巨大的影响。由于临床医学的进步,促进了药物学的发展。药品数量的增加、功效认识的深化、炮制技术的提高、成药应用的推广,使宋代药学发展呈现了蓬勃的局面。当时出现了由国家设立的太医院熟药所,后改名为"和剂局",专门制售中成药。国家为保证百姓用药安全,诏令大量名医对官药局所收的成药处方进行校正,编辑成我国历史上第一部由国家颁布刊行的成药典,也是我国第一部成药配方范本《太平惠民和剂局方》。该书收载成药配方788首,已备及临床各科用药,每方对主治病证、药物组成、药材炮制、药剂修制及配伍应用等均有详细说明,对中成药制作、普及推广及应用做出了卓越贡献。其中著名的中成药如逍遥丸、藿香正气散(现有藿香正气水、软胶囊、口服液)、四君子丸、参苓白术散、局方至宝散等均为后世临床普遍采用的有效名方,至今仍为广大患者所习用。

宋代名医辈出,对中成药的发展也各有贡献。如儿科名医钱乙所著《小儿药证直诀》,高度概括小儿的生理病理特点,详述痧、痘、惊、疳的辨证论治,堪称"幼科鼻祖"。共收录儿科方剂114首,其中绝大多数都是成药配方,由他研制的泻青丸、抱龙丸等,至今仍是儿科常用的著名成药。针对小儿为纯阳之体的特点,他将《金匮要略》的肾气丸去掉桂枝、附子,即今之六味地黄丸,为"直补真阴之圣药"。钱氏对推广成药在儿科中的应用及地黄丸系列成药的问世,功不可没。后世医家在地黄丸的基础上加味衍生出不少成药,如杞菊地黄丸、麦味地黄丸、归芍地黄丸、明目地黄丸、七味都气丸等。严用和著《济生方》收载内外妇科有效方剂450首,其中济生肾气丸、归脾丸、橘核丸等都是著名的中成药。许叔微的《普济本事方》载方300余首,其中四神丸、玉真散沿用至今。

六、金元时期(公元1115—1368年)

中医学发展至金元时期,理论认识已经较为全面,用药经验进一步丰富,为中医药学的提高和完善提供了充分而必要的条件。金元时期出现了各具特色的医学流派,其中著名的是金元四大家。金元四大家的出现,突破束缚,解放思想,创新学术,百家争鸣,开创了中医学发展的新局面,掀起中医药发展史上的第三次大浪潮。

寒凉派的代表人刘河间的主导学术思想是"火热论",认为疾病各种证候的出现多与火热有关,强调"六气皆从火化",因此在治疗疾病过程中,善于使用寒凉药物,其创制的防风通圣散、六一散、益元散等,目前均已研制成成药剂型。攻下派的代表人张从正针对当时的"强补"之风,力倡攻邪,认为"邪去而元气自复",临床治疗多选汗、下、吐之法,其创制木香槟榔丸至今还是治疗湿热壅滞所致的赤白痢疾、里急后重以及胃肠积滞、脘腹胀痛、大便不通的常用药。补土派的代表人李东垣创立内伤脾胃学说,认为"内伤脾胃,百病由生",在治疗上善于用温补脾胃之法,著有《脾胃论》《内外伤辨惑论》《兰室秘藏》等书,创制补中益气丸、清暑益气丸、朱砂安神丸、橘皮枳术丸、半夏枳术丸、香砂枳术丸等著名成药,被百姓们所熟识。滋阴派的代表人朱丹溪认为人体"阳常有余,阴常不足",在临证时提倡多用滋阴降火之药,长于滋阴,其创制的大补阴丸用于治疗阴虚火旺、潮热盗汗、咳嗽、咯血、耳鸣、遗精等症有效。

金元四大家的火热论、攻邪论、补土论、养阴论,虽立说不同,但各有发明,各有创见,从不同角度丰富了中医药的内容,促进了中医学理论的发展,同时为中成药品种的丰富提供了大量有效方剂,创制了各具特色的中成药,为后世留下了宝贵的财产。

七、明朝时期（公元 1368—1644 年）

明代由于中外交流日益频繁,商品经济迅速发展,医药知识不断丰富,《本草纲目》全面总结了明以前药性理论内容,扩充了药物品种,纠正了错讹谬误,保存了大量医药文献,是我国大型骨干本草的范本,是我国科技史上极其辉煌的硕果。该书收载方剂11096首,成药剂型有40余种,其中酒剂共辑录配方69个,在当时可谓集传统中药成药制剂之大成,为中成药制剂学的发展做出了巨大的贡献。

在金元四大家理论的影响下,在创世之作《本草纲目》的推动下,明代临床医学也飞速发展,名医、名家、名方书层出不穷。王肯堂所著的《证治准绳》,按证列方,载有至今使用的成药如小儿健脾丸、五子衍宗丸、连翘败毒丸等。张景岳所著《景岳全书》对中医基础理论及临床各科证治均有深入阐述,宏论要理,垂范后学,不可多得。其中记载的成药,也均为当今临床常用的有效品种,如右归丸、左归丸、女金丸、全鹿丸、天麻丸、八珍益母胶囊等。陈实功著《外科正宗》,书中所载冰硼散、紫金锭、如意金黄散等均为外科、五官科的灵丹妙药,推动了外用成药制剂的发展。其他如龚信著的《古今医鉴》载有二母宁嗽丸、启脾丸等。龚廷贤著的《寿世保元》载有五福化毒丹、艾附暖宫丸、铁笛丸等。

八、清朝时期（公元 1616—1911 年）

明末清初,温病流行促进人们对温病的认识更加深化,理论日趋成熟,治疗方法也不断丰富,创造性地总结出了一套比较完整的辨证论治理论和方法,使温病学成为一个独立的学科体系,确立了温病辨治的典范,对于防止疫病的流行具有重要的指导意义,掀起了中医药发展史上的第四次大浪潮。卫气营血和三焦辨证论治体系是温病完整体系建立的标志。医家叶天士对温病学说的发展做出了重大贡献,所著的《温热论》是温病学中学术价值很高的文献,阐明了温病的发生发展规律,创立了卫气营血辨证论治理论,发展和丰富了温病的诊治方法,同时为后世研制治疗急性传染病及急性热病药物奠定了基础。吴鞠通在继承叶天士理论学说的基础上,创立三焦辨证理论,著成《温病条辨》,对温病的发生、发展、传变进行归纳总结,创制了不少治疗温病的有效方剂。现代中成药银翘解毒丸即是在银翘散的基础上研制而成,桑菊感冒片即是在桑菊饮的基础上研制而成;在万氏牛黄清心丸的基础上,加味而成安宫牛黄丸,与至宝丹、紫雪并称为"温病三宝"。

回顾中成药在古代的发展过程,可以看出临床是推动中成药发展的永恒动力。不同时期的疾病流行促进医学流派的产生,医药理论的发展,治疗经验的积累,医疗技术的提升,名方名药应运而生,进而带动中成药的发展。

九、民国时期（公元 1911—1949 年）

随着西方工业技术蓬勃发展,医药科技也发展迅速,西医、西药不断传入中国,由沿海到内地广泛传播,形成了中医药与西医药并存的局面,中医药的发展受到了一定的冲击,中医药学以其顽强的生命力,在吸收西方国家的现代化大工业技术的基础上,依然继续向前发展。中医药的科学化运动开始兴起,不少医家提出"中医科学化""中医现代化""中西医汇通"等的口号。随着大型西药房的兴建,中成药开始前店后厂的生产模式,采用西药的制剂工艺,丰富中成药剂型品种,为促进近代中药制药产业的发展奠定了基石。

十、中华人民共和国成立后（公元 1949 年 10 月 1 日至今）

中华人民共和国成立后,党和政府十分关心中医药事业的发展,1950年第一届全国卫生工作会议上,就制定了包括"团结中西医"在内的卫生工作三大方针。1958年,毛泽东主席在卫生部党组织关于"西学中"班的总结报告中批示"中国医药学是一个伟大的宝库,应当努力发掘,加以提高",强调了发扬中医学遗产的重要性,中医药事业在新中国成立后开始大踏步地前进,新中国成立六十多年来取得了丰硕的成果。

（一）国家药典的问世

始于1953年编写的《中华人民共和国药典》,至1963年版《中华人民共和国药典·一部》首次收载中成药197种,这标志着中成药的发展开始走上了标准化、规范化、法制化的道路。此后相继又出版了1977年版、1985年版、1990年版、1995年版、2000年版、2005年版、2010年版《中国药典》,现行2015年版《中华人民共和国药典·一部》,收载成方制剂1493个品种,在2010年版的基础上新增439个品种。2015版《中国药典》完善了药典标准体系的建设,整体提升了质量控制的要求,进一步扩大了先进技术、成熟技术的应用,质量要求和安全性控制更加严格,使《中国药典》的引领作用和技术导向作用进一步体现。我国药典成功的编辑,对指导临床安全合理用药、开展药品监督管理工作以及促进我国医药工业的健康发展必将发挥巨大的作用。

（二）中成药专著的出版

1962年出版的《全国中药成药处方集》收集中成药2623种,对我国各省市地区的中成药配方进行了第一次大范围的收集整理工作,为此后的中成药规范化发展起到了积极的推动作用。

1991年出版的《实用中成药》收载了临床各科常用的1400余种中成药,在突出辨证用药规律的同时,首次全面系统地介绍了中成药的配伍规律,为适合临床治疗的需要提出了中成药之间的配伍、中成药与汤剂的配伍以及中成药与药引子的配伍,适应了复杂病情,提高了疗效,全面地推广了中成药的临床应用。

1999年出版的《中华本草》共载药8980种,既系统总结本草学成果,又全面反映当代中药学科发展水平。书中项目齐全,图文并茂,学科众多,资料繁博,发皇古义,融合新知。该书在广度和深度上超越了以往的本草文献,是一部反映20世纪中药学科发展水平的综合性本草巨著。同时也记载了为数不少的中成药应用,为今后中成药的研究提供了重要文献资料。

1999年出版的《中医方剂大辞典》共收载96592首方剂,遵循紧密联系临床、经济实用的原则,选择用药合理、配伍严密、疗效确切而又少有毒性药和禁用药的方剂。将历代中医药著作中的方剂熔为一炉,为促进中成药的发展提供了丰富的优秀传统名方的配方基础。

2005年出版的《中华人民共和国药典临床用药须知·中药卷》,为药典系列配套丛书之一,结束了药典配套丛书中成药临床用药须知长期阙如的历史。其收载了药典品种、医保品种、国家基本药物品种,部分国家保护品种共1420余种,全面规范了常用中成药的临床标准,为临床中、西医师准确理解中成药的功能主治和合理用药提供了保证,为推广中成药的科学合理使用做出了贡献。此后又相继出版了2010年版和2015年版《中华人民共和国药典临床用药须知·中成药卷》,内容更加详实,密切结合临床实践,是广大中医药临床、教学、科研、生产工作者的重要参考书。

(三)中成药品种的整顿

开展中成药品种整顿工作,全面提升已上市品种质量的国家标准。1985年以前,我国的中成药标准由国家药品标准、地方药品标准两部分组成。其中地方药品标准占90%以上,由于历史原因,缺乏统一的审评标准和命名原则,工艺研究不严格,质量标准水平较低,使上市的地方标准的药物出现了品种混乱,疗效不确切,毒副反应较大等问题,严重影响了中成药的合理安全有效的使用,因而中成药的整顿迫在眉睫。1985年我国实施了新中国成立以来第一部《药品管理法》,标志着药品监管工作开始走向正规化、法制化。依据此法的精神,国家主管部门收回了地方新药审评权,同时开始对中成药的地方品种进行系统的整顿和提高工作。1986年卫生部在全国范围内对上市的中成药品种开展了一场以治"乱"为中心的中成药品种大整顿。经医学和药学审查,共遴选出约4000多个品种,基本上实现了一药一名一方,制定了全国的统一标准,并由卫生部颁布实施,即《中华人民共和国卫生部药品标准》"中药成方制剂"(简称部颁标准),至1998年,陆续颁布了《中药成方制剂》部颁标准共20册,4052种。初步扭转了中成药品种混乱,质量参差不齐的状况,有效地完成了第一次中成药品种大整顿。

第一次中成药品种大整顿结束后,中成药品种的混乱局面得到了初步的缓解,但是由于地方保护主义的存在,没有令行禁止,一些省市继续批准地方标准的药物及保健药物,仍有一大批中成药地方标准品种没有纳入国家药品的标准管理,致使地方标准的治疗药和保健药与国家标准的药物并存的混乱局面继续存在。国家药监局于2001年修订了《药品管理法》,明确规定"药品必须符合国家标准"。为了强化国家药品标准管理,贯彻新修订的《药品管理法》,国务院办公厅要求国家药监局必须在2001年12月1日起至2002年11月30日这个期限内解决药品地方标准问题。为此,国家药监局全面开展了中药地方标准治疗药和保健药品的整顿工作,组织医药学专家拟定了整顿方法,规范了药物名称、功能与主治,完善了制剂工艺,提高了质量标准要求,补充了临床试验研究,全面提升了地标药物的质量。并将地准转国标的药物汇编成册,即《国家中成药标准汇编》,共计13册,收载了1518个品种;另外"健转准"的药品有1064个品种,经过试行标准检验复审合格后,转为国家正式标准,完成第二次地方标准的整顿工作。至此,我国上市的中成药品种全部实行国家标准,为中成药的管理、生产、销售和临床使用奠定了良好的基础。

(四)国家中成药品种保护

实施中成药品种保护是不断提高质量标准的重要环节。为了保护我国中成药的知识产权,促进民族医药工业的发展,国务院颁布了《中药品种保护条例》,这是国家以行政手段对中药知识产权采取的保护性措施,是开展中药品种保护工作的法律依据,自1993年1月1日正式实施。截止到2015年,"中药保护品种"共1473种。

通过中药品种保护措施的实施,在初保和续保的过程中,要求已上市被国家保护的品种,重新补做了药学、药效学、毒理学试验,并按照Ⅲ期临床试验要求补做了规范的临床试验研究工作,2009年发布的《中药保护品种指导原则》,要求临床试验设计应科学合理,尤其要注意评价指标公认性、对照药的合理性及足够样本量。一般应选择阳性对照,阳性对照药的选择应遵循"公认、同类、择优"的原则,并详细说明选择依据,必要时选择安慰剂对照。应进行与阳性对照药比较的优效性检验,或在确认申报品种有效性的前提下体现其与阳性对照药的优势。全面提升被保护的我国传统的优秀品种的质量标准,极大地促进了我国民族医药工业的发展,成为我国加强中成药质量标准管理的重要一环。

为了加强知识产权的保护,国家鼓励一些优秀的中成药品种申报专利,使中药行业实现了国家专利保护与行政保护双管齐下的知识产权保护方法,促进了中成药质量标准的提高。

(五)发展中药制剂

中成药制剂的发展既要保持传统制剂的优点特色,又要吸收现代制剂技术的先进工艺,对传统制剂进行改革,或结合新药研制,开拓新剂型,以满足临床的需要,搞好中药制剂的现代化。经过长期不懈努力,已取得了可喜的成绩。不仅全面恢复了蜜丸、水丸、糊丸、蜡丸、散剂、煎膏剂、膏药、胶剂、油膏剂、乳膏剂、丹剂、油剂、酒剂、露剂、曲剂、栓剂、锭剂、浸剂等传统制剂的生产,而且还成功地研制了片剂、浓缩丸、滴丸、合剂、颗粒剂、硬胶囊剂、软胶囊剂、糖浆剂、口服安瓿剂、袋泡剂、定释剂、缓释剂、橡胶硬膏剂、浸膏、流浸膏剂、酊剂、注射剂、气雾剂等现代制剂。

目前西药所有的现代制剂已经基本都引入到中成药之中,门类齐全的中成药制剂不仅满足了一般常见病多发病的临床治疗需要,而且用于治疗危重急症的注射剂、气雾剂及肛门栓剂、微型灌肠剂等新制剂的研制,也取得了可喜成果,中成药剂型的日益丰富为中成药更好地用于临床各科疾病的防治提供了有力支撑。

(六)提高注册标准

提高新药注册标准也是不断地提高我国中成药质量的重要措施之一。自从1985年公布《药品管理法》以来,由国家药监部门统一负责中药研发的审评注册工作,并制定了中药注册管理法规。2008年为遵循中医药研究规律,体现中药注册特点,规范中药注册行为,促进中医药和民族医药事业发展,根据《药品注册管理办法》的有关规定,国家局组织制定了《中药注册管理补充规定》,使中药新药的研发更加科学化、规范化,全面提升中药新药研发的水平,使新药研发品种朝着安全有效、质量可控的方向健康发展。此外,对已上市的中成药品种鼓励企业,积极开展上市后的再评价工作,贯彻边整顿、边提高的原则,使其标准不断地得到提高。由此可见,不断地改进中药注册管理办法,开展对上市品种的再评价工作,也是提高我国中成药质量的重要措施之一。应该指出,目前以病证结合的方式,全面引进西药的注册标准管理方法,对确保研发科学、安全、有效的中成药是必要的,但是由于尺度过严,门槛过高,忽略了中医辨证论治的特点,又严重地制约了中药新药研发的积极性。因此,如何建立既要融合国际循证医学标准,又要符合中医辨证论治特点的中药新药注册管理办法,有待进一步地创新、改进和提高。

（七）整顿中药注射剂

中药注射剂的整顿是中成药整顿工作的重中之重,2000年原国家药品监督管理局明确提出中药注射剂要建立指纹图谱检测标准,并颁发了《中药注射剂指纹图谱研究技术指导原则》。针对目前一些中药注射剂出现的过敏性休克等严重不良反应事件,2006年国家药典委员会发布了《关于中药注射剂管理的有关意见和建议》,通过深入开展提高注射剂质量标准的工作,为注射剂的安全合理应用打下了坚实的基础。2009年为全面提高中药注射剂的安全性、有效性和质量可控性,国家药监局下发了《关于开展中药注射剂安全性再评价工作的通知》,制定了《中药注射剂安全性再评价质量控制要点》和《中药注射剂安全性再评价基本技术要求》,要求全面开展生产及质量控制环节的风险排查,切实控制中药注射剂安全隐患;组织综合评价,保证中药注射剂安全有效质量可控,以加快中药注射剂标准提高工作的进程,保证产品质量。2010年发布了《关于做好2010年中药注射剂安全性再评价工作的通知》《关于印发中药注射剂安全性再评价生产工艺评价等7个技术指导原则的通知》,其中包括:《中药注射剂安全性再评价生产工艺评价技术原则》《中药注射剂安全性再评价质量控制评价技术原则》《中药注射剂安全性再评价非临床研究评价技术原则》《中药注射剂安全性再评价临床研究评价技术原则》《企业对中药注射剂风险控制能力评价技术原则》《中药注射剂安全性再评价风险效益评价技术原则》《中药注射剂风险管理计划指导原则》,2011发布《关于做好2011年中药注射剂安全性再评价工作的通知》。目前中药注射剂安全性再评价工作已在国内全面启动,中药注射剂的再评价工作将成为一个永恒的主题,安全性再评价是对社会负责,对企业负责的一项举措。

第二节 中成药的合理应用

近些年来,中成药的品种日益丰富,剂型不断创新,质量明显提高,因其疗效确切、服用方便、不良反应较少等特点,使中成药的临床应用日趋广泛,越来越受到人们的青睐。但值得注意的是,有人错误地提出了"中成药没有副作用""有病治病,无病强身",从而导致了部分患者长期、盲目、大量滥用中成药的局面,不仅使中成药没能发挥防病治病、保健康复等应有的作用,反而造成了资源浪费,甚至引起了严重的不良反应事件发生,造成不应有的损失。因此如何掌握好合理使用中成药的规律,对搞好中医药的医疗保健事业是十分必要的。

一、辨证合理用药

药证相符,效若桴鼓,辨证论治是中医诊断和治疗疾病的基本原则,是中医学的精髓。中成药是治疗疾病的重要武器之一,它必须在辨证论治思想的指导下才能有的放矢,正确使用。在辨证论治的原则指导下,可以采用"同病异治"或"异病同治"的方法辨证使用中成药。

1.同病异治 中医学认为感冒由于四时受邪不同,有外感风寒、外感风热、夹暑、夹湿的区分,虚人外感又有气虚、血虚、阴虚、阳虚的不同,小儿外感又有感冒夹食、夹惊的不同特点,因此在选用中成药时必须辨证选药,才能取得良好的治疗效果。如风寒感冒者,治宜发汗解表、疏散风寒,可选用荆防败毒散、小青龙合剂、川芎茶调散、通宣理肺丸、桂枝合剂等;若属风热感冒者,治宜疏散风热、清热解毒,可选用桑菊感冒片、银翘解毒丸、板蓝根合剂、芎菊感冒上清丸等;若属感冒夹湿者,治宜解表祛湿,可选用九味羌活丸、柴连口服液等;若属感冒夹暑夹湿者,治宜解表化湿祛暑,可选用藿香正气软胶囊、暑湿感冒颗粒、保济丸等;若属气虚外感的,治宜益气解表,可选用参苏胶囊等;若属小儿外感夹食夹惊者,治宜解表、消食、定惊,可选用小儿至宝丸、九宝丸、小儿七珍丸、王氏保赤丸等。

2. 异病同治　六味地黄丸出自宋代钱乙所著的《小儿药证直诀》,是滋补肾阴,治疗肾阴亏虚的基础方,具有广泛的临床用途,如糖尿病及其并发症、高血压、慢性肾炎、月经不调、更年期综合征、黄褐斑、前列腺增生、口腔溃疡、牙周炎、甲状腺功能亢进、小儿遗尿、肿瘤等不同系统和科别的疾病,出现潮热盗汗、手足心热、口燥咽干、头晕眼花、耳鸣耳聋、腰膝酸软、遗精滑泄、舌红少苔、脉细数等肾阴虚的证候,均可选用六味地黄丸治疗。药理研究也表明六味地黄丸具有降血糖、调节血脂、降血压、保肾、保肝、增强免疫功能、抗肿瘤及抗化疗药物毒副作用的功能,为六味地黄丸的"异病同治"提供了科学的支撑。

二、配伍合理用药

中成药在临床应用中,常需采用配伍用药的形式,合理的配伍常能达到增强疗效,降低毒性以及照顾兼证的目的。如附子理中丸与四神丸合用,治疗脾肾阳虚的五更泄泻,可明显增强温肾健脾,补火助阳,涩肠止泻的功效。在治疗二便不通,阳实水肿时,常用峻下逐水的舟车丸,配伍四君子丸同用,以健脾和胃,利湿消肿,扶正祛邪,令舟车丸泻下而不伤正,减轻其毒副作用。在治疗气阴不足,内热消渴,选用消渴丸、金芪降糖片等,当并发冠心病时,可配合益心舒胶囊等配伍同用;并发肾病时,可配伍肾炎康复片等同用;合并高脂血症时,又可与血脂康胶囊等配伍同用,以求标本兼顾,适应复杂病情。此外,为了满足某些疾病在治法上的特殊需要,如妇科、外科、皮科、五官科、骨伤科等许多疾病,常采用内服与外用两种不同使用方法的中成药配合应用,才能取得良好的治疗效果。但配伍应用时,应注意含配伍禁忌的中成药尽量避免同用,如含"十八反""十九畏"的中成药。含有毒成分的中成药亦应慎用,尤其避免重复用药,以免加大毒性成分的剂量,发生不良反应。

三、安全合理用药

1. 正确使用药品说明书　药品说明书包含了药品安全性、有效性的重要科学信息,是指导医师和药师用药的法律依据,也是广大患者自我药疗,购买和使用非处方药品的主要依据。因此在医疗实践中,临床医师、药师以及患者都应高度重视药品说明书作为用药依据的重要地位,要仔细阅读药品说明书给出的各项信息,学会正确使用药品说明书,以保证安全、有效、合理地用药,尽可能避免和减少药物不良反应。

2. 恰当选用含毒性药材的品种　临床常用的中成药品种中常含有川乌、草乌、附子、马钱子、雷公藤、昆明山海棠等有毒药材及铅丹、雄黄、轻粉、朱砂等重金属成分,如何正确地使用此类品种,其关键问题是衡量风险和获益的比值,获益大于风险,是选择此类药物的首要条件。如昆明山海棠片治疗类风湿关节炎,虽然有生殖毒性的副作用,但较激素类药品的副作用明显减轻,这是人们常选用含有昆明山海棠、雷公藤等制剂治疗类风湿关节炎的主要原因。多数治疗关节疼痛、外伤肿痛等中成药品种中均含有乌头类及马钱子类的毒性药材,如小活络丸、颈复康颗粒等,由于这类成药品种,通过配伍用药,合理地控制剂量,严控制剂工艺等多种手段,以达到保证安全、有效的用药目的。因此,在服用含有毒性药材的中成药品种时,一定要严格地控制使用剂量、服用时间和服用方法,避免过量服用,或蓄积中毒,同时还要注意患者的个体差异,避免不良反应的发生。

3. 安全使用中药注射剂　中药注射剂是中医药的重要组成部分,是现代药物制剂技术与传统中医药相结合的产物,成为临床治疗危重急症的独特武器。中药注射剂在防治病毒性疾病、心脑血管疾病甚至肿瘤等方面的优势越来越突出。但由于历史原因,一些早期的注射剂品种审批不严格,安全试验和临床试验不够完善,以及由于中药材品种混乱、成分复杂、制剂工艺不规范、质量标准不完善、联合用药不合理、给药途径不恰当、患者体质等因素,造成中药注射剂不良反应频频出现。中药注射剂的安全性日益受到国家药监部门和各级医务工作者的关注。安全使用中药注射剂应重点把握中药注射剂的质量管理和临床使用两个环节。为此,注射剂药厂加强了上市后的产品再评价工作,从原料药、中间制品到成品,实现了全线的质量监控,系统地进行安全性试验,并积极开展了Ⅳ期临床试验,以期全面地保证中药注射剂的质量可控、使用安全。同时,要积极开展好临床合理用药,严格按照中药注射剂临床使用基本原则使用中药注射剂:①必须凭医师处方才能购买、使用;②临床要辨证用药,严格按照药品说明书的功能主治使用,禁止超范围用药;③严格按照药品说明书推荐剂量、调配要求、给药速度、疗程使用药品;④根据适应证,合理选择给药途径,能口服给药的不选用注射给药;能肌内注射给药的不选用静脉注射或滴注给药;必须静脉注射或滴注的应加强监测工作;⑤中药注射剂应单独使用,严禁与其他药品混合配伍使用。如确需联合使用其他药品时,应谨慎考虑与中药注射剂的间隔时间以及药物相互作用等问题;⑥对老人、儿童、肝肾功能异常患者等特殊人群应慎重使用,加强监测。初次使用的患者,用药前应仔细询问过敏史,对过敏体质者应慎用。对需长期使用的在每疗程间要有一定的时间间隔;⑦加强用药监护。用药前要认真检查药物,如出现浑浊、沉淀、变色、漏气、破损等情况则不得使用。用药过程中应密切观察用药反应,特别是开始30分钟,如发现异常,立即停药,采取积极救治措施,救治患者。

四、依法合理用药

这里所说的依法合理用药主要是介绍国家基本药物,国家医疗保险、工伤保险、生育保险药物,处方药与非处方药,医疗机构中药制剂的概念、产生和合理使用的方法,它对于规范临床医师合理用药有着积极的意义。

1. 认真贯彻国家基本药物制度,搞好合理用药　世界卫生组织最早在1977年提出基本药物的概念,1985年在内罗毕会议上扩展了基本药物的概念,世界卫生组织在2002年将基本药物的定义进一步完善,提出基本药物的是指满足人民群众重点卫生保健需要的药物。基本药物的选择要考虑到公共卫生实用性、效率和安全方面的依据以及相对的成本效益。在运转良好的卫生系统中,应当能随时获取足够数量、适当剂型、质量有保证并具有充分信息的基本药物,其价格能够被个人和社会接受。基本药物制度是国家药物政策的核心内容,其主要目标之一就是促进药品的合理使用。通过建立基本药物制度,完善医疗机构基本药物配备和使用制度,加强对医药人员的培训和指导,促进安全有效、质量可靠、价格合理的基本药物使用,提高合理用药水平。主要工作包括基本药物的目录筛选、基本药物的生产、采购、定价、使用、监管等,因此,建立国家基本药物制度是一项系统性的工程,需要多种配套措施。《基本药物目录》是基本药物制度的重要一环。应围绕公共卫生和人民群众常见病、多发病和重点疾病以及基本医疗卫生保健需求,按照"防治必需、安全有效、价格合理、使用方便、中西药并重的原则,结合我国用药的特点,参照国际经验,合理确定品种和数量"的遴选原则,制定《基本药物目录》。基本药物数量的确定应该是动态的、发展的,随着疾病模式转变、经济社会发展和医学科技进步需要不断更新、完善。我国2012年版《基本药物目录》已公布实施。

2. 深入推进医疗保障体系建设,搞好合理用药 制定《国家基本医疗保险、工伤保险和生育保险药品目录》是建立和完善社会保险制度的要求,是保障参保人员基本用药需求和适应医药科技进步的客观需要,是加强基本医疗保险用药管理,确保合理用药的重要举措。《国家基本医疗保险和工伤保险药品目录》自2004年颁布后,在全国范围内得到较好的执行和使用,对保障参保人员的用药需求、规范医疗服务行为、控制药品费用不合理增长发挥了重要作用。随着深化医药卫生体制改革的推进,基本医疗保险制度向全民扩展,保障水平逐步提高和临床医药科技不断发展进步,药品目录也有待调整。

国家人力资源和社会保障部于2009年首次对《目录》进行了调整,在其顺利执行8年后,为贯彻全国卫生与健康大会精神,建立更加公平可持续的社会保障制度,稳步提高基本医疗保障水平,促进医疗服务和药品生产技术进步和创新,逐步建立完善基本医疗保险用药范围动态调整机制,根据《中华人民共和国社会保险法》《工伤保险条例》以及《城镇职工基本医疗保险用药范围管理暂行办法》(劳社部发〔1999〕15号)等法律法规和文件的规定,国家人力资源社会保障部组织专家进行药品评审,制定了《国家基本医疗保险、工伤保险和生育保险药品目录(2017年版)》,收载西药1297个,中成药1238个(含民族药88个),其数量与2009年版的987个中成药相比,增加163个,中药饮片部分未作调整,仍沿用2009年版药品目录的规定。本次目录调整最引人注意的地方,是在现有的甲类、乙类目录之外,新增设了拟谈判目录,均为临床价值较高但价格相对较贵的专利、独家药品,现共有45种药品,规定了下一步将确认企业是否具有谈判意向后,向社会公布拟谈判药品名单并按相关程序组织谈判。

3. 按照处方药与非处方药分类合理用药 药品分类管理是国际通行的管理办法,我国药监局于1999年通过了《处方药与非处方药分类管理办法》,根据药品品种、规格、适应证、剂量及给药途径不同,对药品分别按处方药与非处方药进行管理。处方药与非处方药分类管理的核心是加强处方药的管理,规范非处方药的管理,减少不合理用药的发生,切实保证人们用药安全有效。因此临床用药时,必须要规范使用处方药与非处方药。

处方药必须凭执业医师或执业助理医师处方才可调配、购买和使用,患者不能自行购买和使用。规范使用处方药,应加强执业医师或执业助理医师的培训和管理,提高专业技术水平,严格按照诊疗规范、药品说明书等开具规范处方;建立相关监督体系,强化对处方药安全的管制,从而达到提高科学用药水平、保障人民健康的目的。

非处方药主要是为了满足患者自我用药的要求,不需要凭执业医师或执业助理医师处方患者即可自行判断、购买和使用。根据药品的安全性,分为甲类非处方药和乙类非处方药。甲类非处方药须在药店由执业药师或药师指导下购买和使用;乙类非处方药除可在药店出售外,还可在所在地设区的市一级批准的超市、宾馆、百货商店等处销售。

非处方药在满足广大群众自我药疗的同时,因其购买方便,也成为药物滥用的一个主要原因,不断导致药源性疾病和药物不良反应的产生。因此,规范使用非处方药需要把握好医药工作者和患者两个关键环节。医药工作者首先要提高自身的业务水平,对患者用药进行正确的指导,宣传合理用药知识,让患者对所用药物的不良反应也有所了解,把好非处方药的销售关,切实保证广大群众使用的药物有效和安全。同时患者也要主动学习医疗知识,便于正确使用说明书,做到能够根据自身疾病症状、药品适用范围,对症选药,患者也要注重咨询医师或药师,避免盲目用药,确保用药安全。医患结合充分发挥医生的指导作用,是搞好合理使用非处方用药的重要环节。

参 考 文 献

[1] 国家药典委员会. 中华人民共和国药典临床用药须知·中药成方制剂卷2010年版[S]. 第1版. 北京: 中国医药科技出版社,2011.

[2] 高学敏,李庆业. 实用中成药[M]. 北京: 中国科学技术出版社,1991.